臨床呼吸疾病全圖解

從常見症狀到重症處理，
全面掌握呼吸道疾病的診斷機制

- 症狀判讀
- 影像診斷
- 實證治療

裴豔麗 等主編

最新醫學研究 × 真實臨床案例

從病理機制到診斷思路，
掌握支氣管、肺部與細支氣管疾病的治療精要

目錄

前言

疾病篇

第一章　氣管與支氣管疾病⋯⋯⋯⋯⋯⋯⋯⋯⋯ 010

第二章　肺部感染性疾病⋯⋯⋯⋯⋯⋯⋯⋯⋯⋯ 065

第三章　肺血管疾病⋯⋯⋯⋯⋯⋯⋯⋯⋯⋯⋯⋯ 125

第四章　肺部真菌病⋯⋯⋯⋯⋯⋯⋯⋯⋯⋯⋯⋯ 183

第五章　間質性肺病⋯⋯⋯⋯⋯⋯⋯⋯⋯⋯⋯⋯211

第六章　縱隔疾病⋯⋯⋯⋯⋯⋯⋯⋯⋯⋯⋯⋯⋯ 243

第七章　結核病⋯⋯⋯⋯⋯⋯⋯⋯⋯⋯⋯⋯⋯⋯ 262

第八章　肺部危急重症⋯⋯⋯⋯⋯⋯⋯⋯⋯⋯⋯ 339

第九章　肺部腫瘤⋯⋯⋯⋯⋯⋯⋯⋯⋯⋯⋯⋯⋯ 478

第十章　肺部其他疾病⋯⋯⋯⋯⋯⋯⋯⋯⋯⋯⋯ 516

病例篇

支氣管擴張合併感染⋯⋯⋯⋯⋯⋯⋯⋯⋯⋯⋯⋯ 570

目錄

慢性阻塞性肺疾病急性加重期 1 ·················· 576

慢性阻塞性肺疾病急性加重期 2 ·················· 581

除蟲菊酯類農藥中毒（溴氰菊酯中毒）·················· 586

瀰漫性泛細支氣管炎 ·················· 593

肺炎支原體性肺炎 ·················· 601

肺膿腫合併肺炎 ·················· 607

膿毒血症 ·················· 612

社區型肺炎（肺炎克雷伯桿菌感染）·················· 617

肺栓塞 ·················· 622

嗜酸性肉芽腫性多血管炎 ·················· 627

間質性肺病 ·················· 633

縱隔膿腫 ·················· 638

繼發性肺結核 1 ·················· 643

繼發性肺結核 2 ·················· 647

急性血行性播散型肺結核 ·················· 656

亞急性血行性播散型肺結核 ·················· 664

空洞性肺結核 ·················· 669

重症肺炎 1 ·················· 677

重症肺炎 2 ·················· 686

重症肺炎 3 ·················· 691

肺結節病 ·················· 697

原發性氣管支氣管肺澱粉樣變性 ·············· 701

變應性支氣管肺麴黴病 ·············· 705

非結核分枝桿菌肺病 ················ 711

浸潤性腺癌 ·················· 719

右肺腺癌 ·················· 725

肺癌咳血 ·················· 729

原發性纖毛不動症候群 ·············· 736

參考文獻

目錄

前言

　　隨著社會進步及經濟發展，在人們生活水準不斷提高的同時，也面臨著環境汙染造成各種疾病增加的挑戰，尤其是呼吸系統疾病的發生率呈逐年上升趨勢，因此，提高民眾的健康意識和醫護人員的疾病防治能力已經成為當務之急。為了提高醫護人員的診療技術，同時為了滿足民眾對健康知識的需求，以及對呼吸系統疾病的了解，我們在總結臨床經驗的基礎上編寫了本書，以增加民眾對呼吸系統疾病的認知。

　　本書分為疾病篇和病例篇。疾病篇以胸腔內科臨床為重點，力求反映當下有關胸腔內科疾病的最新進展，注重從疾病的流行病學、病因、生理病理、分類、輔助檢查、臨床表現、診斷與鑑別診斷等方面做系統性闡述；病例篇匯總了真實病例，力求展現著作的科學性與實用性。

　　本書在編寫過程中，為了博採眾長，吸收呼吸系統疾病研究的最新成果，因而借鑑了一些尖端呼吸系統診治方法與理論。在此，向各位專家學者和第一線醫療工作者表示感謝。儘管本書編寫採用統一格式，仍有可能因為編者眾多，筆風不一而有不足之處，甚至出錯，懇請同仁及讀者指教。

編者

前言

疾病篇

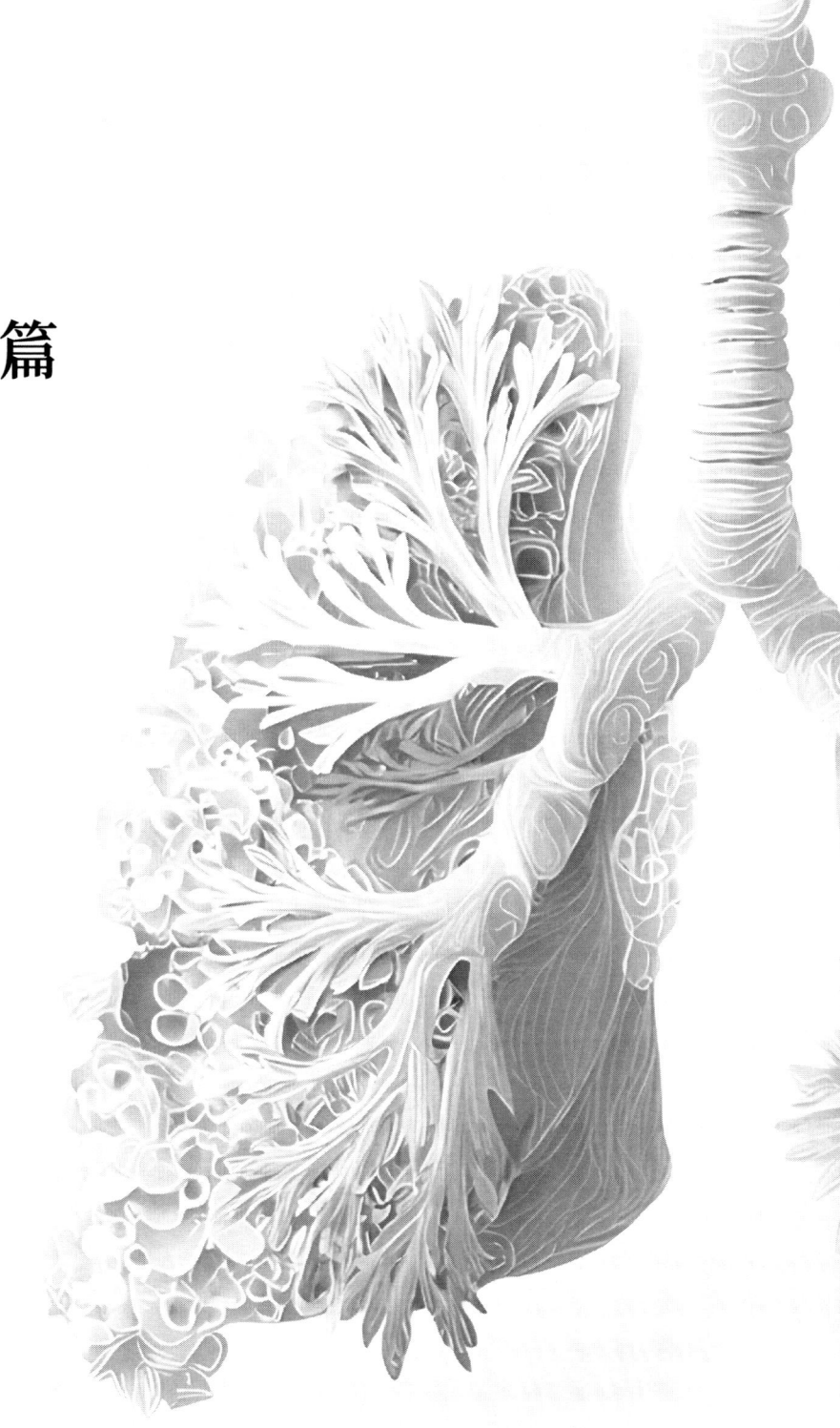

疾病篇

第一章　氣管與支氣管疾病

第一節　急性氣管 - 支氣管炎

　　急性氣管 - 支氣管炎是由於生物性或非生物性致病因素引起的支氣管樹黏膜急性炎症，為一種獨立病症，與慢性支氣管炎沒有內在連繫。本病屬常見病、多發病，尤多見於小兒和老年人。多由上呼吸道病毒感染引起，受涼為主要原因，秋冬為本病多發季節，寒冷地區也多見，在流感流行時，本病的發生率更高。另外，經常與物理、化學性刺激物接觸的人群，均易罹患本病。

　　病症初期往往先有上呼吸道感染的症狀，如鼻塞、流鼻涕、咽喉痛、聲音嘶啞等。成人受流感病毒、腺病毒和肺炎支原體感染可有發燒，伴隨乏力、頭痛、全身痠痛等全身毒血症症狀，而鼻病毒、冠狀病毒等引起的急性支氣管炎常無這些表現。

一、病因與發病機制

　　氣管 - 支氣管炎是由生物、物理、化學刺激或過敏等因素引起的氣管支氣管黏膜的急性炎症。臨床主要症狀有咳嗽和咳痰。常見於寒冷季節或氣候突變時，也可由急性上呼吸道感染蔓延而來。

1. 微生物

　　可以由病毒、細菌直接感染，也可因急性上呼吸道感染的病毒或細菌蔓延引起本病。常見病毒為腺病毒、流感病毒（A 型、B 型）、冠狀病毒、鼻病毒、單純皰疹病毒、呼吸道融合病毒和副流感病毒。常見細菌

為流感嗜血桿菌、肺炎鏈球菌、卡他莫拉菌等,衣原體和支原體感染有所增加。也可在病毒感染的基礎上繼發細菌感染。

2. 理化因素

過冷空氣、粉塵、刺激性氣體或煙霧(如二氧化硫、二氧化氮、氨氣、氯氣等)的吸入,對氣管 - 支氣管黏膜急性刺激和損傷引起。

3. 變態反應

常見的吸入致敏原包括花粉、有機粉塵、真菌孢子等;或對細菌蛋白質過敏,引起氣管 - 支氣管炎症反應。

二、病理

氣管 - 支氣管黏膜充血水腫,淋巴細胞和中性粒細胞浸潤;同時可伴隨纖毛上皮細胞損傷、脫落;黏液腺體肥大增生。合併細菌感染時,分泌物呈膿性。

三、臨床表現

(一)症狀

全身症狀一般較輕,可能發燒,38℃左右,多於 3～5 天降至正常。咳嗽、咳痰 3～5 天,先為乾咳或少量黏液性痰,隨後可轉為黏液膿性或膿性,痰量增多,咳嗽加劇,偶可痰中帶血,咳嗽可延續 2～3 週才消失,如遷延不癒,可演變成慢性支氣管炎。如支氣管發生痙攣,可出現程度不等的氣促,伴隨胸骨後發緊感。

(二)體徵

體徵不多,呼吸音常正常,可以在兩肺聽到散在的乾、溼性喘鳴。喘鳴部位不固定,咳嗽後可減少或消失。

四、輔助檢查

白血球數（WBC）可正常。由細菌感染引起者，可伴隨白血球總數和中性粒細胞百分比升高，血沉加快。痰培養可發現致病菌。胸部 X 光檢查大多為肺紋理增強。少數無異常發現。

五、診斷

根據病史、咳嗽和咳痰等呼吸道症狀，兩肺散在乾、溼性喘鳴等體徵，結合血液常規和胸部 X 光攝影，可作出臨床診斷。病毒和細菌檢查有助於病因診斷，需與下列疾病相鑑別。

（一）流行性感冒發病急驟，發燒較高，全身性症狀（如全身痠痛、頭痛、乏力等）明顯，呼吸道局部症狀較輕。流行病史、分泌物病毒分離和血清學檢查有助於鑑別。

（二）急性上呼吸道感染

鼻咽部症狀明顯，咳嗽輕微，一般無痰。肺部無異常體徵，胸部 X 光正常。

（三）其他肺部疾病如支氣管肺炎、肺結核、肺癌、肺膿腫、麻疹、百日咳等多種疾病可表現為類似的咳嗽咳痰表現，應詳細檢查以鑑別。

六、治療

（一）一般治療

休息、保暖、多喝水、補充足夠的熱量。

（二）抗菌藥物治療

根據感染的病原體及藥物敏感試驗選擇抗菌藥物治療。一般未能得到病原菌陽性結果前，可以選用大環內酯類、青黴素、頭孢菌素類和喹

諾酮類等藥物。多數患者口服抗菌藥物即可，症狀較重者可用肌內注射或靜脈注射。

(三)對症治療

咳嗽無痰，可用右美沙芬、噴托維林或可待因。咳嗽有痰而不易咳出，可選用鹽酸氨溴索、溴己新等，也可霧化幫助祛痰。中藥止咳祛痰藥也可選用。發生支氣管痙攣，可用平喘藥物如茶鹼類、受體激動劑等。發燒可用解熱鎮痛藥。

(四)控制感染

由病毒引起者一般用抗病毒藥物。嬰兒、體弱兒或懷疑併發肺炎及其他化膿感染時，可用磺胺類藥物或肌內注射青黴素，或應用其他廣譜抗生素，若懷疑病原為肺炎支原體，可採用紅黴素或乙醯螺旋黴素。

(五)支氣管炎疫苗注射

對反覆發作者，可皮下注射疫苗。在不發作時治療如有效，可再用幾個療程以鞏固療效。

七、預後

多數患者預後良好，少數體質弱者可遷延不癒或反覆發作，應多加注意。

八、預防

增強體質，避免受涼，避免勞累，防止感冒。改善生活衛生環境，防止空氣汙染。清除鼻、咽、喉等部位的病灶。

（吳倩佳）

疾病篇

第二節　慢性支氣管炎

慢性支氣管炎是由於感染或非感染因素引起氣管、支氣管黏膜及其周圍組織的慢性非特異性炎症。其病理特點是支氣管腺體增生、黏液分泌增多。臨床出現有連續兩年以上，每次持續三個月以上的咳嗽、咳痰或氣喘等症狀。早期症狀輕微，多在冬季發作，春暖後緩解；晚期炎症加重，症狀長年存在，不分季節。疾病進展又可併發阻塞性肺氣腫、肺源性心臟病，嚴重影響體力和健康。

一、病因與發病機制

本病的病因尚不完全清楚，可能是多種因素長期相互作用的結果。

1. 外因

(1)吸菸：研究證明，吸菸時間愈長，煙量愈大，患病率也愈高。戒菸後可使症狀減輕或消失，病情緩解，甚至痊癒。

(2)感染因素：感染是慢性支氣管炎發生發展的重要因素，主要為病毒和細菌感染，鼻病毒、黏液病毒、腺病毒和呼吸道融合病毒為多見。在病毒或病毒與支原體混合感染損傷氣道黏膜的基礎上可繼發細菌感染。從痰培養結果發現，以流感嗜血桿菌、肺炎球菌、甲型鏈球菌及奈瑟球菌四種為多見。感染雖與慢性支氣管炎的發病有密切關係，但目前尚無足夠證據說明為其首發病因，只認為是慢性支氣管炎的繼發感染和加劇病變發展的重要因素。

(3)理化因素：如刺激性煙霧、粉塵、空氣污染（如二氧化硫、二氧化氮、氯氣、臭氧等）的慢性刺激，常為慢性支氣管炎的誘發因素之一。接觸工業刺激性粉塵和有害氣體的工人，慢性支氣管炎患病率遠較不接觸者為高，故空氣污染也是本病的重要誘發病因。

(4)氣候：寒冷常為慢性支氣管炎發作的重要原因和誘因，慢性支氣管炎發病及急性加重常見於冬天寒冷季節，尤其是在氣候突然變化時。寒冷空氣刺激呼吸道，除減弱上呼吸道黏膜的防禦功能外，還能透過反射引起支氣管平滑肌收縮、黏膜血液循環障礙和分泌物排出困難等，有利於繼發感染。

(5)過敏因素：據調查，喘息性支氣管炎往往有過敏史。在患者痰液中嗜酸粒細胞數量與組胺含量都有增高傾向，說明部分患者與過敏因素有關。塵埃、塵蟎、細菌、真菌、寄生蟲、花粉以及化學氣體等，都可以成為過敏因素而致病。

2. 內因

(1)呼吸道局部防禦及免疫功能減弱：正常人呼吸道具有完善的防禦功能，對吸入空氣具有過濾、加溫和溼潤的作用；氣管、支氣管黏膜的黏液纖毛運動及咳嗽反射等，能淨化或排出異物和過多的分泌物；細支氣管和肺泡中還分泌免疫球蛋白（IgA），有抗病毒和細菌作用，因此，在正常情況下，下呼吸道始終保持無菌狀態。全身或呼吸道局部的防禦及免疫功能減弱，可為慢性支氣管炎發病提供內在的條件。老年人常因呼吸道的免疫功能減退，免疫球蛋白減少，呼吸道防禦功能退化，單核-吞噬細胞系統功能衰退等，致患病率升高。

(2)自主神經功能失調：當呼吸道副交感神經反應增高時，對正常人不發揮作用的微弱刺激，可引起支氣管收縮痙攣，分泌物增多，而產生咳嗽、咳痰、氣喘等症狀。

綜合上述因素，當機體抵抗力減弱時，呼吸道在不同程度敏感性（易感性）的基礎上，有一種或多種外因的存在，長期反覆作用，可發展成為慢性支氣管炎。如長期吸菸損害呼吸道黏膜，加上微生物的反覆感染，可發生慢性支氣管炎，甚至發展成慢性阻塞性肺氣腫或慢性肺心病。

二、病理

支氣管上皮細胞變性、壞死、脫落，後期出現鱗狀上皮化生，纖毛變短、黏連、倒伏、脫失。黏膜和黏膜下充血水腫，杯狀細胞和黏液腺肥大和增生、分泌旺盛，大量黏液瀦留。漿細胞、淋巴細胞浸潤及輕度纖維增生。病情繼續發展，炎症由支氣管壁向其周圍組織擴散，黏膜下層平滑肌束可斷裂萎縮，黏膜下和支氣管周圍纖維組織增生，肺泡彈性纖維斷裂，進一步發展成阻塞性肺疾病。

三、臨床表現

(一)症狀

部分患者在發病前有急性支氣管炎、流感或肺炎等急性呼吸道感染史。患者常在寒冷季節發病，出現咳嗽、咳痰，尤以晨起為著，痰呈白色黏液泡沫狀，黏稠不易咳出。在急性呼吸道感染時，症狀迅速加劇。痰量增多，黏稠度增加或為黃色膿性，偶有痰中帶血。慢性支氣管炎反覆發作後，支氣管黏膜的迷走神經感受器反應性增高，副交感神經功能亢進，可出現過敏現象而發生喘息。隨著病情發展，終年咳嗽、咳痰不停，秋冬加劇，喘息型支氣管炎患者在症狀加劇或繼發感染時，常有哮喘樣發作，氣急不能平臥。呼吸困難一般不明顯，但併發肺氣腫後，隨著肺氣腫程度增加，則呼吸困難逐漸加劇。

(二)體徵

本病早期多無體徵。有時在肺底部可聽到溼和乾性喘鳴，喘息型支氣管炎在咳嗽或深吸氣後可聽到哮喘音，發作時，有廣泛哮鳴音。長期發作的病例可有肺氣腫的體徵。X光顯示為單純型慢性支氣管炎，X光檢查陽性，或僅見兩肺下部紋理增粗，或呈條索狀，這是支氣管壁纖維組織增生變厚的徵象。若合併支氣管周圍炎，可有斑點陰影重疊其上。

支氣管碘油攝影，常可見到支氣管變形，有的狹窄，有的呈柱狀擴張，有的由於痰液瀦留，呈截斷狀。由於周圍瘢痕組織收縮，支氣管可併攏呈束狀。有時可見支氣管壁有小憩室，為黏液腺開口擴張的表現。臨床上為明確診斷，X光透視機或平片X光即可滿足需求。支氣管碘油攝影只用於特殊研究，不作常規檢查。

四、輔助檢查

(一)白血球分類計數

緩解期患者白血球總數及分類計數多正常，急性發作期併發細菌感染時白血球總數和中性粒細胞可升高，合併哮喘的患者血嗜酸性粒細胞可增多。

(二)痰液檢查

急性發作期痰液外觀多呈膿性，痰抹片檢查可見大量中性粒細胞。合併哮喘者可見較多的嗜酸性粒細胞，痰培養可見肺炎鏈球菌、流感嗜血桿菌及卡他莫拉菌等生長。

(三) X光檢查

早期可無明顯改變，反覆急性發作者可見兩肺紋理增粗、紊亂、呈網狀或條索狀及斑點狀陰影以下肺野明顯。此為由於支氣管壁增厚，細支氣管或肺泡間質炎症細胞浸潤或纖維化所致。

(四)肺功能檢查

1秒用力呼氣量和1秒用力呼出量／用力肺活量比值。早期多無明顯變化，當出現氣流受阻時，第1秒用力呼氣量(FEV1)與用力肺活量(FVC)的比值減少。當小呼吸道阻塞時，尖峰呼氣流速 - 容量曲線在50%和75%肺容量時的流量可明顯降低，閉合量可增大。

五、診斷

依據咳嗽、咳痰，或伴有喘息，每年發病持續 3 個月，連續 2 年或 2 年以上，並排除其他慢性呼吸道疾病。

六、鑑別診斷

(一)肺結核

活動性肺結核常伴有低燒、乏力、盜汗、咳血等症狀，咳嗽和咳痰的程度與肺結核的活動性有關。X 光檢查可發現肺部病灶，痰結核菌檢查陽性，老年肺結核的毒性症狀不明顯，常因慢性支氣管炎症狀的掩蓋，長期未被發現，應特別注意。

(二)支氣管哮喘

發病年齡較輕，常有個人或家族過敏性病史；氣管和支氣管對各種刺激的反應性增高，表現為廣泛的支氣管痙攣和管腔狹窄，臨床上有陣發性呼吸困難和咳嗽，發作短暫或持續。胸部叩診有過清音，聽診有呼氣延長伴高音調的哮鳴音。晚期常併發慢性支氣管炎。嗜酸粒細胞在支氣管哮喘患者的痰中較多，而喘息型支氣管炎患者的痰中較少。

(三)支氣管擴張

多發生於兒童或青年期，常繼發於麻疹、肺炎或百日咳後，有反覆大量膿痰和咳血症狀。兩肺下部可聽到溼性喘鳴。胸部 X 光檢查兩肺下部支氣管陰影增深，病變嚴重者可見捲髮狀陰影。支氣管碘油攝影顯示柱狀或囊狀支氣管擴張。

(四)心臟病

由於肺瘀血而引起的咳嗽，常為乾咳，痰量不多。詳細詢問病史可發現有心悸、氣急、下肢浮腫等心臟病徵象。體徵、X光和心電圖檢查均有助於鑑別。

(五)肺癌

多發生於40歲以上男性，長期吸菸者，常有痰中帶血，刺激性咳嗽。胸部X光檢查肺部有塊影或阻塞性肺炎。痰脫落細胞或纖維支氣管鏡檢查可明確診斷。

七、治療

(一)預防為主

吸菸是引起慢性支氣管炎的重要原因，煙霧對周圍人群也會帶來危害，應大力宣傳吸菸的危害性，教導青少年杜絕吸菸。同時，針對慢性支氣管炎的發病因素，加強個人衛生，包括運動、呼吸和耐寒鍛鍊，以增強體質，預防感冒。改善環境衛生，消除空氣污染，以降低發病率。

(二)緩解期的治療

應以增強體質、提高抗病能力和預防復發為主。

(三)急性發作期及慢性遷延期的治療

應以控制感染和祛痰、鎮咳為主；伴發喘息時，加用解痙平喘藥物。

(1)抗菌治療的一般病例可按常見致病菌為用藥依據。嚴重感染時，可選用氨苄西林、環丙沙星、氧氟沙星、阿米卡星（丁胺卡那黴素）、奈替米星（乙基西梭黴素）或頭孢菌素類聯合靜脈注射給藥。

(2)祛痰鎮咳藥可選沐舒坦（鹽酸溴環己胺醇）。

(3)喘息型支氣管炎常選擇解痙平喘藥物。

八、預後

部分患者可控制，不影響工作、就學；部分患者可發展成阻塞性肺疾病，甚至肺源性心臟病，預後不良。應監測慢性支氣管炎的肺功能變化，以便及時選擇有效的治療方案，控制病情的發展。

（吳倩佳）

第三節　細支氣管炎

細支氣管是指內徑≤2mm、管壁不含有軟骨的呼吸道，它包括僅有導氣作用的膜性支氣管和終末細支氣管以及壁上包含肺泡的呼吸性細支氣管。細支氣管炎是以細支氣管及其周圍的炎症細胞浸潤或（和）伴有基質增厚為病理特徵的一組疾病。臨床上許多不同的原因或疾病都可以引起細支氣管的炎症和纖維化，導致氣流受限和呼吸困難；病理學表現多樣，常與大呼吸道疾病或肺實質疾病的病變重疊在一起，造成診斷上的困難。隨著非特異性感染、吸菸、免疫抑制、移植等危險人群的增多，HRCT的應用增加，細支氣管炎的診斷率逐年提高。

一、定義與分類

細支氣管炎是一種以影響小呼吸道為主的肺纖維化疾病，各種原因引起細支氣管上皮細胞損傷導致小呼吸道的炎症反應，隨後的修復過程造成肉芽組織過度增生，引起小呼吸道狹窄或阻塞，鄰近小呼吸道的肺泡也大多受累，影響肺實質。由於病因和累及細支氣管的範圍不同，修復過程中炎症反應的差異，臨床過程變化不一，影像學和病理學表現也複雜多變，造成細支氣管炎診斷困難。

長期以來，人們用多種術語來描述細支氣管病變，迄今為止沒有一

種公認的細支氣管疾病分類，常見的分類方式有 3 種：①基於病因的臨床分類，包括吸入性損傷、感染、藥物引起和不明原因者；有明確病因的細支氣管炎一般來說發病迅速，如病毒感染引起的細支氣管炎在兒童中是一種常見疾病；而原發性細支氣管炎發病隱匿，常表現為咳嗽和氣急，容易誤診為其他呼吸道疾病或間質性肺疾病。②組織病理學分類，根據主要的形態學特點分為增生性細支氣管炎和縮狹性細支氣管炎，增生性細支氣管炎以隱源性器質化肺炎（COP）最具特徵；縮狹性細支氣管炎典型代表是閉塞性細支氣管炎。③放射學分類，基於 HRCT 的表現，區分為小葉中心結節、磨玻璃樣陰影和局部出現密度減低區。

　　細支氣管炎在臨床過程和功能特徵上與其他呼吸道疾病很難鑑別，對其了解得益於 HRCT 的發展，常規 CT 只能看到直徑 ≥ 2mm 的呼吸道，正常情況下 CT 不能發現細支氣管結構，只有在病理情況下細支氣管管腔擴張（內徑 ≥ 2mm）、管壁增厚、管腔嵌塞才能辨認。細支氣管炎 HRCT 表現分為直接徵象和間接徵象，直接徵象為直徑 2 ～ 4mm 的小葉中心軟組織密度結節影或出現與之相連的分支線狀影，呈 Y 形或 V 形，狀如樹芽，稱為「樹芽徵」。樹芽徵由累及管壁的炎症、管腔內滲出、黏液嵌塞細支氣管所致，見於急性細支氣管炎、誤吸和瀰漫性泛細支氣管炎。如果細支氣管周圍的肺泡亦充滿炎症細胞的浸潤，就會在 CT 上表現出邊界不明確的小葉中心性結節，周邊密度較小葉中心密度低，這種情況在呼吸性細支氣管炎及過敏性肺炎中多見。空氣瀦留是阻塞性小呼吸道疾病的間接徵象，在 CT 上的典型表現為在吸氣相呈馬賽克樣灌注，後者是細支氣管阻塞狹窄後其遠端肺泡低通氣，繼發局部血管收縮，血液減少，在 CT 上表現為密度減低區，而正常肺組織血液灌注正常或者增加，CT 表現為密度正常或者密度增強區，因此在 CT 上表現為密度不

一致的馬賽克樣灌注，小呼吸道阻塞引起的空氣瀦留在呼氣相 CT 也明顯存在，以此和其他血管性疾病引起的馬賽克樣灌注相鑑別，因此當臨床上懷疑是小呼吸道疾病時應常規進行呼氣相 HRCT。

二、原發性細支氣管炎

國外學者 Ryu 等分類的原發性細支氣管炎，界定損害在解剖上局限於細支氣管，同時累及肺間質和大呼吸道的細支氣管疾病則歸為另類，一般透過影像學表現可以簡單鑑別，在臨床上易於區分。影像學以細支氣管炎為唯一表現，肺功能顯示阻塞性通氣功能障礙。具體的分類透過病因和病理鑑別。這裡的原發並非都是病因不清，相反，感染、有害氣體和礦物質的吸入、移植以後的細支氣管炎病因都相對清楚。

(一)急性細支氣管炎

1. 概述

臨床上最常用於描述嬰兒和兒童呼吸道病毒感染後以急性喘息為特徵的病症，好發於冬季，呼吸道融合病毒是最常見病因，其次為腺病毒、流感病毒、副流感病毒。成人較少見，可由呼吸道融合病毒、誤吸、毒性氣體吸入、結締組織疾病、肺和骨髓移植引起。許多慢性的感染，如結核、非結核分枝桿菌，也常常表現為細支氣管炎。在免疫缺陷患者，麴黴菌感染也可以造成細支氣管炎。

2. 病理

病理學顯示細支氣管充血、水腫、黏液分泌增多，上皮壞死和脫落，周圍淋巴細胞浸潤。兒童常表現為呼吸急促、心跳過速和呼氣延長，嬰幼兒易出現喘鳴和爆裂音，並可伴有鼻翼翕動和胸廓收縮。肺功能顯示呼吸道阻塞的表現。胸部 X 光片的典型表現是肺膨脹過度，有時可以見到小結節影、線樣陰影、斑片狀磨玻璃陰影或實變和塌陷（肺不

張）影。HRCT顯示小的邊界不清的小葉中心結節、分叉狀陰影、局部實變或磨玻璃影。

3. 治療

兒童該病臨床病情大多比較嚴重，以支持治療為主，可以應用抗病毒藥物利巴韋林、皮質激素，但療效有限。成人呼吸道症狀輕微，故多數可以在家中進行支持治療，偶有症狀嚴重的患者需要住院治療。

(二)呼吸性細支氣管炎

1. 概述

呼吸性細支氣管炎是吸菸相關的小呼吸道疾病，亦稱為吸菸者細支氣管炎，很少發生於暴露於其他粉塵者。最早由Niewoehner等在年輕吸菸者屍檢中偶然發現。

2. 病理

病理特徵是大量含有色素的巨噬細胞沉積在呼吸性細支氣管及其附近肺泡，並伴有細支氣管周圍肺泡間隔炎症性增厚。通常無臨床症狀，胸部X光片未見明顯的肺浸潤或者呼吸道異常表現，HRCT表現為與呼吸性細支氣管炎相關的小葉中心性結節影。當吸菸者HRCT出現肺實質的小結節影時，應懷疑是呼吸性細支氣管炎。多數患者除了吸菸相關的咳嗽外，一般無其他臨床症狀。當病變累及肺泡並伴有間質炎症時，則會出現肺實質受損的症狀，此時病變已經演變為呼吸性細支氣管炎相關間質性肺炎 (RB-ILD)。

3. 鑑別診斷

臨床上需要與該病鑑別的是RB-ILD和脫屑性間質性肺炎 (DIP)。RB-ILD有明顯的臨床症狀和呼吸功能異常，炎症和纖維化較呼吸性細支

氣管炎更明顯，其纖維化從細支氣管周圍一直延伸到肺泡間隔。DIP 以瀰漫性肺泡間隔增厚、II 型上皮細胞增生和肺泡內巨噬細胞積聚為病理特點，其累及肺間質範圍廣泛。DIP 瀰漫性、均勻性累及肺間質，而不是像呼吸性細支氣管炎和 RB-ILD 那樣以細支氣管為中心。

4. 治療

呼吸性細支氣管炎預後良好，治療措施是戒菸，除此之外一般不需要其他治療。

(三)閉塞性細支氣管炎

1. 病理

病理變化包括細支氣管炎症、細支氣管周圍纖維化和最終的細支氣管腔完全瘢痕化。纖維化的炎症過程發生在細支氣管周圍而不是管腔，導致管腔的外源性壓迫和阻塞。瀰漫性肺呈現局灶分布，如果切片標本不夠大，即使是嚴重病例也容易漏診，對於需要病理證實的病例最好進行肺切片。

2. 病因與診斷

病因包括結締組織疾病（最常見）、病毒及支原體感染、吸入性損傷、慢性過敏性肺炎、藥物、器官移植、無機粉塵吸入、炎症性腸病、瀰漫性特發性神經內分泌細胞增生症、微血管擴張性共濟失調症、使用青黴胺及金製劑、胃食道逆流等。

異體或者自體骨髓移植、心肺移植、肺移植的患者，作為慢性排斥反應常發生閉塞性細支氣管炎，對移植患者長期生存構成威脅，在肺移植 5 年以上的患者發生率可以達到 65%，是肺移植後主要的遲發性死亡原因。由於該病呈局灶分布，利用經支氣管肺切片（TBLB）對肺移植宿

主發生的閉塞性細支氣管炎診斷價值有限。臨床上當肺移植患者第 1 秒用力呼氣量（FEV1）較基礎值下降 20% 以上，並且存在持續性呼吸道阻塞表現時應懷疑該病。

當閉塞性細支氣管炎沒有原因可以解釋時，稱為隱源性閉塞性細支氣管炎，一般發生在女性，表現為持續性咳嗽、呼吸困難，部分患者肺底可以聞及溼性喘鳴，大多數患者肺功能表現為氣流受限、肺內氣體瀦留和瀰散功能障礙。

上述肺功能異常變化對吸入支氣管舒張劑無反應。胸部 X 光片可以是正常的，或者呈非特異性表現，包括不同程度的過度充氣、外周血管影像稀疏，有時表現為結節影或網狀結節影。HRCT 表現為馬賽克灌注和外周性柱狀支氣管擴張。通常呈進行性發展，對糖皮質激素反應差，持續性的氣流受限可以導致呼吸衰竭甚至死亡。

(四)瀰漫性泛細支氣管炎（DPB）

1. 概述

DPB 是一種少見的以細支氣管炎症和慢性鼻竇炎為特徵的疾病。病因不清，有報導與人類白血球抗原 Bw54 有關。組織學特點是呼吸性細支氣管壁增厚，管壁全層有淋巴細胞、漿細胞和組織細胞浸潤，故稱為泛細支氣管炎。還可以看到細支氣管周圍肺間質內、肺泡內有泡沫樣巨噬細胞浸潤。病變進展可形成細支氣管擴張。

2. 臨床表現

亞急性發病，咳膿性痰、呼吸困難以及氣流受阻。多數患者合併慢性鼻竇炎，顯示可能有內在纖毛功能異常。查體可發現呼吸音降低伴粗的爆裂音或喘鳴，杵狀指不常見。特徵性實驗室表現為冷凝集試驗持續升高，但支原體肺炎的檢測陰性。常有白血球計數和血沉升高。肺功能

顯示明顯的阻塞性通氣功能障礙,也可以合併輕中度限制功能障礙。

HRCT 表現為小的小葉中心性結節（< 5mm）和樹芽徵,此外可見細支氣管壁增厚、細支氣管擴張。細支氣管擴張是特徵性改變,病變主要累及肺的基底部,病變晚期可見囊性病變和空氣瀦留,但是很少累及較大範圍的肺容積。其他疾病如囊性纖維化、低丙種球蛋白血症、纖毛功能障礙和非結核分枝桿菌感染在 HRCT 上表現可與瀰漫性泛細支氣管炎相似。

DPB 的自然病史是進行性呼吸功能衰竭,伴反覆細菌感染,後期常出現銅綠假單胞菌感染,臨床表現和支氣管擴張相似。

3. 治療

低劑量紅黴素,每日 400 ～ 600mg 顯示一定的療效,大大改善了 DPB 的預後,治療作用可能源於其免疫調節作用。

(五)濾泡性細支氣管炎

1. 概述

濾泡性細支氣管炎以細支氣管壁伴有生發中心的淋巴樣濾泡增生為特徵,常見於慢性感染和炎症性呼吸道疾病,如囊性纖維化、支氣管擴張、慢性誤吸、結締組織疾病、後天免疫缺乏症候群（愛滋病）。

2. 臨床表現與診斷

患者通常表現為持續性呼吸困難。胸部影像學表現為兩側小結節和網狀影,伴有胸腔內淋巴結腫大。其主要 HRCT 特點是肺內可見兩側瀰漫分布的、直徑為 10 ～ 12mm 的小葉中心性結節影,可伴隨支氣管周圍結節和毛玻璃毛片狀影。也可以見到輕度支氣管擴張和管壁增厚,沒有馬賽克徵、胸腔積液或蜂窩區。

濾泡性細支氣管炎需要與淋巴細胞間質性肺炎相鑑別。後者在組織學上與濾泡性細支氣管炎有許多相似之處，並且也多見於自身免疫性疾病，特別是乾燥症後群和免疫缺陷患者，這兩種疾病在組織學上可以根據肺實質受累及的範圍來鑑別。濾泡性細支氣管炎主要累及支氣管、細支氣管周圍，而淋巴細胞間質性肺炎呈瀰漫性浸潤。

3. 治療

對於原因不明者，可使用糖皮質激素和支氣管舒張劑。近期研究長期使用紅黴素，可以有效治療風溼性關節炎所致的濾泡性細支氣管炎。

（吳倩佳）

第四節　支氣管哮喘

支氣管哮喘是致敏因素或非致敏因素作用於機體引起可逆的支氣管平滑肌痙攣、黏膜水腫、黏液分泌增多等病理變化，是涉及多種細胞特別是肥大細胞、T淋巴細胞的呼吸道炎症，本病常發生於過敏體質和支氣管反應過度增強的人，支氣管哮喘與變態反應關係密切，在易感者中此處炎症可引起反覆發作的喘息、氣促、胸悶或咳嗽等症狀，多在夜間發生，本病後期可繼發慢性阻塞性肺氣腫及慢性肺源性心臟病，可嚴重影響心肺功能，已成為嚴重威脅大眾健康的一種主要慢性疾病。

一、診斷

(一)症狀與體徵

1. 症狀

典型的支氣管哮喘，發作前有先兆症狀如打噴嚏、流鼻涕、咳嗽、胸悶等，如不及時處理，可因支氣管阻塞加重而出現呼吸困難，嚴重者

被迫採取坐姿或呈端坐呼吸；乾咳或咳大量白色泡沫痰，甚至出現發紺等。一般可自行緩解或用平喘藥物等治療後緩解。某些患者在緩解數小時後可再次發作，甚至導致重度急性發作。

此外，在臨床上還存在非典型表現的哮喘。如咳嗽變異型哮喘，患者無明顯誘因咳嗽 2 個月以上，常於夜間發作，運動、冷空氣等誘發加重，呼吸道反應性測定存在高反應性，抗生素或鎮咳、祛痰藥治療無效，使用支氣管解痙劑或皮質激素有效，但需排除引起咳嗽的其他疾病。

2. 體徵

發作時，可見患者採取坐姿，雙手前撐，雙肩聳起，鼻翼翕動輔助呼吸肌，頸靜脈壓力呼氣相升高（由於呼氣相用力，使胸腔內壓升高），胸部呈過度充氣狀態，兩肺可聞及哮鳴音，呼氣延長。

重度或危重型哮喘時，患者在靜息時氣促，採前傾坐姿，講話斷續或不能講話，常有焦慮或煩躁。危重時則嗜睡或意識模糊，大汗淋漓，呼吸增快多大於 30 次／分，心率增快，達 120 次／分，胸部下部凹陷或出現胸腹矛盾運動，喘鳴危重時，哮鳴音反而減輕或消失。也可出現心跳過緩，有奇脈。

(二) 輔助檢查

1. 血液常規

紅血球及血紅素大都在正常範圍內，如伴有較長期而嚴重的肺氣腫或肺源性心臟病者，則兩者均可增高。白血球總數及中性粒細胞一般均正常，如有感染時則相對增高，嗜酸粒細胞一般在 6% 以上，可高至 30%。

2. 痰液檢查

多呈白色泡沫狀，大都含有水晶樣的哮喘珠，質較堅，呈顆粒樣。併發感染時痰呈黃或綠色，較濃厚而黏稠。咳嗽較劇時，支氣管壁的微血管可破裂，有痰中帶血。顯微鏡檢查可發現庫什曼螺旋體及雷盾氏晶體。如痰經染色，則可發現多量的嗜酸粒細胞，對哮喘的診斷幫助較大。併發感染時，則嗜酸粒細胞數量降低，而代之以中性粒細胞增多。脫落細胞學檢查可發現有大量柱狀纖毛上皮細胞。一般哮喘患者的痰液中，並無致病菌發現，普通細菌以卡他球菌及草綠色鏈球菌為最多見。同一患者在不同時間培養，可得不同細菌。

3. 血生化

哮喘患者血液中電解質都在正常範圍之內，即使長期應用促皮質激素或皮質激素後，亦無明顯細胞外液的電解質紊亂現象。血中的空腹血糖、非蛋白氮、鈉、鉀、氯、鈣、磷及鹼性磷酸酶等均在正常範圍以內。

4. X光檢查

在無併發症的支氣管哮喘患者中，胸部X光片都無特殊發現。X光片有變化者多見於經常性發作的外源性兒童哮喘患者，如肺野透亮度增強，支氣管壁增厚，肺主動脈弓突出，兩膈下降，窄長心影，中部及周圍肺野心血管直徑均勻性縮小，肺門陰影加深等。在中部和周圍肺野可見散在小塊濃密陰影，在短期內出現顯示肺段短暫的黏液栓阻塞引起的繼發性局限性肺不張。

5. 肺功能檢查

(1) 通氣功能檢查：①哮喘患者呼氣流速、呼吸道阻力和靜態肺容量測定，喘息症狀發作時累及大、小呼吸道，但最主要的病變部位在小支

氣管，而且是瀰漫性的。小支氣管的橫截面積又遠遠大於大呼吸道，再加上吸氣過程是主動的，呼氣過程是被動的，因此呼氣阻力一般大於吸氣阻力，第1秒用力呼氣量（FEV1）、尖峰呼氣流速（PEF）、用力肺活量（FVC）均明顯下降。正常人第1秒用力呼氣量和用力肺活量之比（FEV1/FVC）應大於75％，而哮喘患者在哮喘發作時一般小於70％。用簡易尖峰呼氣流速計測定PEF也可以評估氣流阻塞的程度，其值越低，氣流阻塞就越嚴重，根據每日監測並計算出的尖峰呼氣流速的變異率估計哮喘病情的穩定性，一般來說，變異率越小，病情越穩定。②支氣管激發試驗，對有症狀的患者，無明顯體徵，如診斷哮喘病可做支氣管激發試驗，了解呼吸道是否存在高反應性。用變應原吸入後的呼吸道阻力指標FEV1或PEF，和基礎值比較，降低20％為陽性，表明存在呼吸道高反應性，可作出診斷。③支氣管舒張試驗，有哮喘體徵，為了鑑別診斷，反映呼吸道病變的可逆性，吸入支氣管擴張藥（沙丁胺醇200～400μg）後測定的呼吸道阻力指標FEV1或PEF，和基礎值比較，2006年版全球氣喘創議組織（GINA）陽性的判斷標準，要求FEV1增加≥12％，且FEV1增加絕對值≥200mL。如果測PEF，吸入支氣管擴張藥後每分鐘PEF增加60L，或比治療前增加≥20％，或晝夜變異率＞20％（每日2次測定＞10％）有助於確診哮喘。

（2）瀰散功能：常用一氧化碳瀰散量來表示。單純哮喘，無併發症的患者的肺瀰散功能一般是正常的，但嚴重哮喘患者可降低。

（3）動脈血液氣體分析：哮喘嚴重發作時可有缺氧，PaO_2和SaO_2降低，由於過度通氣可使$PaCO_2$降低，pH上升，表現呼吸性鹼中毒。如重症哮喘，病情進一步發展，呼吸道阻塞嚴重，可有缺氧及CO2瀦留，$PaCO_2$上升，表現呼吸性酸中毒。如缺氧明顯，可合併代謝性酸中毒。

6.血壓、脈搏及心電圖檢查

極嚴重的哮喘發作患者可有血壓減低和奇脈。心電圖顯示心跳過速，電軸偏右，P波高尖等。其他患者上述檢查一般正常。

(三)診斷要點

(1)反覆發作喘息，呼吸困難，胸悶或咳嗽。發作與接觸變應原、病毒感染、運動或某些刺激物有關。

(2)發作時雙肺可聞及散在或瀰漫性以呼氣期為主的哮鳴音。

(3)上述症狀可經治療緩解或自行緩解。

(4)排除可能引起喘息或呼吸困難的其他疾病。

(5)對症狀非典型者（如無明顯喘息或體徵），應最少具備以下一項試驗陽性。①若基礎 FEV1（或 PEF）< 80%正常值，吸入 β2 受體激動藥後 FEV1（或 PEF）增加 15%以上；② PEF 變異率（用尖峰呼氣流速計清晨及夜間各測一次）> 20%，氣管激發試驗或運動激發試驗陽性。

有些患者主要表現為咳嗽，稱為咳嗽變異性哮喘或過敏性咳嗽，其診斷標準（小兒年齡不分大小）：①咳嗽持續或反覆發作＞1個月，常在夜間（或清晨）發作，痰少，運動後加重；②沒有發燒和其他感染表現或經較長期抗生素治療無效；③用支氣管擴張藥可使咳嗽發作緩解；④肺功能檢查確認有呼吸道高反應性；⑤個人過敏史或家族過敏史或（和）變應原皮試陽性等可作為輔助診斷。

二、鑑別診斷

哮喘急性發作時，患者都會有不同程度的呼吸困難。呼吸困難的第一個症狀就是氣促，患者的主訴通常為胸悶、憋氣、胸部壓迫感。症狀的出現常與接觸變應原或激發因素（如冷空氣、異味等）有關，也常發生

於勞動後，或繼發於呼吸道感染（如氣管炎）之後。但任何原因引起的缺氧也可出現類似症狀。由此可見，胸悶、憋氣不是哮喘所特有的，應該注意區別，以免導致誤診和誤治。非哮喘所致的呼吸困難可見於下列幾種情況。

1. 慢性支氣管炎和肺氣腫

慢性支氣管炎常發生於吸菸或接觸粉塵及其他刺激性煙霧職業的人，其中尤以長期吸菸為最常見的病因。因此，患者多為中老年人，大多有長期咳嗽、咳痰史，每年在寒冷季節時症狀加劇。一個人如果每年持續咳嗽3個月以上，連續2年，並排除其他可引起咳嗽、咳痰的原因者，即可診斷為慢性支氣管炎。病程較長的慢性支氣管炎患者的氣管也可造成氣流的受限，可併發肺氣腫、發生通氣功能障礙，而且常易發生急性呼吸道細菌或病毒感染。慢性阻塞性肺疾病（COPD）患者與哮喘患者一樣，運動常常引起症狀的發作，但兩者有區別。COPD患者一般是在運動或勞動後發生喘息和呼吸困難，而哮喘患者通常是在運動過程中症狀發作或加重。

2. 心源性哮喘

大多數發生於老年人，特別是原有原發性高血壓、冠心病者，也常見於風溼性心臟病、心肌病患者。其心功能太差，肺循環瘀血。這時，即使肺通氣功能正常，也會因肺循環障礙、肺泡與其周圍的微血管的氣體交換不足而缺氧。急性左心功能不全（常見於急性廣泛心肌梗塞）還可出現喘息症狀，稱為心源性哮喘。其特點為夜間出現陣發性呼吸困難，不能平臥，咳嗽頻繁，且有大量血性泡沫痰，與哮喘有別。心源性哮喘是非常嚴重的病症，若治療延誤，往往危及患者的生命，應緊急診治。

3. 肺癌

大部分肺癌發生於支氣管腔內，腫瘤的生長增大必將導致支氣管腔狹窄，造成通氣功能的障礙。位於氣管腔內的癌症，對氣流的影響更為嚴重，可以引起缺氧，使患者喘息，甚至誤診為哮喘。發生於大氣管的肺癌常常引起阻塞性肺炎。當感染或肺炎形成以後，患者的氣促、咳嗽、喘鳴等症狀更加明顯，有時還會造成混淆。但是，肺癌引起的咳嗽、喘息症狀往往逐漸形成，持續性加重，常有咳血絲痰或少量血痰的現象，平喘藥物治療無效。此外，發生於氣管內的支氣管癌也可引起呼吸困難，但這時的呼吸困難為吸氣性呼吸困難，即空氣吸不進肺，而哮喘的呼吸困難是呼氣性呼吸困難，即肺裡的氣體不容易排出。

4. 胸腔積液

胸腔積液常常由結核病引起，液體積存於肺外一側或雙側的胸膜腔內。少量的積液不會引起呼吸困難，但如果積液量較多，就可能使肺受壓迫，因而出現通氣和換氣障礙。患者得不到足夠的氧氣，從而出現胸悶、氣短、憋氣等症狀。胸腔積液與哮喘的鑑別診斷比較容易，透過胸部透視或胸部 X 光攝影就可區分。當然，兩者的症狀也不同。胸腔積液的患者一般有發燒、胸痛的症狀，而哮喘患者除非併發感染，通常不會發燒，除非伴有氣胸，否則無胸痛。胸腔積液引起的呼吸困難經胸腔穿刺，積液引流以後症狀很快緩解，而平喘藥無效。

5. 自發性氣胸

病程長的哮喘患者，由於肺氣腫和大肺泡的形成，偶可在哮喘急性發作時併發氣胸，使呼吸困難的症狀突然加重。患者和醫師如果忽略了併發氣胸的可能性，誤認為是哮喘發作加劇，而反覆使用平喘藥物，必

將延誤治療。併發氣胸時的特徵是出現胸部重壓感，大多為單側性，吸氣性呼吸困難，且平喘藥物治療無效。透過醫師仔細地檢查，或者胸部X光檢查即可及時作出診斷，關鍵在於不失時機地檢查治療。

6. 肺栓塞

肺栓塞是肺動脈被某種栓子堵住，以致血流不通的嚴重病症。肺栓塞的早期症狀都是顯著的胸悶、憋氣、呼吸困難，這些症狀可使患者坐臥不安，極為難忍。血氣分析顯示明顯的低氧血症，但一般肺部聽不到哮鳴音，平喘藥無效，這些都是與哮喘明顯不同之處。進一步確診需藉助於肺部通氣及血流灌注攝影和肺動脈攝影等。

7. 瀰漫性肺間質纖維化

這是一組病因極其複雜的疾病症候群，大部分患者病因不明確，如所謂特發性肺間質纖維化，少數患者的病因較清楚，最常見為系統性紅斑狼瘡、類風溼性關節炎、系統性進行性硬皮病、皮肌炎、乾燥綜合症等。瀰漫性肺間質纖維化患者的病情變化可急可緩，明顯症狀是持續性呼吸困難。因此，多數患者主訴胸悶、憋氣，也可表現為刺激性乾咳。但這些症狀一般無季節性，其發作性的特點也不突出，除非併發感染。肺部無哮鳴音，但有時肺部可聽到爆裂音。肺功能檢查顯示限制性通氣功能障礙。這些特點均與哮喘不同。

8. 高通氣症候群

這是一組由於通氣增強，超過生理代謝需求的病症，通常可由焦慮和某種壓力反應引起。因此，過度通氣激發試驗也可引起同樣的臨床症狀。過度通氣的結果是呼吸性鹼中毒，從而表現為呼吸深或快、呼吸困難、氣短、胸悶、憋氣、心悸、頭昏、視物模糊、手指麻木等症狀。嚴重者可出現手指，甚至上肢強直、口周麻木發緊、暈厥、精神緊張、焦

慮、恐懼等症狀。這組症候群不同於哮喘，它並不由器質性疾病引起。因此，各種內臟的功能檢查一般都正常，也無變應原。症狀的發作無季節性，肺部無哮鳴音。只有過度通氣激發試驗才能作出本病的診斷，乙醯膽鹼或組胺吸入均不能誘發本病症。吸入皮質激素和支氣管擴張劑均不是本症候群的適應症。

三、治療

儘管哮喘的病因及發病機制均未完全闡明，但目前只要能夠適當地長期治療，絕大多數患者能夠使哮喘症狀得到理想的控制，減少復發乃至不發作，與正常人一樣生活、工作和就學。免疫治療在哮喘治療中占有重要地位。對激素依賴型或激素抵抗型哮喘，可用免疫抑制藥治療，如氨甲蝶呤、環孢黴素、三乙醯竹桃黴素（TAO）和金製劑等。為了增強機體的非特異免疫力或矯正免疫缺陷，可應用免疫調整或免疫增強藥，如胸腺素、轉移因子、菌苗等。脫敏療法（SIT）是哮喘的一種特異性免疫治療，用於過敏原明確又難以避免的中、輕度慢性哮喘，可減輕發作，青年和兒童患者效果較好。由於對脫敏療法治療哮喘的療效尚有不同意見，且其治療時間長、起效慢，並有引起嚴重變態反應的危險，因而使該療法的廣泛應用受到限制。1997 － 1998 年，WHO 和歐洲變態反應與臨床免疫學會先後提出了關於哮喘患者採用 SIT 治療的建議：① 多種過敏原或非過敏原所致者，SIT 無效；② 青少年效果比老年人好；③ SIT 注射必須在無症狀期進行；④ 患者 FEV1 在 70%以上；⑤ 花粉哮喘是良好適應症；⑥ 對動物過敏又不願放棄飼養者；⑦ 交鏈黴菌和分枝孢子菌屬過敏者可行 SIT。此外，抗原製作必須標準化，對多種抗原過敏者不宜施行 SIT。

哮喘治療成功的目標：盡可能控制症狀（包括夜間症狀）；改善活動

疾病篇

能力和生活品質；使肺功能接近最佳狀態；預防發作及加劇；提高自我了解和處理急性加重的能力，減少急診或住院；避免影響其他醫療問題；避免藥物的不良反應；預防哮喘引起死亡。上述治療目標的意義在於強調：應積極治療，盡量完全控制症狀；保護和維持盡可能正常的肺功能；避免或減少藥物的不良反應。為了達到上述目標，關鍵是採用合理的治療方案和堅持長期治療；吸入療法是達到較好療效和減少不良反應的重要措施。

1. 發作期治療

解痙、抗感染、保持呼吸道通暢是治療關鍵。以下藥物可供臨床選擇。

(1) β2 受體激動藥：為腎上腺素受體激動藥中對 β2 受體具有高度選擇性的藥物。另外一些較早期的腎上腺素受體激動藥如腎上腺素、異丙腎上腺素、麻黃鹼等，因兼有 α1 受體及 β2 受體激動作用易引起心血管不良反應而逐漸被 β2 受體激動藥代替。β2 受體激動藥可舒張支氣管平滑肌，增加黏液纖毛清除功能，降低血管通透性，調節肥大細胞及嗜鹼粒細胞介質釋放。常用藥物：①短效 β2 受體激動藥，如沙丁胺醇、特布他林，氣霧劑吸入 200～400μg 後 5～10 分鐘見效，維持 4～6 小時，全身不良反應（心悸、骨骼肌震顫、低血鉀等）較輕。以上兩種藥口服製劑一般用量為每次 2～4mg，每日 3 次，但心悸、震顫等不良反應較多。克倫特羅平喘作用為沙丁胺醇的 100 倍，口服每次 30μg，療效為 4～6 小時，也有氣霧劑。②長效 β2 受體激動藥，如丙卡特羅，口服，早晚各 1 次；施立穩，作用長達 12～24 小時。β2 受體激動藥久用可引起 β2 受體功能下調和呼吸道不良反應性升高，應注意。使用 β2 受體激動藥若無療效，不宜盲目增大劑量，以免發生嚴重不良反應。

(2) 茶鹼：有舒張支氣管平滑肌作用，並具強心、利尿、擴張冠狀動

脈作用，還可興奮呼吸中樞和呼吸肌。研究顯示茶鹼有抗感染和免疫調節功能。①氨茶鹼，為茶鹼與乙二胺的合成物，口服一般劑量為每次0.1g，每日3次。為減輕對胃腸刺激，可在餐後服用，亦可用腸溶片。注射用氨茶鹼0.125～0.25g加入葡萄糖注射液20～40mL緩慢靜脈注射（注射時間不得少於15分鐘），此後可以每小時0.4～0.6mg/kg靜脈注射以維持平喘。②茶鹼控釋片，平喘作用同氨茶鹼，但血漿茶鹼半衰期長達12小時，且晝夜血液濃度穩定，作用持久，尤其適用於控制夜間哮喘發作。由於茶鹼的有效血濃度與中毒血濃度十分接近，且個體差異較大，因此用藥前須詢問近期是否用過茶鹼，情況允許時最好做茶鹼血藥濃度監測，靜脈用藥時務必注意濃度不能過高，速度不能過快，以免引起心律失常、血壓下降甚至突然死亡。某些藥物如喹諾酮類、大環內酯類、西咪替丁等能延長茶鹼半衰期，可造成茶鹼毒性增加，應注意。茶鹼慎與激動藥聯用，否則易致心律失常，如需兩藥合用應適當減少劑量。

（3）抗膽鹼能藥物：包括阿托品、東莨菪鹼、山莨菪鹼、異丙託溴銨等。應用於平喘時，主要以霧化吸入形式給藥，可阻斷節後迷走神經傳出，透過降低迷走神經張力而舒張支氣管，還可防止吸入刺激物引起反射性支氣管痙攣，尤其適用於夜間哮喘及痰多哮喘，與激動藥合用能增強療效。其中異丙托溴銨療效好，不良反應小。有氣霧劑和溶液劑兩種，前者每日噴3次，每次25～75μg；後者為250μg/mL濃度的溶液，每日3次，每次2mL，霧化吸入。

（4）腎上腺糖皮質激素（簡稱激素）：激素能干擾花生四烯酸代謝，干擾白三烯及前列腺素的合成，抑制組織胺生成，減少微血管滲漏，抑制某些與哮喘呼吸道炎症相關的細胞因子的生成及炎性細胞趨化，並增加支氣管平滑肌對激動藥的敏感性。因此激素是治療哮喘的慢性呼吸道

炎症及呼吸道高反應性最重要、最有效的藥物。有呼吸道及呼吸道外給藥兩種方式，前者透過氣霧劑噴藥或溶液霧化給藥，療效好，全身不良反應小；後者透過口服或靜脈給藥，療效更好，但長期大量使用可發生很多不良反應，嚴重者可致庫興氏症候群、二重感染、上消化道出血等嚴重併發症。氣霧劑目前主要有二丙酸倍氯米松和布地奈德兩種，適用於輕、中、重各種哮喘的抗感染治療，劑量為每日 100～600μg，需長期使用，噴藥後應清水漱口以減輕和避免口咽部念珠菌感染和聲音嘶啞。在氣管給藥不能控制哮喘，重症哮喘或哮喘患者需手術時，評估有腎上腺皮質功能不足等情況下，可先靜脈注射皮質醇琥珀酸鈉 100～200mg，其後可用皮質醇 200～300mg 或地塞米松 5～10mg 靜脈注射，每日用量視病情而定，待病情穩定後可改用潑尼松每日清晨頓服 30～40mg，哮喘控制後，逐漸減量。可配用氣霧劑，以求替代口服或把潑尼松劑量控制在每日 10mg 以下。

(5) 鈣通道阻滯劑：硝苯地平，每次 10～20mg，每日 3 次，口服或舌下含服或氣霧吸入，有一定平喘作用，此外維拉帕米、地爾硫也可試用。其作用機制為此類藥物能阻止鈣離子進入肥大細胞，抑制生物活性物質釋放。

2. 緩解期治療

為鞏固療效，維持患者長期穩定，以避免肺氣腫等嚴重併發症發生，應強調緩解期的治療。

(1) 根據患者具體情況，包括誘因和以往發作規律，進行有效預防。如避免接觸過敏原、增強體質、防止受涼等。

(2) 發作期病情緩解後，應繼續吸入維持劑量糖皮質激素至少 3～6 個月。

(3) 醫師與患者保持聯繫，對患者加強自我管理意識，監視病情變化，逐日測量 PEF，一旦出現先兆，及時用藥以減輕哮喘發作症狀。

(4) 色甘酸鈉霧化吸入，酮替芬口服有抗過敏作用，對外源性哮喘有一定預防價值。

(5) 特異性免疫治療：透過以上治療基本上可滿意地控制哮喘，對於無法避免接觸過敏原或藥物治療無效者，可將特異性致敏原製成不同濃度浸出液，做皮內注射，進行脫敏。一般用 1：5000、1：1000、1：100 等濃度，首先以低濃度 0.1mL 開始，每週 1～2 次，每週遞增 0.1mL，至 0.5mL，然後提高了一個濃度再按上法注射。15 週為 1 個療程，連續 1～2 個療程或更長。但應注意製劑標準化及可能出現的全身變態反應和哮喘嚴重發作。

四、病情觀察

(1) 明確診斷後，重點觀察經上述治療後患者哮喘的症狀及其伴隨症狀有無緩解，評估治療效果。

(2) 注意有無併發症或原有症狀是否出現或加重，注意觀察水、電解質是否平衡，亦應注意有無治療藥物本身的不良反應，以便及時調整治療用藥。

(3) 重症哮喘治療過程中，應嚴密觀察病情變化，尤其是有無症狀惡化的證據，以便及時處理（如進行機械輔助通氣）。

五、病歷記錄

1. 門急診病歷

記錄患者的症狀特點、發作過程，有無過敏原接觸史、家族遺傳史和幼年發病史，既往反覆發作性的時間及好發季節。體檢記錄患者的呼

吸頻率、呼吸困難的類型、兩肺哮鳴音和心率的情況。輔助檢查記錄血嗜酸粒細胞、肺功能檢查、動脈血氣分析、胸部 X 光片等檢查結果。

2. 住院病歷

重點記錄患者入院後的診治經過、相關症狀、體徵變化和輔助檢查的結果分析、醫師的查房結果等,如需特殊治療(如機械通氣),應記錄與患者家屬的談話,並請家屬簽字為據。

六、注意事項

1. 醫患溝通

哮喘是一種對患者、家庭和社會都有明顯影響的慢性疾病,雖然目前尚無根治辦法,但採取抑制呼吸道炎症為主的綜合治療,通常可以使哮喘病情得到控制。主治醫師應主動告知患者避免接觸過敏原,防止誘發因素。如病情急性加重,應及時就診,並在醫師的指導下進行治療。診斷、治療過程中,應隨時與患者及家屬聯繫、溝通,以便患者及家屬能了解、配合及支持治療。對重症哮喘等病情危重者,應及時向家屬交代病情的危險性;如需特殊治療(機械輔助通氣),應向家屬說明其風險、利弊,並請家屬簽字為據。

2. 經驗指導

(1)一般認為,典型的哮喘具有三種特性:喘息症狀的反覆發作性、發作時肺部哮鳴音的瀰漫性、呼吸道阻塞的可逆性,臨床根據患者的這一發作特點,診斷應不困難。經積極的抗感染和鎮咳治療無效,給予平喘和抗過敏治療後症狀明顯緩解,也有助於本病診斷。

(2)表現為頑固性咳嗽或陣發性胸悶,只咳不喘者,稱為非典型哮喘;以咳嗽為唯一臨床症狀的哮喘稱為咳嗽變異性哮喘,其咳嗽、胸悶

呈季節性，肺功能測定有助於本病的診斷。

（3）目前主張哮喘採取以平喘和抗感染為主的綜合治療，並主張長期吸入糖皮質激素，以期達到控制哮喘的目的。近年來推薦聯合吸入糖皮質激素和長效 β2 受體激動藥治療哮喘，兩者具有協同的抗感染和平喘作用，可獲得相當於（或優於）應用加倍劑量吸入型糖皮質激素時的療效，並可增加患者的依從性、減少較大劑量糖皮質激素引起的不良反應，尤其適合於中到重度持續哮喘患者的長期治療。

（4）目前沙美特羅替卡松粉吸入劑已進入臨床，患者使用較方便。急性發作住院者，吸入劑量較大的 β2 受體激動藥和糖皮質激素可較快控制病情，但應注意少數患者可出現不良反應。有研究數據顯示，低濃度茶鹼具有抗感染和免疫調節作用。茶鹼與糖皮質激素和抗膽鹼藥物聯合應用具有協同作用。但低濃度茶鹼與 β2 受體激動藥聯合應用時，易出現心率增快和心律失常，應慎用。

（5）臨床上一般認為哮喘治療的目標是：①有效控制急性發作症狀並維持最輕的症狀，甚至無任何症狀；②防止哮喘加重；③盡可能使肺功能維持在接近正常水準；④保持正常活動（包括運動）的能力；⑤避免哮喘藥物的不良反應；⑥防止發生不可逆的氣流受限；⑦防止哮喘患者死亡，降低哮喘死亡率。

（6）患者具有以下特徵時，可認為已達到哮喘控制的標準：①最少（最好沒有）慢性症狀，包括夜間症狀；②哮喘發作次數減至最少；③無須因哮喘而急診；④按需使用 β2 受體激動藥；⑤沒有活動（包括運動）限制；⑥ PEF 晝夜變異率 < 20%；⑦ PEF 正常或接近正常；⑧最少或沒有遺留不良反應。

（吳倩佳）

第五節　支氣管擴張

　　支氣管擴張是指由多種原因引起的咳嗽、咳痰和咳血等臨床表現，其名稱來源於病理解剖改變，但臨床特徵具有一定的共性。支氣管擴張可以是局限性的，僅涉及局部呼吸道，也可以是瀰散性的，涉及更廣泛的呼吸道。臨床上引起支氣管擴張的疾病較多，但支氣管擴張症通常指的是特發性的，多與早年的反覆氣管支氣管感染有關。自抗生素和疫苗問世以來，該病的發病率已有明顯下降。

　　典型的特發性支氣管擴張臨床表現為慢性咳嗽、咳大量痰和反覆咳血。有些患者的支氣管擴張並不出現大量咳痰，以咳血為主要表現，此類支氣管擴張被稱為「乾性支氣管擴張症」。

　　一般認為，支氣管擴張是一種持久的病理過程。但有些支氣管擴張可有部分，甚至大部分的逆轉，如單純支氣管阻塞、感染和其他可以糾正的基礎疾病引起的支氣管擴張。特發性支氣管擴張症的支氣管擴張是一種永久的病理改變。

一、病因

　　支氣管擴張可與很多疾病相關（表1-1）。可分為三組：與囊性肺纖維化相關、與其他肺部疾病相關和特發性支氣管擴張症。在與其他肺部疾病相關的支氣管擴張的病因中，各種感染、氣管支氣管先天或後天的異常改變、呼吸道纖毛功能異常、先天或後天免疫功能低下等，均可導致支氣管擴張。

表 1-1 支氣管擴張及相關疾病

第一組：	囊性肺纖維化
第二組：	感染後併發症 [結核、非結核分枝桿菌、百日咳、細菌、病毒（麻疹、流感、腺病毒）]
	免疫缺陷（低丙種球蛋白、IgG 亞型缺乏、HIV 感染、移植後）
	黏液纖毛清除障礙（Kartagener 症候群、原發性纖毛不動症、Young 症候群）
	吸入性肺炎後
	氣道吸入性損傷
	變態反應性支氣管肺麴菌病（ABPA）
	機械性支氣管阻塞（異物、狹窄、腫瘤、淋巴結）
	風溼病（類風溼性關節炎、乾燥症候群等）
	胃食道逆流
	炎症性腸病
	支氣管哮喘和慢性阻塞性肺疾病
	α1- 糜蛋白缺乏
	瀰漫性泛細支氣管炎（DPB）
	結節病
	特發性肺纖維化（IPF）及其他間質性肺炎
	呼吸道軟骨發育不全
	黃甲症候群
第三組：	特發性支氣管擴張症

二、發病機制

支氣管擴張存在含軟骨的近段支氣管部分異常擴張。其發病機制主要與以下因素有關：①最初的病因可能多樣，在慢性期出現呼吸道的反

覆感染和慢性炎症是導致支氣管擴張的主要機制。②在巨噬細胞和呼吸道上皮細胞釋放細胞因子（白血球介素 8 和白三烯 B4）的作用下，中性粒細胞聚集到肺部並釋放彈性蛋白酶和膠原酶等導致支氣管壁的破壞。③支氣管壁破壞後，周圍相對正常組織收縮力將受損呼吸道牽張導致特徵性的氣道擴張改變。④在病程較長的支氣管擴張中，支氣管周圍的肺組織也會受到炎症破壞，從而導致瀰散的支氣管周圍纖維化。

常見的受累部位與以下因素相關。①由於氣管 - 支氣管是一種倒置的樹形結構，因為重力引流的關係，雙肺下葉的後基底段及下葉其他部位是病變最常累及的部位。②上葉支擴通常發生在後段和尖段，常見原因是支氣管內膜結核、變態反應性支氣管肺麴菌病和囊性纖維化。③根據引起支氣管擴張症的原因不同，支氣管擴張可以發生在肺內任何部位。支氣管擴張患者呼吸道解剖學的改變所引起的最重要的功能改變是氣管 - 支氣管清除能力下降，使細菌容易在呼吸道內生長。而呼吸道內的反覆感染加重了原有的支氣管擴張，致使病情不斷反覆和進展。重症患者可以出現肺動脈高壓，與肺循環血容量增加和肺泡低氧等因素有關。

支氣管擴張可導致肺功能異常。大多數患者肺功能檢查顯示不同程度的阻塞性的改變，也可能會有輕度的限制性通氣功能障礙和瀰散功能減低。由於通氣 - 血流失衡和肺內分流的存在，大多數患者會存在輕度的低氧血症。少數患者會發展成為肺心病。

三、病理

國外學者 Reid 根據支氣管擴張症的病理和支氣管攝影的發現，將支氣管擴張症分為柱狀支氣管擴張、囊柱狀支氣管擴張和囊狀支氣管擴張三種基本類型。

支氣管擴張症可以表現為瀰散性病變或局限性病變。支氣管擴張多

發生於雙肺下葉，且左肺多於右肺，左下肺和左舌葉常同時發生支氣管擴張。左肺上葉一般很少發生。支氣管擴張症常發生於中等大小的支氣管，更小的支氣管則形成瘢痕而閉塞。

支氣管擴張形成的過程中，受損支氣管壁由於慢性炎症而遭到破壞，包括軟骨、肌肉和彈性組織被破壞，纖毛細胞受損或消失，黏液分泌增多。此外，支氣管壁的正常張力喪失，受累支氣管向外突出，或形成囊狀。黏液分泌增多有利於細菌滋生，局部感染進一步損害支氣管壁。炎症亦可擴展至肺泡，引起支氣管肺炎，瘢痕形成，以及正常肺組織減少。

四、臨床表現

支氣管擴張可發生於任何年齡，常見於青少年，在中老年也不少見。很多支氣管擴張患者在幼年曾有麻疹、百日咳或支氣管肺炎的病史，一些支氣管擴張症患者可能伴有慢性鼻竇炎或家族性免疫缺陷病史。臨床表現分為四種類型：快速進展型、緩慢進展型、惰性無症狀型和咯血為主型。

支氣管擴張症患者的症狀可以分為由支氣管擴張本身引起的和由原發病變引起的兩組症狀。支氣管擴張本身可以引起的症狀有慢性咳嗽、膿痰、發燒、乏力和體重下降。咳痰的量和性狀取決於病情輕重及是否合併感染。咳嗽通常發生於早晨和晚上，患者晨起時由於體位變化，痰液在呼吸道內流動而刺激呼吸道黏膜引起咳嗽和咳痰，痰液為膿性或黏液膿性。當合併急性感染時，咳嗽和咳痰量明顯增多，痰液常呈黃綠色膿性，有厭氧菌感染者，常有臭味和撥出氣惡臭。收集全日痰量並靜置於玻璃瓶中，數小時後痰液可分離成四層：上層為黏液泡沫，下層為膿液，中層為混濁漿液，最下層為壞死沉澱組織，此為典型支氣管擴張的

痰液改變，但現在已較少見。部分支氣管擴張症患者會出現呼吸困難。在支氣管擴張症患者中，反覆發作者常可出現咳血症狀，通常咳血程度不重，表現為膿痰中帶血絲，隨病情的發展，咳血量由少到多，可出現反覆大量咳血，咳血間隔時間由長到短。一些患者以咳血為首發表現，另一些患者無咳嗽和咳痰，而以咳血為唯一表現，稱為乾性支氣管擴張症。

支氣管擴張如果反覆繼發感染，患者可有發燒、咳嗽、咳痰、氣急和咳血等症狀。支氣管擴張遷延不癒而反覆發作者，可有食慾減退、消瘦和貧血。此外，重症支氣管擴張患者由於支氣管周圍肺組織化膿性炎症和廣泛的肺組織纖維化，可併發阻塞性肺氣腫，亦可產生上述症狀。極其嚴重者，可導致心臟負擔加重，甚或右心功能衰竭而發生下肢水腫、腹腔積液形成和呼吸困難加重等。

支氣管擴張症患者的肺部體檢可發現喘鳴，有時可聞及哮鳴音。部分患者有杵狀指、發紺和多血質。可能會有鼻息肉或慢性鼻竇炎。體重下降和肺心病的體徵多顯示病情進展。

支氣管擴張常見的併發症有反覆的肺部感染、膿胸、氣胸和肺膿腫等，小部分患者可出現肺源性心臟病。

五、輔助檢查

1. 胸部 X 光檢查

胸部 X 光檢查對支氣管擴張的敏感性較差。胸部前後位 X 光片在支氣管擴張早期常無特殊發現。以後胸片可顯示一側或雙側下肺葉肺紋理明顯粗亂增多，邊緣模糊，在增多的紋理中可有管狀透亮區，為管壁明顯增厚的支氣管影，稱為「軌道徵」。嚴重病例肺紋理可呈網狀，其間有透亮區，類似蜂窩狀。囊性支氣管擴張時，較為特徵性地改變為捲髮樣

陰影，表現為多個圓形薄壁透亮區，直徑 0.5～3cm，有時囊底有小液平面。繼發感染時可引起肺實質炎症，胸部 X 光片顯示多數小片或斑點狀模糊影，或呈大片非均勻性密度增高影。炎症消散緩慢或在同一部位反覆出現。

2. 支氣管碘油攝影術

支氣管碘油攝影可明確支氣管擴張的部位、性質和範圍，為外科手術提供重要的數據。隨著胸部 CT，尤其是 HRCT 的應用普及，支氣管碘油攝影的使用已逐漸被 HRCT 取代。因此，目前該項檢查已很少應用。

3. 胸部 HRCT 掃描

胸部 HRCT 診斷支氣管擴張症的敏感性和特異性均達到了 90％，是支氣管擴張症的首選檢查方式，見圖 1-1。普通胸部 CT 掃描也可以診斷支氣管擴張，但敏感性僅有 66％。支氣管擴張在 HRCT 上的特徵性表現包括：支氣管擴張，支氣管壁增厚，支氣管由中心向外周逐漸變細的特點消失以及擴張氣管內氣液平的存在。當支氣管內徑大於相伴行支氣管動脈時，可以考慮支氣管擴張的診斷。囊狀支氣管擴張的臨床症狀較其他兩種類型的支氣管擴張嚴重。HRCT 顯示的支氣管擴張的程度除了與肺功能相關，也與肺動脈高壓的發生相關。

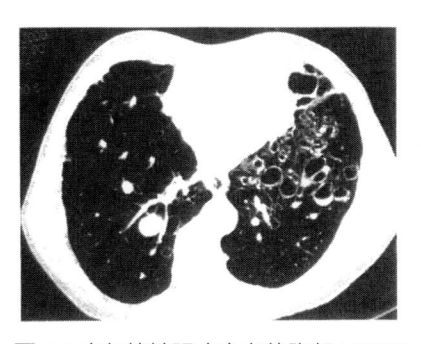

圖 1-1 支氣管擴張症患者的胸部 HRCT

4. 肺功能檢查

由於肺臟具有極大的通氣儲備能力，病變比較局限的支氣管擴張症患者的肺功能可無明顯改變。柱狀支氣管擴張對肺功能影響較小，囊狀支氣管擴張因對支氣管壁破壞嚴重，可併發肺纖維化和慢性阻塞性肺疾病，肺功能可有明顯改變。支氣管擴張的肺功能損害主要表現為阻塞性通氣功能障礙，FEV1、最大通氣量、FEV1/FVC 及小呼吸道用力呼氣流速（FEF25%～75%）均降低，而殘氣量／肺總量比增高。支氣管擴張發展至廣泛性肺組織纖維化時，肺功能可出現瀰散功能障礙。最近有研究證實，部分支氣管擴張症患者存在可逆性氣流阻塞或呼吸道高反應，主要表現為 FEV1 和尖峰呼氣流速降低。

5. 支氣管鏡檢查

支氣管鏡檢查對支氣管擴張的診斷價值不大，但可明確支氣管擴張症患者的支氣管阻塞或出血部位。此外，經保護性刷檢和沖洗檢查對確定支氣管擴張感染的病原學有重要價值，且經支氣管沖洗可清除呼吸道內分泌物，對支氣管擴張的病情控制有一定幫助，並有助於發現支氣管腫瘤、支氣管內異物等病因。

6. 一氧化氮呼氣測定

與支氣管哮喘等其他慢性呼吸道炎症性疾病不同，支氣管擴張症患者的撥出氣一氧化氮沒有明顯增高，研究報告的結果不一致，顯示其應用價值有限。在肺囊性纖維化患者中，撥出氣一氧化氮的濃度常正常或偏低。在原發性纖毛不動症中，撥出氣一氧化氮濃度降低。

7. 其他檢查

周圍血液常規檢查：白血球計數和分類升高顯示支氣管擴張症患者存在急性細菌感染。痰培養及藥敏試驗可判斷致病微生物，並對抗生素

的選擇具有重要的指導意義。最常見的病原菌為流感嗜血桿菌和銅綠假單胞菌。非結核分枝桿菌見於2%～10%的患者。血氣分析有助於評估支氣管擴張症患者肺功能的受損程度。鼻竇X光檢查有助於明確支氣管擴張症患者是否合併鼻竇炎。汗液氯離子的測定對囊性纖維化患者具有診斷價值。疑有免疫缺陷者應進行免疫球蛋白定量測定。若懷疑纖毛不動症候群，需進行鼻和支氣管鏡檢查以及精液檢查。

診斷不應只局限於支氣管擴張的診斷，應注意除外有無與支氣管擴張相關的基礎疾病存在。

六、診斷

支氣管擴張的診斷來自兩個線索，一是有顯示性的臨床表現，如反覆咳痰和咳血，病變部位溼性喘鳴；二是胸部X光片、CT或HRCT顯示。胸部X光片可顯示在粗亂肺紋理中多個不規則環狀透亮陰影或沿支氣管的捲髮狀陰影。確診支氣管擴張的輔助診斷包括胸部HRCT或支氣管攝影顯示支氣管擴張改變。

支氣管擴張症的診斷需要透過病史和相應的檢查了解有無相關的基礎疾病，同時和其他呼吸道疾病相鑑別。

七、治療

1. 病因治療

由於引起支氣管擴張症的原因較多，發現並治療基礎疾病是很重要的環節。雖然特發性支氣管擴張症的呼吸道結構改變是不可逆的，但在一些繼發性支氣管擴張症，如變態反應性支氣管肺麴菌病，透過有效的治療後支氣管擴張可以明顯改善。對於一些相關聯的疾病或症狀，如鼻竇炎，需要得到有效的處理。下面的討論主要針對特發性支氣管擴張症。

2. 支持和對症治療

一般性的支持治療包括戒菸、營養支持、康復治療和對有氧療指徵的患者給予氧氣療法。針對常見的咳痰、咳血和呼吸困難，可分別給予祛痰劑、止血藥物和支氣管擴張劑。

呼吸道黏液高分泌是支氣管擴張症的一個顯著特徵。支氣管解黏劑常用於急性和慢性期支氣管擴張。重組人 DNase I 蛋白吸入未證明對特發性支氣管擴張症有幫助。甘露醇吸入是一種比較有前景的新的治療方法。研究顯示，甘露醇吸入後，黏液清除顯著改善。臨床常用的祛痰藥均可用於治療支氣管擴張症的呼吸道黏液高分泌，如氯化銨、溴己新、鹽酸氨溴索、乙醯半胱氨酸、羧甲司坦和厄多司坦等。

儘管缺乏臨床研究支持，但對於有氣流阻塞和呼吸道高反應性的支氣管擴張症患者，常使用支氣管擴張劑。

3. 抗生素的應用

支氣管擴張症患者常繼發支氣管慢性感染和急性加重，不僅導致很多症狀，也導致支氣管結構進一步破壞。由於支氣管擴張症常發生反覆呼吸道感染，抗生素使用非常普遍，各種耐藥菌也比較常見。急性感染時使用抗生素有以下注意事項：①輕中度感染病原菌在治療後可被清除，但重症感染的病原菌很難被清除，臨床上有不少患者的慢性期有病原菌定植於呼吸道。②耐藥菌以銅綠假單胞菌最為常見。③選用組織通透性高的抗生素，如大環內酯類和喹諾酮類抗生素。④重症患者選用靜脈製劑，輕中度可選用口服製劑。⑤透過痰培養監測痰病原學。

對於經常反覆感染發作的患者，可以考慮預防性使用抗生素。常用的方法有：長時間使用口服抗生素（每個週期至少四週），霧化吸入抗生素，或定期間斷使用靜脈抗生素。長時間使用口服抗生素在小規模的臨

床觀察中沒有發現可以減少發作、改善肺功能或降低病死率。但確實觀察到能夠減少病原菌負荷、炎症指標和改善痰的顏色及量。霧化吸入的治療方法可能更容易被醫師和患者接受，文獻中使用的藥物有慶大黴素和妥布黴素等。總體來說，在決定是否需要在非急性期使用抗生素時，需要考慮到可能產生的耐藥菌、治療費用和潛在不良反應等。另外，可能需要更多地考慮使用非抗生素的治療方法來預防復發。

4. 抗感染症治療

慢性呼吸道炎症是支氣管擴張症很重要的一個致病機制。抗感染症治療有可能減輕呼吸道炎症，幫助受損呼吸道黏膜和纖毛功能修復。有三種藥物有潛在研究價值：吸入皮質激素、大環內酯類藥物和白三烯受體阻斷劑。吸入皮質激素雖然對改善肺功能和減輕發作沒有顯著作用，但可以改善痰液的黏性和產生量。氟替卡松吸入劑的推薦量為500g，bid。大環內酯類藥物具有抗感染症的作用，同時對減少呼吸道黏液分泌有作用，對破壞銅綠假單胞菌的生物膜有效。小劑量紅黴素對瀰漫性泛細支氣管炎有效，但在特發性支氣管擴張症中沒有經驗。新一代大環內酯類藥物，如阿奇黴素、克拉黴素和羅紅黴素對支氣管擴張症均有一定的效果。

5. 體位引流和物理治療

綜合性的物理治療方法包括體位引流（圖1-2）、胸部叩擊和機械呼吸治療等。體位引流是改善痰液引流簡單有效的方式，其效果與需要引流的部位所對應的體位相關。一般根據擴張支氣管所在的部位選擇不同的引流體位，其原則為將病變部位抬高，引流支氣管開口向下，使痰液流入大呼吸道而咳出，一般在飯前進行每次引流15～30分鐘，每日2～3次。在體位引流時，輔以祛痰藥物和胸部叩擊則效果更佳。隨機臨床

試驗顯示振盪正壓呼氣壓力儀的有效性。對於選擇性患者,也可透過纖維支氣管鏡幫助排痰。

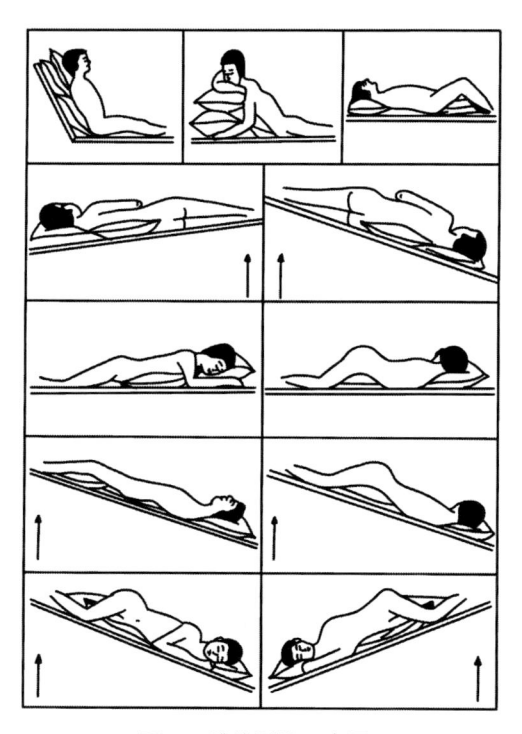

圖 1-2 體位引流示意圖
A. 上葉尖段;B. 左上葉後段;C. 上葉前段;D. 右中葉;E. 左舌葉;F. 右上葉後段;G. 下葉背段;H. 下葉前基底段;I. 下葉後基底段;J. 下葉外基底段;K. 下葉內基底段。未標明左右者適用於雙側

對於大多數支氣管擴張症患者來說,體位引流沒有禁忌。尤其是坐位、半臥位和角度較小的傾斜位。但在頭低腳高位和某些傾斜角度較大的體位,一些年老體弱、心血管功能不全及有明顯呼吸困難者可能難以耐受,應慎重考慮。此類體位對於嚴重心臟病、心衰明顯及呼吸困難伴隨發紺者不宜採用。對於體位引流後,可能會汙染或危及置於低位的正常肺和支氣管者也不宜採用。

體位引流的注意事項。①明確需要引流病灶的部位。②根據病變部位採取相應的引流體位：對於一些危重症患者，尤其是加護病房的患者，往往僅能獲得正位胸部 X 光片，難以確定病變的葉段分布，如有引流的必要，可採用以下體位，如果病變在上肺，可採取坐位或半臥位；如果病變在中下肺，一般可採用角度較小的健側臥位，在病情允許的條件下，也可採用健側臥位，甚至加小角度的頭低腳高位。③體位引流在早晨清醒後立即進行效果最好，頭低腳高位引流時，為了預防胃食道逆流、噁心和嘔吐，應在飯後 1～2 小時再進行，尤其是留置胃管患者。④有支氣管痙攣的患者，在體位引流前可先給予支氣管擴張劑，痰液乾燥的患者應注意呼吸道溼化，在引流過程中可進行叩拍，並囑咐患者作深呼氣，促進痰液排出，引流後應進行有意識的咳嗽或用力呼氣，廓清留於大呼吸道的分泌物。⑤體位引流：每天 2～3 次，總治療時間 30～45 分鐘，每種體位維持 5～10 分鐘，也可根據效果調整時間長度，如果有多個體位需要引流，可先從病變嚴重或積痰較多的部位開始，逐一進行。

6. 手術治療

適合於局限性的支氣管擴張。對於瀰漫性支氣管擴張的治療價值還不明確。

7. 肺移植

適合於呼吸功能嚴重下降的支氣管擴張症患者。

8. 預防感染

針對麻疹和百日咳的兒童免疫有助於減少支氣管擴張的發生。對於容易發生呼吸道感染的人群，透過每年的流感疫苗接種可以有效減少流感所致的繼發性感染。肺炎疫苗可預防特定類型的肺炎及其嚴重併發症。免疫球蛋白缺乏者，應用免疫球蛋白可預防複雜的反覆感染。對於

疾病篇

　　已經發生支氣管擴張症的患者，預防感染可以發揮事半功倍的作用，必須將預防感染納入治療計畫。透過規律的康復鍛鍊來增強體質和增加活動耐力對支氣管擴張症有益。有吸菸習慣者必須戒菸。建議患者注射流感疫苗和肺炎鏈球菌疫苗。

　　總之，支氣管擴張症在臨床並不少見，由於支氣管擴張與支氣管壁的反覆感染和慢性炎症相關，急性期有效的抗感染治療和緩解期的抗感染治療可能同樣重要。

（吳倩佳）

第六節　慢性阻塞性肺疾病

　　慢性阻塞性肺疾病（COPD）是一種具有氣流受限特徵的疾病，氣流受限不完全可逆，呈持續性發展，與肺部對有害氣體或有害顆粒的異常炎性反應有關。COPD 與慢性支氣管炎和肺氣腫密切相關。通常，慢性支氣管炎是指除去慢性咳嗽的其他已知原因後，患者每年咳嗽、咳痰 3 個月以上，並連續 2 年者。肺氣腫則指肺部終末細支氣管遠端氣腔出現異常持久的擴張，並伴有肺泡壁和細支氣管的破壞而無明顯的肺纖維化。當慢性支氣管炎、肺氣腫患者肺功能檢查出現氣流受限，並且不能完全可逆時，則能診斷為 COPD。如患者只有「慢性支氣管炎」或「肺氣腫」，而無氣流受限，則不能診斷為 COPD。

一、診斷

1. 症狀

　　臨床主要症狀為咳嗽、咳痰、氣短、喘息等。隨著疾病進展，急性加重變得越來越頻繁。上述症狀常有晝夜規律，晨起咳嗽、咳痰重和季

節性（冬春季）發作等特點。吸菸、接觸有害氣體（SO_2、NO_2、Cl_2）、過度勞累、氣候突然變化、上呼吸道感染等經常是上述症狀的誘因。後期可存在活動後氣短，如跑步、上樓梯或地面上快步行走，甚者洗臉、穿衣或靜息時也有氣短症狀。經休息、吸氧、吸入藥物等氣短可緩解。長期患病有乏力、體重下降等表現。急性發作期可存在神志改變、睡眠倒錯等。

2. 體徵

早期多無異常，或可在肺底部聞及散在乾、溼性喘鳴，咳嗽排痰後喘鳴可消失，急性發作期肺部喘鳴可增多。後期體位呈前傾坐位或端坐呼吸。輔助呼吸肌參與呼吸運動，出現三凹徵。眼球結膜充血、水腫。甲床、口唇發紺。胸廓外形前後徑增寬，肋間隙增寬，劍突下胸骨下角（腹上角）增寬。呼吸運動速率加快，幅度加大，語顫減弱。叩診肺肝界下移，肺底移動度減小，心濁音界縮小。聽診肺部呼吸音減弱，呼氣相延長，可聞及乾、溼性喘鳴。劍突下心音清晰、心率加快、心律不規則等。如併發氣胸、肺源性心臟病等可存在相應體徵。

二、輔助檢查

1. 實驗室檢查

（1）血液常規：緩解期患者白血球總數及分類多正常；急性發作期，尤其是併發細菌感染時白血球總數和中性粒細胞可升高，伴核左移。

（2）血氣分析：對於晚期 COPD 患者，動脈血氣分析測定非常重要，可以確定患者是否併發有呼吸衰竭和酸鹼失衡；在海平面正常大氣壓力下呼吸室內空氣時，PaO_2 < 8.0kPa（60mmHg），伴或不伴 $PaCO_2$ > 6.0kPa（45mmHg），診斷為呼吸衰竭。

(3)痰培養：可檢出病原菌，常見的病原菌有肺炎鏈球菌、流感嗜血桿菌、卡他莫拉菌、肺炎克雷伯桿菌、白念珠菌等。同時做藥物敏感試驗可指導臨床合理應用抗生素治療。

(4) α1-抗胰蛋白酶（α1-AT）：α1-AT 是肝臟合成的急性期蛋白，其主要作用是抗蛋白水解酶特別是抑制中性粒細胞釋放的彈力酶。目前有一種學說認為肺氣腫的發生是由於蛋白酶和抗蛋白水解酶之間不平衡所致，α1-AT 是人體最重要的抗蛋白水解酶，α1-AT 缺乏的純合子易患肺氣腫。

2. 肺功能檢查

肺功能檢查是判斷氣流受限的主要客觀指標，對 COPD 診斷、嚴重程度評價、疾病進展、預後及治療反應等有重要意義。檢查可見 FEV1 或 FEV1/FVC、最大通氣量（MVV）下降，殘氣量（RV）／肺總量（TLC）加大。

3. 胸部 X 光檢查

COPD 早期胸部 X 光片可無變化，以後可出現肺紋理增粗、紊亂等非特異性改變，也可出現肺氣腫改變。胸部 X 光片改變對 COPD 診斷特異性不高，主要作為確定肺部併發症及與其他肺疾病鑑別之用。

4. 胸部 CT 檢查

CT 檢查不應作為 COPD 的常規檢查。HRCT 對有疑問病例的鑑別診斷有一定意義。

三、診斷要點

(1)長期吸菸或長期吸入有害氣體、粉塵史。

(2)慢性咳嗽、咳痰，每年超過 3 個月並連續 2 年以上或（和）活動後氣短。

（3）FEV1 ＜ 80%預計值或（和）FEV1/FVC ＜ 70%。

（4）除去其他慢性心肺疾病如支氣管哮喘、支氣管擴張、肺間質纖維化、左心充血性心力衰竭等。

符合以上 4 條或第（2）、（3）、（4）條者可確定診斷。

四、鑑別診斷

1. 支氣管哮喘

COPD 多於中年後發病，哮喘則多在兒童或青少年期發病；COPD 症狀緩慢進展，逐漸加重，哮喘則症狀起伏大；COPD 多有長期吸菸史或（和）有害氣體、顆粒接觸史，哮喘則常伴過敏體質、過敏性鼻炎或（和）溼疹等，部分患者有哮喘家族史；COPD 時氣流受限基本為不可逆性，哮喘時則多為可逆性。病程長的哮喘患者可發生呼吸道重構，氣流受限不能完全逆轉；而少數 COPD 患者伴有呼吸道高反應性，氣流受限部分可逆。此時應根據臨床及實驗室所見全面分析，必要時做支氣管激發試驗、支氣管舒張試驗或（和）尖峰呼氣流速（PEF）晝夜變異率來進行鑑別，但需注意，有時兩種疾病可重疊存在。

2. 支氣管擴張症

常於兒童期和青少年期發病並反覆發作遷延，主要表現為慢性咳嗽、咳痰，痰量和痰的性質不等，部分有咳血，肺部聽診有固定部位的細溼性喘鳴，咳嗽後性質不變是本病的特徵性體徵；胸部 CT 或支氣管攝影有助於鑑別。

3. 肺結核

可有午後低燒、乏力、盜汗等結核中毒症狀，痰檢可發現結核分枝桿菌，胸部 X 光片檢查可發現病灶。

4. 肺癌

有慢性咳嗽、咳痰，近期痰中可帶血絲，並反覆發作，胸部 X 光片及 CT 可發現占位病變或阻塞性肺不張或肺炎。痰細胞學檢查、纖維支氣管鏡檢查以及肺切片檢查有助於明確診斷。

五、治療

COPD 急性加重且病情嚴重者需住院治療。

（一）COPD 急性加重處理

1.COPD 急性加重到醫院就診或住院進行治療的指徵

(1)症狀顯著加劇，如突然出現的靜息狀態下呼吸困難。

(2)出現新的體徵（如發紺、外周水腫）。

(3)原有治療方案失敗。

(4)有嚴重的伴隨疾病。

(5)最近發生的心律失常。

(6)診斷不明確。

(7)高齡患者的 COPD 急性加重。

(8)院外治療不力或條件欠佳。

2.COPD 急性加重收入加護病房的指徵

(1)嚴重呼吸困難且對初始治療反應不佳。

(2)精神紊亂，嗜睡、昏迷。

(3)經氧療和無創正壓通氣後，低氧血症（$PaO_2 < 6.7kPa$）仍持續或呈持續性惡化，或（和）高碳酸血症（$PaCO_2 > 9.3kPa$）嚴重或惡化，或（和）呼吸性酸中毒（$pH < 7.3$）嚴重或惡化。

3.COPD 急性加重期住院患者的處理方案

(1)根據症狀、動脈血氣、胸部 X 光片等評估病情的嚴重程度。

(2)控制性氧療並於 30 分鐘後複查血氣。

(3)應用支氣管擴張藥：增加劑量或頻率；聯合應用 β2 受體激動劑和抗膽鹼能藥物；使用儲霧器或氣動霧化器；考慮靜脈加用茶鹼類藥物。

(4)口服或靜脈加用糖皮質激素。

(5)細菌感染是 COPD 急性加重的重要原因，應密切觀察細菌感染徵象，積極、合理地使用抗菌藥。

(6)考慮使用無創性機械通氣。

(7)整個治療過程中應注意水、電解質平衡和營養狀態；辨識和處理可能發生的併發症（如心力衰竭、心律失常等）。

(二) COPD 加重期的主要治療方法

1. 控制性氧療

氧療是 COPD 加重期患者住院的基礎治療。COPD 加重期患者氧療後應達到可接受的氧合程度（$PaO_2 > 8.0kPa$ 或 $SaO_2 > 90\%$），但應注意可能發生潛在的 CO_2 瀦留。給氧途徑包括鼻導管或文丘里（Venturi）面罩，Venturi 面罩更能精確地調節吸入氧濃度。氧療 30 分鐘後應複查動脈血氣以確認氧合是否滿意及是否發生 CO_2 瀦留或酸中毒。

2. 選用抗菌藥

當患者呼吸困難加重，咳嗽伴有痰量增加及膿性痰時，應根據患者所在地常見病原菌類型及藥物敏感情況積極選用抗菌藥。COPD 患者多有支氣管-肺部感染反覆發作及反覆使用抗菌藥的病史，且部分患者合併有支氣管擴張，因此這些患者感染的耐藥情況較一般肺部感染患者更

為嚴重。長期使用廣譜抗菌藥和糖皮質激素易導致真菌感染，應採取預防和抗真菌措施。

3. 選用支氣管舒張藥

(1)溴化異丙託品氣霧劑（MDI）2噴，每日2～3次或本品1mL＋生理食鹽水20mL，以壓縮空氣為動力吸入。

(2) β2受體激動劑：喘樂寧或特布他林1～2噴，每日2～3次，病情重者可加用沙丁胺醇2.4mg，每日3次，或特布他林2.5mg，每日3次口服。

(3)茶鹼類：舒弗美0.1～0.2g，每日2次或葆樂輝0.2～0.4g，每晚1次口服。對茶鹼反應明顯患者或難以耐受者可改用二羥丙茶鹼0.2g，每日3次口服，重症者可考慮靜脈注射氨茶鹼。

4. 使用糖皮質激素

COPD加重期住院患者宜在應用支氣管擴張藥基礎上加服或靜脈使用糖皮質激素。激素的劑量要權衡療效及安全性，建議口服潑尼松每日30～40mg，連續10～14日。也可靜脈給予甲潑尼龍。

5. 機械通氣的應用

(1)無創性正壓機械通氣（NIPPV）：可降低$PaCO_2$，減輕呼吸困難，從而減少氣管插管和有創機械通氣的使用，縮短住院天數，降低患者的死亡率。使用NIPPV要注意掌握合理的操作方法，避免漏氣，從低壓力開始逐漸增加輔助吸氣壓和採用有利於降低$PaCO_2$的方法，從而提高NIPPV的效果，下列NIPPV在COPD加重期的選用和排除標準可作為應用NIPPV的參考。

選用標準（至少符合其中兩項）：①中至重度呼吸困難，伴輔助呼吸

肌參與呼吸並出現腹部矛盾運動；②中至重度酸中毒（pH 為 7.30～7.35）和高碳酸血症（$PaCO_2$ 為 6.0～8.0kPa）；③呼吸頻率 > 25 次／分。

排除標準（符合下列條件之一）：①呼吸抑制或停止；②心血管系統功能不穩定（低血壓、心律失常、心肌梗塞）；③嗜睡、神志障礙及不合作者；④易誤吸者；⑤痰液黏稠或有大量呼吸道分泌物；⑥近期曾進行面部或胃食道手術者；⑦頭面部外傷，固有的鼻咽部異常；⑧極度肥胖；⑨嚴重的胃腸脹氣。

（2）有創性（常規）機械通氣：在積極藥物治療的條件下，患者呼吸困難仍呈持續性惡化，出現危及生命的酸鹼異常或（和）神志改變時宜用有創性機械通氣治療。

有創性機械通氣在 COPD 加重期的具體應用指徵如下：①嚴重呼吸困難，輔助呼吸肌參與呼吸，並出現胸腹矛盾運動；②呼吸頻率 > 30 次／分；③危及生命的低氧血症（PaO_2 < 5.3kPa 或 PaO_2/FiO_2 < 26.7kPa）；④嚴重的呼吸性酸中毒（pH < 7.25）及高碳酸血症；⑤呼吸抑制或停止；⑥嗜睡、神志障礙；⑦嚴重心血管系統併發症（低血壓、休克、心力衰竭）；⑧其他併發症（代謝紊亂、膿毒血症、肺炎、肺血栓栓塞症、氣壓傷、大量胸腔積液）；⑨ NIPPV 失敗或存在 NIPPV 的排除指徵。

在決定終末期 COPD 患者是否使用機械通氣時還需參考病情好轉的可能性，患者自身意願及強化治療的條件。

最廣泛使用的三種通氣模式包括輔助 - 控制通氣（A-CMV）、壓力支持通氣（PSV）或同步間歇強制通氣（SIMV）與 PSV 聯合模式（SIMV + PSV）。因 COPD 患者存在內源性呼氣末正壓（PEEPi），為減少因 PEEPi 所致吸氣功耗增加和人 - 機不協調，可常規加用一適當程度（為 PEEPi 的 70%～80%）的外源性呼氣末正壓。

6. 其他治療措施

在嚴密監測出入量和血電解質情況下適當補充液體和電解質；注意補充營養，對不能進食者經胃腸補充要素飲食或予靜脈高營養；對臥床、紅血球增多症或脫水的患者，無論是否有血栓栓塞性疾病均可考慮使用肝素或低分子量肝素；積極排痰治療；辨識並治療伴隨疾病（冠心病、糖尿病等）及併發症（休克、瀰散性血管內凝血、上消化道出血、腎功能不全者等）。

7．戒菸

凡吸菸者應勸告患者儘早戒菸，並提供切實有效的戒菸方法。

8．出院醫囑

包括堅持戒菸，條件允許者進行居家長期氧療，康復鍛鍊，預防上呼吸道感染，定期複查肺功能（FEV1、FEV1/FVC），有症狀時酌情使用抗膽鹼能藥、β2受體激動劑、緩釋和控釋茶鹼、祛痰藥物等。

六、病情觀察

治療過程中應主要觀察患者有無咳嗽、咳痰和喘息及其嚴重程度，並密切觀察患者對治療的反應，評估療效，檢測血電解質、血氣分析等了解有無電解質紊亂或有無低氧血症等，並予以相應的治療。

七、病歷記錄

1.門急診病歷需記錄患者呼吸困難的程度，是否影響日常生活品質，有無COPD的危險因素如吸菸（包括抽二手菸）、職業粉塵、過敏等。體檢記錄有無肺氣腫體徵和肺療感染。輔助檢查記錄患者的胸部X光片、肺功能檢查、血氣分析等結果。

2. 住院病歷 COPD 常因急性加重而入院，應重點記錄患者入院治療後的病情變化、療效，記錄患者行動脈血氣和肺功能等檢查的結果。

八、注意事項

1. 醫患溝通

主治醫師應主動建議和督促患者戒菸，介紹並使患者了解 COPD 的病理生理與臨床特點，使患者掌握本病的一般治療方法和規範性的治療方式，教會患者自我控制病情的技巧，如腹式呼吸及縮唇呼吸鍛鍊等。囑咐患者應定期複查肺功能，以便及時調整治療方案。如為晚期 COPD 或有急性發作加重時，應如實向家屬告知病情、預後，以便家屬能理解、配合。

2. 經驗指導

（1）本病臨床表現可因病情處於緩解期或為急性加重期而有所不同，但一般都有咳嗽、咳痰、逐漸加重的呼吸困難，急性加重期往往表現為原有症狀的加重，或有新的症狀出現，如發燒、氣急加重等，而細菌感染則是本病急性加重的主要原因。

（2）對本病而言，肺功能檢查是診斷 COPD 的「金標準」，並可幫助了解病情程度、指導治療。胸部 X 光片、胸部 CT 等檢查有助於本病與相關疾病的鑑別。尤其是 COPD 的患者大多有吸菸史；臨床診斷時要注意合併肺腫瘤的可能，定期的 X 光胸部檢查有助於減少誤診。

（3）COPD 急性加重且病情嚴重者需住院治療。一般認為患者住院治療的指徵是：①症狀顯著加劇，如突然出現的靜息狀態下呼吸困難；②出現新的體徵（如發紺、外周水腫）；③原有治療方案失敗；④有嚴重的伴隨疾病；⑤最近發生的心律失常；⑥高齡患者的 COPD 急性加重。

(4)對於COPD加重早期、病情輕的患者可以在院外治療，但需特別注意病情變化，如有神志改變，應及時決定送醫院治療。COPD加重期的院外治療包括適當增加以往所用支氣管舒張劑的量及頻率。

(5)全身使用糖皮質激素對本病的加重期治療有益，可能加快病情緩解和肺功能改善。如果患者的基礎FEV1 < 50%預計值，除支氣管擴張藥外可考慮加用糖皮質激素。現多認為短期（< 7日）應用有益於患者治療，延長給藥時間不能增加療效，相反使不良反應增加。

(6)COPD症狀加重特別是痰量增加並呈膿性時應給予抗生素治療。抗生素的選用需依據患者所在地常見病原菌類型及藥物敏感情況決定，長期使用廣譜抗生素和激素者易繼發黴菌感染，宜採取預防和抗黴菌的措施，避免雙重感染。

（吳倩佳）

第二章　肺部感染性疾病

第一節　吸入性肺炎

吸入性肺炎係吸入酸性物質、食物、胃內容物或其他刺激性液體或揮發性的碳氫化合物後，引起的肺損傷。嚴重者可發生呼吸衰竭或呼吸窘迫症候群。

一、病因與發病機制

因以吸入胃內容物為多見，兒童多見於誤吸煤油、汽油、乾洗劑等。正常人由於喉的保護性反射和吞嚥反射的協同作用，正常情況下異物不會進入下呼吸道，即使少量誤吸，亦可透過咳嗽反射排出。在神志不清時，如全身麻醉、腦血管意外、乙醇中毒、麻醉過量或服鎮靜藥後，吞嚥動作不協調，咳嗽反射受抑制，異物即可誤吸入氣管；食道病變如食道失弛緩症、食道上段腫瘤、Zenker 食道憩室等，食物經食道下嚥不能全部入胃，反流入氣管；各種原因引起的氣管食道瘻，食物可經食道直接進入氣管內；醫源性因素，如留置胃管刺激咽喉引起嘔吐，氣管插管或切開影響吞嚥功能，導致嘔吐物誤吸入呼吸道。老年人機體反應能力弱，更易發生吸入性肺炎。胃內容物吸入，由於胃酸的刺激，導致肺部急性炎症反應，其嚴重程度與胃液的鹽酸濃度、吸入量以及在肺內的分布情況有關。吸入液的分布範圍越廣泛，損害越嚴重；吸入胃酸的 pH ≤ 2.5 時，25mL 的吸入量即能引起嚴重的肺損傷。

二、病理生理

吸入胃內容物後，由於胃酸的刺激，可產生急性肺部炎症反應。其嚴重程度主要由以下因素決定。

(1) 吸入物的 pH：吸入物的酸度是最重要的引起肺部損害的單一因素。有人提出 pH 為 2.5 是引起嚴重肺部炎症病變的臨界值。

(2) 有無食物微粒：即使吸入非酸性胃內容物，也可導致嚴重肺部炎症病變和支氣管周圍炎性反應。

(3) 吸入物的量：吸入的胃酸超過每公斤體重 0.4mL，已足以引起肺部炎症病變。

(4) 吸入物的分布：很多患者在吸入後立即開始咳嗽，可能一定程度上保護肺不受損傷，但也可能使胃酸散布更加廣泛，從而引起瀰漫性傷害。胃酸進入氣管後，可迅速分布到肺部；在 12～18 秒可達到胸膜，並很快被支氣管分泌物中和；不到 30 秒，支氣管表面的 pH 恢復正常。胃酸對支氣管、細支氣管和肺泡壁造成化學性灼傷，導致體液滲出進入肺部。嚴重損傷又沒有補充液體時，血漿容量可減少 35% 之多，心排血量和動脈血壓也可下降。胃酸刺激支氣管引起管壁強烈痙攣，隨後產生支氣管上皮的急性炎症反應和支氣管周圍炎性浸潤。進入肺泡的胃液可迅速擴散至肺組織，引起肺泡上皮細胞破壞、變性；並累及微血管壁，使血管壁通透性增加，導致血管內液體滲出，引起水腫及出血性肺炎；同時，由於肺泡微血管膜被破壞，形成間質性肺水腫。數日後，肺泡內水腫和出血逐漸被吸收，並被透明膜代替，久之可形成肺纖維化。吸入食物或異物時，若將咽部寄居菌帶入肺內，可導致以厭氧菌為主的繼發性細菌感染，形成肺膿腫。肺水腫使肺組織彈性減弱、順應性降低、肺容量減少，加之肺泡表面活性物質減少使小呼吸道閉合、肺泡萎陷而引

起肺微不張，均可產生通氣不足、通氣／血流比值降低及動、靜脈血分流增加，導致低氧血症或代謝性酸中毒。血管內液大量滲出或反射性血管擴張，可產生低血壓。

碳氫化合物吸入的病理過程與胃酸吸入相似。因其表面張力低，吸入後可立即在肺部大面積擴散，並使表面活性物質失活，而易產生肺不張、肺水腫，導致嚴重低氧血症。

三、診斷

(一)診斷吸入性肺炎

應關注兩點，一是有無誤吸的危險因素和證據，二是有無肺炎的診斷依據。誤吸的危險因素包括高齡老人，常在腦血管疾病、帕金森氏症後、吞嚥困難、咳嗽反射減弱、飲水或進食後嗆咳、口腔衛生差或建立人工呼吸道、管灌飲食、胃食道逆流或在發生嘔吐、昏迷、癲癇大發作、醉酒等情況後（表2-1）。如果氣管中咳出或吸出食物，即為誤吸的直接證據。有些患者可無明顯的誤吸誘因和證據，而是隱性誤吸，可透過對患者的咳嗽反射和吞嚥功能的評估，胃食道逆流的檢查（胃食道pH監測）作為輔助證據。

(二)肺炎的表現

除常見徵象，如發燒、寒顫、胸痛、咳嗽、咳黃色膿痰，聽診肺內有溼性喘鳴，外周血白血球總數、分類中性粒細胞增多外，還有以下特點。①胸部X光片或肺CT常顯示上葉後段或下葉背段和後基底段新的浸潤陰影，右肺比左肺更常見；②症狀可輕可重，視吸入物的多少、性質而定，誤吸後即可出現呼吸困難，呼吸頻率加快，但胸部X光片可陰性，24～48小時後才出現浸潤影；③可反覆發生；④血C-反應蛋白、降鈣素原增高。

表 2-1 誤吸的危險因素

癲癇的發作
意識降低，由於創傷、乙醇過量、過多應用鎮靜劑或全身麻醉
意識降低的患者發生噁心、嘔吐
中風，中樞系統疾病：阿茲海默症、肌萎縮側索硬化、帕金森氏症
吞嚥功能障礙
心跳驟停
隱性誤吸（發生誤吸但沒有明顯的咳嗽或呼吸困難）
口腔衛生差：口咽部病原菌定植增多
氣管插管和機械通氣：口咽部分泌物增多，咳嗽反射減弱，分泌物沿氣囊壁誤吸
管灌飲食：食道相對關閉不全，胃內容物反流
免疫功能和肺功能的降低

(三)吸入性肺炎的常見致病菌

有統計顯示，醫院外發生的吸入性肺炎單純厭氧菌所致者約占60%，厭氧菌與需氧菌混合感染約占30%，單純需氧菌感染僅占少數。而醫院內發生的吸入性肺炎，厭氧菌與需氧菌的混合感染約占50%，單純厭氧菌所致者約占17%，其餘為需氧革蘭陰性菌感染。常見的厭氧菌有消化球菌、消化鏈球菌、梭形桿菌、脆弱類桿菌等。常反覆發生，成為難治性感染，並發展為機化性肺炎，即「蜂窩肺」。

(四)咳嗽反射和吞嚥功能的評估

有多種方法，臨床檢查包括：口腔控制和食物殘餘，舌的動度，喉部上抬、位移、發音程度、會厭閉合功能、吞嚥後咳嗽，輔以頸部聽診，人工呼吸道者給予著色食物，觀察呼吸道吸引物中是否有著色物質。吞嚥困難的臨床表現包括口中流涎或漏出食物，吞嚥觸發延遲，吞嚥前、中或後咳嗽，口腔中食物堆積，鼻部漏出食物或液體，進食時間

延長等。在臨床上目前檢查吞嚥功能異常較普遍採用的方法有：①螢光透視吞嚥攝影檢查（VFSS），VFSS是觀察口腔、咽、喉和上消化道解剖和吞嚥功能的數位影像。患者直坐，攝像取後前位和側位，讓患者吞嚥適量的硫酸鋇（可混入不同黏稠度的食物或飲料），觀察顯示器上的X光檢視像，採用錄影或數位形式記錄以做進一步分析。VFSS過程中還可測試頭部姿勢對吞嚥動作的影響。②吞嚥激發試驗（SPT）或簡易吞嚥激發試驗，用一根細導管經鼻置於喉上方，注入1mL蒸餾水，測定隨後出現吞嚥動作的時間（潛伏時間），Nakazawa等比較了健康老人、無吸入肺炎史的失智老人以及患吸入性肺炎老人的吞嚥潛伏時間分別為（1.2±0.1）秒、（5.2±0.6）秒和（12.5±3.0）秒；此外，經鼻導管吸入不同濃度的檸檬酸確定咳嗽閾值，結果3組患者的咳嗽閾值分別是（2.6±4.0）mg/mL、（37.1±16.7）mg/mL和＞360mg/mL。③飲水吞嚥試驗（WST），要求患者在10秒內飲水10～30mL，飲水過程中無中斷無吸入證據為正常。第一次先飲10mL，其敏感性和特異性為71.4％和70.8％；第二次飲30mL，敏感性和特異性為72.0％和70.3％。Teramoto認為，SPT較WST法更簡便有效。④目前有人採用纖維內鏡、閃爍顯像、肌電圖描記和壓力測定等來評估患者的吞嚥功能和誤吸危險。

四、治療

緊急情況下應立即給予高濃度氧吸入，纖維支氣管鏡或氣管插管取出異物，加用呼氣末正壓治療「急性呼吸窘迫症候群」。血容量不足時可使用白蛋白或右旋糖酐-40（低分子右旋糖酐）等。為避免心臟負擔過重和滲液漏入肺間質，可酌情使用利尿藥。

吸入性肺炎的抗生素治療應首先選用能殺滅或抑制吸入物中細菌的藥物。吸入性肺炎的病菌多為肺炎球菌、金黃色葡萄球菌、流感嗜血桿

疾病篇

菌等。因此，β-內醯胺類、第二代頭孢菌素療效較好。鑑於本病常合併多種厭氧菌，應合用甲硝唑或直接選擇對厭氧菌療效較佳的二代頭孢菌素。抗生素只用於控制繼發性感染，而不主張用於預防細菌性感染。

（鄧海燕）

第二節 肺炎支原體肺炎

肺炎支原體肺炎是指由肺炎支原體（MP）引起的急性呼吸道感染伴發肺炎，是社區型肺炎中非細菌性肺炎的常見病因。好發於秋冬季，以兒童、青少年多見，可引起散發呼吸道感染或小流行。

一、流行病學

血清流行病學研究顯示全球範圍的肺炎支原體感染率較高。在美國，20％的社區型肺炎住院患者係肺炎支原體所致，這一比例在未住院的社區型肺炎患者中更高。在美國肺炎支原體肺炎每年的發病率為1/1000，約兩百萬人，但非肺炎的肺炎支原體呼吸道感染是這個數字的20倍。肺炎支原體肺炎發病率最高的年齡層是5～20歲，但可在任何年齡的人群發病。日本的調查顯示在社區型肺炎老年患者中，肺炎支原體所占病例不高。肺炎支原體肺炎發病無季節性，但可能秋季較多。在封閉的人群中，如新兵訓練營和幼兒園等，肺炎支原體感染可產生小規模的流行，造成該人群的25％～75％感染。肺炎支原體感染經常發生於家庭內成員間的傳播。肺炎支原體所致上呼吸道和下呼吸道感染與年齡有關係，3歲以下幼兒以上呼吸道感染占多數，5～18歲主要表現為支氣管炎和肺炎，成人則以肺炎多見。

二、病因與發病機制

支原體是介於細菌和病毒之間，兼性厭氧，能在無細胞培養基上生活的最小微生物之一，無細胞壁。支原體經口、鼻的分泌物在空氣中傳播，引起散發性呼吸道感染或小流行。健康人吸入患者咳嗽、打噴嚏時的口、鼻分泌物而受感染。病原體通常存在於纖毛上皮之間，不侵入肺實質，透過細胞膜上神經氨酸受體位點，吸附於宿主呼吸道上皮細胞表面，抑制纖毛活動與破壞上皮細胞。肺炎支原體的致病性可能與患者對病原體或其代謝產物的變態反應有關。

三、病理

肺炎支原體肺炎的病變呈片狀或融合性支氣管肺炎或間質性肺炎、細支氣管肺炎。肺泡內含有少量滲出液，並可發生灶性肺不張。肺泡壁與間隔有中性粒細胞、單核細胞、漿細胞浸潤，支氣管黏膜充血，上皮細胞腫脹，胞質空泡形成，有壞死和脫落。胸膜可有纖維蛋白滲出和少量滲液。

四、臨床表現

潛伏期2～3週，發病緩慢，約1/3病例無症狀。以氣管-支氣管炎、肺炎、耳鼓膜炎等形式出現，以肺炎最重。發病初有乏力、頭痛、咽喉痛、發冷、發燒、肌肉痠痛、食慾減退、噁心、嘔吐等。發燒可高達39℃，頭痛顯著，2～3天後出現明顯的呼吸道症狀，如陣發性刺激性咳嗽，咳少量黏痰或黏液膿性痰，有時痰中帶血。發燒可持續2～3週。退燒後可有咳嗽等。可有輕度鼻塞、流鼻涕，咽腔中度充血，耳鼓膜充血，頸部淋巴結可腫大。少數有斑丘疹、紅斑或唇皰疹。胸部一般無明顯體徵，可聞乾性或溼性喘鳴，有10%～15%病例發生少量胸腔積液。

偶可伴發中樞精神官能症狀，如腦膜炎、腦膜腦炎、多發性神經根炎，甚至精神失常等。

五、輔助檢查

1. 實驗室檢查

血白血球計數正常或略增高，少數可超過 $(10 \sim 15) \times 10^9/L$，輕度淋巴細胞增多，紅血球沉降率上升，尿檢查正常或有少量蛋白尿。

2. X 光檢查

肺部病變表現多樣化，早期呈間質性肺炎，肺部紋理增加及網織狀陰影，後發展為斑點片狀或均勻的模糊陰影，病變中心較濃密，邊緣淡薄，近肺門較深，下葉較多，約半數為單葉或單肺段分布。最常見的是兩肺下葉片狀支氣管肺炎，可有少量胸腔積液。

3. 病原學檢查

肺炎支原體可從痰或咽喉拭子中培養出來，其分離和鑑定需 7～10 天。

4. 血清學檢查

發病後 2 週，約半數病例產生抗體。紅血球冷凝集試驗陽性，滴定效價在 1：32 以上，恢復期效價 4 倍增加有診斷意義，血清支原體 IgM 抗體的測定（酶聯免疫吸附試驗最敏感，免疫螢光法特異性強）陽性，有助於診斷，40%～50%的病例鏈球菌 MG 凝集試驗陽性，血中出現 MG 鏈球菌凝集素效價為 1：40 或更高，滴度逐步增至 4 倍則更有意義。直接檢測標本中肺炎支原體抗原，可用於早期診斷。單克隆抗體免疫印記法、核酸雜交技術及 PCR 技術具有高效、特異、敏感等優點，有助於診斷。

六、併發症

1. 皮膚黏膜

約 25％的病例發生多發性皮膚黏膜損害，最常見的有斑疹、出血點、麻疹樣和丘疹樣皮疹、結節性紅斑和蕁麻疹，亦可出現皰疹性皮炎、潰瘍性口腔炎和結膜炎，眼角膜受損可致失明。約 5％的患者指、趾遠端對冷刺激發生蒼白、疼痛，甚至壞疽，高滴度冷凝集素對遠端微循環中微血栓可能產生一定作用。

2. 中樞神經系統

約 7％的肺炎支原體感染病例伴有中樞神經系統併發症，如無菌性腦膜炎、腦膜腦炎、周圍神經炎、腦神經麻痺、視神經萎縮等病變。上述神經系統症狀常開始於呼吸系統症狀出現 14 天以後，疾病恢復緩慢，常持續數月。

3. 血液系統

病程 2～3 週，約 5％的患者可發生暫時性冷凝集素溶血性貧血、血小板減少等。

4. 心血管系統

約 4.5％的患者心臟受累，可發生心肌炎、心包炎、心包積液及完全性房室傳導阻滯等。

5. 骨關節系統

常見關節炎、遊走性關節痛，以累及大關節為主。

七、診斷

（1）好發於兒童及青少年，常有家庭、學校或軍營的小流行發生，有本病接觸史者有助於診斷。

(2)發病緩慢，早期有乏力、頭痛、咽喉痛等症狀。多為中等程度發燒，突出症狀為陣發性刺激性咳嗽，可有少量黏痰或膿性痰，也可有血痰，部分患者無明顯症狀。

(3)肺部檢查多數無陽性體徵，部分患者可有乾、溼性喘鳴。

(4)周圍血白血球總數正常或稍增多，以中性粒細胞為主。

(5)血清免疫學檢查：①紅血球冷凝集試驗陽性（滴定效價1：32以上），持續升高者診斷意義更大。一般發病後2週，約2/3的患者冷凝集試驗陽性，滴定效價大於1：32，特別是當滴度逐步升高時，有診斷價值；②鏈球菌MG凝集試驗陽性（滴定效價1：40或以上），後一次標本滴度較前次增高達4倍或以上診斷意義更大；約半數患者對鏈球菌MG凝集試驗陽性；③血清特異性補體結合試驗陽性。

(6)痰液尤其是支氣管吸出分泌物培養分離出肺炎支原體可確診。

(7) X光檢查多見肺部有形態多樣化的浸潤陰影，以肺下野斑片狀淡薄陰影為多見，肺門處密度較深，部分呈葉段性分布。

八、治療

本病有自限性，輕症患者不經治療可自癒，早期使用適當的抗生素可減輕症狀，縮短病程。治療MP感染，應首選能抑制蛋白質合成的抗生素，包括大環內酯類、四環素類、氯黴素類等。此外，尚有林可黴素、克林黴素（氯林可黴素）、氟喹諾酮類抗菌藥物等可供選用。由於支原體無細胞壁，故對作用於細胞壁的抗生素無效，包括所有β-內醯胺類製劑、鏈黴素、磺胺類等，但紅黴素能明顯減輕症狀或縮短病程。抗生素治療可縮短發燒期並減輕肺部浸潤，從而加快症狀的改善。但抗生素並不能消滅支原體，已經治療的患者仍持續攜帶支原體數週。

(一)抗感染治療

1. 大環內酯類抗生素

大環內酯類抗生素包括紅黴素、螺旋黴素、麥迪黴素、吉他黴素等。其中以紅黴素為首選，該藥使用廣泛，療效顯著。對消除支原體肺炎的症狀和體徵明顯，但消除 MP 效果不理想，不能徹底消除肺炎支原體的寄居。常用劑量為 50mg/（kg·d），輕者分次口服治療即可，重症可考慮靜脈給藥，療程一般主張不少於 2～3 週，停藥過早易於復發。新大環內酯類藥物，如羅紅黴素、阿奇黴素等，口服易耐受，穿透組織能力強，能滲入細胞內，半衰期長，目前應用廣泛。

2. 四環素類抗生素

治療 MP 感染雖有顯著療效，但其毒性反應較多，尤其是四環素對骨骼和牙齒生長的影響，即使是短期用藥，四環素的色素也能與新形成的骨和牙齒中的鈣相結合，使乳牙黃染。故不宜在 7 歲以前兒童時期使用。

3. 氟喹諾酮類

左氧氟沙星、加替沙星和莫西沙星等藥物在肺及支氣管分泌物中濃度高，能穿透細胞壁，半衰期長，抗菌譜廣，對 MP 感染有很好的治療作用。

(二)對症治療

咳嗽劇烈者給予鎮咳藥。

(三)肺外併發症的治療

單純的 MP 肺炎經上述治療均能臨床治癒，當合併肺外併發症尤其是泌尿系統、神經系統及心血管系統併發症時病程較長，預後差。目前強調肺外併發症的發生與免疫機制有關。因此，可在控制 MP 感染的同時酌情使用激素，並針對不同的併發症採用不同的對症處理辦法。

（鄧海燕）

第三節　細菌性肺炎

一、肺炎鏈球菌肺炎

肺炎鏈球菌肺炎是由肺炎鏈球菌或稱肺炎球菌所引起的肺炎。鏈球菌是化膿性球菌中的一大類常見細菌，為鏈狀或者成雙排列的革蘭陽性球菌。廣泛分布於自然界和人類的上呼吸道、胃腸道、泌尿道及生殖道中。其種類繁多，且大多不致病。但致病者可引起各種化膿性炎症，常見的如猩紅熱、丹毒等，以及鏈球菌感染後的變態反應性疾病，如風溼熱、腎小球腎炎等。鏈球菌中的致病菌主要為 A 族，亦稱為化膿性鏈球菌，可引起人類肺炎。

(一)病因和發病機制

鏈球菌的分類方法有多種，常見的有以下三種。

1. 根據溶血現象分類

(1)甲型溶血性鏈球菌，這類鏈球菌亦稱為草綠色鏈球菌，是人類上呼吸道的正常菌群，只有在受損的心瓣膜、腦膜上或泌尿生殖道中能引起疾病，為機會致病菌。

(2)乙型溶血性鏈球菌：此類鏈球菌亦稱為溶血性鏈球菌。乙型溶血性鏈球菌致病力強，常引起人和動物多種疾病。

(3)丙型鏈球菌：不產生溶血素，菌素周圍無溶血球，故亦稱為不溶血性鏈球菌。無致病性，常存在於乳類和糞便中，有時偶爾引起感染。

2. 根據抗原結構分類

按鏈球菌細胞壁中的特異性 C 多糖抗原不同，可分為 A、B、C、D 等 18 族。對人致病的鏈球菌，90%屬於 A 族。同族鏈球菌之間因表面

蛋白不同又可分為若干亞型，如 A 族鏈球菌，根據其 M 抗原不同可分為 80 個亞型，A 族鏈球菌亦稱為化膿性鏈球菌。

3. 根據對氧的需要分類

分需氧性、兼性厭氧性、厭氧性鏈球菌三類。對人類致病者主要為前兩類。以上分類法以抗原結構分類法最合理。

(二)病理

A 族鏈球菌有較強的侵襲力，主要產生多種胞外酶和外毒素。化膿性鏈球菌肺炎多繼發於病毒感染，當全身或呼吸道抵抗力下降時，含菌的上呼吸道分泌物吸入肺部引起化膿性鏈球菌支氣管肺炎，其病理特徵是以細支氣管為中心的肺組織化膿性炎症。

病理以肺泡炎為主，很少涉及肺泡壁或支氣管壁的間質。一般多局限於一個肺葉或其大部分，偶可同時發生於幾個肺葉，右上葉或左下葉最為多見。未經治療的病肺最初顯著充血，第 2～3 天肺泡內含纖維素滲出物、大量紅血球和少量中性粒細胞，以及大量肺炎鏈球菌，此時稱為紅色肝變期。第 4～5 天肺泡內充滿網狀纖維素，網眼中有大量中性粒細胞及大單核細胞，紅血球逐漸消失，肺葉由紅色轉變為灰色，又稱為灰色肝變期。以後，白血球大量被破壞，產生蛋白溶解酶，使滲出物中的纖維素被溶解，稱為消散期。

(三)臨床表現

1. 症狀

肺炎鏈球菌肺炎多見於老年人、幼兒、體弱者。尤其易併發於流感、麻疹、百日咳後。發病急驟，伴寒顫，高燒 39～40℃，咳膿痰或血性痰，氣促，部分患者因累及胸膜可出現胸痛。患者有乏力、食慾缺

乏、噁心嘔吐的症狀,嚴重者可出現感染性休克。最初數日多咳嗽不重,無痰,後可有痰呈鐵鏽色。早期多有嘔吐,少數患兒有腹痛,有時易誤診為闌尾炎。幼兒可有腹瀉。輕症者神志清醒,少數患兒出現頭痛、頸椎僵直等腦膜刺激症狀。重症時可有驚厥、譫妄及昏迷等中毒性腦病的表現,常被誤認為中樞神經系統疾病。嚴重病例可伴發感染性休克,甚至有因腦水腫而發生腦疝者。較大兒童可見唇部皰疹。

2. 體徵

患者呈急性熱病容,面頰緋紅、鼻翼翕動、皮膚灼熱、乾燥,口角及鼻周有單純皰疹;病變廣泛時可出現發紺。有敗血症者,可出現皮膚、黏膜出血點,鞏膜黃染。早期只有輕度叩診濁音或呼吸音減弱。病程第2～3天肺實變後有典型叩診濁音、語顫增強及管性呼吸音等。消散期可聽到溼性喘鳴。少數病例始終不見胸部異常體徵。確診須靠 X 光檢查。累及腦膜時有頸抵抗及出現病理性反射。

本病自然病程大致 1～2 週。發病 5～10 天,體溫可自行驟降或逐漸消退;使用有效的抗菌藥物後可使體溫在 1～3 天恢復正常。患者的其他症狀與體徵亦隨之逐漸消失。

(四)併發症

肺炎鏈球菌肺炎的併發症近年來已很少見。嚴重敗血症或毒血症患者易引發休克,尤其是老年人。表現為血壓降低、四肢厥冷、多汗、心跳過速等,而高燒、胸痛、咳嗽等症狀並不突出。其他併發症有胸膜炎、膿胸、心包炎和關節炎等。

(五)輔助檢查

白血球及中性粒細胞明顯增高,白血球總數可達 20×10^9/L 以上,偶達 70×10^9/L,但也有少數患兒的白血球總數低下,常示病情嚴重。作

呼吸道分泌胸腔積液培養可獲肺炎鏈球菌。此外，可採用從血、尿標本用對流免疫電泳（CIE）、隱球菌多糖莢膜抗原（LA）等方法檢查隱球菌莢膜抗原，用放射免疫、殺菌力試驗和 ELISA 等方法測定肺炎鏈球菌抗診斷。尿檢查可見微量蛋白。C- 反應蛋白往往陽性。

（六）影像學檢查

早期僅見肺紋理增粗，或受累的肺段、肺葉稍模糊。隨著病情進展，出現肺泡性滲出物，表現為大片炎症浸潤陰影或實變影，在實變陰影中可見支氣管充氣徵，肋膈角有少量胸腔積液。在消散期，X 光顯示炎性浸潤逐漸吸收，可有片狀區塊，呈現「假空洞」徵，多數病例在發病 3～4 週後才完全消散。老年患者消散較慢，容易出現吸收不完全而成為機化性肺炎。

（七）診斷

根據典型症狀與體徵，結合胸部 X 光檢查，易做出初步診斷。年老體衰、繼發於其他疾病，或呈灶性肺炎改變者，臨床表現常非典型，需仔細加以鑑別。病原菌檢測是確診本病的主要依據。

（八）治療

1. 一般療法

由於絕大多數肺炎鏈球菌菌株仍對青黴素很敏感，一般使用青黴素可迅速治癒。常用劑量為 5 萬～ 10 萬 U/（kg·d），分 4 次肌內注射或靜脈給藥。青黴素過敏的患兒可靜脈注射紅黴素 100mg/（kg·d），好轉後可改為口服。治療應持續 1～ 2 週，或完全退燒後 5 天。如青黴素用藥後病情未見好轉，應考慮偶見的抗青黴素菌株而改用其他抗菌藥物。可根據咽喉拭子培養出的肺炎鏈球菌敏感試驗結果而改用其他藥物。由於小兒肺炎常常不能在 24 小時內作出特異性病原診斷，因而可使用廣譜抗生

素來治療不明致病菌的肺炎，近年來多應用一代和二代頭孢菌素如頭孢唑啉、頭孢噻吩、頭孢呋辛等。對表現感染性休克或腦水腫、腦疝的病例，應按感染性休克或顱內高壓症專章所述進行搶救。對晚期就診者必須注意較常見的併發症，如膿胸、肺膿腫、心包炎、心肌炎及中毒性肝炎，並給予適當的治療。膿胸需穿刺抽膿。肺炎鏈球菌並不產生真正的外毒素，莢膜多糖抗原也不會引起組織壞死。因而大葉肺炎癒後通常不會遺留肺損傷，但是多葉肺炎遺留在肺中的瘢痕偶可引起慢性限制性肺疾患。

2. 抗菌藥物治療

一經診斷即應給予抗菌藥物治療，不必等待細菌培養結果。首選青黴素，用藥途徑及劑量視病情輕重及有無併發症而定：對於成年輕症患者，可用 240 萬 U/d，分 3 次肌內注射，或用普魯卡因青黴素每 12 小時肌內注射 60 萬 U。病情稍重者，宜用苄青黴素 240 萬～480 萬 U/d，分次靜脈注射，每 6～8 小時 1 次；重症及併發腦膜炎者，可增至 1000 萬～3000 萬 U/d，分 4 次靜脈注射。對青黴素過敏者，或耐青黴素或多重耐藥菌株感染者，可用呼吸氟喹諾酮類、頭孢噻肟或頭孢曲松等藥物，多重耐藥菌株感染者可用萬古黴素、替考拉寧等。

3. 支持療法

患者應臥床休息，注意補充足夠蛋白質、熱量及維生素，並密切監測病情變化，注意防止休克。劇烈胸痛者，可酌用少量鎮痛藥，如古柯鹼 15mg。不用阿斯匹靈或其他解熱藥，以免過度出汗、脫水及干擾真實熱型，導致臨床判斷錯誤。鼓勵每日飲水 1～2L，輕症患者不需常規靜脈打點滴，確有失水者可打點滴，保持尿比重在 1.020 以下，血清鈉保持在 145mmol/L 以下。中等或重症患者（PaO_2 < 60mmHg 或有發紺）

應給氧。若有明顯麻痺性腸梗阻或胃擴張，應暫時禁食、禁飲和胃腸減壓，直至腸蠕動恢復。煩躁不安、譫妄、失眠者酌用地西泮 5mg 或水合氯醛 1～1.5g，禁用抑制呼吸的鎮靜藥。

4. 併發症的處理經抗菌藥物治療後，高燒常在 24 小時內消退，或數日內逐漸下降。若體溫降而復升或 3 天後仍不降者，應懷疑肺炎鏈球菌的肺外感染，如膿胸、心包炎或關節炎等。持續發燒的其他原因尚有耐青黴素的肺炎鏈球菌（PRSP）或混合細菌感染、藥物熱或並存其他疾病。腫瘤或異物阻塞支氣管時，經治療後肺炎雖可消散，但阻塞因素未除，肺炎可再次出現。10%～20%的肺炎鏈球菌肺炎伴發胸腔積液者，應酌情取胸液檢查及培養以確定其性質。若治療不當，約 5%併發膿胸，應積極排膿引流。

（九）預防

在某些國家和地區，易發生肺炎鏈球菌感染的高危險群（包括小兒，尤其是患有鐮狀細胞病的兒童最易感染）試用多價肺炎鏈球菌多糖疫苗預防，認為有效。目前仍在繼續研究中。

（十）預後肺炎鏈球菌肺炎散發於世界各地，一般少有真正的流行，但 1918 年流感大流行後繼發的鏈球菌肺炎呈小流行，死亡率高達 30%～35%。

二、葡萄球菌肺炎

葡萄球菌肺炎是由葡萄球菌引起的急性肺部化膿性感染。本病發病多急驟，有高燒、寒顫、胸痛，痰為膿性，量多，帶血絲或呈粉紅色乳狀。病情較重，常發生於免疫功能已經受損的患者，如糖尿病、血液病（白血病、淋巴瘤、再生障礙性貧血等）、愛滋病、肝病、營養不良、

乙醇中毒及原已患有支氣管-肺病者。兒童患流感或麻疹時，葡萄球菌可經呼吸道而引起肺炎，若未予恰當治療，病死率較高。皮膚感染灶（癤、癰、毛囊炎、蜂窩性組織炎、傷口感染）中的葡萄球菌亦可經血循環而產生肺部感染，細支氣管往往受阻而伴發氣囊腫，尤多見於兒童患者。膿腫可以潰破而引起氣胸、膿胸或膿氣胸，有時還伴發化膿性心包炎、胸膜炎等。

（一）病因和發病機制葡萄球菌為革蘭染色陽性球菌，有金黃色葡萄球菌（簡稱金葡菌）及表皮葡萄球菌兩類。葡萄球菌的致病物質主要是毒素與酶，如溶血毒素、白血球素、腸毒素等，具有溶血、壞死、殺白血球及血管痙攣等作用。葡萄球菌致病力可用血漿凝固酶來測定，陽性者致病力較強。金葡菌為陽性，是化膿性感染的主要原因，但其他凝固陰性的葡萄球菌亦可引起感染併發症，隨著醫院內感染的增多，由凝固酶陰性葡萄球菌引起的肺炎亦有發現。院內型肺炎中葡萄球菌感染占11%～25%。

（二）病理

經呼吸道吸入的肺炎常呈大葉性分布或呈廣泛的、融合性的支氣管肺炎。支氣管及肺泡破潰可使氣體進入肺間質，並與支氣管相通。當壞死組織或膿液阻塞細支氣管時，形成單向活瓣作用，產生張力性肺氣囊腫。淺表的肺氣囊腫若張力過高，可潰破形成氣胸或膿氣胸，並可形成支氣管胸膜瘻。偶可伴發化膿性心包炎、腦膜炎等。

皮膚感染灶（癰、癤、毛囊炎、蜂窩性組織炎、傷口感染）中的葡萄球菌可經血循環抵達肺部，引起多處肺實變、化膿及組織破壞，形成單個或多發性肺膿腫（血流感染）。

(三)臨床表現

1. 症狀

本病發病多急驟,寒顫、高燒,體溫多高達 39～40℃,胸痛,痰膿性,量多,帶血絲或呈膿血狀。毒血症狀明顯,全身肌肉、關節痠痛,體質衰弱,精神萎靡,病情嚴重者可早期出現周圍循環衰竭。院內感染者通常發病較緩,體溫逐漸上升。老年人症狀可非典型。血源性葡萄球菌肺炎常有皮膚傷口、癤、癰和中心靜脈導管置入等,或靜脈吸毒史,咳膿性痰較少見。

2. 體徵

早期可無體徵,與嚴重的中毒症狀和呼吸道症狀不同,其後可出現兩肺散在性溼性喘鳴。病變較大或融合時可有肺實變體徵,氣胸或膿氣胸則有相應體徵。血源性葡萄球菌肺炎應注意肺外病灶,靜脈吸毒者多有皮膚針口和三尖瓣贅生物,可聞及心臟雜音。

(四)實驗室及其他檢查

根據全身毒血症狀、咳嗽、膿血痰、白血球計數增高、中性粒細胞比例增加、核左移並有中毒顆粒,X 光表現片狀陰影可伴有空洞及液平,即可作出初步診斷。近年來由於抗生素的使用,金葡菌肺炎的診斷不應過分依賴於痰和血培養陽性。而其他葡萄球菌肺炎由於症狀多非典型,且與其他病原菌所致肺炎的症狀頗為相似,對臨床診斷帶來困難,故其確診仍需病原學證據。

肺部 X 光顯示肺段或肺葉實變,或呈小葉樣浸潤,其中有單個或多發的液氣囊腔。

(五)診斷

根據典型臨床表現、X光徵象、呼吸道分泌物抹片及培養可作出診斷。但本病早期臨床表現與X光改變不符，早期診斷常有困難，X光檢查隨訪追蹤肺部病變的動態變化對診斷有幫助。

(六)治療

應在早期將原發病灶清除引流，同時選用敏感抗菌藥物。醫院外感染的金黃色葡萄球菌肺炎仍可用青黴素。對於院內感染和部分院外發病者，多為凝固酶陽性的金葡菌，90％以上產生青黴素酶，應投予耐酶的β-內醯胺類抗生素，如苯唑西林、氯唑西林或萘夫西林。對青黴素耐藥的菌株可能也對頭孢菌素耐藥，但仍可用頭孢唑林或頭孢噻吩靜脈注射。對甲氧西林亦耐藥的金黃色葡萄球菌（甲氧西林耐藥株），可用萬古黴素、利福平、複方磺胺甲唑（SMZ-TMP）、磷黴素、氟喹諾酮類以及阿米卡星治療。萬古黴素靜脈注射，不良反應有靜脈炎、皮疹、藥物熱、耳聾和腎損害等。口服新青黴素，並對膿腔作適當引流。

（鄧海燕）

第四節　院內型肺炎

院內型肺炎（HAP）是指患者入院時不存在，也不處於感染潛伏期，而於入院48小時後在醫院內發生的肺炎，包括在醫院內被感染而於出院後48小時內發生的肺炎。呼吸器相關性肺炎（VAP）是指建立人工呼吸道（氣管插管／切開）同時接受機械通氣24小時後，或停用機械通氣和拔除人工呼吸道48小時內發生的肺炎，是HAP一種常見而嚴重的類型。

目前對院內型肺炎的定義未能完全統一。2004年由美國胸腔學會（ATS）和美國傳染病學會（IDSA）釋出的診治指南中，規定院內型肺炎

(HAP)包括呼吸器相關性肺炎和醫療照護相關性肺炎(HCAP),並定義HCAP是指以下任何一種情況出現的社區型肺炎,即感染發生前90天內曾入住急性病床2天以上、住於療養院或一些長期護理機構,或感染發生前30天內接受過靜脈抗生素治療或化療或傷口護理、在醫院或血液透析診所照料患者的工作人員。HCAP可理解為一組特別的類型,雖然屬於社區型肺炎,但是病原ICA學構成、抗菌藥物選擇更接近於HAP。

一、病原學

HAP多數由細菌引起,在免疫正常患者中很少發生真菌或病毒引起的肺炎。由於患者組成、應用的診斷措施和標準不同,HAP的病原學報告有所不同。細菌仍是當前HAP最常分離到的病原體,約1/3為混合感染。國外有報告在明確的HAP中,高達54%的標本未培養出微生物病原體,可能與細菌培養前患者已使用抗菌藥物、檢驗技術不足或病毒和非典型病原體的檢測措施沒有常規開展有關。HAP病原體構成見表2-2。常見細菌包括革蘭陰性桿菌,如銅綠假單胞菌、肺炎克雷伯桿菌、不動桿菌;革蘭陽性球菌,如金黃色葡萄球菌(金葡菌),特別是耐甲氧西林金黃色葡萄球菌(MRSA)。金葡菌引起的感染在糖尿病、頭顱外傷和ICU住院患者中常見。

表2-2 醫院內肺炎的病原構成

病原體	構成比(%)
革蘭陰性桿菌 (銅綠假單胞菌、不動桿菌、腸桿菌科)	50～70
金黃色葡萄球菌	15～30
厭氧菌	10～30
流感嗜血桿菌	10～20

疾病篇

病原體	構成比（%）
肺炎鏈球菌	10～20
退伍軍人桿菌	4
病毒 （巨細胞病毒、流感病毒、呼吸道融合病毒等）	10～20
真菌	＜1

　　不同的發病時間、基礎狀況、病情嚴重程度，甚至不同的地區、醫院和部門，HAP 的病原譜存在明顯差異。早發性 HAP，以流感嗜血桿菌、肺炎鏈球菌、甲氧西林敏感金葡菌（MSSA）和腸桿菌科細菌為常見；晚發性 HAP，則以耐藥率高的革蘭陰性桿菌，如銅綠假單胞菌、鮑曼不動桿菌、產超廣譜 β- 內醯胺酶（ESBL）的肺炎克雷伯桿菌以及革蘭陽性球菌，如 MRSA 等多重耐藥菌常見。多重耐藥菌（MDR）引起 HAP 的比例逐年上升，銅綠假單胞菌仍是 HAP 十分重要的病原體。鮑曼不動桿菌近年來則增加顯著，在 ICU 中常引起小規模的爆發。肺炎克雷伯桿菌中，產 ESBL 菌株的比例越來越高。除 HAP 發病時間外，先期使用抗菌藥物、住護理中心等也是多重耐藥菌的危險因素，見表 2-3。

　　退伍軍人症罕見，多為散發病例，但在免疫抑制患者中比例增加。在水源被退伍軍人桿菌汙染的醫院中，退伍軍人桿菌引起的 HAP 常見。厭氧菌所致的 HAP 報導少見，可發生於誤吸的非插管患者，如容易出現誤吸的基礎疾病中風、昏迷，VAP 中少見。

表 2-3 多重耐藥菌（MDR）病原體感染導致 HAP、VAP、HCAP 的危險因素

肺炎發病前 90 天內用過抗菌藥物
肺炎發病前住院時間已超過 5 天
所在社區和醫院發生率高的細菌耐藥率
存在醫療照護相關性肺炎（HCAP）的危險因素

之前 90 天內曾住院超過 2 天
住在療養院及其他醫療機構
家中打點滴治療（包括抗生素）
30 天內進行透析治療
家庭傷口護理
家庭成員存在 MDR 病原體
疾病或治療引起的免疫抑制

　　真菌引起的 HAP，多發生於免疫受損患者。雖然痰培養真菌分類率很高，但 HAP 證實由真菌引起者很少。臨床分離株中以念珠菌最常見，占 80% 以上，由於念珠菌可定植在免疫健全的患者，因此即使氣管內吸引物中分離出念珠菌也並不代表感染，多數不需要治療；醫院內麴黴菌肺炎甚少，多見於粒細胞缺乏症等免疫功能嚴重受損宿主。

　　病毒引起的 HAP 可呈現爆發，通常有季節性。成人散發病例中以巨細胞病毒（CMV）為重要，常伴免疫抑制。流感病毒、副流感病毒、腺病毒、呼吸道融合病毒（RSV）占病毒性肺炎的 70%。呼吸道融合病毒引起的細支氣管炎和肺炎在兒科病房更常見。這些病毒感染的診斷通常依靠抗原檢測、病毒培養和抗體檢查以確診。A 型流感是最常見的引起醫院內病毒性肺炎的病原，流感可透過噴嚏、咳嗽等在人與人之間傳播。在易感染族群中接種流感疫苗，早期抗病毒治療可有效降低醫院或護理機構內流感的傳播。

二、流行病學

　　HAP 在歐美等先進國家也高居第 2～3 位，全球範圍內 HAP 的發病率為 0.5%～5.0%。文獻報告的 HAP 發病率中，教學醫院是非教學醫院的 2 倍，ICU 是普通病房的數倍至數十倍，胸腹部手術是其他手術的 38

倍，機械通氣是非機械通氣的 7～21 倍。在美國骨髓移植患者中 HAP 發病率為 20%，實質臟器移植後最初 3 個月有 4% 發生細菌性肺炎，其中心肺移植 22%，肝移植 17%，心臟移植 5%，腎移植 1%～2%。

三、發病機制與危險因素

誤吸口咽部定植菌是 HAP 最主要的發病機制。50%～70%的健康人們睡眠時可有口咽部分泌物吸入下呼吸道，吞嚥和咳嗽反射減弱或消失如老年、意識障礙、食道疾病、氣管插管、鼻胃管、胃排空延遲及張力降低者更易發生誤吸。正常成人口咽部革蘭陰性桿菌（GNB）分離率低於 5%，住院後致病菌定植明顯增加。口咽部 GNB 定植增加的相關因素還有抗生素應用、胃液反流、大手術、基礎疾病和內環境紊亂，如慢性支氣管肺疾病、糖尿病、乙醇中毒、白血球減少或增高、低血壓、缺氧、酸中毒、氮質血症等。

研究顯示胃腔內細菌可能是口咽部定植致病菌的重要來源。正常情況下，胃液 pH 為 1.0，胃腔內極少存在細菌。胃液酸度下降、老年、酗酒、各種胃腸道疾病、營養不良和接受鼻胃管灌食者，應用止酸劑或 H_2 受體阻滯劑可使胃內細菌定植大量增加。胃液 pH ＞ 4.0 時細菌檢出率為 59%，pH ＜ 4.0 時僅為 14%。調查發現外科手術後患者胃液 pH 為 2～8，胃內細菌定植率由 13.3% 升至 100%，平均濃度由 10^3CFU/mL 升至 10^6CFU/mL。胃內細菌引起 HAP 的機制可能為直接誤吸胃液，也可能是細菌先逆向定植於口咽部，再經吸入而引發肺炎。

帶菌氣溶膠吸入是 HAP 的另一發病機制。曾有報告顯示霧化器汙染導致 HAP 爆發流行。對呼吸機霧化器、氧氣溼化瓶水汙染引發 HAP 的危險也不能低估。在兒科病房的醫院內病毒性肺炎透過咳嗽、打噴嚏甚

至談話、呼吸散布的飛沫或氣溶膠傳播。流行病學數據顯示，嚴重急性呼吸道症候群（SARS）的傳播途徑主要為近距離飛沫傳播，部分可為接觸汙染分泌物經黏膜感染。受退伍軍人桿菌汙染的淋浴水和冷氣冷凝水可產生氣溶膠引起 HAP。一般認為，經空氣或氣溶膠感染 HAP 的主要病原體為多種呼吸道病毒、結核分枝桿菌、麴黴菌等，而普通細菌經此發病機制引起 HAP 者較少見。

經人工呼吸道或鼻腔／口腔吸痰過程中細菌的直接種植不應忽視，特別是醫院感染管理不嚴、控制措施實施不佳的 ICU。血道播散引起的 HAP 較少，多見於機體免疫功能低下、嚴重腹腔感染、大面積皮膚燒傷等易於發生菌血症的患者。

宿主和治療相關因素導致防禦功能降低在肺炎發病中產生了重要作用。HAP 多見於 65 歲以上老年人，有嚴重基礎疾病、免疫抑制狀態、心肺疾病，胸腹手術後的患者。

危險因素可分為四大類：①患者自身的因素，如高齡（70 歲以上），營養不良，導致免疫抑制的嚴重基礎疾病包括燒傷、嚴重外傷。②增加細菌在口咽部或（和）胃部的定植，如抗菌藥物的應用、入住 ICU、慢性呼吸系統疾病，用西咪替丁預防壓力性胃出血（不論是否用制酸劑）。③促進氣溶膠或定植菌吸入和反流，包括平臥位，中樞神經系統疾病，意識障礙特別是閉合式顱腦損傷或昏迷，氣管插管，鼻胃管留置，頭頸部、胸部或腹上區的手術，因嚴重創傷或疾病導致的活動受限。其中氣管內插管／機械通氣損壞了患者的第一線防禦，是 HAP 最重要的危險因素。④醫護人員的手被細菌汙染、有細菌定植、被汙染的呼吸設施使用延長，或呼吸器回路管道頻繁更換（≤ 24 小時），近期有過支氣管鏡檢查等。

四、臨床表現

多為急性發病，但不少可被基礎疾病掩蓋，或因免疫功能差、機體反應削弱致使發病隱匿。咳嗽、膿痰常見，部分患者因咳嗽反射抑制而表現輕微甚至無咳嗽，甚至僅表現為精神萎靡或呼吸頻率增加；不少患者無痰或呈現少量白黏痰；機械通氣患者僅表現為需要加大吸氧濃度或出現呼吸道阻力上升。發燒最常見，有時會被基礎疾病掩蓋，應注意鑑別。少數患者體溫正常。重症 HAP 可併發急性肺損傷和急性呼吸窘迫症候群（ARDS）、左心衰竭、肺栓塞等。查體可有肺溼性喘鳴甚至實變體徵，視病變範圍和類型而定。

胸部 X 光可呈現新的或進展性肺泡浸潤甚至實變，範圍大小不等，嚴重者可出現組織壞死和多個小膿腔形成。VAP 可以因為機械通氣肺泡過度充氣使浸潤和實變陰影變得不清，也可以因為合併肺損傷、肺水腫或肺不張等發生鑑別困難。粒細胞缺乏、嚴重脫水患者併發 HAP 時 X 光檢查可以陰性，肺孢子菌肺炎有 10%～20% 的患者 X 光檢查完全正常。

五、診斷

（一）HAP 的臨床診斷

X 光顯示新出現或進展性肺部浸潤性病變合併以下之一者，在排除其他基礎疾病如肺不張、心力衰竭、肺水腫、藥物性肺損傷、肺栓塞和 ARDS 後，可作出臨床診斷。①發燒大於 38℃；②近期出現咳嗽、咳痰，或原有呼吸道症狀加重，並出現膿痰，伴或不伴胸痛；③肺部實變體徵或（和）溼性喘鳴；④ WBC $> 10 \times 10^9$/L，伴或不伴核左移。早期診斷有賴於對 HAP 的高度警覺，高危險群如昏迷、免疫功能低下、胸腹部手術、人工呼吸道機械通氣者，出現原因不明發燒或發燒型態改變；咳嗽、咳痰或症狀加重、痰量增加或膿性痰；氧療患者所需吸氧濃度增加，或

機械通氣者所需每分鐘通氣量增加，均應懷疑 HAP 的可能，及時進行 X 光檢查。

值得指出的是，現行有關 HAP 診斷標準中，普遍存在特異性較低的缺陷，尤其是 VAP。肺部實變體徵或（和）溼性喘鳴對於 VAP 很少有診斷意義。膿性呼吸道分泌物雖有很高的敏感性，但特異性差。據屍檢研究發現，呼吸道膿性分泌物 X 光陰性，可以是一種肺炎前期徵象。另外，有研究顯示機械通氣患者出現發燒、膿性呼吸道分泌物、白血球計數升高和 X 光異常，診斷特異性不足 50％。即使經人工呼吸道直接吸引下呼吸道分泌物進行細菌培養，特異性也不理想。研究顯示採用綜合臨床表現、X 光影像、氧合指數和微生物檢查的「臨床肺部感染評分（CPIS）」法診斷 VAP 可提高其敏感性和特異性，見表 2-4。CPIS ≥ 6 分時的可能性較大。最早的 CPIS 系統需要病原學結果，不能被用來篩查 HAP。有人應用改良的 CPIS 系統，無須病原學結果。另一種方法是利用 BAL 或保護性毛刷（PSB）取樣標本的革蘭染色結果計算 CPIS 得分，證實 VAP 患者得分較未證實的 VAP 患者得分明顯升高。一些臨床低度懷疑 VAP 的患者（CPIS 得分不超過 6 分）可在第 3 天之後安全停用抗生素。

表 2-4 臨床肺部感染評分（CPIS）項目的賦值

CPIS 分值	0	1	2
呼吸道分泌物	少	多	多且為膿性
胸部 X 光片	無浸潤	散在	片狀
體溫	36.5～38.4℃	38.5～38.9℃	≥ 39℃或 ≤ 36℃
外周血 WBC	$(4～11) \times 10^9/L$	$< 4 \times 10^9/L$ 或 $> 11 \times 10^9/L$	$< 4 \times 10^9/L$，或 $> 11 \times 10^9/L$ 且桿狀核 $> 50\%$

CPIS 分值	0	1	2
氧合指數 (PaO_2/FiO_2)	> 240 或伴 ARDS		< 240 且無 ARDS
呼吸道吸引物培養到細菌	1 種或無	> 1 種	> 1 種且革蘭染色發現相同細菌

(二)病情嚴重程度評價

出現以下任何一項，應認為是重症 HAP：①需入住 ICU；②呼吸衰竭需要機械通氣或 FiO_2 > 35％才能維持 SaO_2 > 90％；③ X 光上病變迅速進展，累及多肺葉或空洞形成；④嚴重膿毒血症伴低血壓或(和)器官功能紊亂的證據（休克：收縮壓 < 12.0kPa/90mmHg 或舒張壓 < 8.0kPa/60mmHg，需要血管加壓藥 > 4 小時；腎功能損害：尿量 < 20mL/h 或 < 80mL/4h，除外其他可解釋原因），急性腎衰竭需要透析。對於機械通氣併發 VAP 的患者，評價嚴重程度的標準見表 2-5。除重症外均歸入輕中症。晚發 HAP 和 VAP 大多為多重耐藥菌感染，在處理上不論其是否達到重症標準，一般亦按重症治療。

(三)病原學診斷

雖然一些基礎疾病和危險因素有助於對感染病原體的判定，如昏迷、頭部創傷、近期流感病毒感染、糖尿病，腎衰竭者容易併發金葡菌肺炎；銅綠假單胞菌的易感因素為長期住 ICU，長期應用糖皮質激素、廣譜抗生素，支氣管擴張症，粒細胞缺乏症，晚期愛滋病；退伍軍人桿菌的易感因素則為使用糖皮質激素，地方性或流行性因素；腹部手術和吸入史者，則要懷疑厭氧菌感染。但由於 HAP 病原譜複雜、多變，而且多重耐藥菌頻發，應特別強調開展病原學診斷。

表 2-5 重症 VAP 的界定

主要標準	次要標準
1. 意識障礙	1. 高燒（≥ 39°C）或體溫不升（≤ 36°C）
2. 感染性休克	2. 周圍血 WBC $> 11\times10^9$/L，或帶狀核粒細胞 $\geq 0.5\times10^9$/L
3. 腎功能損害：尿量＜ 80mL/4h 或原無腎功能損害者血肌酐升高	3. X 光上肺部浸潤累及多葉或雙側
4. 氧合指數（PaO_2/FiO_2）或肺順應性持續性下降，或呼吸道阻力持續性升高而未發現非感染性因素可以解釋	4. 收縮壓＜ 12.0kPa/90mmHg
5. X 光上肺部浸潤影 48 小時內擴大＞ 50%	5. 舒張壓＜ 8.0kPa/60mmHg
	6. 肝功能損害（排除基礎肝病和藥物性損害）

注：符合 1 條主要標準或 2 條次要標準即可診斷

呼吸道分泌物細菌培養要重視半定量培養，HAP 特別是 VAP 的痰標本病原學檢查存在的問題主要是假陽性。培養結果意義的判斷需參考細菌濃度，同時建議常規進行血培養。普通咳痰標本分離到的表皮葡萄球菌、除諾卡菌外的其他革蘭陰性桿菌、除流感嗜血桿菌外的嗜血桿菌屬細菌、微球菌、腸球菌、念珠菌屬和厭氧菌臨床意義不明確，一般不予考慮。建立人工呼吸道的患者，則可將氣管插管吸引物（ETA）送檢，汙染可減少。對於部分重症肺炎在經驗性治療失敗後，應儘早衡量利弊進行微創傷性病原學取樣技術，如防汙染標準毛刷（PSB）取樣和防汙染生物空氣鎖（BAL）。

應用 ETA、BAL、PSB 標本定量培養的方法判斷肺炎病原體。細菌生長濃度超過規定閾值，可判斷為肺炎的病原體；低於規定閾值濃度則

可認為是定植或汙染菌。ETA 採用 106CFU/mL 的閾值，診斷肺炎的敏感性為（76±9）%，特異性為（75±28）%；BAL 標本採用 110CFU/mL 的閾值。含較多鱗狀上皮的標本顯示可能存在上呼吸道分泌物汙染，敏感性為（73±18）%，特異性為（82±19）%。使用回收細胞的胞內含病原診斷肺炎的敏感性為（69±20）%，特異性為（75±28）%，此法可快速得出肺炎 ±20%的診斷，但不能準確判斷病原體種類；PSB 的閾值為 103CFU/mL，標本品質較難確定，敏感性和特異性分別為（66±19）% 和（90±15）%。不能用支氣管鏡採集 BAL 或 PSB 時，可用盲法取樣。盲法取材與經支氣管鏡取材的敏感性及特異性類似，應用同樣的閾值，前者的陽性率更高。

對免疫損害宿主應重視特殊病原體（真菌、肺孢子菌、分枝桿菌、CMV）的檢查，臨床取樣可考慮經支氣管肺切片檢查甚至開胸切片。開胸切片採集標本進行病原學檢查是診斷肺炎最準確的方法，臨床較少使用，僅限於病情持續惡化，經多種檢測無法證明感染或需盡快作出某種特異性診斷時。

六、治療

包括抗感染治療、呼吸治療如吸氧和機械通氣、免疫治療、支持治療以及痰液引流等，以抗感染治療最重要。早期正確的抗生素治療能夠使 HAP 患者的病死率至少下降一半。對於那些使用了錯誤的經驗性抗菌藥物的患者，即使根據微生物學數據對藥物進行調整，也不能顯著改善病死率。因此，在臨床懷疑 HAP 時，尤其是重症肺炎，應立即開始正確的經驗性抗感染治療。

選擇經驗性抗菌藥物時，需要考量患者的病情嚴重程度、早發還是晚發、有無 MDR 危險因素等諸多因素，力求覆蓋可能的致病菌。2005

年美國 ATS/IDSA 釋出的指南，將 HAP 分成兩類，即無 MDR 危險因素的早發性 HAP 和有 MDR 危險因素的晚發或重症 HAP，可能的致病菌和推薦的抗菌藥物見表 2-6。

表 2-6 美國 ATS/IDSA 推薦的 HAP 抗菌藥物選擇（2005 年）

HAP 分類	可能致病菌	推薦的抗菌藥物方案
無 MDR 危險因素、早發、任何嚴重程度	流感嗜血桿菌，MSSA，肺炎鏈球菌，敏感的腸桿菌科細菌如大腸埃希菌、肺炎克雷伯桿菌、變形桿菌和黏質沙雷菌	頭孢曲松，或左氧氟沙星、莫西沙星、環丙沙星，或氨苄西林／舒巴坦，或厄他培南
有 MDR 危險因素、晚發、重症	上述病原體；多重耐藥菌如銅綠假單胞菌、產 ESBL 的肺炎克雷伯桿菌、不動桿菌和 MRSA 退伍軍人桿菌	抗假單胞菌的頭孢類：抗假單胞菌碳青黴烯類；或抗假單胞菌 β- 內醯胺類／β- 內醯胺酶抑制劑聯合抗假單胞菌氟喹諾酮類或氨基糖苷類（懷疑 MRSA 時）再聯合使用利奈唑胺或萬古黴素 懷疑退伍軍人桿菌感染，需使用大環內酯類或氟喹諾酮類

對於疑似 VAP 的臨床處理策略見表 2-7。

重症 HAP 或 VAP 最初經驗性抗生素治療覆蓋面不足會增加病死率，是影響其預後最重要的或獨立的危險因素。病原學診斷的重要價值在於證實診斷和為其後更改治療特別是改用窄譜抗菌治療提供可靠依據。對重症 HAP 的最初經驗性治療應覆蓋銅綠假單胞菌、不動桿菌和 MRSA 等高耐藥菌。VAP 氣管吸引物抹片發現成堆的革蘭陽性球菌，最初治療

應聯合萬古黴素。

抗感染療程提倡個體化，時間長短取決於感染的病原體、嚴重程度、基礎疾病及臨床治療反應等。根據近年臨床研究結果，不少學者對抗菌治療的建議療程有明顯縮短傾向，對許多細菌包括流感嗜血桿菌、腸桿菌科細菌、不動桿菌、銅綠假單胞菌、金黃色葡萄球菌等引起的 HAP 使用有效的抗菌治療總療程可短至 7～10 天，少數可至 14 天。出現膿腫，伴有免疫功能損害者可適當延長療程。

表 2-7 疑似呼吸器相關性肺炎（VAP）處理的建議策略

臨床情況	處理策略	理論依據
步驟 1：初期評估		
臨床懷疑 VAP（基於傳統條款或 CPIS 評分）	吸取呼吸道分泌物進行定量培養（經氣管 - 支氣管吸引，或經支氣管鏡取樣）；立即開始抗菌治療	耽誤治療或抗菌治療選擇不合適的危險性超過抗菌藥物的過度使用
步驟 2：48～72 小時再評估		
a. 臨床懷疑的 VAP 得到證實（臨床或微生物）	繼續抗感染治療（根據培養結果調整藥物）	抗菌治療者效果好
b. 臨床診斷可能，培養結果無意義（呼吸道標本培養菌落數低於 VAP 病原學診斷判定值），無膿毒血症或休克	無特別建議（通常繼續抗感染治療）	選擇性壓力和不進行抗菌治療的風險均需考慮。培養結果不能作為決策的唯一依據，因為 10%～40%存在假陰性

臨床情況	處理策略	理論依據
c. 定為肺外感染或（和）不能解釋的嚴重膿毒症或休克	根據感染類型和培養結果調整抗菌治療	抗菌治療者效果好
d. VAP臨床診斷不詳，同時培養結果無意義（VAP可能性小）或其他診斷（非感染）確立；無嚴重膿毒症或休克	停止抗菌治療	對患者無害處；降低抗菌藥物選擇性壓力

七、預防

(1) 只要無反指徵，應採取半臥位（頭部抬高30°），以有效減少吸入和HAP的發病。盡量避免使用可抑制呼吸中樞的鎮靜藥、止咳藥。

(2) 口腔衛生對降低HAP非常重要和有效。國外積極推薦對ICU患者要求每天多次刷牙，自主活動困難，尤其是昏迷患者或氣管插管患者，要用0.1%～0.3%氯己定沖洗口腔，每2～6小時1次。

(3) 對呼吸治療器械要嚴格消毒、滅菌。直接或間接接觸下呼吸道黏膜的物品，如面罩、氣管插管和氣管套管、呼吸器的管道回路、Y接口、纖維支氣管鏡及其配件、直接喉鏡、咬口、肺功能測試管道、溼化器、霧化器與儲液罐、人工口和鼻、吸引管等，須經滅菌或高水準消毒。高水準消毒可採用76℃ 30分鐘加熱，或選用有關的化學消毒劑浸泡20分鐘。化學消毒後的物品應經適當的水淋洗、乾燥、包裝，處理過程中要避免物品再次汙染。

(4) 盡量使用無創通氣預防VAP。

(5) 使用氣囊上方帶側腔的氣管插管有利於積存於聲門下氣囊上方分泌物的引流，減少VAP發生。對同一患者使用的呼吸器，其呼吸回路

管道，包括接管、呼氣活瓣以及溼化器，目前主張更換時間不要過於頻繁，即短於48小時的間隔，除非有肉眼可見的分泌物汙染；不同患者使用時，則要經過高水準消毒。在呼吸回路的吸氣管道與溼化罐之間放置濾菌器對預防HAP的作用不明確。溼化器水要用無菌水。呼吸器的內部機械部分，不需常規滅菌或消毒。不同患者進行下呼吸道吸引時，要更換整個長條吸引管和吸引瓶。要用無菌水去除吸引管上的分泌物。連接呼吸器管道上的冷凝水要及時除去，操作時要避免冷凝水流向患者側。使用熱-溼交換器（人工鼻）可減少或避免冷凝水形成。儘早撤去呼吸器，拔除氣管插管前應確認氣囊上方的分泌物已被清除。

（6）手部清潔和洗手是預防HAP簡便而有效的措施。嚴格執行手部衛生，可減少ICU內HAP至少20%～30%。不論是否戴手套，接觸黏膜、呼吸道分泌物及其汙染的物品之後，或接觸使用氣管插管或氣管切開的患者前後，或接觸患者正在使用的呼吸治療設施前後，或接觸同一患者汙染的身體部位後，均應進行手部清潔。WHO推薦使用含有皮膚保護成分的乙醇擦手液進行手部清潔，替代常規洗手（當手部明顯可見汙垢時須洗手），消毒效果和臨床對手部衛生的依從性明顯增加。

（7）對粒細胞減少症、器官移植等高危險群，除應用粒細胞-巨噬細胞集落刺激因子（GM-CSF）外，應採用保護性隔離技術如安置於層流室，醫護人員進入病室時戴口罩、帽子和穿無菌隔離衣。

（8）預防壓力性潰瘍時，要使用不會導致胃液pH升高的藥物，如採用硫糖鋁而避免使用β受體阻滯劑和抗酸劑。已有研究報告管灌液酸化可減少胃腔細菌定植，在進一步證實其有效性以前，目前不推薦常規使用。

（9）選擇性胃腸道脫汙染和口咽部脫汙染，雖然能減少HAP發病，但有誘發耐藥菌株的危險，研究顯示此法並不能明顯降低重症患者的死

亡率，因此不提倡普遍使用。為減少耐藥菌產生，要避免呼吸道局部使用抗生素。

（10）細菌疫苗在肺炎鏈球菌肺炎的預防上取得較明顯效果，對易感染人群如老年、慢性心肺疾病、糖尿病、免疫抑制者，可採用肺炎球菌多糖疫苗預防感染，但對於其他細菌感染尚無有效的特異性疫苗供應。

在強調各種預防措施的同時，不能忽視感染控制宣導的重要性。研究顯示，單純依靠感染控制宣導，可以使肺炎的發病率從4.0%下降至1.6%。

（程晶娟）

第五節　社區型肺炎

社區型肺炎（CAP）又稱醫院外肺炎，是指在醫院外罹患的感染性肺實質（含肺泡壁，即廣義上的肺間質）炎症，包括具有明確潛伏期的病原體感染而在入院後平均潛伏期內發病的肺炎。隨著社會人口高齡化以及慢性病患者的增加，護理之家和長期安養機構大量建立。伴隨而來的安養中心相關肺炎（NHAP）作為肺炎的一種獨立類型被提出。曾經認為NHAP在病原譜的分布上介於CAP和院內型肺炎（HAP）之間，即肺炎鏈球菌和流感嗜血桿菌趨於減少，而腸桿菌科細菌趨於增加。但近年來的研究顯示NHAP的病原譜更接近於HAP，而且以多重耐藥菌（MDR）為主。

一、病原學

細菌、真菌、衣原體、支原體、病毒、寄生蟲等病原微生物均可引起CAP，其中以細菌性肺炎最為常見。由於地理位置的差異、研究人群

的構成比不同、採用的微生物診斷技術及方法各異等原因，各家報導病原體分布或構成比不盡一致。近年來 CAP 病原譜變遷的總體情況和趨勢如下。

（1）肺炎鏈球菌仍是 CAP 最主要的病原體。據 122 篇英文文獻薈萃分析，CAP 病原體中肺炎鏈球菌占 65％。日本呼吸學會（JRS）發表的 CAP 指南引證的該國資料顯示，在全科和大學醫院門診 CAP 中肺炎鏈球菌分別占 22.10％和 12.13％；而歐洲 10 個國家 26 篇研究 5,961 例住院 CAP 中肺炎鏈球菌占 28.1％。近 30 年間北美 15 篇研究顯示，住院 CAP 中肺炎鏈球菌占 20％～60％；門診 CAP 痰培養肺炎鏈球菌占 9％～22％；入住 ICU 的重症 CAP 腸桿菌科細菌和退伍軍人桿菌比例增加，但肺炎鏈球菌仍占 1/3 左右，是最主要的病原體。常規檢測技術陰性或所謂「病原體未明」的 CAP，仍以肺炎鏈球菌最為常見。

（2）非典型病原體所占比例在增加。包括世界不同地區的 3 篇病例數 ≥ 150 例的 CAP 病原學研究報告顯示非典型病原體達 40％，其中肺炎支原體、肺炎衣原體和退伍軍人桿菌分別為 1％～36％、3％～22％和 1％～16％。與過去認知不同的是，這些非典型病原體有 1/3～1/2 與作為 CAP 主要病原體的肺炎鏈球菌合併存在，並加重肺炎鏈球菌肺炎的臨床病情，尤其多見於肺炎衣原體。

（3）流感嗜血桿菌和卡他莫拉菌也是 CAP 的重要病原體，特別是合併 COPD 基礎疾病者。

（4）乙醇中毒、免疫抑制和結構性肺病（肺囊性纖維化、支氣管擴張症）等患者革蘭陰性桿菌增加，在結構性肺病患者中，銅綠假單胞菌是相當常見的病原體。

(5)有報導耐甲氧西林金黃色葡萄球菌（MRSA）、分泌殺白血球素的金黃色葡萄球菌也正成為 CAP 重要的病原體。

(6)新病原體不斷出現，如引起漢他病毒肺症候群的辛諾柏病毒（SNV）及其相關病毒和引起 SARS 的新型冠狀病毒。

二、流行病學

雖然強殺菌、超廣譜抗微生物藥物不斷問世，但 CAP 仍然是威脅人類健康的重要疾病，尤其是隨著社會人口高齡化、免疫受損宿主增加、病原體的變遷和抗生素耐藥性的上升，CAP 面臨著許多問題和挑戰。其患病率約占人群的 12‰。在美國，人口死亡順位中肺炎居第六位，每年因肺炎的直接醫療費用和間接勞動力損失約 200 億美元。英國每年用於治療 CAP 的費用預計高達 44 億英鎊，其中約 32% 的患者需要住院治療，這部分患者的醫療支出占總數的 90%。美國總體人群 CAP 預計發病率為 258/10 萬，而在 65 歲以上人群中 962/10 萬需要住院治療。年齡、社會地位、居住環境、基礎疾病和免疫狀態、季節等諸多因素可影響 CAP 的發病，尤其與 CAP 病原體的差異密切相關。

三、臨床表現

CAP 通常急性發病。發燒、咳嗽、咳痰、胸痛為最常見的臨床症狀。重症 CAP 可有呼吸困難、缺氧、休克、少尿甚至腎衰竭等相應表現。CAP 可出現肺外的症狀，如頭痛、乏力、腹脹、噁心、嘔吐、食慾不振等，發生率為 10%～30%。老年、免疫抑制患者發燒等臨床症狀發生率較青壯年和無基礎疾病者低。

患者常有急性病容。肺部炎症出現實變時觸診語顫增強，叩診呈濁音或實音，聽診可有管狀呼吸音或溼性喘鳴。CAP 患者外周血白血球總

數和中性粒細胞的比例通常升高。但在老年人、重症、免疫抑制等患者中可不出現血白血球總數升高現象，甚至反而下降。急性期 C- 反應蛋白、降鈣素原、血沉可升高。

X 光影像學表現呈多樣性，與肺炎的病期有關。在肺炎早期急性階段病變呈滲出性改變，X 光影像學表現為邊緣模糊的片狀或斑片狀浸潤影。在慢性期，影像學檢查可發現增生性改變，或與浸潤、滲出性病灶合併存在。病變可分布於肺葉或肺段，或僅累及肺間質。

四、診斷

(一) CAP 的臨床診斷依據和嚴重度評價

對於最近發生咳嗽、咳痰或(和)呼吸困難的患者，尤其是伴有發燒、呼吸音改變或出現喘鳴的患者都應懷疑是否有 CAP。老年或免疫力低下的患者往往無發燒，而僅僅表現為意識模糊、精神萎靡或原有基礎疾病加重，但這些患者常有呼吸增快及胸部體檢異常。疑似 CAP 的患者可以透過胸部 X 光檢查進行確診，同時可以根據胸部 X 光片觀察是否有肺膿腫、肺結核、呼吸道阻塞或胸腔積液以及肺葉累及範圍來評估病情。因此，各國的 CAP 指南都認為懷疑 CAP 時應進行胸部 X 光檢查。一部分免疫受損的 CAP 患者雖然病史和體檢顯示 CAP，但胸部 X 光片檢查常為陰性，如肺孢子菌肺炎患者中約 30% 的胸部 X 光片檢查陰性，但在免疫力正常的成人中很少存在這種情況。

具體的診斷依據如下：①新出現或進展性肺部浸潤性病變；②發燒 ≥ 38℃；③新出現的咳嗽、咳痰，或原有呼吸道疾病症狀加重，並出現膿性痰，伴或不伴胸痛；④肺實變體徵或(和)溼性喘鳴；⑤ WBC > 10×10^9/L 或 < 4×10^9/L，伴或不伴核左移。以上①+②～⑤項中任何一項，併除外肺結核、肺部腫瘤、非感染性肺間質病、肺水腫、肺不張、

肺栓塞、肺嗜酸性粒細胞浸潤症、肺血管炎等，CAP 的臨床診斷確立。

依據臨床必要的實驗室數據對病情嚴重程度作出評估，從而決定治療場所（門診、住院或入住 ICU），也是選擇藥物及用藥方案的基本依據。評估病情主要有休克指數（SI）和英國胸腔學會（BTS）CURB-65 標準簡單分類，包括五個易測因素，即意識模糊（經一種特定的精神檢測證實，或患者對人物、地點、時間的定向障礙）、尿素氮（BUN）＞ 7mg/dL、呼吸頻率 ≥ 30 次／分、低血壓（收縮壓 ＜ 90mmHg，或舒張壓 ＜ 60mmHg）、年齡 ≥ 65 歲，取其首字母縮寫即為 CURB-65。評分 0 ～ 1 分的患者應門診治療，2 分者應住院治療，≥ 3 分者則需進入 ICU。其簡化版（CRB-65）無須檢測 BUN，適於社區初診。回顧性研究顯示，按這些標準入住 ICU 顯得過於敏感，特異性較差，2007 年美國指南對重症 CAP 的標準進行了較大修改，凡符合 1 條主要標準或 3 條次要標準即可診斷為重症肺炎（表 2-8）。

表 2-8 重症肺炎診斷標準

主要標準
有創機械通氣
感染性休克，須使用血管升壓類藥物
次要標準
呼吸頻率 ≥ 30 次／分
PaO2/FiO2 ≤ 250
多肺段浸潤
意識模糊／定向障礙
尿毒血症（BUN ≥ 7mmol/L）
感染引起的白血球減少（白血球計數 ＜ 4000 個/mm^3）
血小板減少（血小板計數 ＜ 100000 個/mm^3）

主要標準
低體溫（深部體溫＜ 36°C）
低血壓，須進行積極的液體復甦
感染性休克，須使用血管升壓類藥物

(二) 病原學診斷

1. 痰標本採集、送檢和實驗室處理檢查

痰液是最方便的無創傷性病原學診斷標本，但易受到口咽部細菌的汙染。因此痰標本品質的好壞、送檢及時與否、實驗室質控如何，將直接影響細菌的分離率和結果的解釋。

(1) 採集：需在抗生素治療前採集標本。囑咐患者先行漱口，並指導或輔助患者深咳嗽，留取膿性痰送檢。無痰患者檢查分枝桿菌或肺孢子菌可用高滲鹽水霧化導痰。

(2) 送檢：一般要求在 2 小時內送檢。延遲送檢或待處理標本應置於 4°C 保存（不包括疑似肺炎鏈球菌感染），且在 24 小時內處理。

(3) 實驗室處理：挑取膿性部分抹片進行瑞氏染色，鏡檢篩選合格標本（鱗狀上皮細胞＜ 10 個／低倍視野、多核白血球＞ 25 個／低倍視野，或兩者比例＜ 1：2.5）。用血瓊脂平板和巧克力平板兩種培養基接種合格標本，必要時加用選擇性培養基或其他培養基。可用四區劃分法接種進行半定量培養。抹片油鏡見到典型形態肺炎鏈球菌或流感嗜血桿菌有診斷價值。

2. 檢測結果診斷意義的判斷

(1) 確定的病原學診斷：從無汙染的標本（血液、胸液、經支氣管吸引或經胸壁穿刺）發現病原體，或者從呼吸道分泌物中發現不在上呼吸道定植的可能病原體（如結核分枝桿菌、退伍軍人桿菌、流感病毒、呼吸

道融合病毒、副流感病毒、腺病毒、SARS-CoV、肺孢子菌和致病性真菌)。

(2)可能的病原學診斷：①呼吸道分泌物(咳痰或支氣管鏡吸引物)抹片或培養發現可能的肺部病原體且與臨床相符合；②定量培養達到有意義生長濃度或半定量培養中至重度生長。

3.病原學診斷技術的運用和選擇

門診患者病原學檢查不列為常規，但對懷疑有通常抗菌治療方案不能覆蓋的病原體感染(如結核)或初始經驗性抗菌治療無反應以及懷疑某些傳染性或地方性呼吸道病原體等需要進一步進行病原學檢查。住院患者應進行血培養(2次)和呼吸道分泌物培養。經驗性抗菌治療無效者、免疫低下者、懷疑特殊感染而咳痰標本無法獲得或缺少特異性者，需要鑑別診斷者，可選擇性透過纖維支氣管鏡下呼吸道防汙染取樣或 BAL 取樣進行細菌或其他病原體檢測。非典型病原體(肺炎支原體、肺炎衣原體)血清學檢測僅用於流行病學調查的回顧性診斷，不作為臨床個體患者的常規處理依據，重症 CAP 建議進行退伍軍人桿菌抗原或抗體檢測。

五、治療

(一)治療原則

1.及時經驗性抗菌治療

臨床診斷 CAP 患者在完成基本檢查以及病情評估後應盡快進行抗菌治療，有研究顯示 30 分鐘內給予首次經驗性抗菌治療較 4 小時後給予治療的患者預後提高達 20%，表明越早給予抗菌治療預後越好。藥物選擇的依據應是 CAP 病原譜的流行病學分布和當地細菌耐藥監測數據、臨床病情評價、抗菌藥物理論與實踐知識(抗菌譜、抗菌活性、藥動學／藥

效學、劑量和用法、不良反應、藥物經濟學）和治療指南等，還應強調抗菌治療包括經驗性治療等多種因素。

2. 重視病情評估和病原學檢查

由於經驗性治療缺乏高度專一性和特異性，在治療過程中需要經常評價整體病情的治療反應。初始經驗性治療48～72小時或稍長一些時間後病情無改善或反見惡化，按無反應性肺炎尋找原因並進行進一步處理。

3. 初始經驗性治療要求覆蓋CAP最常見病原體

按病情分組覆蓋面不盡相同（見後）。近年來非典型病原體及其與肺炎鏈球菌複合感染增加。經驗性推薦β-內醯胺類聯合大環內酯類或呼吸喹諾酮類（左氧氟沙星、莫西沙星、加替沙星）單用。增生期殺菌劑和快速抑菌劑聯合並未證明會產生過去所認為的拮抗作用。

4. 減少不必要住院和延長住院治療

對於輕中度和無附加危險因素的CAP提倡門診治療，某些需要住院者應在臨床病情改善後將靜脈抗生素治療轉為口服治療，並早期出院。凡病情適合於住普通病房治療者均提倡給予轉換治療，其指徵：①咳嗽氣急改善；②體溫正常；③白血球下降；④胃腸能耐受口服治療。選擇轉換藥物如β-內醯胺類口服劑型，其血藥濃度低於靜脈給藥，稱為降級治療，不影響療效；而如果選擇氟喹諾酮類或大環內酯類，則其血藥濃度與靜脈給藥相近，稱為序貫治療。事實上序貫治療常與轉化治療概念混用，降級治療一詞應用相對較少。

5. 抗菌治療療程視病原體決定

肺炎鏈球菌和其他細菌肺炎一般療程為7～10天，肺炎支原體和肺炎衣原體肺炎10～14天；免疫健全宿主退伍軍人症10～14天，免疫

抑制宿主則應適當延長療程。療程尚需參考基礎疾病、細菌耐藥及臨床病情嚴重程度等綜合考慮，既要防止療程不足，更要防止療程過長。目前，療程總體上趨於盡可能縮短。

(二)經驗性抗菌治療方案

1. 門診患者經驗性治療

(1)無心肺基礎疾病和附加危險因素患者。常見病原體為肺炎鏈球菌、肺炎支原體、肺炎衣原體（單獨或作為複合感染）、流感嗜血桿菌、呼吸道病毒及其他，如退伍軍人桿菌、結核分枝桿菌，地方性真菌。推薦抗菌治療：新大環內酯類（阿奇黴素、克拉黴素等），多西環素。大環內酯類體外耐藥性測定最低抑菌濃度（MIC）顯示耐藥特別是 M- 表型耐藥（mef 基因，MIC ≤ 16μg/mL）與臨床治療失敗並不相關，此類藥物細胞內和肺泡襯液中濃度高，其對臨床療效的影響較血清水平更重要。

(2)伴心肺基礎疾病或（和）附加危險因素患者。附加危險因素指：①肺炎鏈球菌耐藥（DRSP）危險性，包括年齡＞65歲、近3個月內接受β-內醯胺類抗生素治療、免疫力低下、多種內科併發症和密切接觸托嬰機構工作者；②感染腸道革蘭陰性桿菌危險性，包括安養院內生活、基礎心肺疾病、多種內科併發症、近期接受過抗生素治療。此類患者常見病原體為肺炎鏈球菌（包括 DRSP）、肺炎支原體、肺炎衣原體、複合感染（細菌＋非典型病原體）、流感嗜血桿菌、腸道革蘭陰性桿菌、呼吸道病毒、卡他莫拉菌、退伍軍人桿菌、厭氧菌、結核分枝桿菌等。推薦抗菌治療為β-內醯胺類［口服第二、三代頭孢菌素、高劑量阿莫西林（3g/d）、阿莫西林／克拉維酸、氨苄西林／舒巴坦，或頭孢曲松／頭孢噻肟與第三代口服頭孢菌素轉換治療］＋大環內酯類／多西環素，或呼吸喹諾酮類（左氧氟沙星、莫西沙星、加替沙星）單用。

2. 住院（普通病房）患者經驗性治療

（1）伴心肺疾病或（和）附加修正因素：常見病原體為肺炎鏈球菌（包括 DRSP）、流感嗜血桿菌、肺炎支原體、肺炎衣原體、複合感染（細菌＋非典型病原體）、厭氧菌、退伍軍人桿菌、結核分枝桿菌、肺孢子菌等。推薦抗菌治療為靜脈應用 β- 內醯胺類（頭孢噻肟、頭孢曲松）或 β- 內醯胺類酶抑制劑複方製劑聯合口服或靜脈應用大環內酯類／多西環素，或呼吸喹諾酮類先靜脈給藥，然後轉換為口服給藥。

（2）無心肺疾病和附加修正因素：常見病原體為肺炎鏈球菌、流感嗜血桿菌、肺炎支原體、肺炎衣原體、複合感染、病毒、退伍軍人桿菌等。推薦抗菌治療為靜脈應用大環內酯類或 β- 內醯胺類，或呼吸喹諾酮類。

3. 入住 ICU 重症肺炎的經驗性治療

（1）無銅綠假單胞菌危險：主要病原體為肺炎鏈球菌（包括 DRSP）、退伍軍人桿菌、流感嗜血桿菌、腸道革蘭陰性桿菌、金黃色葡萄球菌、肺炎衣原體、呼吸病毒等。推薦治療方案為靜脈使用 β- 內醯胺類（頭孢噻肟、頭孢曲松）＋靜脈大環內酯類，或喹諾酮類。

（2）伴銅綠假單胞菌危險：其危險因素為結構性肺病（支氣管擴張症）、糖皮質激素治療（潑尼松＞ 10mg/d）、近 1 個月內廣譜抗生素治療＞ 7 天、營養不良等。推薦治療為靜脈抗假單胞菌 β- 內醯胺類（頭孢吡肟、哌拉西林／他唑巴坦、頭孢他啶、頭孢哌酮／舒巴坦、亞胺培南、美羅培南）＋靜脈抗假單胞菌喹諾酮類（環丙沙星、左氧氟沙星），或靜脈抗假單胞菌 β- 內醯胺類＋靜脈氨基糖苷類＋大環內酯類／非抗假單胞菌喹諾酮類。

CAP 抗菌治療選擇存在一個重要爭議，即第四代喹諾酮類藥物抗肺

炎鏈球菌活性明顯提高的莫西沙星、吉米沙星等呼吸喹諾酮類（也包括左氧氟沙星）是否可以作為第一線選擇。美國 CDC 肺炎鏈球菌耐藥工作組（DRSPWG）主張呼吸喹諾酮類僅能用於：①大環內酯類和 β- 內醯胺類治療無效或過敏患者；②高水準 PRSP（MIC > 4μg/mL）感染患者，主要是擔心其耐藥和交叉耐藥。但近年來隨著研究深入，這一主張已趨於鬆動。2003 年美國傳染病學會（IDSA）發表新修訂的 CAP 指南推薦門診患者近 3 個月內用過抗生素者可首選呼吸喹諾酮類。另一個爭議是大環內酯類的類別問題。如前所述，如果肺炎鏈球菌沒有耐藥危險因素或者大環內酯類僅是 mef 基因介導耐藥（泵出機制），而非 erm 基因介導耐藥（靶位改變），大環內酯類仍可使用，因為它覆蓋呼吸道胞外菌和非典型病原體，在無基礎疾病的輕症 CAP 中可以單用。在中重症或有基礎疾病患者中大環內酯類和 β- 內醯胺類聯合治療是公認的「經典」方案，目的是用大環內酯類覆蓋非典型病原體。

（三）支持治療

重症 CAP 需要積極地支持治療，如糾正低蛋白血症、維持水電解質和酸鹼平衡，循環及心肺功能支持包括機械通氣等。

無反應性肺炎應按照以下臨床途徑進行評估。①重新考慮 CAP 的診斷是否正確，是否存在以肺炎為表現的其他疾病，如肺血管炎等；②目前治療針對的病原是否為致病病原，是否有少見病原體如分枝桿菌、真菌等感染的可能性；③目前針對的病原體是否可能耐藥，判斷用藥是否有必要針對耐藥菌進行抗感染升級治療；④是否有機械性因素如呼吸道阻塞造成的抗感染不利情況；⑤是否忽視了應該引流的播散感染灶，如腦膿腫、脾膿腫、心內膜炎等；⑥是否存在藥物熱可能性。

其原因包括以下幾點。①治療不足，治療方案未覆蓋重要病原體

（如金黃色葡萄球菌、假單胞菌）或細菌耐藥（耐藥肺炎鏈球菌或在治療過程中敏感菌變為耐藥菌）；②少見病原體（結核分枝桿菌、真菌、肺孢子菌、肺吸蟲等）；③出現併發症（感染性或非感染性）；④非感染性疾病。如果經過評估認為治療不足可能性較大時，可以更改抗菌治療方案再進行經驗性治療，一般來說，如果經過一次更換方案仍然無效，應進一步拓展思路尋找原因並進行更深入的診斷檢查，如 CT、侵襲性取樣、血清學檢查、肺切片檢查等。

六、預後

Meta 分析顯示不需要住院的 CAP 的病死率小於 1%，需要住院的 CAP 總體病死率為 13.7%，老年患者約 17.6%，併發敗血症為 19.6%，而需要入住 ICU 的 CAP 病死率可達 36.5%。

七、預防

在流感爆發流行時使用鹽酸金剛烷胺可明顯減輕症狀，縮短病程，能否減少肺炎併發症有待證明。多價肺炎鏈球菌疫苗可使 85% 以上的健康老年人減少肺炎鏈球菌肺炎的發生，但是對於有一定基礎疾病者保護率較低，流感嗜血桿菌疫苗亦有較好的保護效果。

（程晶娟）

第六節　肺膿腫

肺膿腫是由化膿性病原體引起肺組織壞死和化膿，導致肺實質局部區域破壞的化膿性感染。通常早期呈肺實質炎症，後期出現壞死和化膿。如病變區和支氣管共通則有空洞形成（通常直徑 > 2cm），內含由微生物感染引致的壞死碎片或液體，其外周環繞炎症肺組織。和一般肺炎

相比，其特點是引致的微生物負荷量多（如急性吸入），局部清除微生物能力下降（如呼吸道阻塞），以及受肺部鄰近器官感染的侵及。如肺內形成多發的較小膿腫（直徑＜ 2cm）則稱為壞死性肺炎。肺膿腫和壞死性肺炎病理機制相同，其分界是人為的。

肺膿腫通常由厭氧、需氧和兼性厭氧菌引起，也可由非細菌性病原體，如真菌、寄生蟲等所致。應注意類似的影像學表現也可由其他病理改變產生，如肺腫瘤壞死後空洞形成或肺囊腫內感染等。

在抗生素出現前，肺膿腫自然病程常表現為持續性惡化，死亡率曾達50％，患者存活後也往往遺留明顯的臨床症狀，需要手術治療，預後不理想。自有效抗生素使用後，肺膿腫的疾病過程得到顯著改善。但近年來隨著腎上腺皮質激素、免疫抑制藥及化療藥物的使用增加，造成口咽部內環境的改變，條件致病的肺膿腫發病率又有上升的趨勢。

一、病因和發病機制

化膿性病原體進入肺內可有幾種途徑，最主要的途徑是口咽部內容物的誤吸。

(一)呼吸道誤吸

口腔、鼻腔、口咽和鼻咽部隱匿著複雜的菌群，形成口咽微生態環境。健康人唾液中的細菌含量約為 10^8/mL，半數為厭氧菌。在患有牙齒疾病或牙周病的人群中，厭氧菌可增加 1,000 倍，易感個體中還可有多種需氧菌株定植。採用放射活性物質技術顯示，45％的健康人睡眠時可有少量唾液吸入呼吸道。在各種因素引起的不同程度神智改變的人群中，約75％的人在睡眠時會有唾液吸入。

臨床上，特別易於吸入口咽分泌物的因素有全身麻醉、過度飲酒或

使用鎮靜藥物、頭部損傷、腦血管意外、癲癇、咽部神經功能障礙、糖尿病昏迷或其他重症疾病，包括使用機械通氣者。呼吸器治療時，雖然人工呼吸道上有氣囊保護，但在氣囊上方的積液庫內容物常有機會吸入到下呼吸道。當患者神智狀態進一步受到影響時，胃內容物也可吸入，酸性液體可引起化學性肺炎，促進細菌性感染。

牙周膿腫和牙齦炎時，因有高濃度的厭氧菌進入唾液，可增加吸入性肺炎和肺膿腫的發病。相反，僅10%～15%的厭氧菌肺膿腫可無明顯的牙周疾病或其他促使吸入的因素。沒有吸入因素者常需排除肺部腫瘤的可能性。

誤吸後肺膿腫形成的可能性取決於吸入量、細菌數量、吸入物的pH和患者的防禦機制。

(二)血液循環途徑

通常由在體內其他部位的感染灶，經血液循環播散到肺內，如腹腔或盆腔以及牙周膿腫的厭氧菌感染可透過血液循環播散到肺內。

感染性栓子也可起自下肢和盆腔的深靜脈的血栓性靜脈炎或表皮蜂窩性組織炎，或感染的靜脈內導管；吸毒者靜脈用藥也可引起。感染性栓子可含金黃色葡萄球菌、化膿性鏈球菌或厭氧菌。

(三)其他途徑

比較少見。

(1)慢性肺部疾病者，可在下呼吸道有化膿性病原菌定植，如支氣管擴張症、囊性纖維化，而併發肺膿腫。

(2)在肺內原有空洞基礎上（腫脹或陳舊性肺結核空洞）合併感染，不需要有組織的壞死，空洞壁可由再生上皮覆蓋。局部阻塞可在周圍肺組織產生支氣管擴張症或肺膿腫。

(3)鄰近器官播散，如胃腸道。

(4)汙染的呼吸道設備，如霧化器有可能攜帶化膿性病原體進入易感染肺內。

(5)先天性肺異常的繼發感染，如肺隔離症、支氣管囊腫。

二、病原學

肺膿腫可由多種病原菌引起，多為混合感染，厭氧菌和需氧菌混合感染占 90%。社區型感染和院內型感染的細菌出現頻率不同。在社區型感染中，厭氧菌為 70%，而在院內型感染中，厭氧菌和銅綠假單胞菌發揮重要作用。

(一)厭氧菌

厭氧菌是正常菌群的主要組成部分，但可引起身體任何器官和組織感染。近年來，由於厭氧菌培養技術的改進，厭氧菌可以及時得到分離和鑑定。在肺膿腫感染時，厭氧菌是常見的病原體。

引起肺膿腫感染的致病性厭氧菌主要指專性厭氧菌，專性厭氧菌只能在無氧或低於正常大氣氧分壓條件下才能生存或生長。厭氧菌分為 G+ 厭氧球菌、G- 厭氧球菌、G+ 厭氧桿菌、G- 厭氧桿菌。其中，G- 厭氧桿菌包括類桿菌屬和梭桿菌屬，類桿菌屬是最主要的病原菌，以脆弱類桿菌和產黑素類桿菌最為常見。G+ 厭氧球菌主要為消化球菌屬和消化鏈球菌屬。G- 厭氧球菌主要為產鹼韋榮球菌。G+ 厭氧桿菌中產芽孢的有梭狀芽孢桿菌屬和產氣莢膜桿菌；不產芽孢的為放線菌屬、真桿菌屬、丙酸桿菌屬、乳酸桿菌屬和雙歧桿菌屬。外源性厭氧菌肺炎較少見。

(二)需氧菌

需氧菌常形成壞死性肺炎，部分割槽域可發展成肺膿腫，因而其在

影像學上比典型的厭氧菌引起的肺膿腫病變分布瀰散。

　　金黃色葡萄球菌是引起肺膿腫的主要 G+ 需氧菌，是社區型呼吸道病原菌之一。通常，健康人在流感後可引起嚴重的金黃色葡萄球菌肺炎，導致肺膿腫形成，並伴薄壁囊性氣腔和大肺泡，後者多見於兒童。金黃色葡萄球菌是兒童肺膿腫的主要原因，也是老年族群在基礎疾病上併發院內型感染的主要病原菌。金黃色葡萄球菌也可由體內其他部位的感染灶經血液循環播散，在肺內引起多個病灶，形成血源性肺膿腫，有時很像是腫瘤轉移。其他可引起肺膿腫的 G+ 需氧菌是化膿性鏈球菌（A 型鏈球菌、B 型溶血性鏈球菌）。

　　最常引起壞死性肺炎伴肺膿腫的 G- 需氧菌為肺炎克雷伯桿菌，這種肺炎形成一道多個膿腫者占 25%，同時常伴菌血症。但需注意有時痰培養結果可能是口咽定植菌，該病病死率高，多見於老年族群和化療患者，腎上腺皮質激素使用者，也多見於糖尿病患者。銅綠假單胞菌也影響類似的人群，如免疫功能低下患者、有嚴重併發症者。銅綠假單胞菌在壞死性過程中可形成多發小膿腫。

　　其他由流感嗜血桿菌、大腸埃希菌、鮑曼不動桿菌、變形桿菌、退伍軍人桿菌等所致壞死性肺炎引起肺膿腫則少見。

三、病理

　　肺膿腫時，細支氣管受感染物阻塞，病原菌在相應區域形成肺組織化膿性炎症，局部小血管炎性血栓形成、血供障礙，在實變肺中出現小區域散在壞死，中心逐漸液化，壞死的白血球及死亡細菌積聚形成膿液，並融合形成 1 個或多個膿腫。當液化壞死物質透過支氣管排出，形成空洞、有液平的膿腔，空洞壁表面殘留壞死組織。當膿腫腔直徑達到 2cm，則稱為肺膿腫。炎症累及胸膜可發生局限性胸膜炎。如果在早期

及時給予適當抗生素治療,空洞可完全癒合,胸部 X 光片可不留下破壞殘餘或纖維條索影。但如治療不恰當,引流不暢,炎症進展,則進入慢性階段。膿腫腔有肉芽組織和纖維組織形成,空洞壁可有血管瘤,膿腫外周細支氣管變形和擴張。

四、分類

肺膿腫可按病程分為急性和慢性,或按發生途徑分為原發性和繼發性。急性肺膿腫發病通常少於 4～6 週,病程遷延 3 個月以上則為慢性肺膿腫。大多數肺膿腫是原發性的,通常有促使誤吸的因素,或由正常宿主肺炎感染後在肺實質炎症的壞死過程演變而來。而繼發性肺膿腫則為原有局部病灶基礎上出現的併發症,如由支氣管內腫瘤、異物或全身性疾病引起免疫功能低下所致。細菌性栓子透過血液循環引起的肺膿腫也為繼發性肺膿腫。膈下感染經橫膈直接透過淋巴管或膈缺陷進入胸腔或肺實質,也可引起肺膿腫。

五、臨床表現

肺膿腫患者的臨床表現差異較大。由需氧菌(金黃色葡萄球菌或肺炎克雷伯桿菌)所致的壞死性肺炎形成的肺膿腫病情急驟、嚴重,患者有寒顫、高燒、咳嗽、胸痛等症狀。兒童在金黃色葡萄球菌肺炎後發生的肺膿腫也多呈急性過程。一般原發性肺膿腫患者首先表現吸入性肺炎症狀,有間歇發燒、畏寒、咳嗽、咳痰、胸痛、體重減輕、全身乏力、夜間盜汗等,和一般細菌性肺炎相似,但病程相對慢性化,症狀較輕,可能和其吸入物質所含病原體致病力較弱有關。然而有的發病隱匿,到病程後期多發性肺壞死、膿腫形成,與支氣管相通,則可出現大量膿性痰,如為厭氧菌感染,則伴有臭味。但痰無臭味並不能完全排除厭氧菌感染的可能性,因為有些厭氧菌並不產生導致臭味的代謝終端產物,也

疾病篇

可能是病灶尚未和氣管、支氣管相通。常見咳血，偶爾可為致死性的肺膿腫。

繼發性肺膿腫先有肺外感染症狀（如菌血症、心內膜炎、感染性血栓靜脈炎、膈下感染），然後出現肺部症狀。在原有慢性呼吸道疾病和支氣管擴張的患者中，則可見痰量顯著改變。

體檢無特異性，陽性體徵出現與膿腫大小和部位有關。如膿腫較大或接近肺的表面，則可有叩診濁音、呼吸音降低等實變體徵；如涉及胸膜，則可聞及胸膜摩擦音或有胸腔積液體徵。

六、診斷

肺膿腫診斷的確立有賴於特徵性臨床表現及影像學和細菌學檢查結果。

(一)病史

原發性肺膿腫有促使誤吸因素或口咽部炎症和鼻竇炎的相關病史。繼發性肺膿腫則有肺內原發病變或其他部位感染病史。

(二)症狀與體徵

由需氧菌等引起的原發性肺膿腫呈急性發病，如以厭氧菌感染為主者，則呈亞急性或慢性化過程，膿腫破潰與支氣管相通後則痰量增多，出現膿痰或膿性痰，可有臭味，此時，臨床診斷可成立。體徵則無特異性。

(三)實驗室檢查

1. 血液常規檢查

血白血球和中性粒細胞升高，慢性肺膿腫可有血紅素和紅血球減少。

2.胸部影像學檢查

影像學異常開始表現為肺大片密度增深、邊界模糊的浸潤影，隨後產生1個或多個比較均勻的低密度陰影的圓形區。當與支氣管相通時，出現空腔，並有氣液交界面（液平），形成典型的肺膿腫。有時僅在肺炎症滲出區出現多個小的低密度區，表現為壞死性肺炎。由需氧菌引起的肺膿腫周圍常有較多的濃密炎性浸潤影，而以厭氧菌感染為主的肺膿腫外周肺組織則較少見浸潤影。

病變多位於肺的低垂部位和發病時的體位有關，側位胸X光片可幫助定位。在平臥位時，吸入者75％的病變見於下中葉背段及後基底段；側臥位時，則位於上葉後外段（由上葉前段和後段分支形成，又稱腋段）。右肺多於左肺，受重力影響這是吸入物最易進入的部位。在涉及的肺葉中，病變多分布於近肺胸膜處，室間隔鼓出常是肺炎克雷伯桿菌感染的特徵。病變也可引起胸膜反應、膿胸或氣胸。

當肺膿腫癒合時，肺炎性滲出影開始吸收，同時膿腔壁變薄，膿腔逐漸縮小，最後消失。在71例肺膿腫患者觀察中，經適當抗生素治療，13％的患者膿腔在2週內消失，44％為4週內，59％為6週內，3個月內膿腔消失者可達70％。當有廣泛纖維化發生時，可遺留纖維條索影。慢性肺膿腫膿腔周圍有纖維組織增生，膿腔壁增厚，周圍細支氣管受累，繼發變形或擴張。

血源性肺膿腫則見兩肺多發炎性陰影，邊緣較清晰，有時類似轉移性腫瘤，其中可見透亮區和空洞形成。

胸部CT檢查對病變定位，壞死性肺炎時肺實質的壞死、液化的判斷，特別是對引起繼發性肺膿腫的病因診斷有很大的幫助。

3. 微生物學監測

微生物學監測的標本包括痰液、氣管吸引物、經皮肺穿刺吸引物和血液等。

(1)痰液及氣管吸引物培養：在肺膿腫感染中，需氧菌所占比例正在逐漸增加，特別是在院內型感染中。雖然有口咽菌汙染的機會，但重複培養對確認致病菌還是有意義的。由於口咽部厭氧菌內環境，痰液培養厭氧菌無意義，但膿腫性痰標本培養陽性，而革蘭染色卻見到大量細菌，且形態較一致，則可能顯示厭氧菌感染。

(2)使用防汙染技術採集下呼吸道分泌物標本：這是推薦的方法，必要時可採用。厭氧菌培養標本不能接觸空氣，接種後應放入厭氧培養裝置和儀器內以維持厭氧環境。氣相層析檢查厭氧菌的揮發脂肪酸，迅速簡便，可用於臨床用藥選擇的初步參考。

(3)血液標本培養：因為在血源性肺膿腫時常可有陽性結果，需要進行血培養，但厭氧菌血培養陽性率僅為5%。

4. 其他

(1) CT引導下經胸壁膿腫穿刺吸引物厭氧菌及需氧菌培養，以及其他無菌體腔標本採集及培養。

(2)纖維支氣管鏡檢查，除透過支氣管鏡進行下呼吸道標本採集外，也可用於鑑別診斷，排除支氣管肺癌、異物等。

七、鑑別診斷

(一)細菌性肺炎

肺膿腫早期表現和細菌性肺炎相似，但除由一些需氧菌所致的肺膿腫外，症狀相對較輕，病程相對慢性化。後期膿腫破潰與支氣管相通

後，則痰量增多，出現膿痰或膿性痰，可伴有臭味，此時臨床診斷可成立。胸部影像學檢查，特別是 CT 檢查，容易發現在肺炎症滲出區出現多個小的低密度區。當與支氣管相通時，出現空腔，並有氣液交界面（液平），形成典型的肺膿腫。

(二)支氣管肺癌

50 歲以上男性患者出現肺空洞性病變時，肺癌（通常為鱗癌）和肺膿腫的鑑別常需考慮。由支氣管肺癌引起的空洞性病變（癌性空洞），無吸入病史，其病灶也不一定發生在肺的低垂部位。而肺膿腫則常伴有發燒、全身不適、膿性痰、血白血球和中性粒細胞升高，對抗生素治療反應好。影像學上顯示偏心空洞，空洞壁厚，內壁不規則，則常顯示惡性病變。痰液或支氣管吸引物的細胞學檢查以及微生物學抹片和培養對鑑別診斷也有幫助。如對於病灶的診斷持續存在疑問，情況允許時，也可考慮手術切除病灶及相應肺葉。其他肺內惡性病變，包括轉移性肺癌和淋巴瘤，也可形成空洞病變。

需注意的是肺癌和肺膿腫可能共存，特別是在老年人族群。因為支氣管腫瘤可使其遠端引流不暢，分泌物瀦留，引起阻塞性肺炎和肺膿腫。一般病程較長，有反覆感染史，膿痰量較少。纖維支氣管鏡檢查對確定診斷很有幫助。

(三)肺結核

空洞繼發感染肺結核常伴空洞形成，胸部 X 光檢查空洞壁較厚，病灶周圍有密度不等的散在結節病灶，合併感染時空洞內可有少量液平。臨床出現黃痰，但整個病程長，發病緩慢，常有午後低燒、乏力、盜汗、慢性咳嗽、食慾缺乏等慢性症狀，治療後痰中常可找到結核分枝桿菌。

(四)局限性膿胸

局限性膿胸常伴支氣管胸膜漏和肺膿腫，有時在影像學上不易區別。典型的膿胸在側位胸部 X 光片呈「D」字陰影，從後胸壁向前方鼓出。CT 對疑難病例有幫助，可顯示膿腫壁有不同厚度，內壁邊緣和外表面不規則；而膿胸腔壁則非常光滑，液性密度將增厚的壁層胸膜和受壓肺組織下的髒層胸膜分開。

(五)大肺泡內感染

患者全身症狀較胸部光片顯示狀態要輕。在平片和 CT 上常可見細而光滑的大肺泡邊緣，和肺膿腫相比，其周圍肺組織更為清晰。以往胸部 X 光片將有助於診斷。大肺泡內感染後有時可引起大肺泡消失，但很少見。

(六)先天性肺病變繼發感染

支氣管膿腫及其他先天性肺囊腫可能無法和肺膿腫相鑑別，除非有以往胸部 X 光片進行比較。支氣管囊腫未感染時，也不和氣管、支氣管相通，但囊腫最後會出現感染，形成和氣管、支氣管的互通，氣體進入囊腫，形成含氣囊腫，可呈單發或多發含氣空腔，壁薄而均一；合併感染時，其中可見氣液平面。如果患者一開始就表現為感染性支氣管囊腫，通常其清晰的邊界會被周圍肺實質炎症和實變所遮掩。囊腫的真正本質只有在周圍炎症或滲血消散吸收後才能顯示出來。

先天性肺隔離症感染同樣也會出現鑑別診斷困難，可透過其所在部位（多位於下葉）、胸部 CT、磁振造影（MRI）及對比劑增強幫助診斷，並可確定異常血管供應來源，對手術治療有幫助。

(七)肺挫傷血腫和肺撕裂

胸部刺傷或擠壓傷後,影像學可出現空洞樣改變,臨床無典型肺膿腫表現,有類似的創傷病史常顯示此診斷。

(八)膈疝

通常在後前位胸 X 光片可顯示「雙重心影」,在側位上在心影後可見典型的胃泡,並常有液平。如有疑問可進行鋇劑及胃鏡檢查。

(九)包囊腫和其他肺寄生蟲病

包囊腫可穿破引起複合感染。乳膠凝集試驗、補體結合和酶聯免疫吸附試驗,也可檢測血清抗體以幫助診斷。寄生蟲如肺吸蟲也可有類似症狀。

(十)真菌和放線菌感染

肺膿腫並不全由厭氧菌和需氧菌所致,真菌、放線菌也可引起肺膿腫。臨床鑑別診斷時也需考慮。

(十一)其他

易和肺膿腫混淆的還有空洞型肺栓塞、Wegener 肉芽腫、結節病等,這些疾病偶爾也會形成空洞。

八、治療

肺膿腫的治療應根據感染的微生物種類以及促使產生感染的有關基礎或伴隨疾病來確定。

(一)抗感染治療

抗生素應用已有半個世紀之久,肺膿腫在有效抗生素的合理使用下,加上膿液透過和支氣管互通向體外排出,大多數對抗感染治療有效。

近年來，某些厭氧菌已產生 β- 內醯胺酶，在體外或臨床上對青黴素耐藥，故應結合細菌培養及藥敏結果及時、合理選擇藥物。但由於肺膿腫患者很難及時得到微生物學的陽性結果，故可根據臨床表現、感染部位和抹片染色結果分析可能性最大的致病菌種類進行經驗治療。由於大多數情況和誤吸相關，厭氧菌感染發揮重要作用，因而青黴素仍是主要治療藥物。但近年來情況已有改變，特別是院內型感染的肺膿腫，常為多種病原菌的混合感染，故應聯合使用對需氧菌有效的藥物。

1. 青黴素

青黴素為首選藥物，對厭氧菌和 G+ 球菌等需氧菌有效。

用法：240 萬 U/d 肌內注射或靜脈注射，嚴重病例可加量至 1000 萬 U/d 靜脈注射，分次使用。

2. 克林黴素

克林黴素是林可黴素的半合成衍生物，但優於林可黴素，對大多數厭氧菌有效，如消化球菌、消化鏈球菌、類桿菌、梭形桿菌、放線菌等。目前有 10%～20% 脆弱類桿菌及某些梭形桿菌對克林黴素耐藥，主要不良反應是假膜性腸炎。

用法：0.6～1.8g/d，分 2～3 次靜脈注射，然後序貫改口服。

3. 甲硝唑（滅滴靈）

該藥是殺菌藥，對厭氧菌如脆弱類桿菌有作用。多為聯合應用，不單獨使用。通常和青黴素、克林黴素聯合用於厭氧菌感染。

對微需氧菌及部分鏈球菌，如米勒鏈球菌效果不佳。

用法：根據病情，一般 6～12g/d，可加量到 24g/d。

4. β- 內醯胺類抗生素

某些厭氧菌如脆弱類桿菌可產生 β- 內醯胺酶，故青黴素、羧苄西林、三代頭孢中的頭孢噻肟、頭孢哌酮效果不佳。對其活性強的藥物有碳青黴烯類、替卡西林／克拉維酸、頭孢西丁等，加酶聯合製劑的作用也強，如阿莫西林克拉維酸鉀或聯合舒巴坦等。

院內型感染形成的肺膿腫，多數為需氧菌，並行耐藥菌株出現，故需選用 β- 內醯胺類抗生素的第二代、第三代頭孢菌素，必要時聯合氨基糖苷類。

血源性肺膿腫致病菌多為金黃色葡萄球菌，且多數對青黴素耐藥，應選用耐青黴素酶的半合成青黴素藥物，對耐甲氧西林的金黃色葡萄球菌（MRSA），則應選用糖肽類及利奈唑胺等。

給藥途徑及療程尚未有大量的實證醫學證據，但一般先以靜脈途徑給藥。

和非化膿性肺炎相比，肺膿腫發燒呈逐漸下降趨勢，7 天達到正常。如 1 週未能控制體溫，則需重新評估。影像學改變時間長，有時可達數週，並有殘餘纖維化改變。

治療成功率與治療開始時症狀、存在的時間以及空洞大小有關。對治療反應不好者，還需注意有無惡性病變存在。總療程 4～6 週，也可能需要 3 個月，以防止反覆。

(二)引流

(1)痰液引流對於治療肺膿腫非常重要，體位變化、引流有助於痰液排出。纖維支氣管鏡除作為診斷手段確定繼發性膿腫原因外，還可用來經呼吸道內吸引及沖洗，促進引流，利於癒合。膿腫大、膿液量多時，需要硬質支氣管鏡進行引流，以便保證呼吸道通暢。

(2)合併膿胸時，除全身使用抗生素外，還應局部胸腔抽膿或肋間置入導管水封並引流。

(三)外科手術處理

內科治療無效，或疑有腫瘤為外科手術適應證，包括治療 4～6 週後膿腫不關閉、大出血、合併氣胸、支氣管胸膜瘻。在免疫功能低下、膿腫持續性擴大時，也需考慮外科手術處理。使用有效抗生素後，目前需外科處理的病例已減少，所占比例小於 10%～15%。手術時要防止膿液進入對側，麻醉時要置入雙腔導管，否則可引起對側肺膿腫和 ARDS。

九、預後

取決於基礎病變或繼發的病理改變，治療及時、恰當者，則預後良好。厭氧菌和 G+ 桿菌引起的壞死性肺炎多表現為膿腔大（直徑大於 6cm）、多發性膿腫，臨床多發於有免疫功能缺陷、年齡大的患者。併發症主要為膿胸、腦膿腫、大咳血等。

十、預防

應注意加強個人衛生，保持口咽內環境穩定，預防各種促使誤吸的因素。

（程晶娟）

第三章　肺血管疾病

第一節　肺栓塞

一、概述

　　肺栓塞（PE）是以各種栓子阻塞肺動脈系統為發病原因的一組疾病或臨床綜合症的總稱，包括肺血栓栓塞症、脂肪栓塞症後群、羊水栓塞、空氣栓塞等。而肺血栓栓塞症（PTE）為來自靜脈系統或右心的血栓阻塞肺動脈或其分支所致疾病，以肺循環和呼吸功能障礙為主要臨床和病理生理特徵。PTE 為肺栓塞的常見類型，占 PE 的絕大部分，通常所稱肺栓塞即指肺血栓栓塞症。肺動脈發生栓塞後，若其支配區的肺組織因血流受阻或中斷而發生壞死，則為肺梗死（PI）。

二、病因和發病機制

　　1. 年齡

　　肺栓塞的發病率隨年齡的增加而上升，兒童患病率約為 3%，60 歲以上人群患病率可達 20%，肺栓塞以 50～60 歲年齡層最為多見，90% 致死性肺栓塞發生在 50 歲以上族群。

　　2. 血栓形成

　　血栓 70%～95% 來源於深靜脈血栓，血栓脫落後隨血液循環進入肺動脈及其分支。原發部位以下肢深靜脈為主，如股、深股及髂外靜脈，文獻報告率達 90%～95%，尤其於行胸、腹部手術、患腦血管意外及急性心肌梗塞患者中深靜脈血栓發生率高。手術中或手術後 24～48 小時內於小腿深靜脈內可形成，但活動後大部分可消失，其中該處 5%～

20%的血栓可向高位的深靜脈延伸，3%～10%於術後4～20天內可引起肺栓塞。腋下、鎖骨下靜脈也有血栓形成，但來自該處的血栓僅占1%。盆腔靜脈血栓是婦女肺栓塞的重要來源。靜脈血栓形成的基本原因是血流停滯、高凝血狀態及血管壁損傷。常見的誘因是臥床少動、創傷、術後、肥胖超過標準體重的20%、糖尿病、紅血球增多症、吸菸及某些凝血、纖溶機制的先天性缺陷等。

3. 心臟病

慢性心、肺疾病是肺栓塞的主要危險因素，25%～50%的肺栓塞患者同時患有心、肺疾病，特別是心力衰竭伴隨心房顫動患者。以右腔血栓最為多見，少數亦源於靜脈系統。細菌性栓子除見於亞急性細菌性心內膜炎外，亦可由起搏器感染引起。右腔血栓感染性栓子主要來自三尖瓣，偶爾先天性心臟病患者二尖瓣贅生物可自左心經缺損分流入右心而到達肺動脈。

4. 腫瘤

惡性腫瘤併發肺栓塞僅約1/3為瘤栓，其餘均為血栓。惡性腫瘤患者易併發肺栓塞可能與凝血機制異常有關。故腫瘤患者肺栓塞發生率高，甚至是首發症狀。

5. 妊娠和避孕藥

孕婦肺栓塞的發生率比同齡未懷孕婦女高7倍，易發生於妊娠的頭3個月和周產期。服用避孕藥的婦女靜脈血栓形成的發生率比不服藥者高4～7倍。避孕藥能引起凝血因子、血小板、纖維蛋白酶系統的活化。羊水栓塞是分娩期的嚴重併發症。

6. 其他

有關長骨、髖骨骨折致脂肪栓塞、空氣栓塞、寄生蟲和異物栓塞等也有提及。沒有明顯的促發因素時，還應考慮抗凝因素減少或纖維蛋白溶酶原啟用物抑制劑的增加。

三、病理及病理生理改變

(一)病理

肺栓塞可單發，也可多發。多部位或雙側性的栓塞更常見。一般認為，栓塞更易出現在右側和下葉，這可能是由於右肺和下葉血流更充沛。栓子大小可為幾公釐至數十公分，按栓子大小可以分為以下幾種。

(1)急性巨大肺栓塞：急性發作，肺動脈被栓子阻塞達50%，相當於兩個或兩個以上肺葉動脈被阻塞。

(2)急性次巨大肺栓塞：不到兩個肺葉動脈受阻。

(3)中等肺栓塞：主肺段和亞肺段動脈栓塞。

(4)肺小動脈栓塞：肺亞段動脈及其分支栓塞。

當肺動脈主要分支受阻時，肺動脈擴張，右心室急遽擴大，靜脈迴流受阻，產生右心衰竭的病理表現。若能及時去除肺動脈的阻塞，仍可恢復正常；如沒有得到正確治療，並反覆發生肺栓塞，肺血管進行性閉塞至肺動脈高壓，繼而出現慢性肺源性心臟病。血栓溶解幾乎伴隨著栓塞同時出現，在纖溶系統的作用下，急性肺動脈血栓栓子可在7天至數月內完全或部分溶解。肺梗死與肺栓塞不同，通常無心肺疾患的患者發生肺栓塞後，很少發生肺梗死。這主要是因為肺組織的供氧來自肺動脈、支氣管動脈與周圍呼吸道而只有當支氣管動脈和呼吸道受累時才會發生肺梗死。如患者有慢性心、肺疾病，即使小的栓子也易發生肺梗死。

(二)病理生理改變

肺栓塞的病理生理改變，不僅取決於栓子的大小、栓塞的部位和程度，還取決於患者的神經體液反應狀態和基礎心肺功能，主要表現在呼吸功能和血流動力學的影響兩方面。

1. 呼吸生理改變

(1)肺泡無效腔增加：肺栓塞時被栓塞區域有通氣無血流，造成通氣／血流 (V/Q) 比例失調，無灌注的肺泡不能進行有效的氣體交換，故肺泡無效腔增大。

(2)通氣功能障礙：較大的肺栓塞可引起反射性支氣管痙攣，同時，5-羥色胺、緩激肽、血小板活化因子等也促進呼吸道收縮，呼吸道阻力明顯增加，使肺泡通氣量減少，可引起呼吸困難。

(3)肺表面活性物質減少：在栓塞後 24 小時最明顯，因不能維持肺泡張力，發生萎陷，肺順應性下降；肺表面活性物質減少又促進肺泡上皮通透性增加，引起局部或瀰散性肺水腫和肺不張，使通氣和瀰散功能進一步下降。

(4)低氧血症：由於上述原因，低氧血症較為常見，還有 V/Q 比例失調、動靜脈通支開放和非梗死區血流增加等原因。

(5)對血氧分壓 (PaO_2) 的影響：在肺栓塞患者中，由於過度通氣，二氧化碳分壓 ($PaCO_2$) 下降，表現為呼吸性鹼中毒。

2. 血流動力學改變

血流動力學改變主要決定於下列因素。

(1)血管阻塞的程度。

(2)栓塞前心肺疾病狀態。

(3)神經體液因素。

栓子堵塞肺動脈後,受機械、神經反射和體液因素的綜合影響,肺血管阻力和肺動脈壓增高,約70%的肺栓塞患者平均肺動脈壓(MPAP)大於2.67kPa,常為3.33～4.00kPa。當MPAP達到5.33kPa時,可發生急性右心衰竭(即急性肺源性心臟病)。當肺血管床被阻塞20%～30%時,開始出現一定程度的肺動脈高壓;當肺血管床被阻塞30%～40%時,MPAP可達4.00kPa以上,右心室平均壓可增高;當肺血管床被阻塞40%～50%時,MPAP可達5.33kPa,右心室充盈壓增加,心排血指數下降;當肺血管床被阻塞50%～70%時,出現持續嚴重的肺動脈高壓;當肺血管床阻塞達85%時,出現所謂「斷流」現象,可猝死。

四、臨床表現

肺栓塞的臨床症狀和體徵常常是非特異性的,且變化大,症狀輕重與栓子大小、栓塞範圍有關,但不一定成正比,往往與原有心肺疾病的代償能力有密切關係,可從輕症患者的2～3個到嚴重患者的15～16個肺段不等,但基本包括以下幾種類型。

(一)肺栓塞的臨床表現類型

1. 急性肺源性心臟病

突發呼吸困難、發紺、瀕死感、低血壓、休克、右心衰竭等,見於栓塞2個肺葉以上的患者。

2. 肺梗死

突然氣短、胸痛、咳血及存在胸膜摩擦音或胸腔積液,常為外周血管阻塞所致。

3.「不能解釋」的呼吸困難

梗死面積相對較小,是顯示無效腔增加的唯一症狀,此類型較為常見。

4. 慢性反覆性肺栓塞

發病隱匿、緩慢,發現較晚,主要表現為重症肺動脈高壓和右心功能不全,是臨床進行性的一個類型。

(二)症狀

最常見的症狀有以下幾種。

1. 呼吸困難

尤以活動後明顯。栓塞較大時,呼吸困難嚴重,且持續時間較長。呼吸頻率為 40～50 次／分。

2. 胸痛

小的周圍性肺栓塞常有類似胸膜炎性的胸痛,隨呼吸運動而加重,占 75% 左右。較大的栓子可呈現劇烈的擠壓痛,位於胸骨後,難以忍受,向肩和胸部放射,酷似心絞痛發作,約占 4%,可能為冠狀動脈痙攣所致。

3. 咳血

多在肺栓塞後 24 小時內發生,量不多,血色鮮紅,幾日後變為暗紅色,占 30%。

4. 驚恐

發生率約為 55%,原因不清,可能與胸痛或低氧血症有關。

5. 咳嗽

嚴重的或慢性肺栓塞都會出現咳嗽、乾咳、無痰。

6. 昏厥

約占 13%，小的肺栓塞常有陣發性頭暈，這是肺循環功能暫時性失調的反映。急性大塊肺栓塞可引起昏厥，為腦血流降低所致。

(三)體徵

1. 一般體徵

發燒、呼吸加快、心率加快、發紺、黃疸等。

2. 肺部體徵

可出現呼吸音減低，哮鳴音，乾、溼性喘鳴，也可有肺血管雜音，其特點是吸氣過程中雜音增強，部分患者有胸膜摩擦音和胸腔積液的體徵。

3. 心臟體徵

心跳過速往往是肺栓塞患者唯一及持續的體徵，肺動脈第二音亢進，胸骨左緣第 2 肋間聞及收縮期噴射性雜音，頸靜脈充盈、搏動、肝頸反流徵陽性。

4. 下肢深靜脈血栓的檢出是診斷肺栓塞的主要體徵

可有下肢腫脹、壓痛、色素沉著和淺靜脈曲張等。

(四)輔助檢查

1. 動脈血氣分析

肺血管床堵塞 15%～20%時可出現低氧血症，發生率為 76%，而且 PaO_2 可完全正常；堵塞 93%時有低碳酸血症；堵塞 86%～95%時有 $P_{(A-a)}O_2$ 增大，後二者正常是診斷肺栓塞的反指徵。

2. 胸部 X 光檢查

無特異性，僅憑 X 光片不能確診或排除肺血栓栓塞症，但是對診斷疑似肺血栓栓塞症和除外其他疾病具有重要價值。

(1)局部肺血管紋理變細、稀疏或消失,肺葉透亮度增加。

(2)肺野局部浸潤陰影,尖端指向肺門楔形陰影。

(3)肺膨脹不全或肺不張,胸腔積液(少量至中量)。

(4)右下肺動脈幹增寬(也可正常或變細)或肺動脈段突出,右心室擴大。

(5)患側橫膈抬高。

3. 心電圖(ECG)

多為一過性,動態觀察有助於對本病的診斷。常見的心電圖改變是QRS電軸右偏,S1QT型,肺型P波,右心前區導聯及Ⅱ、Ⅲ、aVF導聯T波倒置,順鐘向轉位至V5,完全性或不完全性右束支傳導阻滯。大多數患者心電圖正常,或僅有非特異性改變,因此,ECG正常不能排除本病。

4. 肺部通氣及血流灌注攝影(V/Q)顯像

肺部通氣及血流灌注攝影(V/Q)顯像為無創傷性、簡便、安全、敏感性較高的方法,主要用於篩檢臨床疑似肺栓塞的患者。灌注顯像是利用標記藥物99mTc-MAA(人血漿白蛋白聚合顆粒)透過血流到達肺循環,透過掃描可以發現被阻塞的肺動脈供應區放射性分布稀少或缺損,但肺灌注顯像的假陽性率較高。如與肺通氣顯像或胸部X光片結合,可明顯降低假陽性率,使診斷的準確率達87%～95%。肺血流灌注結合肺通氣顯像或結合胸部X光片診斷PTE標準如下。

(1)高度可能性:①大於或等於2個肺段的血流灌注稀疏、缺損區,同一部位的肺通氣顯像與胸部X光片均未見異常;或肺血流灌注缺損面積大於肺通氣顯像或胸部X光片異常的面積。②1個較大面積(1個肺節

段的75%以上）和2個以上中等面積（1個肺節段的25%～75%）的肺血流灌注稀疏、缺損區，同一部位的肺通氣顯像與胸部X光片檢查正常。③4個以上中等面積的肺血流灌注稀疏、缺損區，同一部位的肺通氣顯像和胸部X光片檢查正常。

（2）中度可能性：①1個中等面積，2個以下較大面積的肺血流灌注稀疏、缺損區，同一部位的肺通氣顯像和胸部X光片正常。②出現在肺下野的血流灌注、肺通氣顯像均為放射性分布減低、缺損區，與同一部位胸部X光片病變範圍相等。③1個中等面積的肺血流灌注、缺損區，同一部位的胸部X光片檢查正常。④肺血流灌注、肺通氣顯像均為放射性分布減低、缺損區，伴少量胸腔積液。

（3）低度可能性：①肺多發的「匹配性」稀疏、缺損區，同一部位胸部X光片檢查正常。②出現在肺上、中葉的肺血流灌注、通氣缺損區，同一部位胸部X光片正常。③雙肺血流灌注、肺通氣顯像均為放射性分布減低、缺損，伴大量胸腔積液。④肺血流灌注稀疏、缺損面積小於胸部X光片顯示陰影的面積，肺通氣顯像正常或異常。⑤肺內出現條索狀血流灌注稀疏、缺損，肺通氣顯像正常或異常。⑥4個以上面積較小（1個肺節段的25%以下）的肺血流灌注稀疏、缺損區，肺通氣顯像正常或異常，同一部位胸部X光片檢查正常。⑦非節段性肺血流灌注缺損。

5. 心臟超音波

經胸與經食道二維心臟超音波能直接顯示肺栓塞的徵象，前者適用於肺動脈主幹及其左右分支栓塞；後者適用於右室擴大，室間隔左移，左室變小，呈「D」字形，右室運動減弱，肺動脈增寬，三尖瓣反流及肺動脈壓增高等。

疾病篇

6. 肺動脈電腦斷層血管攝影（CTPA）

由外周淺靜脈快速注入碘對比劑，對比劑經腔靜脈迴流，以首次通過的方式使肺動脈顯影，透過 CT 掃描而成像的方法。CTPA 通常使用螺旋 CT（SCT）或電子束 CT（EBCT）進行掃描。由於 CTPA 檢出肺栓塞敏感性與特異性可達 95%，多數學者認為 CTPA 可作為急性 PTE 臨床一線篩檢方法。

CTPA 還可以做栓塞的定量分析。分析結果與臨床嚴重程度有很高的相關性，對準確進行臨床分型、指導治療具有潛在價值。

CTPA 診斷肺栓塞的依據有直接徵象和間接徵象。

(1) 直接徵象：指血栓的直接徵象，在縱隔窗觀察。①管腔部分性充盈缺損，表現為肺動脈及其分支內充盈缺損影，呈圓形、半圓形等。②管腔梗阻、肺動脈及其分支的部分或完全性梗阻。肺動脈及其分支完全閉塞且管腔縮小者為慢性 PTE 徵象。③飄浮徵，血栓游離於肺動脈腔內，又稱「軌道徵」，多為新鮮血栓徵象。④馬鞍徵，條狀血栓騎跨於左右肺動脈分支部，呈「馬鞍」形充盈缺損，為新鮮血栓徵象。⑤管壁不規則，主肺動脈及左右肺動脈管壁不規則，為慢性 PTE 徵象。⑥血栓鈣化，為慢性 PTE 徵象，較少見。

(2) 間接徵象：指造成肺組織心臟，特別是右心房、室和體肺循環的繼發改變，在肺窗或縱隔窗觀察。①肺血管分布不均勻。②肺實質灌注不均勻形成「馬賽克」徵。③肺梗死徵象。早期為三角形實質變影，反映肺出血、肺不張；中期可以壞死溶解形成空洞；晚期可形成陳舊纖維條索，可並存胸腔積液、膈肌升高。④主動脈增粗、右心室擴大等肺動脈高壓徵象。⑤右心功能不全的表現，右心房、室增大，腔（奇）靜脈擴張，胸腔積液或並存心包積液。⑥胸膜改變，可見胸腔積液等。

7. 磁共振肺動脈攝影（MRPA）

磁振血管攝影（MRA）是另一種無創性檢查方法，用它進行MR肺動脈攝影（MRPA）可準確地檢出PTE主肺動脈、肺葉及肺段動脈內的栓子，對亞段肺動脈程度的栓子檢出能力還有待進一步研究。MRPA無放射性損害，很少引起變態反應，使用對比劑〔釓-二乙三胺五乙酸（Gd-DTPA）〕無腎臟不良反應，檢查簡便、易行、經濟，患者無須住院。

MRA影像顯示的形態學改變：①肺動脈增粗或右心室增大。②黑血序列中肺動脈內流空訊號消失或出現軟組織訊號。③亮血序列中肺動脈內有充盈缺損。

MRPA影像顯示的形態學改變：①肺動脈內充盈缺損。②肺動脈分支中斷。③血管缺支。④未受累血管扭曲、增粗。

8. 血漿D-二聚體

D-二聚體是交聯纖維蛋白在纖溶系統作用下的可溶性降解產物，血栓時因血栓纖維蛋白溶解使其增高，D-二聚體對急性肺血栓栓塞症診斷敏感性為92％，特異性為40％。因手術、腫瘤、炎症感染、組織壞死等情況均升高，若其含量低於500μg/L，可基本排除肺血栓栓塞症。

9. 肺動脈攝影（PA）

肺動脈攝影始終被認為是診斷肺栓塞最可靠的方法和「金標準」，其敏感性為98％，特異性為95％～98％。徵象為肺動脈內有充盈缺損或血管中斷；局限性肺葉、肺段血管紋理減少或呈剪枝徵象；攝影過程中動脈期延長，肺靜脈的充盈和排空延遲。作為一種有創性的檢查技術，肺動脈攝影有一定危險性，因此攝影前要權衡利弊，慎重考慮，應嚴格掌握其適應證。

10. 下肢深靜脈檢查

肺栓塞的栓子 70%～90% 來自下肢深靜脈，故下肢深靜脈檢查對於診斷和防治肺栓塞十分重要。①深靜脈攝影可清楚顯示靜脈堵塞的部位、性質、程度、範圍和側支循環以及靜脈功能狀態，但可致局部疼痛、變態反應及靜脈炎加重，因此，傳統靜脈攝影目前已較少使用。②核醫造影，與傳統靜脈攝影的符合率達 90%。③血管超音波多普勒檢查，準確性為 88%～93%。④肢體阻抗容積圖，與傳統靜脈攝影的符合率達 77%～95%。

五、診斷與鑑別診斷

(一) 診斷

凡有可以引起肺栓塞的原因，如外科手術、分娩、骨折、心臟病（尤其是合併心房顫動）的患者，突然發生呼吸困難、胸痛、咳血、發紺、心悸、休克、昏厥等症狀，而沒有其他原因者應懷疑有肺栓塞，但有典型肺栓塞徵象的患者不多。患者通常僅有一兩個顯示可能有肺栓塞的症狀，如突發「原因不明」的氣短，特別是勞動性呼吸困難，當伴有一側或雙側不對稱性下肢腫脹、疼痛者更需懷疑有肺栓塞的可能，需進一步做心電圖、胸部 X 光片、肺部通氣及血流灌注攝影、CT 或 MRA 血管攝影，必要時進行肺動脈攝影以明確診斷。

血栓栓塞性疾病的診斷問題一直是近年來的研究熱點。在最近完成的 PTE 診斷前瞻性研究 (PIOPED) II 中，多排螺旋 CT 肺動脈攝影 (CTPA) 聯合 CT 靜脈攝影 (CTV) 診斷 PTE 的敏感性高於單純 CTA（90% vs 83%）。當臨床與 CTA 結果不符時，需作進一步檢查。PIOPED II 的研究者們建議對所有疑似診斷為 PTE 患者根據臨床評估進行分層。D-二聚體檢查陰性結合低或中度臨床機率可排除 PTE。如果透過上述檢查不

能排除 PTE，建議繼續進行 CTPA 或 CTPA/CTV 檢查，以 CTPA/CTV 檢查為宜。當臨床評估與 CTPA 檢查結果不一致時，建議根據臨床評估的結果做進一步檢查。對於妊娠婦女，多數研究者建議首選 V/Q 掃描。PIOPED Ⅰ研究闡明了肺部通氣及血流灌注攝影在肺栓塞診斷中的價值；PIOPED Ⅱ的研究目的則在於著重闡明 CTPA/CTV 的作用；PIOPED Ⅲ研究亦正在進行中，主要是評價釓增強 MRA 攝影在 PE 診斷中的特異性和靈敏度。來自 PIOPED 研究者的推薦意見將對肺栓塞的診斷和治療帶來巨大的影響。

(二)鑑別診斷

肺栓塞主要與下列疾病相鑑別。

(1)肺炎：發燒、咳嗽、白血球增多、胸部 X 光片顯示肺浸潤性陰影與肺栓塞相混淆。如能注意較明顯的呼吸困難、下肢靜脈炎，胸部 X 光片顯示反覆的浸潤陰影的呼吸困難、肺紋理減少以及血氣異常等，應疑有肺栓塞，再進一步做肺部通氣及血流灌注攝影等檢查，多可予以鑑別。

(2)結核性胸膜炎：約 1/3 的肺栓塞患者可發生胸腔積液，易被診斷為結核性胸膜炎。但是併發胸腔積液的患者缺少結核病的全身中毒症，胸腔積液常為血性，量少，消失也快，胸部 X 光片可同時發現吸收較快的肺浸潤或梗死等陰影。

(3)術後肺不張：可能與術後併發的肺栓塞相混淆，周圍靜脈檢查正常有助於區別，需要時可做放射性核素肺灌注掃描或可行動脈攝影予以鑑別。

(4)冠狀動脈供血不足：典型者有勞動性心絞痛，而無勞動性呼吸困難。約 19％的肺梗死可發生心絞痛，原因有兩方面，①巨大栓塞時，心

排血量明顯下降，造成冠狀動脈供血不足，心肌缺血；②右心室壓力升高，冠狀動脈中可形成反常栓塞（或矛盾栓塞）。故診斷冠狀動脈供血不足時，如發現患者有肺栓塞的易發因素時，則需懷疑肺栓塞的可能性。

(5)夾層動脈瘤：多有原發性高血壓史，疼痛部位廣泛，與呼吸無關，發紺不明顯，超音波心電圖檢查有助於鑑別。

(6)慢性阻塞性肺疾病合併肺源性心臟病：有時會與慢性血栓栓塞性肺動脈高壓混淆，但透過仔細詢問病史，進行肺功能和 $PaCO_2$ 測定兩者不難鑑別。如肺動脈高壓伴有嚴重低氧血症，而 $PaCO_2$ 不隨之上升甚至降低，肺通氣功能、肺容量也大致正常時，應警惕慢性血栓栓塞性肺動脈高壓。

(7)原發性肺動脈高壓（PPH）：與慢性血栓栓塞性肺動脈高壓難以鑑別，但肺灌注顯像正常或普遍稀疏有助於 PPH 診斷，最後鑑別有賴於開胸肺切片檢查。

(8)急性心肌梗塞、心肌炎、降主動脈瘤破裂、心臟壓塞、急性左心衰竭、食道破裂、氣胸、縱隔氣腫、支氣管哮喘、骨折、肋軟骨炎和高通氣症候群等也可表現呼吸困難、胸痛，也應與肺栓塞相鑑別。

六、治療

治療原則是對高度疑似肺血栓栓塞症但不具備確診條件或病情暫不能進行相關確診時，在比較充分排除其他疾病可能，並無顯著出血風險的前提下，可考慮溶栓和抗凝治療，以免延誤病情。

1. 一般治療

(1)嚴密的生命體徵和心電圖監測。

(2)大面積肺血栓栓塞症患者要入住加護病房,絕對臥床,以防栓子再次脫落;保持大便通暢。

(3)對症處理疼痛、發燒。

2. 呼吸循環支持治療

(1)吸氧治療:嚴重呼吸衰竭時,用呼吸面罩機械通氣或氣管插管通氣,避免切開氣管,以免影響溶栓抗凝治療。

(2)循環治療:①對右心功能不全、排血量下降但血壓尚正常者,給予一定的肺血管擴張和正性肌力藥物,如多巴酚丁胺和多巴胺。②出現血壓下降者,可增大多巴酚丁胺和多巴胺的劑量,或用間羥胺、腎上腺素治療。

3. 溶栓治療

適用於大面積肺栓塞[即因栓塞所致休克或(和)低血壓]的病例,對於次大面積肺栓塞,即血壓正常但心臟超音波顯示右室運動功能減退的病例,若無禁忌證可以進行溶栓,對於血壓和右室運動均正常的病例不推薦進行溶栓治療,溶栓的時間窗一般定為 14 天。

絕對禁忌證有活動性內出血。相對禁忌證有 2 週內的大手術、分娩、器官切片檢查或不能從壓迫止血部位的血管穿刺;2 個月內的缺血性中風;10 天內的胃腸道出血;15 天內的嚴重創傷;1 個月內的神經外科或眼科手術;難以控制的重度高血壓(收縮壓> 180mmHg,舒張壓> 110mmHg);近期曾行心肺復甦;血小板計數低於 10000/mm3;妊娠;細菌性心內膜炎;嚴重肝腎功能不全;糖尿病出血性視網膜病變等。對於大面積 PTE,上述屬絕對禁忌證。

主要併發症為出血。溶栓前配血,宜置外周靜脈套管針,避免反覆

穿刺血管。以下方案與劑量供參考使用。

(1)尿激酶：負荷量4400IU/kg，靜脈推注10分鐘，隨後以2200IU/(kg·h)持續靜脈注射12小時，另可考慮2小時溶栓方案；以20000IU/kg量持續靜脈注射2小時。

(2)鏈激酶：負荷量250000IU，靜脈注射30分鐘，隨後以100000IU/(kg·h)持續靜脈注射24小時。鏈激酶具有抗原性，故用藥前需肌內注射苯海拉明或地塞米松，以防止變態反應。

(3)人類重組組織型纖溶酶原啟用劑(rt-PA)：50～100mg持續靜脈注射2小時。

使用尿激酶、鏈激酶溶栓期間勿用肝素。對rt-PA溶栓時是否需停用肝素無特殊要求。溶栓治療結束後，應每2～4小時測定一次凝血酶原時間(PT)或活化部分凝血酶時間(APTT)。

4.抗凝治療

當APTT低於正常值的2倍時，即應重新開始規律的肝素治療。抗凝治療為PTE的基本治療方法，抗凝藥物主要有肝素、低分子量肝素和華法林。抗血小板藥物的抗凝作用尚不能滿足PTE或下肢深靜脈血栓形成(DVT)的抗凝要求。

(1)肝素：臨床疑似診斷為PTE時，即可使用肝素或低分子量肝素進行有效的抗凝治療。使用肝素或低分子量肝素前應測定基礎APTT、PT及血液常規(含血小板計數、血紅素含量)；注意是否有抗凝的禁忌證，如活動性出血、凝血功能障礙、未控制的嚴重高血壓等。對於確診的PTE病例，大部分為相對禁忌證。普通肝素的推薦用法如下，予3000～5000IU或接80IU/kg靜脈推注，繼之以18IU/(kg·h)持續靜脈

注射。在開始治療後的最初24小時內每4～6小時（常為6小時）測定APTT，根據APTT調整劑量，盡快使APTT達到並維持於正常值的1.5～2.5倍。達到穩定治療後，改為每天測定一次。使用肝素抗凝務求有效程度。若抗凝不充分，將嚴重影響療效並可導致血栓復發率顯著增高。

肝素亦可用皮下注射方式給藥，一般先予靜脈注射負荷量3000～5000IU，然後按250IU/kg劑量每12小時皮下注射一次。調節注射劑量，使在下一次注射前1小時內的APTT達到治療水準。APTT並不是總能可靠地反映血漿肝素數值或抗栓效果。若情況允許，測定血漿肝素數值，使之維持在0.2～0.4IU/mL（魚精蛋白硫酸鹽測定法）或0.3～0.6IU/mL，作為調整肝素劑量的依據。

肝素可能會引起血小板減少症，若血小板持續降低達30%以上，或血小板計數＜100000/mL，應停用肝素。

(2)低分子量肝素（LMWH）：不需監測APTT和調整劑量，但應對過度肥胖者或孕婦監測血漿抗X因子活性，並調整用量。

法安明：200anti- X aIU/（kg·d）皮下注射。單次劑量不超過18000IU。

克賽：1mg/kg皮下注射12小時1次；或1.5mg/（kg·d）皮下注射，單次總量不超過180mg。

速避凝：86anti- X aIU/（kg·d）皮下注射。

肝素或低分子量肝素須至少使用5天，對大面積PTE或髂股靜脈血栓，肝素約需使用至10天。

華法林：可以在肝素開始使用後的第1～3天加用。初始劑量為3.0～5.0mg。由於肝素需至少重疊4～5天，當連續兩天測定的國際標準化比

率（INR）達到2.5時或APTT延長至1.5～2.5倍時，即可停止使用肝素，單獨口服華法林治療。療程至少3～6個月。對於栓子來源不明的首發病例，需至少給予6個月的抗凝；對癌症、抗凝血酶III缺乏、復發性靜脈血栓栓塞症、易栓症等，抗凝治療12個月或以上，甚至終生抗凝。妊娠期間禁用華法林，可用肝素或低分子量肝素治療。

5. 其他

肺動脈血栓摘除術，經靜脈導管碎解和抽吸血栓，靜脈濾器。

（程晶娟）

第二節　肺血管炎

血管炎是以血管壁的炎症性改變為主要病理表現的一組疾病。血管炎症可導致血管破壞，故有時又稱為壞死性血管炎。血管炎包括的疾病很廣泛，既可以是原發性血管炎，也可以伴隨或繼發於其他疾病；侵犯的血管可以動脈為主，也可以同時累及動脈、靜脈和微血管；可以小血管為主要侵犯對象，也可以是以較大血管為主的疾病；可以是系統性的，引起多系統、多器官的功能障礙，也可以局限於某一器官。肺血管炎，顧名思義，就是指肺血管受侵犯的血管炎，通常是系統性血管炎的肺部受累，少數可以是局限於肺血管的炎症；一些肺血管炎比較少見，診斷比較困難，應該於臨床上特別重視。

一、概論

（一）分類

1837年Schonlein最早將血管炎作為一種有特殊臨床病理表現的獨立疾病提出。此後隨著人們對血管炎認知的不斷深入，對血管炎的定義

和分類不斷進行修改和補充，出現了很多分類標準。學者們之所以對血管炎的分類各有側重，未能統一，是因為：①這些血管炎病因大都不很清楚。②臨床病理及血清學指標缺少特異性。③不同器官以及器官的不同部位的病理表現不完全一樣，且可能處於不同進展階段，以至於組織切片常為非特異性表現或出現假陰性。④每一種血管炎其具體臨床表現差異較大，嚴重程度不等。⑤其他一些非血管炎性疾病如腫瘤、藥物不良反應、心內膜炎等臨床表現類似血管炎表現，這些因素對血管炎的臨床診斷和分類造成很大困難。

美國風溼病學會透過對807例患者的研究討論提出了七種原發性血管炎的分類標準，包括Takayasu動脈炎（大動脈炎）、巨細胞動脈炎（顳動脈炎）、結節性多動脈炎（未區分經典型和顯微鏡下型）、韋格納肉芽腫（目前建議採用壞死性肉芽腫性血管炎這一名稱）、Churg-Strauss症候群（變應性肉芽腫性血管炎）和超敏性血管炎。需要指出，這些分類標準並不能包括原發性血管炎的所有臨床病理表現，因而對具體血管炎患者的診斷並不總是十分合適。但這些標準為臨床醫師評價及描述這些血管炎的流行病學數據以及治療提供可比較研究。

1.大血管的血管炎

（1）巨細胞（顳）動脈炎：主動脈及其分支的肉芽腫性動脈炎，特別易發於頸動脈的顱外分支。常累及顳動脈，多發於50歲以上患者，多伴有風溼性多肌痛。

（2）Takayasu動脈炎：主動脈及其主要分支的肉芽腫性炎症，多發於50歲以下患者。

2.中等大小血管的血管炎

（1）結節性多動脈炎（經典的結節性多動脈炎）：中動脈及小動脈的

壞死性炎症，不伴有腎小球腎炎，無微小動脈、微血管或微小靜脈的炎症。

(2)川崎病：累及大、中、小動脈的血管炎，並伴有皮膚黏膜淋巴結症候群。常累及冠狀動脈，並可累及主動脈及靜脈，多見於兒童。

3. 小血管的血管炎

(1)韋格納肉芽腫：累及呼吸道的肉芽腫性炎症，涉及小到中血管的壞死性血管炎（如微血管、微小靜脈、微小動脈、小及中等動脈），壞死性腎小球腎炎多見。

(2) Churg-Strauss 症候群：累及呼吸道的高嗜酸性粒細胞肉芽腫性炎症，涉及小到中等大小血管的壞死性血管炎，並伴有哮喘和高嗜酸性粒細胞血症。

(3)顯微鏡下多血管炎：累及小血管（微血管、微小靜脈或微小動脈）的壞死性血管炎，很少或無免疫物沉積，也可能涉及小及中等動脈。壞死性腎小球腎炎很多見，肺的微血管炎也常發生。

(4)過敏性紫癜：累及小血管（微血管、微小靜脈、微小動脈）的、伴有 IgA 免疫物沉積為主的血管炎，典型的累及皮膚、腸道及腎小球，伴有關節痛或關節炎。

(5)原發性冷球蛋白血症血管炎：累及小血管（微血管、微小靜脈、微小動脈）的、伴有冷球蛋白免疫物沉積和冷球蛋白血症的血管炎。皮膚及腎小球常被累及。

(6)皮膚白血球碎裂性血管炎：局限性皮膚白血球碎裂性血管炎，無系統性血管炎或腎小球腎炎。

注意事項：大血管指主動脈及走向身體主要部位（如肢體、頭頸）的

最大分支。中等動脈指主要臟器動脈（如腎、肝、冠狀、腸繫膜動脈）。小血管指微小動脈、微血管、微小靜脈及實體內與微小動脈連接的遠端動脈分支。有些由小及大血管的血管炎可能累及中等動脈，但大及中等血管的血管炎不累及比中等動脈小的血管。

（二）流行病學

肺血管炎在臨床並不常見，以繼發於瀰散性結締組織病較為多見；隨著對血管炎認知的不斷提高，抗中性粒細胞胞質抗體（ANCA）相關性血管炎，包括壞死性肉芽腫性血管炎（Wegener 肉芽腫）、Churg-Strauss 症候群和顯微鏡下多血管炎，臨床上發病率呈升高趨勢。原發性系統性血管炎中 Takayasu 動脈炎和貝賽特氏症可累及肺動脈；而 ANCA 相關性血管炎主要侵犯肺實質。

血管炎各年齡層均可發現，但一些具體病種有年齡和性別傾向。川崎病和過敏性紫癜以青少年兒童為多見；Takayasu 動脈炎以青中年女性多見；巨細胞動脈炎多見於老年人；結締組織病的繼發性血管炎則以育齡期女性為多見。壞死性肉芽腫性血管炎和 Churg-Strauss 症候群中青年男性患者占多數，而顯微鏡下多血管炎中老年患者不少見。

原發性系統性血管炎的發病率有明顯的地域和種族差異：巨細胞動脈炎主要見於歐美的白種人，而 Takayasu 動脈炎在日本、中國等亞洲國家和南美洲地區較為常見；ANCA 相關性血管炎在歐美國家以壞死性肉芽腫性血管炎為主，日本和中國則以顯微鏡下多血管炎較多見；貝賽特氏症的常見地區為土耳其等地中海周圍的國家，其次為中國、韓國和日本，歐美人則明顯少見。

（三）病理

血管炎病理特點是血管壁的炎症反應，常常貫穿血管壁全層，且多

以血管為病變中心，血管周圍組織也可受到累及，但支氣管中心性肉芽腫病是個例外。大中小動靜脈均可受累，亦可出現微血管炎症。炎症常伴隨纖維素樣壞死、內膜增生及血管周圍纖維化。因此，肺血管炎可導致血管堵塞而產生閉塞性血管病變。炎症反應細胞有中性粒細胞、正常或異常淋巴細胞、嗜酸性粒細胞、單核細胞、巨噬細胞、組織細胞、漿細胞和多核巨細胞，且多為多種成分混合出現。如以中性粒細胞為主時，即表現為白血球碎裂性血管炎；以淋巴細胞為主時，則是肉芽腫性血管炎的主要表現。但不同血管炎的不同病期，浸潤的炎症細胞種類和數目也會有變化。如在白血球碎裂性血管炎急性期過後也會出現大量淋巴細胞浸潤，而在肉芽腫性血管炎晚期，炎症細胞可以單核細胞、組織細胞及多核巨細胞為主，而非淋巴細胞。

(四)病因和發病機制

近年來，血管炎的治療有很大的進步，但血管炎的病因和發病機制仍不十分清楚。目前認為在遺傳易感性基礎上，在環境因素作用下，透過免疫異常介導的炎症反應所致，引起血管炎發病的因素見表3-1。

表3-1 引起血管炎發病機制的細胞和因子

細胞	細胞因子和趨化因子
T 淋巴細胞	腫瘤壞死因子（TNF）
B 淋巴細胞	干擾素（IFN-γ）
單核細胞／巨噬細胞	白血球介素-1（IL-1）
血小板	IL-2
NK 細胞	IL-4
嗜酸性粒細胞	IL-6
中性粒細胞	IL-10
內皮細胞	IL-12

細胞	細胞因子和趨化因子
生長因子	IL-15
血管內皮生長因子（VEGF）	IL-17
血小板源性生長因子（PDGF）	IL-18
粒細胞集落刺激因子（G-CSF）	IL-8
巨噬細胞集落刺激因子（M-CSF）	RANTES
自身抗體	黏附因子／細胞受體
抗中性粒細胞胞質抗體（ANCA）	$β_2$-integrin
抗內皮細胞抗體（AECA）	E-selectin
補體成分	ICAM-1
藥物	VCAM-1
感染性因素（病原體）	Fcγ 受體

　　如前所述，有些血管炎的發生率有種族差異，部分血管炎有家族聚集現象，均顯示遺傳因素是其發病原因之一。近年來研究發現了不同血管炎的多個易感基因，但是其研究結果在不同人群中不一致。血管炎的發生率也存在地域差異，顯示可能有環境因素參與，包括感染及藥物等。許多研究顯示病毒（B 型肝炎病毒、C 型肝炎病毒、EB 病毒、巨細胞病毒、細小病毒 B19、HIV 病毒等）和細菌（金黃色葡萄球菌及結核分枝桿菌等）感染與不同類型血管炎可能相關，如 B 型肝炎病毒與結節性多動脈炎、C 型肝炎病毒與原發性冷球蛋白血症血管炎、金黃色葡萄球菌與壞死性肉芽腫性血管炎（Wegener 肉芽腫）、結核分枝桿菌與 Takayasu 動脈炎及貝賽特氏症，但均缺乏直接證據。研究顯示接觸矽物質與壞死性肉芽腫性血管炎（Wegener 肉芽腫）發病有關。丙硫氧嘧啶、甲巰咪唑、肼屈嗪等藥物可引起 ANCA 陽性，部分患者出現血管炎表現。白三烯受體阻滯劑與 Churg-Strauss 症候群發病有一定關係。

　　由表 3-1 可知，引起血管炎發病機制的因素可能是多方面的，具體

疾病篇

包括病理性免疫複合物在血管壁的形成和沉積、體液免疫反應（抗中性粒細胞胞質抗體、抗內皮細胞抗體）、細胞免疫反應和肉芽腫形成，由病原微生物、腫瘤以及毒物導致血管內皮細胞功能受損。大量證據顯示免疫細胞之間、淋巴細胞和內皮細胞之間以及細胞因子和黏附因子之間的相互作用，在血管炎的發病機制中都產生一定的作用。不同類型血管炎的發病因素和具體機制不同。

致病免疫複合物形成及沉積在血管壁，透過經典途徑啟用補體而導致血管壁炎症。已經證實經典型結節性多動脈炎、原發性冷球蛋白血症性血管炎和過敏性紫癜等主要影響小到中等血管的血管炎的主要發病機制為免疫複合物沉積。

越來越多研究顯示抗中性粒細胞胞質抗體（ANCA）在血管炎發病機制中發揮重要作用。ANCA 以中性粒細胞和單核細胞胞質成分為靶抗原自身抗體，通常以乙醇固定的底物用間接免疫螢光法檢測，根據螢光染色模型分為胞質型（c-ANCA），其靶抗原為蛋白酶 3（PR3），在乙醇固定過程中，初級顆粒破裂，PR3 釋放，因其電荷性不強，因此間接免疫螢光染色表現為粗糙顆粒樣胞質內染色類；核周型（p-ANCA），ANCA 主要針對顆粒中絲氨酸蛋白酶，如髓過氧化物酶（MPO）、彈力蛋白酶、乳鐵蛋白等成分，這些成分多帶陽性電荷，在間接免疫螢光染色中，隨著顆粒破裂釋放，易與帶負電荷的細胞核結合，表現為核周型。目前認為，針對 PR3 的 c-ANCA 主要在活動性壞死性肉芽腫性血管炎（Wegener 肉芽腫）患者血清中檢測到，且特異性較高，大多數情況下 PR3-ANCA 滴度與病情活動呈正相關。而針對 MPO 的 p-ANCA 在顯微鏡下多血管炎（包括特發性新月體腎小球腎炎）和 Churg-Strauss 症候群中更常出現。因此，壞死性肉芽腫性血管炎（Wegener 肉芽腫）、顯微鏡下多血管炎（包

括特發性新月體腎小球腎炎）和 Churg-Strauss 症候群（變應性肉芽腫性血管炎）被稱為 ANCA 相關性小血管炎（AAV）。針對其他成分的非典型 p-ANCA，則在許多疾病如炎症性腸病、自身免疫性肝病、結締組織病、慢性感染及類風溼性關節炎中均可出現，甚至在一小部分正常人中亦可出現。有時在間接免疫螢光染色中 p-ANCA 陽性。因此，在評價 p-ANCA 陽性結果時，也可出現類似 p-ANCA 的染色模型，需結合其所針對的抗原以及臨床表現進行具體分析，很多情況下，非典型 p-ANCA 僅顯示存在慢性炎症反應，對血管炎診斷並無特異性。因此，僅 PR3-ANCA 和 MPO-ANCA 陽性對系統性血管炎診斷較為特異，需要結合臨床表現和病理學結果進行具體分析。

ANCA 抗原大多數都是中性粒細胞在宿主防禦反應中用以殺菌的成分。但為何會針對這些自身抗原產生免疫反應，以及感染在其中產生何種作用，目前尚不清楚。確實反覆細菌感染可導致血管炎加重；而且壞死性肉芽腫性血管炎患者鼻腔金葡菌帶菌狀態會導致血管炎復發。研究顯示複方磺胺異唑對治療局限型壞死性肉芽腫性血管炎是有效的，而且對多系統受累的患者可以減少復發。

在動物模型中，已經證實 MPO-ANCA 具有致病性；而 PR3-ANCA 的致病性尚不明確。ANCA 在血管炎中的發病機制有幾種假說。一種理論認為一些前炎症因子如 IL-1、TGF-β、TNF 或病原成分可以啟用中性粒細胞，導致胞質顆粒中的一些成分移位到細胞表面，中性粒細胞表面表達 PR3 和 MPO，能夠與 ANCA 相互作用。這些細胞因子還導致內皮細胞過度表達黏附因子。ANCA 也可誘導中性粒細胞釋放活性氧自由基及溶酶體酶，導致局部內皮細胞受損。這些中性粒細胞可以穿過受損的內皮細胞，聚集在血管周圍。還有人認為血管內皮細胞本身可以表達

ANCA 抗原。總之，ANCA 可以促使中性粒細胞黏附於血管內皮細胞，間接導致內皮細胞損傷，促進中性粒細胞移位，進入血管周圍組織。

抗內皮細胞抗體（AECA）可見於壞死性肉芽腫性血管炎、顯微鏡下多血管炎、Takayasu 動脈炎、川崎病以及伴血管炎的系統性紅斑狼瘡和類風溼性關節炎，檢出率為 59%～87%。在動物模型中，AECA 可誘發鼠血管炎的發生，表現為肺腎小動脈和靜脈周圍淋巴樣細胞浸潤，以及部分血管壁外有免疫球蛋白沉積，是 AECA 致病的直接證據。AECA 透過補體介導的細胞毒作用或抗體依賴性細胞介導的細胞毒作用導致內皮細胞破壞和溶解。AECA 能與內皮細胞結合，透過 NF-κB 途徑誘導內皮細胞活化，促進其表達黏附因子，以及上調細胞因子分泌，從而使白血球易於在該部位募集，並黏附於內皮細胞表面造成細胞損傷。

近年來研究顯示 T 淋巴細胞介導的細胞免疫反應也是血管炎的主要發病機制之一，包括輔助性 T 淋巴細胞（Th1、Th2 和 Th17）、調節性 T 淋巴細胞和細胞毒性 T 淋巴細胞均參與。部分血管炎患者外周血或（和）病變部位啟用的 CT 細胞增加，它們表達 CD25、CD38、CD45RO 和 HLA-DR 明顯增加，顯示這是一類被活化的記憶 T 細胞。T 細胞參與血管炎發病機制最直接的證據是證實患者的外周血中有抗原特異性的 T 淋巴細胞，應用體外淋巴細胞增生試驗，抗 PR3-ANCA 陽性的壞死性肉芽腫性血管炎患者的淋巴細胞對純化的 PR3 的反應更多且更強，故認為患者體內存在 PR3 特異性的 T 淋巴細胞。Th1 淋巴細胞及其產生的 INF-γ 和 IL-2 是肉芽腫性血管炎發病機制中的主要因素，INF-γ 是巨細胞動脈炎和 Takayasu 動脈炎病變關鍵的細胞因子，與巨細胞形成、內膜增厚、組織缺血以及新生血管形成有關。有人提出壞死性肉芽腫性血管炎的病理過程可能是一個 Th2 的二相轉換，開始為以 Th1 型反應為主的肉芽

腫形成階段，T 淋巴細胞主要表達和分泌 Th1 型細胞因子（INF-γ 和 IL-2）；隨後 Th1 型細胞因子誘導和刺激中性粒細胞和單核細胞活化並表達 INF-γ 靶抗原，使 ANCA 發揮作用，轉變為以 Th2 型為主的體液免疫反應，表達 IL-4 相對增多，導致廣泛的血管炎症病變。

（五）臨床表現

肺血管炎的全身症狀包括發燒、乏力、消瘦和盜汗等，尤其是系統性血管炎和瀰散性結締組織病患者。有肺動脈受累的 Takayasu 動脈炎可出現呼吸困難。壞死性肉芽腫性血管炎和顯微鏡下多血管炎可出現咳嗽、呼吸困難、胸痛及咳血，瀰散性肺微血管炎所致的瀰散性肺泡出血患者可出現大咳血。貝賽特氏症患者也可出現咳血，尤其是肺動脈瘤破裂而出現致命性大咳血。Churg-Strauss 症候群常伴有反覆發作呼吸困難及哮喘病史。

體徵和受累器官相關聯。如白血球碎裂性血管炎其皮疹及潰瘍多較明顯，關節畸形顯示存在類風溼性關節炎。鼻及上呼吸道潰瘍顯示可能有壞死性肉芽腫性血管炎或淋巴瘤樣肉芽腫，前者還可出現（淺層）鞏膜炎及球後肉芽腫。貝賽特氏症多伴有口腔、外陰痛性潰瘍及眼色素膜炎。結節性多動脈炎及 Churg-Strauss 症候群常出現周圍神經受累，而巨細胞動脈炎早期可出現中樞神經系統受累體徵。肺部的體徵也因病變性質及其嚴重程度而異。

（六）診斷和鑑別診斷

在所有血管炎中，均或多或少出現一些皮膚病變、全身及肌肉關節症狀，實驗室檢查出現一些炎症反應指標異常。出現這些異常應該注意排除血管炎。血管炎的全身表現包括發燒、食慾減退、體重下降和乏力等。肌肉關節表現包括風溼性多肌痛樣症狀、關節痛或關節炎、肌痛或

肌炎等。實驗室檢查常出現正細胞性貧血、血小板增多症、低白蛋白血症、多克隆丙種球蛋白增高、紅血球沉降率增快及 C- 反應蛋白增高等，這些均顯示炎症急性相反應。

要診斷血管炎，首先要對不同血管炎臨床表現有充分的了解，結合具體患者的臨床、實驗室、組織病理或血管攝影異常加以診斷，並注意與一些繼發性血管炎進行鑑別診斷。

1. 感染性血管炎

許多不同病原體感染均可引起血管炎樣表現，包括細菌（如鏈球菌、葡萄球菌、沙門菌、耶爾森菌、分枝桿菌及假單胞菌等）、真菌、立克次體、伯氏疏螺旋體以及病毒感染（如 A、B、C 型肝炎病毒、巨細胞病毒、EB 病毒、帶狀皰疹病毒及 HIV 病毒等），根據其臨床表現以及相應實驗室檢查大多容易鑑別。感染性疾病引起的過敏性血管炎多以皮膚病變為主。

2. 腫瘤或結締組織病繼發血管炎

當患者出現血管炎樣表現（尤其是以皮膚病變為主）時，如果同時伴有肝脾大、淋巴結腫大、血細胞減少或外周血抹片異常，應注意排除腫瘤繼發血管炎可能。惡性淋巴瘤和白血病容易出現這種表現，而實體瘤相對少見。此外，一些結締組織病也可出現繼發血管炎表現，常見的有系統性紅斑狼瘡、類風溼性關節炎、乾燥症候群以及皮肌炎等，需注意加以鑑別。

血管炎確診需靠組織切片病理或（和）血管攝影所見，應該盡可能進行這些檢查以明確血管炎的診斷。因為血管炎一旦確診，多需長期治療，而治療藥物不良反應較多。表 3-2 列出血管炎診斷常見切片部位及血管攝影的敏感性，但這種敏感性在不同的研究者及不同的研究族群中是有差異的。

一般來說，應對有症狀且易取的部位進行切片，對無症狀部位如肌肉、睪丸或周圍神經進行盲法試驗陽性率較低；皮膚、肌肉、鼻黏膜及顳動脈切片耐受性好，且容易獲取；儘管對於確診某一血管炎皮膚切片缺乏特異性，但結合臨床、實驗室及放射學表現，往往可以對血管炎作出診斷。睪丸受累不多見，且睪丸切片需進行全身麻醉，患者有時難以接受。若患者有周圍神經受累的臨床表現或肌電圖及神經傳導速度測定異常，則進行腓腸神經切片很有幫助，但切片常有下肢遠端局部感覺障礙後遺症。超音波引導下經皮腎切片並不危險，但血管炎表現不多見，其最常見的組織病理改變為局灶節段壞死性腎小球腎炎。對於診斷肺血管炎，經支氣管鏡肺切片陽性率不高，應行開胸切片檢查或胸腔鏡肺切片。

表 3-2 血管炎診斷檢查的敏感性

檢查	陽性率
肌切片（有症狀或肌電圖異常部位）	33%～66%
腓腸神經切片（有症狀或肌電圖異常）	約75%
經皮腎切片	13%～100%
鼻黏膜切片	20%～55%
睪丸切片（有症狀）	約70%
肝切片	0～7%
內臟血管攝影	83%～88%

對於懷疑血管炎，卻無合適的切片部位，應行血管攝影。血管炎血管攝影典型表現為節段性動脈狹窄，有時出現囊樣動脈瘤樣擴張及閉塞。一般採用腹腔血管攝影，有時儘管並無腹部表現，血管攝影亦可出現異常，在腎臟、肝臟以及腸繫膜血管均可出現異常。血管攝影出現囊樣動脈瘤表現顯示病情多較嚴重。有效的治療可以逆轉血管攝影異常。但血管攝影特異性不高，多種原發性系統性血管炎及繼發性血管炎均可

引起類似血管攝影異常，如結節性多動脈炎、壞死性肉芽腫性血管炎、Churg-Strauss症候群、類風溼性關節炎及系統性紅斑狼瘡血管炎以及貝賽特氏症等。另外，其他一些疾病，如左房黏液瘤、細菌性心內膜炎、血栓性血小板減少性紫癜、抗磷脂症後群、腹部結核、動脈夾層、腫瘤及胰腺炎等均可引起血管攝影異常。在巨細胞動脈炎、大動脈炎、血栓閉塞性脈管炎中，血管攝影有一定特點，受累血管分布不同且沒有囊樣動脈瘤表現。

(七)治療

血管炎的主要治療藥物為糖皮質激素及免疫抑制劑（以環磷醯胺最為常用），尤其病變廣泛且進展較快的患者更應積極治療。

二、各論

(一)主要影響大血管的血管炎

1. 巨細胞動脈炎

其常見臨床表現包括頭痛、顳動脈區壓痛、間歇性下顎運動障礙、肌痛、視力受損及腦血管意外等；多見於60歲以上老年患者，女性多見，多伴隨貧血、紅血球沉降率和C-反應蛋白明顯升高，使用皮質激素治療有良好的療效。顳動脈切片可見淋巴細胞及巨細胞浸潤伴內膜增生及彈性層破壞，且病變多呈跳躍性分布。巨細胞動脈炎常伴風溼性多肌痛表現，如發燒、乏力、體重下降及近端肢帶肌無力及僵硬。此外，亦有發現本病可累及大動脈如主動脈和肺動脈。

2. 多發性大動脈炎

多發性大動脈炎又稱為Takayasu動脈炎。主要累及主動脈及其分支，如無名動脈（頭臂幹）、左頸總動脈、左鎖骨下動脈、胸主動脈、腹

主動脈以及腎動脈等。其病理多表現為單個核細胞浸潤和肉芽腫形成，引起受累血管狹窄、閉塞和動脈瘤形成，從而出現發燒、無脈、肢痛、腹痛、失明、腦血管意外、高血壓、心力衰竭以及動脈瘤等一系列臨床表現。病情活動常伴血白血球、紅血球沉降率及 C- 反應蛋白升高。體檢時常可發現無脈或兩側橈動脈搏動強度不等，在頸部或胸背腹部可聽到血管雜音，血管彩色都卜勒超音波、CT 血管成像（CTA）、磁振造影（MRI）及動脈攝影可進一步明確診斷。

肺動脈受累較常出現，研究發現可達 50%，可伴肺動脈高壓，也可出現顯著的臨床表現，如咳血、胸痛等。有研究顯示，即使在無明顯肺部症狀患者中，其肺切片及血管攝影亦有肺動脈受累表現。

在疾病活動期需予中等至大劑量皮質激素治療，必要時加用免疫抑制劑。動脈狹窄、閉塞和動脈瘤形成者需尋求球囊擴張伴支架植入等介入治療或外科手術治療的可能。

(二)主要影響中等血管的血管炎

結節性多動脈炎是一種累及多系統的全身性疾病，是原發性系統性血管炎的原型，主要病理表現為中、小肌性動脈中性粒細胞浸潤，伴內膜增生、纖維素樣壞死、血管閉塞及動脈瘤形成等，以致受累組織出現缺血和梗死。較常出現關節肌肉、肝和腸繫膜血管、睪丸、周圍神經系統及腎臟動脈受累。肺臟及其肺血管是否受累曾有不同意見。目前大多數意見認為結節性多動脈炎很少累及肺。因此若出現肺血管受累證據，應注意與顯微鏡下多血管炎、Churg-Strauss 症候群及壞死性肉芽腫性血管炎鑑別。

(三)主要影響小血管的血管炎

1. 壞死性肉芽腫性血管炎

壞死性肉芽腫性血管炎又稱為 Wegener 肉芽腫。其臨床主要表現為

上下呼吸道壞死性肉芽腫性炎症、系統性壞死性血管炎及腎小球腎炎，也可累及眼、耳、心臟、皮膚、關節、周圍和中樞神經系統。若病變僅局限於上、下呼吸道，則稱為局限型。本病各年齡均可發病，但以中年男性為多見。肺部病變可輕可重，嚴重者可出現致命的瀰散性肺泡出血。2/3 的患者可出現胸部 X 光異常，可單側受累，也可雙側受累。主要表現為肺部浸潤影或結節，有的伴空洞形成；由於支氣管病變可引起肺不張，也可出現胸膜增厚及胸腔積液。病理切片往往表現為肺組織壞死，伴肉芽腫炎症，浸潤細胞包括中性粒細胞、淋巴細胞、漿細胞、嗜酸性粒細胞以及組織細胞，血管炎症可導致血管阻塞及梗死。1/3 的患者可出現肺微血管炎而咳血，此外，有些患者還可出現肺間質纖維化、急慢性細支氣管炎和閉塞性細支氣管炎等。

大量臨床研究顯示，90％以上病情活動的壞死性肉芽腫性血管炎患者血清中出現 ANCA 陽性，多為胞質型（c-ANCA），其針對的靶抗原是蛋白酶 3（PR3-ANCA），病情靜止時約 40％的患者陽性，因此 PR3-ANCA（c-ANCA）不但有重要診斷意義，而且與疾病的活動性有關，可作為監測疾病活動度的一項重要指標。

隨著細胞毒性藥物，尤其是環磷醯胺的使用，壞死性肉芽腫性血管炎的死亡率已明顯下降。對有重要器官功能受損的活動期患者，誘導緩解期通常給予每天口服環磷醯胺 1.5～2mg/kg，也可用環磷醯胺 1.0g 靜脈衝擊治療，每 2～3 週 1 次，多與皮質激素聯合使用。疾病緩解後需要使用環磷醯胺或硫唑嘌呤維持治療 2 年或以上，過早停藥則復發率高。無重要器官嚴重受累的輕型患者可予氨甲蝶呤誘導緩解和維持治療。局限型、上呼吸道攜帶金黃色葡萄球菌或容易復發患者可加用複方磺胺異唑。危重型（如瀰散性肺泡出血、急進性腎功能不全等）則需要血

漿置換、甲潑尼龍靜脈衝擊治療等。難治性病例可試用利妥昔單抗等生物製劑治療。

2.Churg-Strauss 症候群

Churg-Strauss 症候群又稱變應性肉芽腫性血管炎，是以支氣管哮喘、嗜酸性粒細胞增多和肉芽腫性血管炎為主要特徵的一種全身性疾病，以中年男性為多見，常伴有變應性鼻炎、鼻息肉和支氣管哮喘史。肺、周圍神經、心臟、胃腸道和皮膚均較常受累。早期文獻發現與壞死性肉芽腫性血管炎相比，本病腎臟受累少見且病變較輕；目前認為約半數患者有腎臟受累，嚴重時亦可出現腎功能不全。Churg-Strauss 症候群呼吸系統表現除支氣管哮喘外，還可出現咳嗽、咳血，胸部影像學可見遊走性斑片狀浸潤影或結節影，空洞罕見。約半數患者 ANCA 陽性，多為 MPO-ANCA（p-ANCA），與腎臟損害、多發性神經炎和肺泡出血等血管炎表現相關；而嗜酸性粒細胞增高則與心臟病變有關。糖皮質激素是主要治療藥物，若存在腎臟、胃腸道、中樞神經系統和心臟等嚴重病變，顯示預後不良，需積極聯合免疫抑制劑治療。

3.顯微鏡下多血管炎

顯微鏡下多血管炎又稱為顯微鏡下多動脈炎，是從結節性多動脈炎中分離出來的一種獨立的血管炎。其臨床表現為壞死性微小動脈、微小靜脈及微血管炎症，主要累及腎臟、皮膚和肺臟，是肺出血急進性腎炎症候群常見原因之一，多伴有 ANCA 陽性。組織病理特點為受累血管沒有或很少有免疫球蛋白和補體成分沉積；受累血管可出現纖維素樣壞死及中性粒白血球和單核細胞浸潤，可伴血栓形成；腎臟則表現為局灶性節段性腎小球腎炎，有時伴新月體形成；肺臟受累則表現為壞死性肺微血管炎。

本病中老年常見，男性略多。發病時多伴乏力、體重下降、發燒和

關節痛等全身症狀。腎臟受累常見，表現為蛋白尿、（鏡下）血尿、細胞管型尿和腎功能不全，很多患者表現為快速進行性腎絲球腎炎（RPCN）。皮膚受累以紫癜或結節多見，也可出現眼、胃腸道及外周神經受累。肺部表現為肺部浸潤影及肺泡出血，有時可出現大咳血，肺間質纖維化也不少見。約 80% 的患者 ANCA 陽性，是重要診斷依據之一，其中約 60% 的患者抗原是髓過氧化物酶陽性（MPO-ANCA，p-ANCA），肺受累及者常有此抗體，另有約 40% 的患者為抗蛋白酶 3 陽性（PR3-ANCA）。治療原則同壞死性肉芽腫性血管炎，5 年存活率約 60%，死亡多出現在第 1 年，腎衰竭及感染是死亡主要原因。

4. 過敏性紫癜

過敏性紫癜又名 Henoch-Schonlein 紫癜，兒童多見，成人亦可發病，是一種白血球碎裂性血管炎。多伴有上呼吸道前驅感染，隨後出現臀部及下肢紫癜、關節炎及腹痛，有些患者亦可出現鏡下血尿及蛋白尿（腎小球腎炎），呼吸道受累相對少見，可表現為肺泡出血及肺門周圍片狀浸潤影。血清 IgA 可升高，組織切片和免疫螢光也可見到 IgA 沉積。皮膚及關節病變僅需對症處理，胃腸道（腹痛、消化道出血和穿孔）、腎臟（高血壓、蛋白尿和腎功能異常）及其他臟器嚴重病變（如肺泡出血、神經系統病變等）則需要大劑量皮質激素治療，必要時加用免疫抑制劑。

5. 原發性冷球蛋白血症性血管炎

反覆發作的（皮膚）紫癜、關節痛／關節炎、腎臟及其他內臟器官受累，伴有血清冷球蛋白含量增高及類風溼因子陽性是本病的臨床特點。白血球浸潤性血管炎，血管壁有免疫球蛋白和補體沉積是其組織學特點。肺也可受侵犯，常表現為瀰散性間質性浸潤，肺血管也呈現上述炎症性改變。與 C 型肝炎病毒感染有關。

（四）貝賽特氏症

貝賽特氏症既可累及大血管，又可累及小血管；既可累及動脈，又可累及靜脈。其臨床主要表現為反覆發作口腔痛性潰瘍、外陰潰瘍和眼葡萄膜炎三聯徵，可伴隨關節炎、結節紅斑或膿皰樣丘疹和下肢靜脈血栓性靜脈炎，亦可累及消化道、心血管、（中樞）神經系統、腎臟以及肺臟。活動期患者可出現針灸反應陽性。受累部位可出現IgG及補體沉積。

10%的患者可出現肺臟受累，表現為反覆發作肺炎及咳血，有時可出現致命性大咳血。咳血原因可能是肺小血管炎或支氣管靜脈破裂，也可能是肺動脈瘤破裂或動靜脈瘻。貝賽特氏症伴有重要臟器，如眼、神經系統、胃腸道以及肺臟等受累者應予積極免疫抑制治療，聯合應用大劑量皮質激素和免疫抑制劑（硫唑嘌呤、環孢素及環磷醯胺等），嚴重時可應用α干擾素、抗腫瘤壞死因子α（TNF-α）製劑。對於病情活動所致的咳血，單純手術治療效果不佳，容易復發或出現新的動脈瘤，需要免疫抑制性藥物治療；危及生命的大咳血可予介入栓塞或支架治療。

（五）繼發於結締組織病的血管炎

1. 系統性紅斑狼瘡

系統性紅斑狼瘡肺部受累主要表現為胸膜炎、胸腔積液，也可出現肺不張、急性狼瘡性肺炎、瀰散性肺間質病變以及血管炎等。肺血管炎主要是一種白血球碎裂性血管炎，可伴隨纖維素樣壞死，但在紅斑狼瘡中的具體發生率結論不一。有部分患者可出現肺動脈高壓，多為輕-中度。上述胸膜、肺實質及肺血管病變對大劑量皮質激素和免疫抑制劑治療通常有效。

2. 類風溼性關節炎

除關節受累外，亦可出現血管炎表現，如單發或多發性單神經炎、皮膚潰瘍和肢端壞疽等。其肺部受累主要表現為胸膜炎或胸腔積液、肺

內結節和肺間質病變，極少部分患者可出現肺血管炎及肺動脈高壓。上述關節外表現常常需要大劑量皮質激素聯合免疫抑制劑（環磷醯胺最常用）治療。

3. 系統性硬化

主要臨床表現為指端硬化及軀幹四肢皮膚硬化。患者常伴有明顯雷諾現象、肺間質病變或（和）肺動脈高壓。可出現小動脈和（微）細動脈的內膜增生，向心性纖維化致使小動脈狹窄和閉塞；但炎症細胞浸潤和纖維素樣壞死並不常見。因此，嚴格意義上來說，屬於血管病而不能稱之為血管炎。對（皮質）激素及免疫抑制劑治療大多無效。

4. 乾燥症候群

乾燥症候群是以外分泌腺上皮受累為主的一種自身免疫疾病。流行病學資料顯示乾燥症候群並非少見病。有觀點將之稱為自身免疫性上皮炎，因其不僅可以影響唾液腺（和淚腺）引起口乾與眼乾，還可累及腎小管上皮引起腎小管酸中毒，累及肝膽管上皮、胰管上皮及胃腸道腺體上皮引起消化道症狀，累及肺細支氣管上皮引起肺間質纖維化及肺動脈高壓。

乾燥症候群血管炎及高免疫球蛋白血症亦是肺間質纖維化及肺動脈高壓的重要致病機制。治療上強調在肺間質病變早期予以積極皮質激素及免疫抑制劑治療。

(六) 其他偶發性肺血管炎

此類疾患均為肺部（病變）為主的疾病，也可能有肺血管炎的表現。

1. 淋巴瘤樣肉芽腫病

淋巴瘤樣肉芽腫病是一種以血管為中心的肉芽腫病，肺無例外均被侵犯。1972年首次由Liebow等描述。組織形態學主要表現為上下呼吸

道、皮膚、中樞神經系統中以血管為中心破壞性的浸潤性病變。浸潤細胞主要為淋巴母細胞、漿細胞、組織細胞以及含有不正常核分裂像的非典型大淋巴細胞，並形成肉芽腫性病變。

此病較少見，至1979年文獻才有507例報告。與壞死性肉芽腫性血管炎不同，上呼吸道和腎臟極少受累，下呼吸道症狀較多見如胸痛、呼吸困難及咳嗽等。但胸部X光所見也是多發結節狀陰影伴有空洞形成，與壞死性肉芽腫性血管炎很相似；胸腔積液多見，但肺門淋巴結罕有侵及。中樞和周圍神經系統常被侵及，出現腦梗塞和周圍神經病變等。實驗室檢查常難幫助診斷，皮膚病損切片可能有幫助，需依靠病理組織學檢查以確定診斷。

未經治療的淋巴瘤樣肉芽腫一般迅速惡化，最終多死於中樞神經系統病變。約半數患者經環磷醯胺和皮質激素治療可能緩解，平均存活期為4年，治療不能緩解時將發展為血管中心性T細胞性淋巴瘤。但也可有良性類型的存在，後者主要表現為多形性淋巴細胞浸潤的血管炎和肉芽腫形成，很少有組織壞死，治療效果良好，也曾被稱為「淋巴細胞血管炎和肉芽腫病」。

2. 壞死性結節病樣肉芽腫病

1973年首先由Liebow報導。其組織學特點是肺內融合的肉芽腫性病變，其形態與結節病相似，但伴有肺動脈與靜脈的壞死性肉芽腫性血管炎病變，約半數患者不伴隨肺門淋巴結腫大，和典型結節病不同。本病預後良好，常可自然緩解。

3. 支氣管中心性肉芽腫病

臨床症狀可有發燒、乏力、咳嗽和哮喘等，嗜酸性粒細胞計數可以增高，胸部X光片顯示浸潤性或結節狀陰影，也可出現肺不張，與其

他全身性（系統性）血管炎疾病不同處為多無多器官受累，半數患者與曲（黴）菌或其他真菌接觸有關；肺部以支氣管為中心，由淋巴細胞和漿細胞浸潤使小呼吸道破壞，肉芽腫形成是基本組織（病理）學改變，病變附近的小動靜脈可受侵犯，因此肺血管炎是繼發性的病理過程。預後較佳，可以自然緩解，只需對症治療，症狀重者方需皮質激素治療。

（程晶娟）

第三節　肺動脈高壓

肺動脈高壓（PAH）是臨床常見的一種病症，由多種心、肺或肺血管本身疾病引起，表現為肺循環壓力和阻力增加，可導致右心負荷增大，右心功能不全，肺血流減少，而引起一系列臨床表現。由於肺靜脈壓力主要取決於左心房壓力的變化，因此多以肺動脈壓力表示肺靜脈壓力。目前廣泛採用的 PAH 血流動力學定義為：靜息狀態下肺動脈平均壓＞25mmHg，或運動狀態下＞30mmHg。

隨著對病理生理和診斷技術研究的深入，PAH 新的治療藥物不斷出現。2003 年威尼斯第三屆世界 PAH 會議上，修訂了 PAH 的臨床分類標準；美國胸腔科醫師協會（ACCP）和歐洲心臟病協會（ESC）分別於 2004 年 7 月和 12 月制定了 PAH 的診斷和治療指南，提出了很多指導性意見。與 1998 年 Evian 分類比較，新的分類方法和推薦意見更全面、操作更方便，更有利於臨床醫師評估病情及制定規範化治療、預防措施，也更便於推廣。

新分類明確了某些危險因素或疾病相關性 PAH，包括結締組織病、先天性體-肺分流、門靜脈高壓、HIV 感染、藥物和毒素，以及肝醣貯積症、代謝病、遺傳性出血性微血管擴張症、血紅素病、骨髓增生異常症候群、脾切除等；由於近年來毒品和藥物濫用的問題，強化了藥物和

中毒相關的PAH。目前發現肺靜脈閉塞病（PVOD）和肺多發性微血管瘤（PCH）在病理學上有相似表現，在新分類中被共同列在同一個亞類中。

新的指南分類中對其他幾個分類概念的內涵進行了延展，體現了PAH研究的深入與擴展。對先天性體-肺分流性疾病進行重新歸類；肺靜脈高壓主要指左心房（室）病變或左心瓣膜病引起肺靜脈瘀血和壓力增高者，如左心衰竭、二尖瓣狹窄、關閉不全等，此時肺動脈內的血液只有克服肺靜脈高壓才能通過微血管流向肺靜脈，肺動脈壓力常增高。低氧血症相關的PAH簡稱為肺疾病和低氧性PAH，缺氧或伴有肺微血管床破壞為其主要原因。慢性血栓或（和）栓塞性PAH，除了包括近端或遠端的肺血栓栓塞外，還包括腫瘤、寄生蟲、異物等的引起栓塞。

一、病因和流行病學

PAH流行病學迄今無確切數據。美國國家衛生研究院（NIH）提出「原發性PAH」發生率為（1～2）/100萬。歐洲一項病例註冊研究中發現特發性、家族性、減肥藥相關、結締組織病相關、先心病相關、門靜脈高壓、HIV感染相關的PAH患者占總人數的15%。PAH是結締組織病重要的併發症，其中進行性系統性硬化最多見，發病率為9%，其次為系統性紅斑狼瘡（SLE）和混合性結締組織病。數據顯示硬皮病患者PAH的發病率為6%～60%，系統性硬皮病患者中大約33%繼發PAH，同時合併或不合併肺間質纖維化。而CREST症候群的患者大約有60%繼發PAH。類風溼性關節炎（RA）在65歲以上族群中發病率高達5%，沒有其他心肺基礎疾病的RA患者中有21%合併輕度PAH。

慢性肝病和門靜脈高壓容易發生PAH，美國NIH門靜脈高壓患者中有8%存在PAH；肝移植患者PAH發生率為4%～5%；其發生機制尚不明確，可能與肝臟清除的血管收縮物質和血管增生物質由門-體分流

直接進入肺循環有關。HIV感染者PAH發生率為0.5%；而瑞士和法國的HIV感染者中，5年PAH發生率分別為0.57%和0.1%～0.2%。可能是HIV透過反轉錄病毒有關介質的釋放，啟用巨噬細胞和淋巴細胞引起PAH。減肥藥物如阿米雷司、芬氟拉明、右苯丙胺等可能導致PAH。抑制食慾藥物和PAH存在明顯相關關係，相對危險度為6.3，且與服藥時間明顯相關，服藥時間＞3個月相對危險度估計為23.1。歐美國家提出新型食慾抑制劑芬氟拉明與PAH有關。

鐮狀細胞貧血併發PAH的發病率為20%～40%，其他類型的溶血性貧血如遺傳性球形細胞增多症、珠蛋白生成障礙性貧血、陣發性睡眠性血紅素尿症等併發PAH的發病率與之相似。10%～20%的睡眠呼吸障礙患者合併有PAH。艾森曼格症候群中PAH發生率僅為3%，而當缺損＞1.5cm、分流量較大時，發生率則高達50%，對其進行早期糾正可防止PAH發生。

遺傳學研究發現BMPRⅡ基因突變是許多家族性和特發性PAH的發病基礎。目前已發現46種BMPRⅡ基因突變類型，其中60%的BMPRⅡ基因突變可提前中止轉錄過程，攜帶BMPRⅡ基因的突變族群中僅有15%～20%可發生PAH，因此，BMPRⅡ在PAH發病中的作用有待進一步研究。由於女性的特發性肺動脈高壓（IPAH）發病率較高，許多患者體內可發現獨特的白血球抗原表型和自身免疫性抗體，用免疫抑制劑治療後IPAH病情好轉等，提示免疫因素也可能在IPAH的發病機制中發揮重要作用。

二、病理

各種PAH病理學改變相似，病變在肺血管床中的分布和所占比例不同。

(一)肺動脈病變

主要見於 IPAH、家族性肺動脈高壓（FPAH）和相關因素所致肺動脈高壓（APAH）。主要組織病理學改變包括中膜增生肥厚、內膜增生、外膜增厚以及叢樣病變。由於肌性動脈中膜內的平滑肌纖維肥厚、增生以及結締組織基質和彈力纖維增多，肺泡前和泡內肺動脈中膜截面積增加，表現為中膜增厚；內膜增生細胞可呈現成纖維細胞、肌成纖維細胞、平滑肌細胞特徵，並表現為向心層狀、非向心或向心性非層狀增厚；外膜增厚較難判斷，見於多數 PAH 患者；叢樣病變是指局灶性內皮過度分化增生，並伴有肌成纖維細胞、平滑肌細胞、細胞外基質的增生；動脈炎以動脈壁炎症細胞浸潤和纖維素樣壞死為特徵，可能與叢樣病變有關。

(二)肺靜脈病變

主要見於肺靜脈閉塞症。特徵表現為不同直徑的肺靜脈和肺小靜脈出現瀰散性、不同程度的閉塞，可為完全性閉塞或偏心性層狀阻塞；肺泡巨噬細胞、Ⅱ型肺泡細胞的胞質及細胞間質中含鐵血黃素沉積；微血管擴張、突出變形，肺小動脈出現中膜肥厚和內膜纖維化；肺小葉間隔常出現滲出，進一步發展可出現肺間質纖維化。叢樣病變和纖維素樣動脈炎的改變不見於閉塞性肺靜脈病。

(三)肺微血管病變

肺微血管病變也稱肺微血管瘤，是一種罕見的病理情況。主要表現為以肺內微血管局限性增生為特徵，呈全小葉和部分小葉分布；異常增生的微血管可穿過動靜脈壁，侵犯肌層，引起管腔狹窄；病變區域可見巨噬細胞和Ⅱ型肺泡細胞含鐵血黃素沉積；肺動脈也可出現明顯的肌層肥厚和內膜增生。

三、病理生理及發病機制

PAH 的病理生理和發病機制一直是該領域研究熱點。目前認為 PAH 的發生是一個多種因素參與的過程，涉及多種細胞和生物化學路徑。肺血管阻力升高的機制包括肺血管收縮、肺血管重塑、炎症反應、原位血栓形成和遺傳機制。PAH 不同發病機制之間的相互作用並不明確，還有待進一步研究，以便確定引發 PAH 的最先觸發點和最好的治療靶點。

(一)肺血管收縮

在 PAH 發生早期產生主要作用，主要與以下因素有關：肺血管平滑肌細胞 K+ 通道表達或功能異常；血管擴張劑和抗增生物如血管活性腸肽的血漿數值降低；血管內皮功能異常時縮血管物質血栓烷 A2（TXA2）和內皮素-1（ET-1）生成增多，而舒血管物質一氧化氮（NO）和前列環素生成減少。

(二)肺血管重塑

PAH 隨病情進展，出現內皮細胞、平滑肌細胞、成纖維細胞等過度分化增生，並累及血管壁各層，導致閉塞性病變；血管壁外膜細胞外基質產物如膠原、彈力蛋白、纖維連接蛋白及黏膠素增多；血管生成素-1（Ang-1）是肺血管發育的關鍵細胞因子，PAH 患者 Ang-1 濃度增高，且與病情呈正相關。

(三)炎症反應

炎症細胞和血小板在 PAH 的發生中具有重要作用。炎症細胞在 PAH 的病變部位廣泛存在，並且伴有促炎症介質明顯升高。另外觀察到血小板中的縮血管物質 5-羥色胺（5HT）的代謝途徑在 PAH 時也發生了變化。

(四)原位血栓形成

研究證實 PAH 存在凝血狀態異常，在彈性動脈和微循環血管中常可見血栓。在 IPAH 患者中，反映凝血酶活性的纖維蛋白肽 A 數值及 TXA2 濃度均升高。

(五)遺傳機制

家族研究發現 FPAH 存在 BMPR II 基因突變，但此突變和 PAH 發生之間的確切關係仍不明確。BMPR II 突變者中僅有 20% 發病，顯然還有其他因素參與發病。與 PAH 相關的其他基因多型性包括 5-HT 轉運體基因、一氧化氮合酶（NOS）基因、氨甲醯磷酸合成酶基因等，或任何能夠破壞肺血管細胞生長調控的刺激。此外，在家族性或非家族性遺傳性出血性微血管擴張症的 PAH 患者中發現有 TGF-β 受體、啟用素受體樣激酶 -1（ALK-1）和內皮因子（與內皮細胞增生相關的抗原），調節組織修復和血管生成，被認為是一種 TGF-β 受體突變。血管收縮、血管重塑、原位血栓形成導致肺血管阻力增加，K+ 通道表達和功能異常以及內皮功能不全與過度的肺血管收縮有關，並且導致了血管舒張因子的缺乏，從而導致肺血管收縮和重塑、PAH 形成。PAH 患者體內可能存在血管舒張因子和收縮因子的失衡、生長抑制因子和促有絲分裂因子的失衡，以及抗栓和促凝因素的失衡。

四、診斷

PAH 病因複雜，臨床表現也缺乏特異性。病理、病因辨識技術的提高促進了 PAH 的臨床診斷。PAH 的診斷應包括 4 個方面：結合臨床表現和危險因素辨識可疑的 PAH 患者；對高危險或疑似患者進行血流動力學檢查，明確是否存在 PAH；對證實 PAH 患者進行病因學分析和臨床歸類；對 PAH 進行臨床評估和功能評價。

(一) 結合臨床表現和危險因素，進行初步檢查辨識可疑的 PAH 患者

1. 臨床表現

最常見症狀為進行性活動後氣短，以及乏力、暈厥、胸痛、咳血、雷諾現象等。臨床上無基礎心肺疾病的人出現呼吸困難，或出現不能單純用心肺疾病來解釋的呼吸困難，都應考慮到 PAH 的可能。嚴重患者會於靜息狀態下出現症狀。出現右心衰竭時可表現為下肢水腫、腹脹、畏食等；相關疾病的某些症狀如結締組織病的皮疹、紅斑、關節腫痛等。體徵包括左側胸骨旁抬舉感、肺動脈瓣第二音（P2）亢進、分裂，劍突下心音增強；胸骨左緣第 2 肋間收縮期噴射性雜音，肺動脈明顯擴張時可出現肺動脈瓣關閉不全的舒張早期反流性雜音（Graham-Steell 雜音）；右心室擴張時，胸骨左緣第 4 肋間及三尖瓣全收縮期反流性雜音，吸氣時增強。右心衰竭患者可見頸靜脈充盈、肝臟腫大、外周水腫、腹腔積液及肢端發冷。可出現中心型發紺。肺部聽診往往正常。

2. 常規檢查

(1) 心電圖：右心室肥大或負荷過重、右心房擴大改變可作為支持 PAH 的診斷依據，但心電圖對診斷 PAH 的敏感性和特異性均不高，不能僅憑心電圖正常就排除 PAH。

(2) 胸部 X 光：多可發現異常，包括肺門動脈擴張伴遠端外圍分支纖細（「截斷」徵）、右心房室擴大。還可排除中、重度肺部疾病及左心疾病所致肺靜脈高壓。胸部 X 光片正常不能排除輕度的左心疾病所致或肺靜脈閉塞性 PAH。

(3) 動脈血氣分析：PaO_2 通常正常或稍低於正常值，$PaCO_2$ 常因過度通氣而降低。

(二)對高危險或疑似患者進行血流動力學檢查,明確是否存在 PAH

1. 心臟超音波

經胸都卜勒心臟超音波(TTDE)是一項無創篩檢方法,可以較清晰地顯示心臟各腔室結構變化、各瓣膜運動變化及大血管內血流頻譜變化,間接推斷肺循環壓力的變化。心臟超音波能夠間接定量測定肺動脈壓。常用方法包括:三尖瓣反流壓差法,透過白努利方程計算收縮期右心房室壓差,加上右心房壓即等於肺動脈收縮壓;右心室射血間期法,運用右心室射血前期、右心室射血時間、血流加速時間、血流減速時間等參數,透過建立的回歸方程式估測肺動脈壓。肺動脈壓力增高引起的某些間接徵象包括右心室肥大、肺動脈內徑增寬和膨脹性下降、三尖瓣和肺動脈瓣反流等有助於診斷。心臟超音波有助於鑑別診斷和病情評估,可發現左、右心室結構和功能,三尖瓣、肺動脈瓣和二尖瓣的異常,右心室射血分數和左心室充盈情況,下腔靜脈直徑以及心包積液等,還能夠直接判斷心臟瓣膜和左心室舒縮功能,明確是否存在肺靜脈高壓的因素;TTDE 有助於左心瓣膜性心臟病、心肌病所致肺靜脈高壓以及先天性體-肺分流性心臟病的確診;明確分流性先天性心臟病,有助於先天性心臟病的診斷。超音波學攝影有助於卵圓孔開放或小的靜脈竇型房間隔缺損的診斷。而經食道超音波可用於小的房間隔缺損的診斷和缺損大小的確定。

2. 右心漂浮導管檢查

右心漂浮導管測壓是目前臨床測定肺動脈壓力最為準確的方法,也是評價各種無創性測壓方法準確性的「金標準」。除準確測定肺動脈壓力外,其在 PAH 診斷中的作用還包括:①測定肺動脈楔壓,顯示診斷肺靜脈性 PAH。②測定心腔內血氧含量,有助於診斷先天性分流性心臟病。

嚴格來說，如無右心導管數據，不能診斷 PAH。ACCP 診治指南建議，所有擬診 PAH 者均需行右心導管檢查以明確診斷、明確病情嚴重程度及指導治療。

右心導管可用於證實 PAH 的存在、評價血流動力學受損的程度、測試肺血管反應性。右心導管檢查時應測定的項目包括心率、右心房壓、肺動脈壓（收縮壓、舒張壓、平均壓）、肺微血管楔壓（PCWP）、心排血量（用溫度稀釋法，但有先天性體 - 肺循環分流時應採用弗克氏法）、血壓、肺血管阻力（PVR）和體循環阻力、動脈及混合靜脈血氧飽和度（如存在體 - 肺循環分流，靜脈血標本應取上腔靜脈血）。PAH 的判定標準：靜息平均肺動脈壓（mPAP）> 25mmHg，或運動時 MPAP > 30mmHg 並且 PCWP ≤ 15mmHg，PVR > 3mmHg/（L·min）。

(三) 對證實 PAH 患者進行病因學分析和臨床歸類

不同類型 PAH 的治療原則不同，因此當明確 PAH 後還應作出分類診斷。一方面，應仔細詢問病史，如有無減肥藥物服用史，有無肝臟或心臟基礎疾病、結締組織病、血栓危險因素等相應病史；另一方面，各型 PAH 具有相應不同的臨床特點，需要仔細鑑別。如不能明確，應進行相應輔助檢查以助於進一步分類診斷。

1. 血液學檢查

血液常規、血生化應作為常規檢查；血清學檢查某些自身抗體如抗 Scl-70 抗體、抗 RNP 抗體、抗核抗體（包括抗 dsDNA 抗體、抗 Sm 抗體等）以及類風溼因子，對於診斷結締組織病相關性 PAH 意義較大，抗核抗體滴度有意義升高或（和）有可疑結締組織病臨床徵象的患者都應進一步行血清學檢查；肝功能與肝炎病毒指標、甲狀腺功能、HIV 抗體的檢查也可顯示門靜脈高壓、甲狀腺疾病及 HIV 感染相關性 PAH 的可能；

抗磷脂抗體檢查，即狼瘡抗凝物和抗心磷脂抗體等有助於篩檢有無易栓症。右心室負荷過重的 PAH 患者腦鈉肽（BNP）升高，且與右心功能不全嚴重程度及病死率相關，PAH 患者治療前和治療後肌鈣蛋白升高顯示預後不佳。神經內分泌激素如去甲腎上腺素、ET-1 血漿數值與存活率相關。

2. 肺功能測定

PAH 患者一般呈輕度限制性通氣障礙和瀰散功能障礙，無呼吸道阻塞，一氧化碳瀰散功能（DLco）通常降低，占預期值的 40％～ 80％；如表現為阻塞性通氣障礙或嚴重限制性通氣障礙，為 COPD、間質性肺疾病（ILD）等診斷提供幫助，多為低氧性 PAH。

3. 多導睡眠監測

對伴有打鼾的 PAH 患者應行多導睡眠監測，以診斷睡眠呼吸障礙引起的低氧性 PAH。

4. 肺部通氣及血流灌注攝影

如果肺部通氣及血流灌注攝影表現為不同程度的肺段或肺葉灌注缺損，顯示存在慢性栓塞性肺動脈高壓（CTEPH），而其他類型的 PAH 無此表現。PAH 患者肺部通氣及血流灌注攝影顯像結果可完全正常。鑑別 CTEPH 與 IPAH 的敏感性和特異性分別高達 90％～ 100％和 94％～ 100％。需注意，肺靜脈閉塞症同樣可見通氣／灌注不協調現象，因此需要進一步檢查。

5.CT 檢查

包括一般障礙引起的低氧性 PAH 通 CT、HRCT 及肺動脈攝影（CTPA），根據不同的臨床情況選用。HRCT 能發現嗜酸粒細胞性肺病（ELD）、肺氣腫，以及淋巴結疾病、胸膜陰影、胸腔積液。當出現雙側

小葉間隔線增厚、小葉中心邊界不清的小結節狀模糊影，常顯示肺微血管瘤。對肺實質性疾病（如 COPD、瀰散性 ILD）的診斷意義重大，此外對腫瘤、纖維縱隔炎等引起的 PAH 也有較高的診斷價值。如肺灌注顯像顯示段或亞段肺灌注缺損，而通氣正常，即通氣／灌注不協調，應選擇行 CTPA，為判定 CTEPH 的存在及病變程度提供依據。

6. 肺動脈攝影和 MRI

經 CTPA 仍不能明確診斷的患者，應進行肺動脈攝影檢查。肺動脈攝影應作為 CTEPH 的常規檢查，用於判定 CTEPH 患者能否進行肺動脈血栓內膜剝脫術。MRI 在 PAH 患者中的使用呈增加趨勢，可用來評價心肺循環病理改變和功能狀態，但目前尚不成熟。

(四) 對 PAH 患者進行病情嚴重程度的評估和功能評價

PAH 尤其是 PAH 嚴重度的評估對治療方案的選擇以及預後判斷具有重要意義。

1. 肺動脈壓力

PAH 的血流動力學分級根據靜息狀態下肺動脈平均壓分為三級：輕度，26～35mmHg；中度，36～45mmHg；重度，＞45mmHg。

2. 目標器官損害

主要指右心結構和功能的改變。肺動脈壓力的增加，右心後負荷加大，出現代償性右心室肥大；隨病情進展，肺動脈壓進一步增加，右心室代償出現形態學改變即右心房和右心室擴大；最終出現右心衰竭。心臟超音波及右心導管檢查有助於右心功能的判斷。

3. 功能分級

參照紐約心臟學會 (NYHA) 心功能分級標準：Ⅰ級，體力活動不受

限，日常活動不引起過度的呼吸困難、乏力、胸痛或暈厥；Ⅱ級，體力活動輕度受限，休息時無症狀，日常活動即可引起呼吸困難、乏力、胸痛或暈厥；Ⅲ級，體力活動明顯受限，休息時無症狀，輕於日常活動即可引起上述症狀；Ⅳ級，不能從事任何體力活動，休息時亦有呼吸困難、乏力等症狀以及右心衰竭體徵，任何體力活動後加重。

4. 運動耐量

運動試驗能夠客觀評估患者的運動耐量，對於判定病情嚴重程度和治療效果有重要意義。常用檢查包括 6 分鐘步行試驗（6-MWT）和心肺運動試驗。

6-MWT 是評價 PAH 患者活動能力的客觀指標，簡單易行且經濟，結果與 NYHA 分級呈負相關，並能預測 IPAH 患者的預後。6-MWT 通常與 Borg 評分共同評估勞動性呼吸困難的程度。針對 IPAH 的研究顯示，6-MWT 結果與肺血管阻力顯著相關，對 IPAH 預後的判斷具有重要意義。

心肺運動試驗透過測量運動時肺通氣和氣體交換，能夠提供更多的病理生理資訊。PAH 患者峰值氧耗、最大做功、無氧閾及峰值氧脈搏降低；而代表無效通氣的 VE/VCO_2 斜率增加。峰值氧耗與患者的預後相關。

五、治療

不同類型 PAH 的治療原則不盡相同。對於低氧、肺靜脈瘀血及栓塞相關性 PAH，基礎疾病改善後 PAH 多可緩解，因此應以治療基礎疾病、去除引起肺血管改變的原因為主；對於直接影響肺血管功能或結構的 PAH，治療上以糾正或逆轉肺血管改變為主；對於嚴重的 PAH，可以考慮介入或手術治療。

(一)一般治療

1. 活動和旅行

適當調整日常活動，體力活動強度不應過強。避免在餐後、氣溫過高及過低情況下進行活動。低氧能夠加重 PAH 患者肺血管收縮，盡量避免到海拔 1,500～2,000 公尺的低壓低氧區。盡量避免乘飛機旅行，如必須乘坐時應吸氧。

2. 預防感染

PAH 易發生肺部感染，肺炎占總死亡原因的 7%，推薦使用流感和肺炎鏈球菌疫苗。採用靜脈導管持續給予前列環素的患者，若出現持續發燒，應警惕導管相關感染。

3. 避孕、停經期後激素替代治療

懷孕和分娩會使患者病情惡化。育齡期婦女應採取適宜方法避孕。若懷孕應及時終止妊娠。若採用激素藥物避孕，應考慮到對凝血功能的影響。停經期婦女能否採用激素替代治療尚不明確。

4. 降低血液黏度

PAH 患者長期處於低氧血症（如存在向左分流），往往出現紅血球增多症，血細胞比容升高。當患者出現頭痛、注意力不集中等症狀，伴有血細胞比容＞65%時，可考慮放血療法以降低血液黏度，增加血液向組織釋放氧的能力。

5. 抗凝治療

PAH 患者容易發生肺動脈原位血栓，加重 PAH，需要抗凝治療。常用口服抗凝劑華法林，一般認為 INR 目標值為 1.5～2.5。但對於門靜脈高壓相關性 PAH 患者，由於消化道出血機率增加，應慎用抗凝藥物。影

響抗凝劑藥效或增加胃腸道出血風險的藥物應避免使用。

6. 氧療

對於各型 PAH 患者，低氧均是加重肺循環壓力的一個重要因素，一般認為應給予氧療以使 SaO_2 達到 90% 以上。

7. 抗心力衰竭治療

利尿劑可消除水腫，減少血容量，減輕右心負荷，改善患者症狀，對於有右心功能不全的患者尤為適用，但應避免使用過快，以免引起低血壓、電解質紊亂及腎功能不全；右心功能不全的患者可以小劑量使用洋地黃類藥物，但應注意密切監測血藥濃度；多巴胺、多巴酚丁胺能夠增強心肌收縮、增加腎血流量，增大劑量尚能夠維持血壓，在晚期 PAH 患者中適當使用有利於改善症狀；血管緊張素轉換酶抑制劑和 β- 受體阻滯劑對於 PAH 的療效還沒有得到證實。

8. 心理治療

IPAH 患者發病年齡較早（年齡中位數為 40 歲），因體力活動受限、生活方式被打亂，且常受到一些不良預後資訊的影響，許多患者存在不同程度的焦慮或（和）憂鬱。應為患者提供足夠資訊，與家屬配合治療。必要時建議患者接受心理醫師的治療。

9. 病因治療

低氧性 PAH 應治療基礎肺部疾病，糾正缺氧是最主要的治療方法。如繼發於 COPD 的 PAH 患者，直接治療措施應是積極控制呼吸道感染、改善通氣、減輕組織缺氧等。

左心系統疾病引起的肺靜脈瘀血和壓力增高是形成 PAH 的主要原因。應以積極治療左心病變為主，包括增強心肌收縮力、及時治療左心

瓣膜病等。

對於急性肺血栓栓塞所致的 PAH，溶栓和抗凝治療療效顯著；對肺動脈近端的慢性機化血栓可以行肺動脈血栓內膜剝脫術，有效的抗凝治療可以防止疾病進一步發展。

有明確相關疾病或危險因素者，應治療相關疾病如結締組織病、肝病等，去除相關危險因素如減肥藥、毒素等。

(二) 藥物治療

近年來針對 PAH 肺血管功能和結構改變的藥物治療取得了較大進展。

1. 鈣通道阻滯劑 (CCB)

CCB 透過抑制鈣離子進入肺血管平滑肌細胞，擴張肺動脈，降低肺血管阻力，可明顯降低靜息及運動狀態下肺動脈壓力和阻力。常用的 CCB 有硝苯地平和地爾硫。心率較慢時通常選擇硝苯地平，心率較快時選用地爾硫地平為 120～240mg/d，地爾硫。IPAH 患者的有效劑量通常較大，如硝苯 240～720mg/d。急性血管反應試驗陽性患者治療宜從較小劑量開始 (硝苯地平 30mg，每日 2 次；地爾硫 60mg，每日 3 次)，數週內增加至最大耐受劑量。對新一代 CCB 如氨氯地平和非洛地平的有效性、耐受性及有效劑量尚缺乏評價。僅有少數患者，即急性血管反應試驗陽性者，對長期 CCB 治療能持續保持反應，長期服用 CCB 可使存活率得到改善。

2. 前列環素類藥物

前列環素可能透過以下機制發揮作用，鬆弛血管平滑肌、抑制血小板聚集、修復內皮細胞、抑制細胞遷移和增生而逆轉肺血管的重塑、改善肺部對 ET-1 的清除能力、增加肌肉收縮力、增強外周骨骼肌的氧利

用、改善運動時血流動力學情況。前列環素類似物包括靜脈用依前列醇、口服貝前列素、吸入依洛前列素等。

(1) 依前列醇：半衰期短（在循環中僅 3～5 分鐘），需持續中心靜脈泵入，治療可以從 2～4ng/（kg·min）開始，根據不良反應的情況逐漸加量至目標劑量，最初 2～4 週劑量為 10～15ng/（kg·min），為達到最佳療效應繼續加量，理想劑量為 20～40ng/（kg·min）。部分患者可能因突然停藥而出現 PAH 反彈，使病情惡化甚至死亡，因此應避免突然停藥。適用於各種類型的 PAH，包括 IPAH、結締組織病所致 PAH、體 - 肺分流的先天性心臟病所致 PAH，以及門靜脈高壓、代謝病、HIV 感染等所致 PAH。

(2) 曲前列素：是一種三苯環的前列環素類似物，室溫下仍保持穩定，可以採用皮下注射。不良反應與依前列醇類似，皮下注射部位的疼痛常限制劑量增加。

(3) 貝前列素鈉：是第一個化學性質穩定、口服具有活性的前列環素類似物。空腹吸收迅速，口服後 30 分鐘血藥濃度達峰值，單劑口服的半衰期為 35～40 分鐘。

(4) 伊洛前列素：是一種化學性質穩定的前列環素類似物，可透過靜脈注射、口服和霧化吸入給藥。霧化吸入伊洛前列素（萬他維）可以選擇性地作用於肺循環，具有一定優勢。吸入沉積在肺泡的伊洛前列素可以直接作用於肺泡壁上的小動脈而產生舒張作用。為確保藥物能沉積在肺泡，應使霧化顆粒直徑足夠小（3～5μm）。單次吸入伊洛前列環素可以使 MPAP 降低 10%～20%，作用持續 45～60 分鐘，須多次吸入才能維持療效（每日 6～12 次）。該藥耐受性較好。不良反應常有咳嗽、面部潮紅和頭痛。靜脈用伊洛前列素療效與依前列醇相當。

3. ET-1 受體阻滯劑

ET-1 是強血管收縮劑，並能刺激肺血管平滑肌細胞增生。ET-1 有 A 和 B 兩種受體，啟用 ETA 受體可使血管收縮，血管平滑肌細胞增生；啟用 ETB 受體則能促進血管擴張和 NO 釋放。博森坦是最早合成的具有口服活性的 ET-1 受體阻滯劑，同時阻滯 ETA 受體和 ETB 受體。常用初始劑量為 62.5mg，每日 2 次。4 週後增量至 125～250mg，每日 2 次，至少服藥 16 週。博森坦的量效關係不明顯，但其肝功能損害卻與劑量成正比。除肝功損害外，其不良反應還包括貧血、致畸、睪丸萎縮、男性不育、液體滯留和下肢水腫等。

塞塔生坦是一種具有口服活性的選擇性 ETA 受體阻滯劑。劑量為 100～300mg，每日 1 次，共服用 12 週，肝功能損害發生率與劑量明顯相關。塞塔生坦能夠抑制華法林代謝過程中的轉氨酶 CYP2、P450 酶，與華法林同用時應減少華法林量。安博森坦是另一種選擇性的、具有口服活性的 ETA 受體阻滯劑，初步研究顯示其能改善患者的運動耐量、血流動力學狀態。

4. 磷酸二酯酶抑制劑 -5（PDE-5）

西地那非是具有口服活性的選擇性環磷鳥苷（cGMP）PDE-5 抑制劑，透過增加細胞內 cGMP 濃度使平滑肌細胞鬆弛、增生受抑而發揮藥理作用。25～75mg，每日 3 次，能改善心肺血流動力學狀態和運動耐量，且不良反應發生率很低（如頭痛、鼻腔充血和視力異常）。對於不適合應用已批准的治療 PAH 的藥物或治療失敗的患者，可考慮使用西地那非。2005 年 6 月美國食品藥物管理局（FDA）已批准西地那非（20mg，每日 3 次）用於 PAH 的治療。

5.NO 與 L- 精氨酸

NO 是一種血管內皮舒張因子，吸入 NO 可啟用肺血管平滑肌細胞內鳥苷酸環化酶，使細胞內 cGMP 標準增高，游離鈣濃度降低，從而選擇性擴張肺血管。L- 精氨酸為 NO 的前體物質，口服或注射 L- 精氨酸可促進 NO 合成。吸入 NO 或使用 L- 精氨酸均能不同程度地降低肺動脈壓。NO 的長期使用價值尚無充分證據。

6. 急性血管擴張試驗與藥物策略選擇

PAH 病變早期血管平滑肌收縮經常存在，對藥物治療反應較好；晚期血管內膜和中層纖維化、血栓形成等限制了血管擴張，對治療反應不佳，甚至出現矛盾反應。因此，ACCP 建議對所有 PAH 患者包括 IPAH 及結締組織病、先天性體 - 肺分流、門靜脈高壓、HIV 感染、藥物、毒素等危險因素相關性 PAH 均應進行急性血管擴張試驗。急性血管擴張試驗的首要目標就是篩選出可能對口服 CCB 治療有效的患者，並透過試驗選擇進一步治療方案。不應根據經驗使用 CCB，以免加重患者病情。如 IPAH 患者病情不穩定或合併嚴重右心功能衰竭而無法接受 CCB 治療時，則不必進行血管擴張試驗。肺靜脈高壓、低氧性 PAH、栓塞性 PAH 以及其他類型 PAH，由於治療原則不同，無須進行試驗；對於合併嚴重右心衰竭或病情不穩定而無法接受 CCB 治療者，也不必進行試驗。

（1）試驗藥物和方法：一氧化氮吸入（10～20）×10-6mg/m3，靜脈使用依前列醇，初始 2ng/（kg·min）持續靜脈注射，以後每 10～15 分鐘增加 2ng/（kg·min），一般不超過 12ng/（kg·min），靜脈應用腺苷，初始 50μg/（kgmin），以後每 2 分鐘增加 50μg/（kgmin），最大不超過 500μg/（kgmin）。用藥過程中應用右心導管每 10～15 分鐘監測一次血流動力學指標，當發生下列任何一種情況時應中止試驗：①肺動脈壓下降達到目標

值；②體循環收縮壓下降 30%或＜ 85mmHg；③心率增加＞ 40%；④心率＜ 65 次／分並出現低血壓症狀；⑤發生不可耐受的頭痛、頭暈、噁心等不良反應；⑥血管擴張劑已用至最大劑量。

(2) 判斷標準：透過常規右心導管檢查測量肺動脈壓及肺血管阻力。其敏感性的評價標準尚未完全統一，ACCP 及 ESC 的評價標準為：應用血管擴張劑後肺動脈壓力下降 10 ～ 35mmHg，心排血量增加或不變，表示肺血管對藥物治療反應良好，即急性血管反應性試驗陽性。有研究顯示，急性反應越敏感的患者，預示 CCB 長期有效的可能性越大。

急性血擴張試驗陽性患者選擇長期使用 CCB，其存活率能明顯提高。目前主張小劑量開始，逐漸加大劑量，心功能不全患者慎用。對於 CCB 療效判定，目前尚無統一的標準，多數數據建議 CCB 治療過程中監測血流動力學變化，如治療 12 ～ 16 週後 PAH 功能分級達到或維持 I 或 II 級、血流動力學接近正常者為有效，否則應改用其他藥物治療。

急性血管反應性試驗陰性及 CCB 療效不佳者，治療上根據 PAH 功能分級的不同而不同。急性血管反應性試驗陰性而 PAH 功能分級為 I 級或 II 級者，可口服非選擇性 ET-1 受體阻滯劑波生坦治療，能阻止甚至逆轉肺血管重塑及右心室肥大。選擇性 ETA 受體阻滯劑塞塔生坦能明顯改善心功能 II 級 PAH 患者的血流動力學，提高其 6 分鐘步行距離。

PAH 功能 III 級或 IV 級患者的治療藥物包括前列環素類藥物及 ET 受體阻滯劑。急性血管反應性試驗陰性患者長期使用前列環素類藥物仍然有效。ET 受體阻滯劑也適用於 PAH 功能分級 III 級或 IV 級的患者，能明顯改善其血流動力學，改善其功能分級。

以上治療效果不佳者可考慮選擇 PDE-5，西地那非能降低 PAH 患者平均肺動脈壓和肺血管阻力，但它對體循環血流動力學也產生一定

影響，ACCP 建議對於其他藥物治療無效的 PAH 患者可考慮應用西地那非。

7. 聯合用藥

恰當的聯合用藥可增加療效，減少藥物劑量，減輕不良反應。西地那非能增強 NO 吸入的降壓療效，並能防止 NO 突然停用時的肺血管收縮；西地那非聯合吸入依洛前列素較兩者單用時肺血管阻力降低更為顯著。長期靜脈使用依前列醇效果不佳者，加用西地那非後血流動力學明顯改善。其他藥物的聯合使用尚在進一步研究中。

(三)介入及手術治療

介入及手術治療均建議在有經驗的醫療中心實施，以降低操作風險。

1. 球囊房隔造口術

儘管右向左分流使體動脈血氧飽和度下降，但心房之間的分流可增加體循環血流量，結果為氧運輸增加。因此，房間隔缺損對嚴重 PAH 者可能有益。此外，心房水平分流能緩解右心房、室壓力，減輕右心衰竭的症狀和體徵。適應證為晚期 NYHA 功能Ⅲ、Ⅳ級，反覆出現暈厥或(和)右心衰竭者；肺移植術前過渡或其他治療無效者。

2. 肺移植或心肺聯合移植

肺和心肺移植術後 3 年和 5 年存活率分別為 55% 和 45%。目前更多實施雙肺移植，對於艾森門格症候群以及終末期心力衰竭患者，應考慮施行心肺聯合移植；對某些複雜缺損及某些室間隔缺損的患者，心肺聯合移植存活率更高。肺移植或心肺聯合移植適應證為晚期 NYHA 功能Ⅲ、Ⅳ級，經現有治療病情無改善的患者。

3. 肺血栓動脈內膜剝脫術

對於明確的 CTEPH，且病變部位在近端者，可考慮進行肺血栓動脈內膜切除術，手術必須在經驗豐富的醫學中心進行。

（程晶娟）

第四章　肺部真菌病

第一節　肺念珠菌病

肺念珠菌病或稱念珠菌肺炎，是由念珠菌引起的急性、亞急性或慢性肺部感染。通常也包括支氣管念珠菌病，統稱支氣管肺念珠菌病。支氣管肺念珠菌的病原性真菌主要是白念珠菌，其次是熱帶念珠菌和克柔念珠菌。

一、診斷

(一)症狀與體徵

1. 支氣管炎型

全身情況良好，症狀輕微，一般不發燒。主要表現為劇咳，咳少量白色黏液痰或膿痰。檢查發現口腔、咽部及支氣管黏膜上被覆散在點狀白膜，胸部偶爾聽到乾性喘鳴。

2. 肺炎型

大多見於免疫抑制或全身情況極度衰弱的患者。呈急性肺炎或敗血症表現，出現畏寒、發燒、咳嗽、咳白色黏液膠凍樣痰或膿痰，常帶有血絲或壞死組織，呈酵母臭味，甚至有咳血、呼吸困難等。肺部可聞及乾、溼性喘鳴。

(二)輔助檢查

1. 微生物學檢查

(1)痰液或支氣管肺泡灌洗液培養連續兩次以上同一念珠菌陽性有意義，尤以肺泡灌洗液意義更大。併發真菌血症時血培養真菌陽性。真菌

培養不僅可以明確真菌類型，體外藥敏試驗還可以幫助選擇敏感抗真菌藥物。痰液應以刷牙漱口後第二口深處咳出的黏痰為佳。

（2）痰液或支氣管肺泡灌洗液直接鏡檢或細胞學檢查見到酵母細胞或（和）假菌絲，尤以分隔菌絲最有意義。患者就診初期先進行痰抹片檢查，當日可檢出結果，有助於該病早期診斷。

（3）免疫螢光法：使用螢光色素標記抗體與相對應的菌體抗原相結合後透過螢光顯微鏡進行觀察。

2. 血清學檢查

主要有乳膠凝集試驗、補體結合試驗等。

3. 組織病理學檢查

透過針吸或切片肺組織標本蘇木精-伊紅染色（HE）、肝醣染色（PAS）發現真菌是診斷的金標準。高度懷疑真菌感染但又缺乏微生物學證據時，在患者耐受該項檢查的情況下可採取。臨床上對肺炎症性實變、空洞形成、併發胸腔積液的肺炎可以經皮穿刺肺切片結合胸液病原學檢測診斷。

4. 影像學檢查

胸部 X 光片以兩中、下野多見，表現為瀰漫的、密度不均及大小不等的斑片影，病灶可融合形成團塊影，部分實變區域內可出現空腔，並有較快進展。通常認為念珠菌肺炎不具有特殊的影像學特點。

5. 其他實驗室檢查

血白血球常輕度升高，重度感染亦可降低。可有肝腎功能的損害等。

(三)診斷要點

1. 確診

(1)胸部 X 光片顯示急性浸潤性陰影，與臨床肺真菌相符合。

(2)可接受的下呼吸道標本包括經皮針吸、經支氣管肺切片、剖胸肺切片或胸腔鏡直視切片標本培養分離到念珠菌。

(3)活組織切片染色檢查發現假菌絲。

2. 擬診

(1)念珠菌抗原或抗體陽性。

(2)具有發病危險因素，合格痰標本或下呼吸道分泌物多次分離到同一種念珠菌；鏡檢同時見到菌絲和孢子。

　　肺念珠菌病診斷困難。確診需要組織學診斷和微生物學診斷證據同時具備。本病絕大多數是繼發性的，尤其常見於終末期疾病和接受廣譜抗生素或(和)腎上腺皮質激素治療的患者，痰標本檢查到念珠菌或口腔黏膜見到念珠菌斑或糞便中分離到念珠菌是肺炎念珠菌診斷的重要線索，但不是診斷依據。其影像學改變沒有特徵性。由於活組織檢查受到多種因素的限制，難以普遍實施。在具有高危險因素患者痰中檢查到念珠菌，特別是多次篩檢到，臨床上給予診斷性抗真菌治療，如果確實有效，即微生物和影像學均顯示有效，或許可以反證診斷，但問題是很難評價療效，目前臨床應盡量爭取使用防汙染取樣或灌洗標本，如果抹片見到菌絲和孢子，而且培養到念珠菌，則診斷價值較高。倘若病情允許和技術條件成熟，則在纖維支氣管鏡防汙染取樣或灌洗的同時做 TBLB，以求獲得組織學診斷。組織學所見真菌與培養到的真菌如果一致，當可確診。

(四)鑑別診斷

肺念珠菌病需要與其他肺真菌病和細菌性肺炎鑑別。當真菌和細菌混合感染時,則不是鑑別而是需要確診。偶爾肺念珠菌病在影像上呈球形或結節性病灶,需與腫瘤等進行鑑別。唯一鑑別方式是肺切片標本組織病理學和微生物學檢查。

二、治療

(一)一般治療

加強營養支持,必要時補充外源性增強免疫物質,如血漿、免疫球蛋白;加強口腔護理,防止局部念珠菌增生。

(二)藥物治療

1. 兩性黴素B

(1)用藥指徵:適用於念珠菌屬感染性支氣管-肺感染,其中白念珠菌對本品極為敏感。本品對多數致病真菌如念珠菌屬、大多數麴黴菌、組織胞質菌、新型隱球菌、高大毛黴菌等均敏感,僅土麴黴菌、放線菌、波氏假性阿利什黴和鐮孢菌屬等對本品耐藥。皮膚和毛髮真菌大多耐藥。

(2)用藥方法:先以滅菌注射用水10mL配製兩性黴素B50mg,或5mL配製25mg,然後用5%葡萄糖注射液稀釋(不可用氯化鈉注射液,因可產生沉澱),注射液的藥物濃度不超過0.1mg/mL,避光緩慢靜脈注射,每次靜脈注射時間需6小時以上,稀釋用葡萄糖注射液的pH應在4.2以上。成人常用劑量:開始靜脈注射時先試以1～5mg或按體重每次0.02～0.1mg/kg給藥,後根據患者耐受情況隔日增加5mg,增加至每次0.6～0.7mg/kg時即可暫停,成人每日最高劑量不超1mg/kg,每日或隔

日給藥 1 次，累積總量 1.5～3.0mg 或以上，療程 1～3 個月，也可長至 6 個月，視病情而定。

(3)聯合用藥：①氟胞嘧啶與本品有協同作用，但也可增強氟胞嘧啶的毒性反應。②本品與吡咯類抗真菌藥如氟康唑、伊曲康唑等在體外具拮抗作用，而其吡咯類可誘導真菌對兩性黴素 B 耐藥，故兩者不宜聯合。③抗腫瘤藥、萬古黴素、氨基糖苷類、多黏菌素、環孢素、捲曲黴素等腎毒性藥物與本品同時使用可增強其腎毒性。④洋地黃類藥物，因兩性黴素 B 所致低鉀血症可增強潛在的洋地黃毒性，故應密切觀測血鉀和心電圖。⑤腎上腺皮質激素可以控制本品的不良反應但也可加重本品誘發的低鉀血症。故如需同時使用應選最小劑量和最短療程。並監測血鉀。⑥鹼性藥物可增強本品的排泄，減少腎小管酸中毒的發生。

(4)用藥經驗：本品為迄今抗真菌譜最廣的強效藥物，理論上應為治療侵襲性真菌感染的最有效藥物。但其毒性大、不良反應多，許多患者使用受到限制或因不能耐受而被迫終止治療。因此使用時要權衡利弊。多用於敏感菌所致的進展性、危及生命的真菌感染治療。在經濟條件允許的情況下，可先使用其他敏感的、毒性反應較小的抗真菌藥。

2. 兩性黴素 B 含脂複合製劑

具體包括以下 3 種製劑：①兩性黴素 B 脂質複合體；②兩性黴素 B 膽固醇複合體；③兩性黴素 B 脂質體。

(1)用藥指徵：抗菌譜和抗菌活性同兩性黴素 B，但毒性反應明顯下降。適用於包括念珠菌肺炎在內的絕大多數侵襲性真菌感染的經驗及確診治療；無法耐受傳統兩性黴素 B 製劑的患者；腎功能嚴重損害，不能使用傳統兩性黴素 B 製劑的患者。

(2)用藥方法：起始劑量為每日 0.1mg/kg，經驗治療的推薦劑量為每日 0.3mg/kg，確診治療為每日 0.6mg/kg，靜脈注射時間不應少於 1 小時，以 2 小時為宜。療程同兩性黴素 B。

(3)聯合用藥：同兩性黴素 B。

(4)用藥經驗：兩性黴素 B 脂質體臨床應用抗真菌（尤其抗念珠菌屬、麴黴菌屬）效果好，毒性反應也較兩性黴素 B 顯著降低。但費用相對較高，且相對於對念珠菌屬敏感的氟康唑來說，該藥毒性反應仍相對較大。故選擇時應根據病情和患者的經濟情況慎重選擇。建議限於氟康唑耐藥或嚴重念珠菌肺炎治療。

3. 氟康唑

(1)用藥指徵：抗菌譜包括念珠菌屬，主要為白念珠菌，對光滑念珠菌活性降低，對克柔念珠菌無活性。對麴黴菌感染無效。適用於敏感念珠菌、隱球菌所致的嚴重感染的治療，也可用於預防放化療後惡性腫瘤患者、免疫功能受抑制患者的真菌感染（本品治療播散性真菌病時通常與兩性黴素 B 聯合使用，因單獨使用時易致真菌耐藥性的發生）。血中藥物可透析清除。

(2)用藥方法：念珠菌肺炎常用氟康唑靜脈注射，每 200mg 加入 0.9% 氯化鈉注射液 100mL 中，滴注時間為 30～60 分鐘。每日劑量為第 1 日 400mg，隨後每日 200～400mg。療程根據臨床療效而定。腎功能不全者，需根據腎功能減退程度減量給藥。

(3)聯合用藥：①本品與兩性黴素 B 具協同作用，兩性黴素 B 亦可增強本品的毒性，此與兩性黴素 B 可使細胞攝取藥物量增加以及腎排泄受損有關。②有研究指出，同時接受氟康唑和華法林治療的患者可合併凝血酶原時間延長，發生出血性不良事件，應嚴密監測凝血酶原時間。

③口服咪達唑侖後，給予氟康唑可引起咪達唑侖血藥濃度明顯升高。故同時使用時應減少咪達唑侖的用量。④氟康唑與利福平同時使用可導致氟康唑的曲線下面積減少 25％，並使其半衰期縮短 20％。對同時服用氟康唑和利福平的患者，應考慮增加氟康唑的劑量。⑤氟康唑 200mg，連用 14 日可導致茶鹼平均血漿清除率降低 18％。故同時服用氟康唑時應注意觀察其茶鹼中毒症狀，必要時調整劑量。

(4)用藥經驗：本品對白念珠菌最為敏感，性價比較高，為敏感白念珠菌的首選治療藥物。但目前耐氟康唑的白念珠菌菌株呈增多趨勢，研究指出達到 23％耐藥，故還應以藥敏結果為主。嚴重患者的經驗性用藥可能需要比氟康唑抗菌活性更強、抗菌譜更廣的藥物。

4. 伊曲康唑

伊曲康唑為三唑類抗真菌藥，藥理作用同氟康唑。

(1)用藥指徵：抗菌譜包括白念珠菌、多數非白念珠菌屬，但對光滑念珠菌和熱帶念珠菌敏感性最低。對麴黴菌屬、毛孢子菌屬、地黴菌屬、新型隱球菌屬、皮膚癬菌和多數暗色孢科真菌如產色芽生菌屬、組織胞質菌屬、波氏阿利什黴和馬爾尼非青黴菌屬有效。另外，伊曲康唑不能抑制的主要真菌有接合菌綱（如根黴菌屬、根毛菌屬、毛黴菌屬和犁頭黴屬）、鐮刀菌屬、足放線病菌屬和帚黴菌屬。

(2)用藥方法：①注射液，第 1、2 日治療方法為每次 1 個小時靜脈注射 200mg 伊曲康唑。每日 2 次，第 3 日起，每日 1 次，每次 1 個小時靜脈注射 200mg 伊曲康唑。靜脈用藥超過 14 日的安全性尚不明確。②膠囊，治療念珠菌病、組織胞質菌病和麴黴菌病。成人常用劑量為每日 200～400mg，劑量超過 200mg 宜分 2 次給藥。但目前基本上僅限於淺表部位真菌感染或需要較長期維持序貫治療的後期用藥。③口服

疾病篇

液，為達到最佳吸收，本品不應與食物同服。服藥後至少 1 小時內不要進食。a‧預防真菌感染，每日 5mg/kg，分 2 次服用。在臨床試驗中，預防治療開始於細胞抑制劑前和抑制手術一週前，治療一直持續至中性粒細胞數恢復正常（即＞ 1000/μL）；b‧對於伴有發燒的中性粒細胞減少症患者，疑為系統性真菌病時的經驗治療。首先應給予伊曲康唑注射液進行治療，建議劑量為每次 200mg，每日 2 次。給藥 4 次後，改為每次 200mg，每日 1 次。共使用 14 日。每劑的打點滴時間均應在 1 小時以上。然後使用伊曲康唑口服液每次 200mg，每日 2 次進行治療，直至臨床意義的中性粒細胞減少症消除。對於非粒細胞減少念珠菌肺炎患者口服液適用於靜脈注射後的序貫治療，療程以肺部影像學滲出性病變吸收為準。對疑為系統性真菌病發燒患者超過 28 日治療的安全性和有效性尚未明確。對於念珠菌肺炎的預防來說，首選藥物仍然是氟康唑。

（3）聯合用藥：①影響伊曲康唑代謝的藥物，誘酶藥物如利福平、利福布汀和苯妥英可明顯降低伊曲康唑的口服生物利用度，而導致療效降低。因此，本品不應與強效酶誘導藥物合用。尚無有關其他酶誘導劑，如卡馬西平、苯巴比妥和異煙肼的正式研究，但與其作用相似。②伊曲康唑會抑制由細胞色素 3A 酶代謝藥物的代謝過程，這會導致藥物作用的增加或（和）延長（包括不良反應）。停用伊曲康唑治療後，伊曲康唑血漿濃度逐漸下降，其下降速度取決於用藥量和用藥時間，當評估伊曲康唑對同服藥物的抑制作用時，應考慮此特點。③對蛋白結合的影響，體外研究顯示，在血漿蛋白結合方面伊曲康唑與丙咪嗪、普萘洛爾、地西泮、西咪替丁、吲哚美辛、甲苯磺丁脲和磺胺二甲基嘧啶之間無相互作用。

（4）用藥經驗：伊曲康唑是真菌尤其是麴黴菌經驗治療和診斷後治療的首選藥物。對敏感的麴黴菌和念珠菌療效好、不良反應相對較弱，並

有多種劑型供選擇。尤以注射液＋口服液的序貫治療最為經典，療效最好。目前，伊曲康唑針劑-口服液序貫療法已經成為粒細胞缺乏及骨髓或實體器官移植患者真菌感染預防與治療的首選藥物，對於普通念珠菌肺炎患者多首選氟康唑，較嚴重肺炎或者不能排除麴黴菌感染者或者可疑氟康唑耐藥者首選伊曲康唑。該藥雖腦脊液中濃度很低，但也有個例顯示對治療腦麴黴菌病有效。

5. 伏立康唑

伏立康唑為三唑類抗真菌藥，藥理作用同氟康唑。

(1)用藥指徵：抗真菌譜包括念珠菌（對氟康唑耐藥的克柔念珠菌、光滑念珠菌、白念珠菌耐藥菌株也具抗菌活性）、新生隱球菌、麴黴菌、鐮刀黴菌屬和莢膜組織胞質菌等致病真菌。還包括有足放線菌屬，但對接合菌無活性。

(2)用藥方法：本品在靜脈注射前先溶解成 10mg/mL，再稀釋至 2～5mg/mL。本品不宜用於靜脈推注。建議本品的靜脈注射速度最快不超過每小時 3mg/kg，稀釋後每瓶滴注時間須 1～2 小時以上。成人採用靜脈注射和口服的互換方法。無論是靜脈注射或口服給藥，首次給藥時第 1 日均應給予首次負荷劑量，以使其血藥濃度在給藥第 1 日即接近於穩態濃度。由於口服片劑的生物利用度很高（96％），所以在有臨床指徵時靜脈注射和口服兩種給藥途徑可以互換。

(3)序貫療法：靜脈注射和口服給藥尚可以進行序貫治療，此時口服給藥無須給予負荷劑量，因此前靜脈注射給藥已經使伏立康唑血藥濃度達到穩態。

(4)療程：靜脈用藥療程不宜超過 6 個月。

(5)注意事項：因伏立康唑視覺障礙常見，應監測視覺功能，包括視敏度、視力範圍和色覺。

(6)聯合用藥：①伏立康唑禁止與利福平、卡馬西平、苯巴比妥合用。後者可使伏立康唑藥效降低。②伏立康唑禁止與特非那定、阿司咪唑、西沙必利、匹莫齊特、奎尼丁合用，因可引起尖端扭轉性室速。③伏立康唑可使華法林藥效增強，後者應減量。④伏立康唑可使苯二氮䓬類藥效增長。

(7)用藥經驗：該藥多適用於免疫抑制患者的嚴重真菌感染、急性侵襲性麴黴菌病、由氟康唑耐藥的念珠菌引起的侵襲性感染、鐮刀黴菌引起的感染等。但其價格較昂貴，多作為二線用藥。

6. 卡泊芬淨

卡泊芬淨為棘白菌素的第一個上市品種。

(1)用藥指徵：卡泊芬淨的抗真菌譜包括多種致病性麴黴菌屬（如煙麴黴、黃麴黴、土麴黴和黑麴黴等）和念珠菌屬（如白念珠菌、光滑念珠菌、克柔念珠菌、熱帶念珠菌等），但對新生隱球菌、鐮刀黴菌屬和毛黴菌屬等無活性。

(2)用藥方法：第 1 日靜脈注射 70mg，之後每日 50mg，輸注時間不少於 1 小時。療程依病情而定。一般為末次真菌培養陽性後至少 14 日。

(3)不良反應輕微：本品常見的不良反應為皮疹、皮膚潮紅、搔癢、熱感、發燒、面部水腫、支氣管痙攣、靜脈炎、噁心、嘔吐等。可見呼吸困難、喘鳴、皮疹惡化等變態反應。也可見轉氨酶升高、血清鹼性磷酸酶升高、血鉀降低、嗜酸粒細胞增多、尿蛋白升高、尿紅血球升高等。對症處理有效，停藥可消失。嚴重肝功能異常者應避免用藥。

(4)聯合用藥：①利福平可使本藥血藥濃度降低，合用時本品應加量至每日 70mg；②他克莫司與本品使用時應減量。

(5)用藥經驗：多作為侵襲性念珠菌病、侵襲性麴黴菌病治療的二線用藥。毒性反應小，但價格高。臨床常用於兩性黴素 B 及其脂質體不能耐受的重症念珠菌感染或伊曲康唑無效的肺麴黴菌病。

7．5- 氟胞嘧啶

其為抑菌劑，高濃度時有殺菌作用。

(1)用藥指徵：適用於敏感念珠菌、隱球菌感染的治療。本品治療播散性真菌病通常與兩性黴素 B 聯合使用，因本品單獨使用時易致真菌耐藥性的發生。

(2)用藥方法：口服或靜脈注射，每日 100～150mg/kg。口服分 4 次給藥，靜脈注射分 2～4 次給藥。靜脈注射速度每分鐘 4～10mL。

(3)注意事項：腎功能不全者禁用。短期內真菌就會對本品產生耐藥，合用兩性黴素 B 可延緩耐藥性的產生。

(4)聯合用藥：①本品與兩性黴素 B 具協同作用，但兩性黴素 B 也可增強本品的毒性；②阿糖胞苷可抑制本品的活性。

(5)用藥經驗：本品治療播散性真菌病通常與兩性黴素 B 聯合使用，因抗菌活性有限，目前較少用於念珠菌屬的治療。

(三)其他治療

對某些嚴重神經肌肉疾病患者應減少吸入性肺炎發生的可能性，必要時建立人工呼吸道。

三、病情觀察

本病患者大多有基礎疾病，診斷本病者，主要觀察患者治療後咳嗽、咳痰、胸悶、氣急等症狀是否緩解，肺部溼性喘鳴是否消失，胸部X光片上的病變是否吸收，並注意適時根據患者的臨床變化，調整治療用藥。

四、注意事項

1. 醫患溝通

如診斷為本病，應如實告知患者和家屬肺念珠菌病感染的特點、診斷方法、治療藥物，尤其是抗真菌藥物治療的重要性、不良反應，以使患者及家屬理解，取得患者的配合、支持。

2. 經驗指導

（1）基礎疾病的治療，去除誘因。如減少廣譜抗生素的使用，減少糖皮質激素和免疫抑制劑的使用，控制血糖。加強營養支持治療。必要時可使用免疫球蛋白、新鮮血漿等提高機體免疫力。

（2）合理選用抗真菌藥物。①預防用藥：指在真菌感染高危險群的患者中，預防性使用抗真菌藥物。適用於接受高強度免疫抑制治療的骨髓移植、腫瘤化療出現粒細胞減少等患者；對於支氣管-肺部感染的患者有上述真菌感染危險因素，經規律有力抗生素治療超過14日無效或好轉後再出現新病灶，留置靜脈導管、靜脈高營養、從2個以上的無菌部位分離到念珠菌、腹部手術或重度肺感染不能除外真菌病時，可以考慮預防性抗真菌干預。首選藥物為伊曲康唑口服液、氟康唑口服或靜脈注射。對於骨髓或實體器官移植患者療程以2～4週為宜，其他情況視臨床感染徵象及相應病原微生物檢測結果綜合評估。②經驗治療：指在免

疫缺陷、長期使用廣譜抗生素或糖皮質激素後出現的不明原因發燒，廣譜抗生素治療 7 日無效或起初有效但 3～7 日後再出現發燒，或臨床上呈現真菌性肺感染的跡象，如肺內滲出性病變經抗生素治療未改善，好轉後再現新病變、化膿性痰液減少，但呼吸道阻塞症狀無好轉且痰液黏稠，肺部影像學呈現了真菌特徵性改變，如炎性實變內有空洞樣改變等時候應在積極尋找病因的同時，經驗使用抗真菌治療。首選藥物仍為伊曲康唑和氟康唑，一般靜脈輸注給藥。療程需結合臨床綜合判斷。③臨床診斷患者的治療：應參照病原學報告、藥物敏感情況，結合臨床選藥，並均應足量、足療程應用抗真菌治療。兩性黴素 B、伊曲康唑、氟康唑均為一線藥物，但兩性黴素 B 腎功能損害及寒顫高燒等不良反應較多應慎重使用。氟康唑則主要對白念珠菌有效，對光滑念珠菌活性降低，對克柔念珠菌無活性，如不能排除非白念珠菌致病及氟康唑耐藥可能，應選擇其他抗真菌藥，如伊曲康唑則幾乎覆蓋整個念珠菌屬且不良反應相對較少，其他也可考慮使用伏立康唑、卡泊芬淨。④確診後的治療：應根據念珠菌種類、藥物敏感情況及病情酌情選擇，並均應足量、足療程使用抗真菌治療。可選藥物有伊曲康唑、氟康唑、兩性黴素 B、兩性黴素 B 脂質體等，必要時選用伏立康唑、卡泊芬淨等，甚至聯合治療。

（鄧海燕）

第二節　肺隱球菌病

　　肺隱球菌病為新型隱球菌感染引起的亞急性或慢性內臟真菌病。主要侵犯肺和中樞神經系統，但也可以侵犯骨骼、皮膚、黏膜和其他臟器。新型隱球菌按血清學分類分為 A、B、C、D、AD 五型。

一、診斷

(一)症狀與體徵

1. 症狀

肺隱球菌病多無症狀，1/3 病例無症狀而自癒。部分患者可以有發燒、咳嗽，以乾咳為主或有少量痰液。常有難以言其狀的胸痛和輕度氣急。其他症狀包括少量咳血、盜汗、乏力和體重減輕。由於患者免疫狀態不同，可形成兩種極端：其一是無症狀患者，是 X 光檢查而被發現，見於免疫機制健全者，組織學上表現為肉芽腫病變；其二是重症患者，有顯著氣急和低氧血症，並常伴有某些基礎疾病和免疫抑制狀態，X 光顯示瀰漫性間質性病變，組織學僅見少數炎症細胞，但可見大量病原菌。

2. 體徵

肺隱球菌病的體徵取決於病灶的範圍和性質。通常很少陽性體徵。當病變呈大片實變、空洞形成或合併胸腔積液時則有相應體徵。體檢多有實變體徵和溼性喘鳴。併發腦膜炎時，症狀明顯而嚴重，有頭痛、嘔吐、大汗、視力障礙、精神症狀，出現腦膜刺激徵。

(二)輔助檢查

1. 微生物檢查

(1)直接鏡檢：痰液或支氣管肺泡灌洗液直接行墨汁染色或黏液卡紅染色可見菌體，臨床現以墨汁染色多用，連續兩次以上陽性有意義。因本病常可同時累及中樞神經系統，故腦脊液鏡檢也可發現隱球菌，通常只要在腦脊液中發現隱球菌即可診斷隱球菌性腦部感染。

(2)痰培養：痰液或支氣管肺泡灌洗液培養連續兩次以上陽性有意義。

(3)抗原檢查：乳膠凝集試驗檢測新型隱球菌莢膜多糖抗原，可簡便快速有效診斷。血液、胸液標本隱球菌抗原陽性均可診斷。

2. 影像學檢查

可見纖維條索影、結節影、片狀影、空洞或團塊影，表現變化多端。需與腫瘤、結核相鑑別。

3. 組織病理學檢查

腫大淋巴結等部位的組織切片可明確診斷。

(三)診斷要點

1. 確診

(1)胸部 X 光異常。

(2)組織病理學特殊染色見到隱球菌，並經培養鑑定，或腦脊液（及其他無菌體液）培養分離到新生隱球菌。

2. 擬診

(1)胸部 X 光異常符合隱球菌肺炎的通常改變。

(2)痰培養分離到隱球菌或肺外體液／組織抗原檢測陽性，或特殊染色顯示隱球菌典型形態特徵。

肺隱球菌病的診斷有賴於臨床的警覺和組織病理學聯合微生物的確診證據。對於伴有精神官能症狀的患者腦脊液標本傳統的墨汁抹片鏡檢有很高的診斷價值，如果培養分離到隱球菌即可確診。有人提倡腰椎穿刺腦脊液檢查作為肺隱球菌病的常規檢查，其診斷敏感性尚無確切數據。相反，如果隱球菌腦膜炎患者肺部同時出現病灶，自然首先要懷疑肺隱球菌病，但如果肺部病變出現在治療過程中，尚需懷疑其他病原體的醫療照護相關性肺炎。切片組織和無菌體液培養到隱球菌是確診的最

重要證據。痰或非防汙染下呼吸道標本分離到隱球菌，結合臨床仍有很重要的診斷意義，儘管本菌可以在上呼吸道作為定植菌存在，但較念珠菌明顯為少，也就是說痰培養隱球菌陽性其意義顯著高於念珠菌陽性。

(四)鑑別診斷

肺隱球菌病發病比較隱匿，痰中隱球菌陽性率低，肺部影像學無特徵性改變，易與肺癌、肺轉移性腫瘤、肺結核及韋格肉芽腫等疾病相混淆，尤其是孤立性腫塊與肺癌不易鑑別。故對於可疑患者，纖維光束支氣管鏡、經皮肺穿刺切片等有創檢查乃至開胸手術對於肺隱球菌病診斷的確立具有重要價值。

二、治療

(一)一般治療

去除易感誘因。能進食者鼓勵患者進食高蛋白、高營養的食物以增強抵抗力，必要時可使用免疫球蛋白、新鮮血漿等。

(二)藥物治療

1. 兩性黴素 B

兩性黴素 B 是多烯類抗真菌藥物，靜脈給藥每日 0.5mg/kg，多次給藥後血藥峰濃度為 0.5～2mg/L，血漿半衰期為成人 24 小時。

(1)用藥指徵：適用於新型隱球菌的各個血清型的治療。

(2)用藥方法：可靜脈給藥，也可鞘內給藥。①靜脈給藥，開始靜脈注射時先試以 1～5mg 或按體重每次 0.02～0.1mg/kg 給藥，後根據患者耐受情況每日或隔日增加 5mg，增加至每次 0.6～0.7mg/kg 即可，成人每日最高劑量不超過 1mg/kg，每日給藥 1 次，累積總量 1.5～3.0g 或以上，療程 2～3 個月，也可更長，視病情而定。②鞘內給藥，僅用於

伴有中樞神經系統隱球菌感染者。首次 0.05～0.1mg，以後逐漸增至每次 0.5mg，最多 1 次不超過 1mg，每週給藥 2～3 次，總量 15mg 左右。鞘內給藥時宜與小劑量地塞米松或琥珀酸氫同時使用，並須用腦脊液反覆稀釋藥液後逐漸注入。

(3)不良反應及預防措施：神經及骨骼肌肉系統，可有頭痛、全身骨骼肌肉痠疼，鞘內注射嚴重者可發生下肢截癱。故需用腦脊液反覆稀釋藥液後逐漸注入，並同時使用少量激素。

(4)聯合用藥：對於免疫功能異常的嚴重肺隱球菌病，可兩性黴素 B 聯用氟胞嘧啶，療效更好，但毒性反應也有所增加。

(5)用藥經驗：兩性黴素 B 是肺隱球菌病治療的常用藥物，但多於嚴重的肺隱球菌病中聯合氟胞嘧啶使用。多途徑給藥可明顯改善療效，特別是合併新型隱球菌腦膜炎者。另外，療程必須足夠長，以便徹底清除顱內感染菌。

2. 氟胞嘧啶

氟胞嘧啶為氟化嘧啶化合物，水溶性，可透過血 - 腦屏障。

(1)用藥指徵：適用於新型隱球菌的各個血清型的治療。尤其合併隱球菌腦膜炎的治療。

(2)用藥方法：口服或靜脈注射每日 100～150mg/kg，口服分 4 次給藥，靜脈注射分 2～4 次給藥。靜脈注射速度為每分鐘 4～10mL。多與兩性黴素 B 聯用。

(3)注意事項與聯合用藥：因短期內真菌就會產生對本品的耐藥，故合用兩性黴素 B 可延緩耐藥性的產生。但兩者合用不良反應也有所增加。

(4)用藥經驗：本品聯合兩性黴素 B 是治療新型隱球菌肺炎及腦膜炎的經典方案，療效顯著，但應注意其不良反應也有所增加。

3. 氟康唑

氟康唑是三唑類抗真菌藥。口服生物利用度高，空腹口服 400mg 後 0.5～1.5 小時平均血藥峰濃度為 6.7mg/L，血漿清除半衰期接近 30 小時。氟康唑能夠很好地進入人體的各種體液，包括腦脊液（約達到血藥濃度的 70%），而唾液和痰液中的濃度與血漿濃度近似。

（1）用藥指徵：適用於新型隱球菌的各個血清型的治療。尤其早期輕症患者的治療。

（2）用藥方法：首劑靜脈給藥 400mg，以後可用每日 200～400mg 靜脈注入，直至腦脊液或痰液轉陰後繼續 200～400mg 口服，維持 3～12 個月。

（3）用藥經驗：本品目前僅適用於肺隱球菌病輕症患者的治療和重症患者後續的維持治療。

4. 伊曲康唑

伊曲康唑為三唑類抗真菌藥。脂溶性，不易透過血-腦屏障，因而腦脊液中濃度很低。理論上不能用於中樞神經感染。但對局限於肺內的隱球菌有效。

（1）用藥指徵：適用於新型隱球菌的各個血清型肺隱球菌病的治療。

（2）用藥方法：注射液，第 1、2 日每日 2 次，每次 1 個小時靜脈注射 200mg 伊曲康唑；第 3 日起，每日 1 次，每次 1 個小時靜脈注射 200mg 伊曲康唑。

（3）聯合用藥：在該病治療初期，多聯合使用兩性黴素 B 與氟胞嘧啶或三唑類抗真菌藥，以使病情盡快得到控制。療程 8～12 週後可口服伊曲康唑維持治療 3～4 個月，以防復發。有復發傾向者再加用口服伊曲康唑 3～5 個月或更長。

(4)用藥經驗：治療肺隱球菌病效果較好，但對於合併隱球菌腦膜炎認為無效，但也有研究指出本品治療真菌腦膜炎有效的個例。

(三)其他治療

早期局限性肺部肉芽腫或空洞，採用抗真菌藥物治療效果不佳時，有必要手術切除。

三、病情觀察

本病患者大多有基礎疾病，長期使用抗生素和糖皮質激素，診斷本病者，主要觀察患者治療後咳嗽、咳痰、胸悶、氣急、咳血、盜汗、乏力等症狀是否緩解，肺部溼性喘鳴是否消失，胸部 X 光片上的病變是否吸收，並注意適時根據患者的臨床變化，調整治療用藥。

四、注意事項

1. 醫患溝通

如診斷為本病，應如實告訴患者和家屬肺隱球菌病的感染特點、診斷方法、治療藥物，尤其是抗真菌藥物治療的重要性、不良反應。以使患者及家屬理解，取得患者的配合、支持。

2. 經驗指導

(1)抗隱球菌用藥常規：美國傳染病學會 (IDSA) 的肺隱球菌病的治療指南建議分程度治療。①對於免疫功能正常的肺隱球菌病患者，a．無症狀，但肺組織隱球菌培養陽性，可不用藥，密切觀察；或氟康唑每日 200～400mg，6～12 個月。b．症狀輕到中度，痰培養陽性，氟康唑每日 200～400mg，6～12 個月；或伊曲康唑每日 200～400mg，6～12 個月；若不能口服，可予以兩性黴素 B 每日 0.5～1.0mg/kg。②對於免疫功能異常的嚴重肺隱球菌病患者，兩性黴素 B 每日 0.7～1.0mg/kg，

聯用氟胞嘧啶每日 100mg/kg，使用 2 週；然後再用氟康唑每日 400mg，療程至少 10 週。

（2）首選必須就有無播散和機體免疫狀態進行評估。前者包括對血液、腦脊液和男性按摩前列腺後的尿液做抗原檢測及培養，後者重點是細胞免疫特別是 T 細胞亞群測定。宿主免疫機制健全、無播散證據的肺隱球菌病有自發消退傾向，不必立即治療，若在後續追蹤中病變擴大、有明顯臨床症狀，再給予治療。播散性肺隱球菌病或雖然病變局限於肺部，但宿主免疫抑制低下，則需要立即治療。藥物選擇推薦兩性黴素 B 聯合氟胞嘧啶，兩者有協同作用。確切療程尚未肯定，通常 3～6 週，亦有主張 2～3 個月或更長。咪唑類抗真菌藥已成功用於隱球菌感染的治療。氟康唑水溶性高，蛋白結合率低，半衰期長，腦脊液藥物濃度可達到血藥濃度的 50%～60%。對於併發腦膜炎患者氟康唑首劑 400mg，然後每日 200～400mg，療程 2～3 個月，亦有主張長至 6 個月。初期靜脈給藥，病情改善後可改口服給藥維持。在愛滋病（HIV/AIDS）併發原發性肺隱球菌病患者給予低劑量氟康唑（每日 200mg）長程口服治療（療程通常 3 個月）有效，並可阻止其播散。伊曲康唑亦具有抗隱球菌活性，但臨床使用經驗尚少。不論何種治療，其療程結束後仍需繼續追蹤，每 3 個月追蹤 1 次，至少追蹤 1 年。

（鄧海燕）

第三節　肺麴黴病

肺麴黴病致病菌主要為煙麴菌，少數為黃麴菌、土麴菌、黑麴菌、棒狀麴菌、構巢麴菌及花斑麴菌等。肺部麴菌病絕大多數為繼發感染，原發者極為罕見。臨床上一般將本病分為變態反應性支氣管肺麴黴病

(ABPA)、肺麴黴球（aspergilloma）和急性侵襲性肺麴黴病（IPA）等三種類型。

一、診斷

（一）症狀與體徵

1. 變態反應性支氣管肺麴黴病

（1）典型表現：急性期主要症狀有喘息、咳血、黏液膿性痰、發燒、胸痛和咳出棕色痰栓。其中，咳血絕大多數為血痰，有少數患者咳血量偏大。急性期症狀持續時間較長，往往需要激素治療半年才能消退，少數病例演變為激素依賴性哮喘期。由於對急性發作期界定不一，其發生頻率不一。ABPA 雖然哮喘症狀較輕，但有近半數患者需要長期局部吸入或全身使用激素。

（2）非典型表現：偶見 ABPA 與麴菌球同時存在。ABPA 在極少數患者中也可以出現肺外播散，如出現腦侵犯、腦脊液淋巴細胞增多、胸腔積液等。

2. 肺麴黴球

肺麴黴球的最常見症狀是咳血，發生率在 50%～90%，咳血量亦多變化，從很少量到大量致死性咳血不等。咳血原因有幾種假設，如隨呼吸運動麴菌球對血管的機械性摩擦與損傷、麴菌內毒素所致溶血作用與抗凝作用。空洞壁血管的局部侵蝕可能也是一種因素。其他常見症狀有慢性咳嗽，偶有體重減輕。除非併發細菌性感染，患者一般無發燒。毗鄰胸膜的麴菌球可以引起胸膜腔感染，個別病例可導致支氣管胸膜瘻。部分患者呈現隱匿性過程，持續多年無症狀，但絕大多數最終出現症狀。

3. 急性侵襲性肺麴黴病

典型病例為粒細胞缺乏或接受廣譜抗生素、免疫抑制劑和激素過程中出現不能解釋的發燒，胸部症狀以乾咳、胸痛最常見。咳血雖不如前兩種症狀常見，但十分重要，具有顯示性診斷價值。當肺內病變廣泛時則出現氣急，甚至呼吸衰竭。此外，尚可出現胃腸出血及各種中樞神經系統症狀。

(二)輔助檢查

1. 微生物檢查

(1)痰液或支氣管肺泡灌洗液培養連續兩次以上為同一麴黴菌陽性有意義，尤以肺泡灌洗液意義更大。合併有真菌血症時血培養真菌陽性，但很少能從血液中分離出麴黴菌。真菌培養不僅可以明確真菌類型，體外藥敏試驗還可幫助選擇敏感抗真菌藥物。

(2)痰液或支氣管肺泡灌洗液直接鏡檢或細胞學檢查見到分隔菌絲，其上有特徵性的二分叉結構最有意義。患者就診初期先行痰抹片檢查，方便快捷，當日可檢出結果，有助於該病早期診斷。但因空氣中常有麴黴菌存在，故應謹慎對待痰抹片結果。一般認為，免疫功能正常者痰中分離出麴黴菌通常代表定植，而高危險患者痰麴黴菌陽性可以預測感染。例如，粒細胞缺乏症患者痰麴黴菌陽性80%～90%可能為侵襲性麴黴肺炎。

2. 血清學檢查

主要有麴黴沉澱素試驗等。

3. 麴黴菌素皮膚試驗

用麴黴抗原做皮膚試驗有助於過敏性麴黴菌病的診斷。肺麴黴球、

過敏性麴黴菌病患者皮試常為陽性。但嚴重患者可因免疫受損而出現假陰性。

4. 組織病理學檢查

透過針吸或切片肺組織標本 HE 染色、PAS 染色發現麴黴菌是診斷的金標準。高度懷疑麴黴菌感染但又缺乏微生物學證據時，在患者能耐受該項檢查的情況下可採取。

5. 影像學檢查

胸部 X 光片以兩肺中下野為多見，表現為瀰漫的、密度不均匀的、大小不等的斑片影，病灶可融合形成團塊影，部分實變區域內可出現空腔，且進展較快。肺 CT 除以上改變外，後期還可見光暈徵、新月形空氣徵等。這些特徵性影像學改變是判斷真菌肺炎的重要方式，不僅有助於該病早期診斷，還可用來評價抗真菌治療的有效性。

6. 其他實驗室檢查

血白血球升高或降低，中性粒細胞減少 $< 0.5 \times 10^9$/L，並可有肝腎功能的損害。

(三) 診斷要點

1. 確診麴黴菌肺炎

透過針吸或切片肺組織標本用組織化學或細胞化學方法檢獲菌絲或球形體可確診；或通常無菌而臨床表現或放射學檢查支持存在感染的部位，在無菌術下取得的標本，其培養結果呈陽性。

2. 臨床診斷麴黴菌肺炎

至少符合一項宿主因素，且肺感染部位符合一項主要（或兩項次要）臨床標準，一項微生物學因素。

3. 擬診麴黴菌肺炎

至少符合一項宿主因素，一項微生物學因素，或肺感染部位符合一項主要（或兩項次要）臨床標準。

4. 宿主因素

(1)外周血中性粒細胞減少，中性粒細胞計＜ 0.5×10^9/L，且持續＞ 10 日。

(2)體溫＞ 38℃或＜ 36℃，並伴有以下情況之一：之前 60 日內出現過持續的中性粒細胞減少（＞ 10 日）；之前 30 日內曾接受或正在接受免疫抑制藥治療；有侵襲性真菌感染病史；患有愛滋病；存在移植物抗宿主病的症狀和體徵；持續使用類固醇激素 3 週以上；有慢性基礎疾病，或外傷、手術後長期住 ICU，長期使用機械通氣，體內留置導管，全胃腸外營養和長期使用廣譜抗生素治療等。

5. 主要特徵

侵襲性肺麴黴感染的胸部 X 光和 CT 影像學特徵為早期出現胸膜下密度增高的結節實變影，數日後病灶周圍可出現暈輪徵，10～15 日後肺實變區液化、壞死，出現空腔陰影或新月徵。

6. 次要特徵

①肺部感染的症狀和體徵；②影像學出現新的肺部浸潤影；③持續發燒 96 小時，經積極的抗菌治療無效。

7. 微生物學檢查

①合格痰液經直接鏡檢發現麴黴屬菌絲，真菌培養 2 次陽性；②支氣管肺泡灌洗液直接鏡檢發現菌絲，真菌培養陽性；③血液標本麴黴菌半乳甘露聚糖抗原（GM）檢測連續 2 次陽性；④血液標本真菌細胞壁成分 1，3-β-D 葡聚糖抗原（G 試驗）連續 2 次陽性。

(四)鑑別診斷

1. 變態反應性支氣管肺麴黴病

需要與其他原因的支氣管哮喘、肺不張、過敏性肺炎、肺結核和細菌性肺炎相鑑別。血清麴菌特異性 IgE 和 IgG 增高、肺浸潤灶伴中央性支氣管擴張以及下呼吸道防汙染標本分離到麴菌是診斷 ABPA 的最有力支持，確診尚需組織學證據。

2. 肺麴黴球

影像學顯示典型的新月徵具有診斷意義，偶爾其他真菌球可以有同樣徵象，這就需要藉助微生物學數據以資鑑別。倘若真菌球過大，充盈整個空腔而不能顯示新月徵，或球體過小則可能造成診斷困難，需要與肺腫瘤、各種原因的肺結節灶相鑑別，主要有賴於病原（因）學的診斷證據。

3. 急性侵襲性肺麴黴病

應與其他病原微生物的肺炎、肺栓塞、基礎疾病（如白血病）肺部病變以及藥物性肺部疾病相鑑別。影像學技術缺乏鑑別診斷價值，病理組織學上發現麴菌和培養分離到麴菌當可確診。但是在此類患者侵襲診斷技術採集組織學標本極其困難，合格痰標本培養到麴菌仍有重要參考價值。

二、治療

1. 基礎疾病的治療

去除誘因，如減少廣譜抗生素的使用，減少糖皮質激素和免疫抑制藥的使用，控制血糖。

2. 加強營養支持治療

必要時可使用免疫球蛋白、新鮮血漿等迅速提高機體免疫。

3. 合理選用抗真菌藥物

分為以下4個階段。

(1) 預防治療，指在真菌感染高危險群的患者中，預先使用抗真菌治療。如接受高強度免疫抑制治療的骨髓移植患者、腫瘤化療出現粒細胞減少的患者等。首選藥物為伊曲康唑口服液。療程2～4週為宜。

(2) 經驗治療，指免疫缺陷、長期使用廣譜抗生素或糖皮質激素後出現的不明原因發燒、廣譜抗生素治療7日無效或起初有效但3～7日後再出現發燒，在尋找病因的同時，可使用抗真菌治療。近幾年麴黴菌感染的發生率明顯上升，而白念珠菌的感染則有所下降，麴黴菌對伊曲康唑敏感而對氟康唑耐藥，故首選藥物仍為伊曲康唑。

(3) 臨床診斷患者的治療，應根據藥敏情況及病情酌情選擇，並均應足量、足療程使用抗麴黴菌治療。兩性黴素B、伊曲康唑均為一線藥物，但兩性黴素B有腎功能損害及寒顫、高燒等不良反應，故較少使用。氟康唑則主要對白念珠菌有效，因此，對臨床診斷為肺麴黴菌病者不再選用氟康唑。伊曲康唑則幾乎覆蓋整個念珠菌屬及麴黴菌屬，且毒性反應相對較少。其他也可考慮使用伏立康唑、卡泊芬淨，但主要定位為伊曲康唑無效時選用的二線藥物。

(4) 確診後的治療，可選藥物有伊曲康唑、兩性黴素B、兩性黴素B脂質體等。均應足量、足療程使用抗真菌治療。①變應性支氣管肺麴黴病的治療：目前傾向於將變應性支氣管肺麴黴病排除在侵襲性肺麴黴病的範疇，認為其發病與麴黴菌吸入有關，但不屬於麴黴菌大量繁殖侵害組織引起的感染性疾病，而是機體對麴黴菌的變態反應。治療包括：脫離過敏原，輕症患者無須治療；急性加重期的患者可使用激素治療（靜脈激素＋吸入激素），並同時使用支氣管擴張藥物如氨茶鹼、萬託林等。有

研究指出兩性黴素 B 霧化吸入治療有一定療效。慢性期的患者則不適合激素治療，而應以包括抗真菌感染在內的綜合治療。②肺麴黴球的治療：通常肺麴黴球並不直接損害肺組織，也不與肺循環相通。雖然咳血是常見症狀，但抗真菌治療無理論依據，通常也無效。如發生大量或反覆的咳血則應行手術治療。通常需切除病變肺葉以確保根治。如患者既有較多量咳血又不耐受肺葉切除，可以採用病變肺葉萎陷療法。③急性侵襲性肺麴黴病：有很多種聯用方案。如兩性黴素 B 聯用氟胞嘧啶或利福平、兩性黴素 B 聯用伊曲康唑等，但均以兩性黴素 B 為標準治療方案。不能耐受兩性黴素 B 毒性反應的患者可選用伊曲康唑或兩性黴素 B 脂質體。④慢性壞死性肺麴黴病治療：如藥物治療效果差可根據患者耐受情況及病變範圍酌情行手術切除壞死病灶及病變周圍組織。

三、病情觀察

診斷本病者，主要觀察患者治療後咳嗽、咳痰、胸悶、氣急、喘息、咳血、黏液膿性痰、發燒、胸痛和咳出棕色痰栓等症狀是否緩解，胸部 X 光片上的病變是否吸收，並注意適時根據患者的臨床變化，調整治療用藥。

四、注意事項

1. 醫患溝通

應如實告知患者和家屬肺麴黴病感染的特點、診斷方法、治療藥物，尤其是抗真菌藥物治療的重要性以及不良反應，以使患者及其家屬理解，取得患者的配合與支持。

2. 經驗指導

（1）ABPA 和肺麴黴球有比較典型的臨床症狀和影像學特徵，診斷

相對容易,但是誤診或漏診仍不在少數,其原因大致如下。①臨床醫師對此兩型肺麴黴病無經驗。②表現非典型。因此凡遇原因不明的咳血,特別是反覆發作且咳血量較多,即使通常影像學上未見到病灶,亦應將麴菌病例為鑑別診斷的重要疾病之一。③雖然高解析度CT或許為「微小」肺麴黴球的發現提供了可能,此兩型肺麴黴病雖然總體上有比較典型的症狀和影像學徵象,但也可以非典型,這就需要在臨床診斷上多加考慮。

(2)使用激素治療可以緩解和消除急性加重期症狀,並可預防永久性損害,如支氣管擴張、不可逆性呼吸道阻塞和肺纖維化的發生。其他治療如吸入抗真菌藥物包括兩性黴素B,有助於急性症狀消退,但仍常有反覆發作。

(3)肺麴黴球的治療應當個體化。無症狀或症狀輕微者可進行醫學觀察。有症狀、但不適宜手術或拒絕手術者可用藥物治療。現有抗真菌藥物中僅有兩性黴素B和伊曲康唑有效。前者亦有學者建議採用空洞內注射療法。手術切除是唯一根治治療,適用於反覆咳血或存在影響預後的危險因素時。

(4)急性侵襲性肺麴黴病治療首選兩性黴素B,成人推薦劑量每日0.6mg/kg,2～3日逐步增加劑量,直至增加到每日1.0mg/kg。療程未確定。累積劑量最高可達4000mg。氟胞嘧啶對麴菌的抗菌活性通常較低,但與兩性黴素B有協同作用,在重症感染患者中可以聯合使用。伊曲康唑對麴菌有良好的抗菌活性,已有成功治療肺麴黴病的案例。急性肺麴黴球有時會破潰造成嚴重的系統性播散。

(鄧海燕)

第五章　間質性肺病

第一節　特發性肺纖維化

特發性肺（間質）纖維化（IPF）是一種原因不明的、進行性的、以兩肺間質纖維化伴蜂窩狀改變為特徵的疾病。近年來關於 IPF 的界定較過去更嚴格，它屬於特發性間質性肺炎（IIP）中的一種特殊類型，病理上呈現尋常性間質性肺炎（UIP）的組織學徵象，肺功能測試顯示限制性通氣損害或（和）換氣障礙，HRCT 掃描可見周圍性分布而以兩肺底更顯著的粗大網織樣改變伴蜂窩肺形成。20 餘年來其發病率增加，治療不理想，存活期中位數 2.9 年，5 年存活率 < 50%，幾與惡性腫瘤無異。因而本病目前備受關注，基礎研究已有一定進展，新的治療藥物或治療方案也在積極探索中。

一、診斷

（一）症狀與體徵

1. 症狀

（1）呼吸困難：勞動性呼吸困難並持續性加重，呼吸淺速，可有鼻翼翕動和輔助肌參與呼吸，但大多沒有端坐呼吸，也沒有喘息。

（2）咳嗽、咳痰：早期無咳嗽，之後可有影響作息的乾咳或咳少量黏液痰。繼發感染時出現黏液膿性痰或膿痰，偶見血痰。

（3）全身症狀：可有消瘦、乏力、食慾缺乏、關節痠痛等，一般比較少見。

2. 體徵

(1) 呼吸困難和發紺。

(2) 胸廓擴張和膈肌活動度降低。

(3) 兩肺中下部 Velcro 音，具有一定特徵性。

(4) 杵狀指（趾）。

(5) 終末期呼吸衰竭和右心衰竭相應徵象。

IPF 的慢性病程中有時出現急性加重，可以發生於病程各個階段，原因不明確。症狀有發燒、咳嗽加劇等，頗似流感樣表現，但不能肯定任何微生物學病因，HRCT 可見周圍性多灶性或瀰漫性斑片狀陰影，與剖胸肺切片病理上成纖維細胞灶或急性瀰漫性肺泡損害相符合。雖然對激素可以有良好反應，但大多數患者在 3 個月內死亡。

(二) 輔助檢查

1. 胸部 X 光

表現為瀰漫性、網狀及結節狀浸潤影，常常是雙側病變，病變首先出現在雙肺基底部並逐漸向中上肺野擴展，在肺的周邊部和胸膜下區明顯。隨著疾病的進展，肺容積收縮。

2. 常規 CT 與 HRCT 診斷

在 IPF 中比胸部 X 光有更大的優勢，HRCT 可進行 1～2mm 的薄層掃描，對診斷 IPF 有更高的敏感性和特異性；HRCT 能更細緻地顯示肺實質形態結構的變化，與病變有良好相關性和重複性；HRCT 可早期診斷 IPF。通常表現為片狀的、周邊網狀的、粗細不同的線條狀交叉陰影。可有局灶性磨玻璃樣陰影、蜂窩樣囊腫、支氣管壁和血管壁增厚及不規則，在病變嚴重區域可見支氣管擴張、細支氣管擴張和蜂窩樣囊腫。

3. 肺功能檢查

IPF 的典型肺功能改變為限制性通氣功能障礙，肺總量（TLC）、功能殘氣量（FRC）和殘氣量（RV）在所有 IPF 患者的病程進展中都會下降。壓力 - 容積曲線常右移，表示肺組織僵硬、順應性差。若壓力 - 容積曲線顯示在潮氣量減少的基礎上呼氣流速正常或增大，應懷疑 IPF。早期或合併慢性阻塞性肺疾病時肺容積可能正常。當病情進展時肺順應性下降，肺容積減少。一氧化碳瀰散量（DL_{CO}）是最敏感的基礎肺功能參數，在肺容積正常時 DL_{CO} 即可降低，可早期發現 IPF 患者。

（1）限制性通氣功能障礙：IPF 患者肺組織變應失去彈性，但呼吸道仍通暢，表現為肺活量（VC）、肺總量（TLC）減少、功能殘氣量（FRC）和殘氣量隨病情發展而降低。撥出氣流不受影響，結果第 1 秒用力呼氣量／用力肺活量（FEV_1/FVC）之比值正常或增加。流速容量曲線（MEFV）的最大峰值 V_{50}/V_{25} 均增加。

（2）一氧化碳瀰散量（DL_{CO}）：是靜息肺功能最敏銳的測量方法，在肺容量尚無變化的情況下即可以降低，DL_{CO} 間接反映肺泡壁與微血管之間的破壞情況，肺組織的破壞程度與 DL_{CO} 密切相關，IPF 患者的肺泡結構及微血管破壞和喪失，使瀰散面積減少，瀰散量可降至正常值的 1/5～1/2。

（3）通氣／血流比例：IPF 病程早期在靜息狀態下測定血液氣體分析可表現為正常或僅有輕度低氧血症和呼吸性鹼血症，靜息時低氧血症的主要原因為通氣／血流比例失調。

（4）運動肺功能：氣體的交換異常，低氧血症或肺泡 - 動脈血氧分壓差［$P_{(A-a)}O_2$］加大是 IPF 患者的重要指標，靜息時 IPF 患者的 $P_{(A-a)}O_2$ 一般增加＞ 85％，運動時惡化，運動時 $P_{(A-a)}O_2$ 的變化與組織病理學相

吻合的程度優於肺容量。運動肺功能可部分彌補普通肺功能的不足，當患者有呼吸困難而胸部X光和普通肺功能不能確診為IPF時，可做運動肺功能來幫助診斷或排除。氧氣從肺泡彌散到微血管的時間為紅血球透過肺泡微血管所需時間的患者，在靜息情況下氧氣的彌散過程仍然能在大部分紅血球離開肺泡微血管前完成。運動後血流加快，紅血球來不及接受肺泡內的氧氣即離開交換場所，結果使$P_{(A-a)}O_2$進一步拉大。運動時呼吸次數增加，每分鐘通氣量增加，PaO_2、SaO_2下降，$PaCO_2$上升。

(5)支氣管肺泡灌洗：67%～90%的IPF患者支氣管肺泡灌洗液（BALF）檢查可見中性粒細胞或嗜酸粒細胞增高（或兩者均增高），嗜酸粒細胞增高的患者，激素藥物治療的效果不如細胞毒性藥物，預後較差；不足15%的IPF患者BALF中淋巴細胞增高，肺切片顯示較多的細胞，這類患者較少發生蜂窩肺，對激素治療反應好，預後較好。中性粒細胞增多，說明纖維性病變的可能性大，如IPF、結締組織疾病引起的肺纖維化、石棉沉著病、纖維化結節病。BALF還可為一些特殊疾病的診斷提供依據，如惡性腫瘤、感染、嗜酸粒細胞性肺炎、肺組織細胞增生症、肺塵症等。此外，炎症細胞類型對縮小纖維化性間質性肺炎的診斷範圍有一定幫助，但不能肯定IPF的診斷。

(6)肺切片：開胸或經胸腔鏡肺切片被認為是診斷IPF的金標準，它可排除其他已知病因的肺疾病。如果要取得肺部有代表性的標本，應至少在兩個不同的部位進行切片，一般應避免在最嚴重的病變區域取標本，取材應在中度受累和未受累的區域。在同側肺的上葉或下葉取2～3塊組織標本，應避免肺尖或中葉，因為非特異性瘢痕或炎症常累及這些部位。經纖維支氣管鏡肺切片標本僅2～5mm，不能用來評估炎症或纖維化的程度，對IPF的診斷幫助不大。

(三)診斷要點

(1)發病年齡多在中年以上,男女比例約為 2：1,兒童罕見。

(2)發病隱匿,主要表現為乾咳、持續性呼吸困難,活動後明顯。

(3)本病少有肺外器官受累,但可出現全身症狀,如疲倦、關節痛及體重下降等,發燒少見。

(4) 50％左右的患者出現杵狀指(趾),多數患者雙肺下部可聞及 Velcro 爆裂音。

(5)晚期出現發紺,偶可發生肺動脈高壓、肺心病和右心功能不全等。

(6)胸部 X 光片:常表現為網狀或網狀結節影伴肺容積減小。隨著病情進展,可出現直徑多在 3～15mm 的多發性囊狀透光影(蜂窩肺)。多為雙側瀰漫性,相對對稱,單側分布少見。病變多分布於基底部、周邊部或胸膜下區。少數患者出現症狀時,胸部 X 光片可無異常改變。

(7) HRCT 掃描:有助於評估肺周邊部位、膈肌部、縱隔和支氣管-血管束周圍的異常改變,對 IPF 的診斷有重要價值。可見次小葉細微結構改變,如線狀、網狀、磨玻璃狀陰影。病變多見於中下肺野周邊部位,常表現為網狀和蜂窩肺,亦可見新月形、胸膜下線狀影和極少量磨玻璃影。多數患者上述影像混合存在。在纖維化嚴重區域常有牽引性支氣管和細支氣管擴張,或(和)胸膜下蜂窩肺樣改變。

(8)肺功能檢查:典型肺功能改變為限制性通氣功能障礙,表現為 TLC、FRC 和 RV 下降。第 1 秒用力呼氣量／用力肺活量(FEV1/FVC)正常或增加。單次呼吸法一氧化碳瀰散量降低,即在通氣功能和肺容積正常時,一氧化碳瀰散量也可降低。通氣／血流比例失調,PaO_2、$PaCO_2$ 下降,$P_{(A-a)}O_2$ 增大。

(9) BALF檢查的意義在於縮小間質性肺疾病（ILD）診斷範圍即排除其他肺疾病（如腫瘤、感染、嗜酸粒細胞肺炎、外源性過敏性肺泡炎、結節病和肺泡蛋白沉積症等）。但對診斷IPF價值有限。IPF患者的BALF中中性粒細胞（PMN）數增加，占細胞總數的5%以上，晚期部分患者同時出現嗜酸粒細胞增加。

(10)血液檢查結果缺乏特異性。可見紅血球沉降率增快，免疫球蛋白、乳酸脫氫酶（LDH）升高。出現某些抗體陽性或滴度增高，如抗核抗體（ANA）和類風溼因子（RF）可呈弱陽性反應。

(11)開胸／胸腔鏡肺切片的組織病理學呈UIP改變。病變分布不均勻，以下肺為重，胸膜下、周邊部位小葉間隔周圍的纖維化常見。低倍顯微鏡下呈「輕重不一，新老並存」的特點，即病變時相不均一，在廣泛纖維化和蜂窩肺組織中混雜炎性細胞浸潤和肺泡間隔增厚等早期病變或正常肺組織。肺纖維化區主要由緻密膠原組織和增生的成纖維細胞構成。成纖維細胞局灶性增生構成所謂的「成纖維細胞灶」。蜂窩肺部分由囊性纖維氣腔構成，常內襯以細支氣管上皮。另外，在纖維化和蜂窩肺部位可見平滑肌細胞增生。

(12)診斷標準：有外科肺切片數據，具有①～④項可診斷IPF。①組織病理表現UIP特點；②除外已知病因如藥物毒性、環境汙染或結締組織疾病所致的ILD；③肺功能顯示限制性通氣功能障礙或（和）氣體交換障礙；④胸部X光片和HRCT可見典型異常影像。缺乏肺切片數據原則上不能確診IPF，但如患者免疫功能異常，且符合以下所有主要診斷標準和至少3/4的次要標準，可臨床確診IPF。

主要標準：除外已知病因如藥物毒性、環境汙染或結締組織疾病所致的ILD；肺功能顯示限制性通氣功能障礙或（和）氣體交換障礙；胸部

HRCT 表現為雙肺網狀改變，晚期出現蜂窩肺，可伴有極少量磨玻璃狀影；經 TBLB 或 BALF 檢查不支持其他疾病診斷。

次要標準：年齡＞ 50 歲；隱匿發病，不能解釋的活動後呼吸困難；病程持續時間＞ 3 個月；兩肺底部可聞及 Velcro 音。

二、鑑別診斷

1. 特發性閉塞性細支氣管炎伴機化性肺炎（特發性 BOOP）

臨床表現與 IPF 相似，但發病多呈亞急性（病程 1～6 個月），發紺少見，一般無杵狀指（趾），胸部 X 光片多呈兩肺肺泡性實變陰影，分布於胸膜下，無蜂窩樣改變，肺容積也不縮小，肺切片呈細支氣管至肺泡管內有肉芽組織形成可與 UIP 鑑別，80％以上對糖皮質激素治療有效，少數可自行緩解。

2. 結節病

有肺門、縱隔、淺表淋巴結腫大或肺外侵犯（如皮膚、眼等）典型表現，杵狀指（趾）少見，因此易於 UIP 鑑別，但對結節病Ⅲ期者需依賴病史、系列胸部 X 光片鑑別。

3. 結締組織病肺間質改變

有結締組織疾病相關臨床表現、有關自身抗體陽性，免疫蛋白異常可與 UIP 鑑別。

三、治療

目前 IPF 的治療尚無特效療法，長期以來糖皮質激素或免疫抑制藥／細胞毒性藥物常用來治療 IPF。由於 IPF 預後不佳，所以很多專家都建議除非有禁忌證，所有的 IPF 患者都應該治療。當患者極度肥胖、患有嚴重的心臟病、不能控制的糖尿病、骨質疏鬆、嚴重蜂窩肺和極度肺

功能損害者可以不給予治療，因治療收穫甚少且不良反應較大。如在早期肺泡炎階段治療則效果較好，待已經形成明顯纖維化和蜂窩肺則療效較差。

1. 一般治療

迄今對肺纖維化尚沒有一種令人滿意的治療方法，只有10%～30%患者對目前的治療有反應，且治療反應往往是部分和短暫的，少於5%的患者可維持穩定或完全緩解。即使對治療有反應者，初次治療後病情復發或加重也很常見，所以建議這些患者要長期治療。

2. 藥物治療

(1) 糖皮質激素：40多年來一直將此作為治療IPF的主要方式，但僅有10%～30%的患者病情改善或穩定。缺少前瞻性隨機對照試驗證據，亦無明確或公認的推薦治療方案。一般主張潑尼松每日40～60mg，連續3個月，經客觀評價（肺功能、影像學），有效病例逐漸緩慢減量，第4個月減至每日30mg，第6個月每日15～20mg。此後可適當繼續減量或改為隔日1次。總療程至少1～2年；無效病例應予減量並在幾週內停用；有效病例減量致病情加重或復發，應增加劑量或加用免疫抑制藥。

(2) 環磷醯胺：儘管環磷醯胺對IPF的療效相當有限，但一般認為它可以用於激素治療無反應或因不良反應不能接受激素治療的患者。有研究指出在未經治療的IPF激素聯合環磷醯胺組3年死亡率 (3/21) 低於高劑量激素單獨治療組 (10/22)，但進一步對該研究品質的評價發現，兩組病例可比性不強，造成結果偏倚。故目前並不推薦在初治者使用聯合激素和環磷醯胺。環磷醯胺劑量1.5～2.0mg/kg，單次口服，療程尚未確定。靜脈衝擊療法是否優於口服缺少對照研究。

(3) 硫唑嘌呤：有研究指出20例進展性IPF患者先用高劑量潑尼松

治療 3 個月後每日加用硫唑嘌呤 3mg/kg，9 個月後 60％ 患者病情有改善。潑尼松與硫唑嘌呤聯合方式與潑尼松單用方式隨機雙盲對照試驗，在未經治療的 IPF 患者接受上述試驗方式治療後，兩組死亡率和肺功能改變相似，而聯合治療組晚期死亡率（43％）低於單用潑尼松組，但未達到統計學上的差異。目前仍有學者推薦低劑量潑尼松（每日 20mg）聯合硫唑嘌呤（每日 150～200mg）作為第 1 線治療方案。一般認為硫唑嘌呤療效可能不及環磷醯胺，但其毒性反應少，可以用於有糖皮質激素禁忌證或已出現明顯不良反應的 IPF 患者，激素和環磷醯胺治療無效者，硫唑嘌呤亦不可能有效。常用劑量為每日 2～3mg，經驗性治療 6 個月，有效者繼續使用，總療程尚未確定。

（4）秋水仙鹼：在體外和動物模型研究顯示本品抑制肺泡巨噬細胞分泌成纖維細胞生長因子和膠原合成以及中性粒細胞功能。臨床上尚不能肯定它對 IPF 的治療價值。在禁忌激素和免疫抑制藥使用，而病情持續性加重的 IPF 患者可以試用，劑量 0.6mg 每日 1 次或每日 2 次，可以與硫唑嘌呤或（和）低劑量潑尼松聯合使用。

（5）其他藥物：IFN-γ1b、依前列醇、血管緊張素轉化酶抑制劑、內皮素拮抗藥、抗纖維化藥物等許多藥物治療 IPF 的研究目前正在進行中。IFN-γ1b 聯合低劑量激素的開放、隨機臨床 II 期試驗顯示肺通氣和換氣功能改善較單用激素顯著為優（$P < 0.001$），有待 III 期臨床試驗結果的進一步證實。

3. 手術治療

當肺功能嚴重不全、低氧血症持續惡化，但不伴有嚴重的肝、腎、心功能不全，且年齡 < 60 歲的患者，情況允許時可考慮行肺移植治療。單肺移植治療終末期 IPF 和其他 ILD 的 1 年存活率近 70％，5 年存活率

49%，移植肺無纖維化復發。但慢性排斥反應（閉塞性細支氣管炎）發生率較高，使遠期存活受到影響。肺移植的確切指徵尚不明確，一般認為預計壽命不超過1年或肺功能損害快速進展者優先考慮。

四、病情觀察

診斷明確後，患者一旦開始治療，應嚴密觀察其活動後呼吸困難、咳嗽、氣急等症狀是否好轉，尤其是呼吸頻率、缺氧程度、爆裂音等體徵的變化；重點是觀察患者對治療的反應，評估治療療效，觀察有無併發症。採用糖皮質激素或免疫抑制治療者，應注意檢測血液常規，觀察有無治療藥物本身的不良反應。

五、注意事項

1. 醫患溝通

特發性肺纖維化患者預後不佳，吸菸、HRCT顯示肺纖維化廣泛嚴重、肺功能及肺活量低於50%預計值均為影響預後的不利因素。應如實告知患者或（和）其家屬，目前特發性肺纖維化患者的發病原因尚未完全明確，治療措施尚不能改變其自然病程與預後，雖有少數患者可能自然緩解或病情持續穩定，但大部分患者存活時間在3～5年，急性型病程則在6個月以內。另外，對使用免疫抑制藥治療者，應向患者及家屬詳細說明藥物的不良反應，並應定期檢測血糖、電解質，注意補充鉀離子及使用保護消化道黏膜的藥物。總之，讓患者或（和）其家屬對本病有一個正確的認知，會有利於其配合治療。

2. 經驗指導

(1)由於特發性肺纖維化的症狀、體徵均無特徵性，診斷此病時，必須注意與其他肺間質病的鑑別診斷，病史的詳細詢問十分重要，要注意

某些藥物引起的肺纖維化。

（2）持續性呼吸困難、杵狀指（趾）、活動後發紺、爆裂音等是本病突出的症狀和體徵。如有相關影像學、肺功能異常表現，可以建立特發性肺纖維化的初步診斷，病情允許下，應進行經支氣管肺切片和支氣管肺泡灌洗檢查，多數患者可獲得正確診斷；若診斷難以認定，則可進行肺切片檢查，以得到病理學的確診，從而制定正確的治療方案和判斷預後。

（3）臨床常用的治療藥物包括糖皮質激素、免疫抑制藥／細胞毒性藥物和抗纖維化製劑，使用劑量和療程應視患者的具體情況而定。目前，臨床上推薦的治療方案為糖皮質激素聯合環磷醯胺或硫唑嘌呤治療。

（4）有關治療的療效判斷，可參考以下依據。①反應良好或改善：a. 患者症狀減輕，活動能力增強；b. 胸部 X 光片或 HRCT 異常影像改善或減少；c. 肺功能表現肺總量、肺活量、一氧化碳瀰散量、動脈血氧分壓較長時間保持穩定。②如有以下表現者，則為反應差或治療失敗：a. 患者症狀加重，特別是呼吸困難和咳嗽；b. 胸部 X 光片或 HRCT 上異常影像增多，特別是出現了蜂窩肺或肺動脈高壓徵象；c. 肺功能惡化。

（5）肺移植是本病治療的有效方法。藥物治療無效的晚期特發性肺纖維化患者預後很差，多數患者在 2～3 年死亡。除非有禁忌證，否則，有嚴重肺功能損害、氧依賴以及病程呈逐漸惡化趨勢者均應行肺移植。由於供體來源受限，患者應及早登記，因為等待合適供體器官的時間頗長。

（吳倩佳）

第二節　外源性過敏性肺泡炎

外源性過敏性肺泡炎（EAA）是反覆吸入某些具有抗原性的有機粉塵所引起的過敏性肺泡炎，常同時累及終末細支氣管。美國文獻多用過敏性肺炎的名稱。雖然其病因甚多，但病理、臨床症狀、體徵和 X 光表現等極為相似。外源性過敏性肺泡炎病因甚多，常見的有含放線菌和真菌孢子、動植物蛋白質、細菌及其產物、昆蟲抗原和某些化學物質等有機塵埃。有些塵埃的抗原性質至今尚未明確。

一、診斷

(一)症狀與體徵

1. 急性型

短期內吸入高濃度抗原所致。發病急驟，常在吸入抗原 4～12h 後發病。先有乾咳、胸悶，繼而發燒、寒顫和出現氣急、發紺。常伴有竇性心跳過速，兩肺聞及細溼性喘鳴。10%～20%的患者可有哮喘樣喘鳴。白血球總數增多，以中性粒細胞為主。一般在脫離接觸後數日至一週症狀消失。

2. 慢性型

因反覆少量或持續吸入抗原引起。發病隱匿，但呼吸困難呈持續性加重，嚴重者靜息時有呼吸困難。晚期因有瀰漫性肺間質纖維化的不可逆組織學改變，患者出現勞動性呼吸困難，體重減輕。兩肺聞及瀰漫性細溼性喘鳴。伴有呼吸衰竭或肺源性心臟病。

(二)輔助檢查

1. X 光

按病期和疾病程度而異。早期或輕症患者可無異常發現，有時臨床

表現和 X 光改變不一致。典型病例急性期在中、下肺野見瀰漫性肺紋理增粗，或細小、邊緣模糊的散在小結節影。病變可逆轉，脫離接觸後數週陰影吸收。慢性晚期，肺部呈廣泛分布的網織結節狀陰影，伴肺體積縮小。常有多發性小囊性透明區，呈蜂窩肺。

2. 肺功能

典型改變為限制性通氣障礙，用力肺活量和肺總量減低，1 秒率增高。一氧化碳瀰散量和肺順應性均減低。重症和晚期患者動脈血氧飽和度降低。慢性期患者肺功能損害多為不可逆的。

3. 血清學檢查

沉澱抗體陽性反應顯示人體曾接觸相應的抗原。如果有相應接觸史、症狀和體徵、X 光表現，陽性反應對診斷極有幫助。

4. 支氣管肺泡灌洗

外源性變應性肺泡炎的支氣管肺泡灌洗液中，淋巴細胞比例增高，IgG 和 IgM 的比例也增高。近年來許多學者認為支氣管肺泡灌洗液對外源性變應性肺泡炎的診斷價值很大，可以免做肺切片，有助於早期治療、阻止病期發展。

5. 激發試驗

如臨床疑診此病而血清學檢查陰性患者，可做激發試驗。由於外源性變應性肺泡炎激發試驗未標準化，對於已經確定能引起肺部症狀的抗原，不宜做此試驗，尤其是肺功能損害較為嚴重者。

(三) 診斷要點

外源性過敏性肺泡炎的肺部症狀無特異性，本病的診斷應根據接觸史、典型的臨床症狀、肺部體徵、胸部 X 光表現、血清沉澱抗體測定、

支氣管肺泡灌洗、肺功能檢查等進行綜合分析，作出正確診斷。

　　EAA 的臨床表現取決於以下幾點：①吸入抗原的免疫性；②接觸粉塵的方式，如時間、次數、劑量等；③機體的易感性。其中②是最為重要的。EAA 的臨床表現複雜，總體來說可分為急性、亞急性和慢性三種。

　　1. 急性型

　　短期內吸入高濃度抗原所致。發病急驟，常在吸入抗原 4～12h 後發病。先有乾咳、胸悶，繼而發燒，寒顫和出現氣急、發紺。常伴有竇性心跳過速，兩肺聽到細溼性喘鳴。10%～20%患者可有哮喘樣喘鳴。白血球總數增多，以中性粒細胞為主。一般在脫離接觸後數日至 1 週症狀消失。

　　2. 亞急性型

　　臨床症狀較為隱匿，可有咳嗽、咳痰、乏力和呼吸困難，食慾減低、也可能出現疲勞和體重下降。雙肺底爆裂音是主要體檢發現。一般無發燒。

　　3. 慢性型

　　因反覆少量或持續吸入抗原引起。發病隱匿，但呼吸困難呈持續性加重，嚴重者靜息時有呼吸困難。晚期因有瀰漫性肺間質纖維化的不可逆組織學改變，患者出現勞動性呼吸困難，體重減輕。兩肺聞及瀰漫性細溼性喘鳴。伴有呼吸衰竭或肺源性心臟病。

　　臨床主要的診斷標準：①有抗原接觸史或血清中特異性抗體存在；②臨床有 EAA 症狀；③胸部 X 光片或 HRCT 符合 EAA 表現。

　　臨床次要的診斷標準：①有雙肺底喘鳴；②肺瀰散功能障礙；③血氣分析顯示動脈低氧血症；④肺組織學有符合 EAA 的表現；⑤吸入激發

試驗陽性，灌洗液中淋巴細胞升高。

至少 4 條次要標準加上 3 條主要標準診斷才能成立。

二、鑑別診斷

1. 結節病

肺部可有瀰漫性網狀結節狀密度增高陰影，易與 EAA 相混淆。結節病為全身性疾病，好發於淋巴結、肺和皮膚等，呼吸困難不明顯。X 光徵象：兩側肺門淋巴結腫大，患者血清 SACE 增高，ESR 增快。皮下結節和腫大淋巴結切片可以明確診斷。

2. 結締組織疾病

硬皮病、紅斑狼瘡和類風溼性關節炎等結締組織疾病，肺部可出現網狀結節狀甚至纖維化病灶，需與 EAA 鑑別。結締組織疾病為全身性，肺外病變如皮損和關節腫痛等均很明顯，實驗室檢查如血清自身抗體等對診斷有幫助。

3. 肺結核

粟粒樣結核和浸潤性肺結核，肺部也可呈網狀結節狀或斑片狀密度增高陰影。該病常呈慢性發展，常有低燒、盜汗等全身中毒症狀，PPD 試驗和 ESR 對診斷有一定幫助，痰中結核菌陽性是確診的依據，抗結核治療有效。

4. 細支氣管炎

較難與急性發病的 EAA 相鑑別，但細支氣管炎症狀較重，有痰且量多，抗生素治療有效。

5. 慢性肺間質纖維化

呈慢性發展，表現為慢性刺激性乾咳，持續性呼吸困難，雙肺底可

聞及爆裂音（Velcro 喘鳴），嚴重者可有發紺並有杵狀指（趾），胸部 X 光片見中、下肺野及肺周邊部位紋理增多紊亂呈網狀結構，其間可見瀰漫性小斑點陰影。肺功能呈限制性通氣功能障礙和瀰散功能障礙。

6. 變態反應性肺浸潤

見於熱帶嗜酸粒細胞增多症，致病原因為寄生蟲、原蟲、花粉、化學藥物、職業粉塵等。患者有乏力、發燒、咳嗽、氣喘等症狀。胸部 X 光片上可有斑片狀陰影和小結節影，但血及痰中嗜酸粒細胞明顯增高，可以鑑別。

三、治療

完全避免接觸致病有機粉塵是最根本的防治措施。改善生產環境，注意防塵、通風，嚴格遵守操作規則，如農民在使用肥料前可先將其弄溼，這樣可明顯減少嗜熱放線菌孢子的傳播；飼養禽類的房舍均需經常清潔，妥善處理鳥糞；溼化氣和冷氣系統中的水保持清潔，避免汙染；對有機粉塵汙染環境中的作業者，宜定期做健檢。對有明顯的慢性呼吸系統疾病，如慢性喘息型支氣管炎、支氣管哮喘和有過敏性體質者，不宜從事密切接觸有機粉塵的工作。

一旦患病，應立即脫離接觸環境，要臥床休息，如呼吸困難應給予氧療。急性期患者採用對症治療和短期大劑量激素治療，潑尼松每日 60mg，口服 4 週後，逐漸減量，有良好效果。另外，應避免再度接觸已知致敏抗原。慢性期激素治療可緩解疾病的進展，適用於有肺實變而又有全身症狀和動脈低氧血症患者。脫敏療法和抗真菌製劑對此病無效。

四、病情觀察

診斷明確後，應嚴密觀察患者呼吸困難、咳嗽、是否好轉，乾咳、胸悶、發燒、寒顫和氣急、發紺等症狀是否緩解。患者常伴有竇性心跳

過速，兩肺聞及細溼性喘鳴。部分患者可有哮喘樣喘鳴。應特別觀察患者對治療的反應，評估治療效果，觀察有無併發症。

五、注意事項

1. 醫患溝通

診斷本病的患者，主治醫師應如實向患者及家屬告知本病情況，以便能理解、支持、配合所進行的檢查和治療。

2. 經驗指導

(1)對外源性過敏性肺泡炎的診斷，病史極為重要。就急性期患者來說，由於經常有明確的抗原接觸史，故進一步的檢查是不必要的，只要患者脫離接觸抗原後，症狀逐步緩解，診斷即可確立。但如果患者的生活、工作環境中沒有明確的過敏因素，吸入激發試驗可被用來確定變應原與臨床症狀之間的關係。吸入激發試驗雖然對闡明變應原與臨床症狀之間的關係有幫助，但對患者是有一定危害的，由於臨床應用時，可導致患者 EAA 症狀，故臨床使用受到一定限制。

(2)支氣管鏡檢查不僅可以行支氣管肺泡灌洗液檢查，而且可以行經纖維支氣管鏡肺切片，對於外源性過敏性肺泡炎的診斷有確診的價值。血清中特異性 IgG 測定及皮膚變應原試驗對排除診斷有意義但肺功能檢查無特異性。

（吳倩佳）

第三節　肺泡蛋白沉積症

肺泡蛋白沉積症（PAP）指一種原因不明的少見疾病，病理變化限於肺臟，病理特點是肺泡上皮和間質細胞正常，但肺泡內充填著含各種血

清和非血清蛋白的無定形 PAS 染色陽性顆粒。肺泡內脂含量高，可能是因為肺泡磷脂的清除異常所致。間質纖維化少見。病理過程可能為瀰漫性或局限性，可能進展亦可能穩定，或自行消失。最常受累的是肺基底部和後部，偶爾侵犯前段，胸膜和縱隔不受影響。好發於青中年，男性發病約是女性的 3 倍。病因未明，可能與免疫功能障礙（如胸腺萎縮、免疫缺損、淋巴細胞減少等）有關。粉塵尤以接觸矽塵的動物可引起 PAP，故認為可能是對某些刺激物的非特異反應，導致肺泡巨噬細胞分解，產生 PAS 陽性蛋白質。

一、診斷

(一)症狀與體徵

1. 症狀

發病十分隱匿，最常見的臨床表現為漸進性的呼吸困難、輕中度乾咳或咳白黏痰、團塊狀痰。乏力、胸痛、體重減輕也較常見。部分患者可無臨床症狀，或進展成為呼吸衰竭。發燒偶見。

2. 體徵

(1)部分患者靜息時呼吸平穩，呼吸音正常，往往無陽性體徵。

(2)部分患者肺部聽診，肺底偶可聞及很少量的細微破裂音。

(3)若患者肺部聽診聞及明顯的溼性喘鳴，應懷疑雙重感染可能。

(4)如為重症，患者可有杵狀指（趾）、發紺、視網膜斑點狀出血等體徵。

(二)輔助檢查

1. 血液常規

多數患者血紅素正常，僅少數輕度升高，白血球一般正常，血沉正常。

2. 血生化檢查

多數患者血清 LDH 升高，而其特異性同工酶無明顯異常，一般認為血清 LDH 升高與病變程度及活動性有關，其升高的機制可能與肺泡巨噬細胞和肺泡 II 型上皮細胞死亡的增加有關。少數患者還可有高免疫球蛋白血症，但無特異性。近年來，有些學者發現，肺泡蛋白沉著症患者血清中肺泡表面活性物質相關蛋白 A、D 較正常人明顯增加，但表面活性蛋白 A（SP-A）在特發性肺間質纖維化、肺炎、肺結核和泛細支氣管炎患者也有輕度升高，而表面活性蛋白 D（SP-D）僅在特發性肺間質纖維化、PAP 和結締組織併發的肺間質纖維化患者中明顯升高。因此，對不能進行支氣管鏡檢查的患者，行血清 SP-A 和 SP-D 的檢查有一定的診斷和鑑別診斷意義。

3. X 光表現

胸部 X 光片通常顯示兩肺呈瀰漫性模糊的結節或融合性病變，類似肺水腫的「蝶形」或「蝙蝠翼形」陰影（但沒有左心功能不全的其他影像學表現）。特別是，影像學異常表現的程度和臨床症狀、體徵的嚴重程度經常不成比例。HRCT 掃描顯示斑片狀毛玻璃樣陰影，層疊的小葉內結構和小葉間隔增寬，呈典型的多邊形，稱為「碎石人行道」樣表現。雖然這些影像學改變並非 PAP 的特異性表現，但其範圍和嚴重程度仍與肺功能和動脈血氣分析所反映的肺部受損程度密切相關。

4. 支氣管肺泡灌洗檢查

臨床和影像學的發現經常顯示 PAP 的診斷。在約 75％的可疑病例中，支氣管肺泡灌洗標本的檢查結果能夠明確診斷。PAP 患者的灌洗液外觀呈現為混濁的乳狀物。它含有大量肺泡巨噬細胞、類單核細胞的肺泡巨噬細胞及數量增加的淋巴細胞。其他類型的炎症細胞則相對較少。

同時存在大量 PAS 染色陽性的非細胞性、嗜酸性顆粒狀物質與表面活性蛋白升高。電鏡顯示此肺泡內物質由無定形的顆粒狀碎屑組成。

5. 肺功能

肺功能檢查可能正常。但是典型者表現為限制性通氣功能障礙，伴有用力肺活量（FVC）和肺總量（TLC）的輕度受損，以及不成比例的、嚴重的一氧化碳瀰散能力的下降。通氣灌注不協調和肺內分流導致低氧血症和肺泡-動脈氧瀰散梯度的增加。

6. 經纖維光束支氣管鏡肺切片和開胸肺切片

病理特點是肺泡內充滿主要含磷脂和蛋白質的過碘酸希夫（PAS）染色陽性顆粒狀物質。

(三)診斷要點

(1)患者有活動後氣短、逐步加重的特點，有乏力、體重減輕、食慾缺乏等表現，常無發燒。

(2)胸部 X 光片發現雙肺呈對稱性瀰漫細小的羽毛狀或結節狀浸潤影，肺門區密度較高，外周密度較低，形成蝶形分布，陰影也位於雙肺下野。支氣管肺泡灌洗液（BALF）、肺切片、痰均可檢出 PAS 陽性物質。

(3)纖維支氣管鏡切片結果顯示肺泡內物質 PAS 陽性，即可明確診斷。

(4)肺泡蛋白質沉積症肺泡灌洗液呈牛奶狀或米湯樣，質地如淤泥，比重高，常在 20 分鐘內沉積於生理食鹽水的瓶底；肺泡蛋白質沉積症患者的肺泡灌洗液，其細菌、真菌、分枝桿菌及病毒培養均為陰性。肺泡蛋白質沉積症的肺泡內蛋白質樣沉積物可溶性很低，不為胰蛋白酶、乙醯半胱氨酸及肝素所降解，可溶性成分主要為血清蛋白質。

二、鑑別診斷

由於肺泡蛋白沉積症為罕見疾病，其病程長，臨床症狀體徵及胸部影像學檢查均無特異性，診斷較為困難，常需要排除診斷。需與肺部特殊感染、肺結核、肺泡癌、肺間質纖維化、慢性心功能衰竭、肺動脈高壓、過敏性肺泡炎相鑑別。

三、治療

目前尚缺乏非常有效、根治的方法。治療性支氣管肺泡灌洗被認為是緩解 PAP 症狀的方法，常需要反覆進行。大多全身麻醉下經卡倫雙腔管行一側全肺灌洗。病情較輕者可採用經纖維支氣管鏡灌洗治療。

近年來，有實驗和臨床採用 GM-CSF 替代治療、骨髓移植等方法成功治療 PAP 的個例報導，但尚待擴大使用及深入研究。PAP 的治療取決於根本病因。目前對先天性 PAP 的治療仍主要是支持治療，儘管成功肺移植已有案例。對繼發性 PAP 的治療則涉及基礎疾病的治療，如針對 PAP 相關的出血性腫瘤，成功的化療或骨髓移植對治療肺部病變有益。

1. 藥物治療

尚未發現有效的藥物，試用過許多藥物，有不同程度的效果，如飽和碘化鉀、四丁酚醛和水解蛋白酶（如胰蛋白酶和鏈激酶-鏈道酶）霧化。全身皮質類固醇使用無效，且有增加繼發感染可能。由於本病可自行緩解或由於每位研究者所能研究的病例數有限，因此對任何治療方法均難以評估。

重組人粒細胞巨噬細胞集落刺激因子治療是最具願景的治療方法，有可能代替傳統的全肺灌洗治療，重組人粒細胞巨噬細胞集落刺激因子以每日 5～10μg/kg，皮下注射，但其療效尚待進一步臨床研究及觀察。

本病糖皮質激素治療無效，且可誘發感染，臨床一般不主張採用。如有繼發感染，可用環丙沙星（西普樂）每次0.2g，每日2次，靜脈注射；或用頭孢他啶（復達欣）每次 1～2g，靜脈緩慢注射，每12小時1次。如患者痰液黏稠不易咳出，亦可用大劑量氨溴索（沐舒坦）15～30mg，靜脈注射或皮下注射。

2. 全肺灌洗

後天性 PAP 自 1960 年即透過全肺灌洗進行成功治療。這一程序至今仍是標準的治療方法。儘管無法透過前瞻的、隨機的實驗加以證實，但是全肺灌洗的確改善了臨床症狀、生理狀況和放射學表現。一項涉及 231 例患者的回顧性分析，在動脈血氧分壓和肺功能檢測（包括 FEV1 肺活量和一氧化碳瀰散能力）方面，均有顯著的臨床改善。全肺灌洗也有效地改善了存活率。在一組包括 146 例患者的研究中，接受灌洗治療的平均 5 年存活率為 94%±2%，相比未行灌洗治療的則為 85%±5%（P＝0.04）。灌洗後的臨床受益的中位持續時間為 15 個月。有趣的是，治療性全肺灌洗可以改善肺泡巨噬細胞的遷徙和吞噬細菌作用方面的缺陷。

全肺灌洗時是透過雙腔支氣管插管，使用 1～2L 加溫的 0.9%氯化鈉液體反覆多次對一側肺進行灌洗和抽空，僅用於有明顯症狀和低氧血症的患者。通常患者在全身麻醉下，每隔 3～5 日灌洗一側肺，有的患者灌洗 1 次後便不出現症狀或浸潤，有的則需 6～12 個月灌洗 1 次，持續多年。

透過光學纖維支氣管鏡進行肺葉灌洗治療 PAP 已有獲得成功的案例，但在臨床實踐中該方法的效用還不明確。

3.GM-CSF 替代治療

目前有關 GM-CSF 治療後天性 PAP 的前瞻性二期臨床試驗正在進行

中。第一階段的實驗於 1995 —— 1998 年進行。主要目的是評價皮下注射 GM-CSF（劑量為每日 5μg/kg）的有效性。有 14 個患者參與了為期 6～12 週的實驗。其中 5 例患者對此劑量有反應，肺泡 - 動脈氧瀰散梯度平均改善 23.2mmHg。4 例患者對治療無反應，隨後接受每日 20μg/kg 的劑量才有反應。剩下的 5 例患者對此劑量仍無反應。目前進行的實驗始於 1998 年，據說最初 4 例接受高劑量皮下注射 GM-CSF 患者，經過 12 週的觀察，其中 3 例患者也對治療有反應。這 3 例患者的症狀學、生理學和放射學表現皆有改善，在經過 16 週的治療後，他們的平均肺泡 - 動脈氧瀰散梯度由 48.3mmHg 降低至 18.3mmHg。這些初步結果是鼓舞人心的，但是 GM-CSF 治療效果的機制不甚明確。伴隨臨床改善所出現的肺部抗 GM-CSF 抗體的下降，可能和 GM-CSF 的脫敏作用有關。

四、病情觀察

主要觀察患者對全肺灌洗或支氣管肺泡灌洗等治療的反應來評估治療療效，如患者活動後氣短、咳嗽、咳痰、乏力、體重減輕和食慾缺乏等有無緩解；是否繼發感染，應用抗生素治療的，應觀察感染是否控制，以便及時調整用藥。

五、注意事項

1. 醫患溝通

本病診斷較為困難，治療上無特異性方法，部分患者預後較差，因此，診斷為本病的患者，主治醫師應如實向患者及家屬告知上述情況，以便能理解、支持、配合所進行的檢查和治療。由於全肺灌洗的應用，肺泡蛋白質沉積症患者的預後已得到明顯改善；約半數患者經灌洗後病情明顯改善，不需再行灌洗；病情穩定但反覆發作的患者，常需每隔 6～

12 個月灌洗 1 次；也有少數本病患者呈進行性發展，儘管反覆灌洗，最終仍死於呼吸衰竭。因此，需向患者及其家屬說明情況，使他們對本病的病程有一個客觀認知。

2. 經驗指導

(1) 肺泡蛋白沉積症的診斷較為困難，其症狀和體徵無特異性，實驗室檢查中，除乳酸脫氫酶有輕度升高外，其餘檢查無特異性。肺功能檢查只是表現有一氧化碳瀰散量降低，伴限制性通氣功能障礙，亦無特異性的發現；胸部 X 光片雖有上述的異常徵象，但對本病的診斷也無特異性。

(2) 經纖維支氣管鏡或開胸肺切片所取得的肺組織行病理檢查，仍為診斷肺泡蛋白質沉積症的「金標準」。但目前支氣管肺泡灌洗和經纖維支氣管鏡肺切片正在逐漸取代開胸肺切片這一創傷性的檢查方法，如今，除非診斷確有困難的患者，一般並不需要採取開胸肺切片的檢查方法。

(3) 當臨床表現、實驗室檢查結果、胸部 X 光片和胸部 HRCT 等顯示肺泡蛋白質沉積症時，單用支氣管肺泡灌洗通常即足以排除其他疾病和診斷本病。

(4) 臨床上應注意，糖皮質激素對肺泡蛋白質沉積症無效，抗生素只適用於控制本病繼發感染。

(5) 肺泡灌洗的療效取決於肺泡灌洗的量，能否耐受這一治療取決於單側肺功能。成年人一旦確診，肺灌洗越早越好，嬰幼兒發病者預後較差。

（吳倩佳）

第四節　特發性肺含鐵血黃素沉著症

特發性肺含鐵血黃素沉著症（IPH）是一種病因尚不明確的疾病，其病變特徵為肺泡微血管出血，血紅素分解後以含鐵血黃素形式沉積在肺泡間質，最後導致肺纖維化。發病機制可能與自身免疫有關，但具體環節尚不明確。本病病程長，反覆發作，長期預後不良。其為少見疾病，既往又稱特發性肺褐色硬變症候群。本病多見於兒童，成人約占20%，多在20～30歲，亦有老年人發病。特點為肺泡微血管反覆出血，滲出的血液溶血，其中鐵蛋白部分被吸收，含有含鐵血黃素的巨噬細胞在肺內瀰漫性浸潤，可發生肺微血管炎（肺泡間隔中性粒細胞浸潤）。肺出血常為輕度及持續性，但也可嚴重，患者可存活數年，最終發展為肺纖維化及慢性繼發性貧血。臨床特點是反覆發作的咳嗽、氣促、咳血和缺鐵性貧血。

一、診斷

(一)症狀與體徵

臨床表現與病變時期、程度不同而表現各異。急性出血期為突然發病，發作性呼吸困難、咳嗽、咳血、貧血，其中以咳血為明顯症狀，咳血量多少不一，少者僅痰中帶血絲，多者滿口血痰。大口咳血雖然少見，但可以致死。患者自覺胸悶、氣短、呼吸加快，心悸、疲乏、低燒。患者面色蒼白，肺部檢查可正常。可聞及哮鳴音，呼吸音降低，或可聽到細溼性喘鳴，嚴重者可發生心肌炎、心律失常、房室傳導阻滯甚至猝死。慢性反覆發作期有咳嗽、咳血，呼吸困難反覆發生，肺泡反覆出血，最後導致肺廣泛間質纖維化。患者常有慢性咳嗽、氣短、低燒，貧血貌，全身倦怠乏力。病程後期可併發肺氣腫，肺動脈高壓，肺心病和呼吸衰竭。部分患者可有杵狀指（趾），少數患者可有肝脾大。

疾病篇

1. 初次發作

發病多突然，典型表現為發燒、咳嗽、咳血及貧血。咳嗽一般嚴重，少數有呼吸困難、發紺。黏液痰多見，內有粉紅色血液，嚴重時可出現大量咳血。患兒會伴貧血、乏力。查體肺部多無特異表現，可有呼吸音減弱或少量乾性喘鳴及細溼性喘鳴。

2. 反覆發作期

初次發作後患兒間斷反覆發作，可長達數年。發作時有上述表現。間歇期也有咳嗽，痰中可見棕色小顆粒，顆粒多時整個呈棕色。貧血時輕時重。大部分患兒未留意痰中帶血，小嬰幼兒痰液多嚥下，家長多以貧血、咳嗽為主訴帶患兒就診，誤診率高。

3. 後遺症期

多年反覆發作造成肺纖維化，影響呼吸功能，缺氧、發紺常見，並可導致肺源性心臟病。查體還可見肝脾大、杵狀指（趾）。部分患者肺出血停止，但大多數患者仍有間斷發作。

(二) 輔助檢查

1. X光檢查

特發性含鐵血黃素沉著症的臨床過程分為急性出血期、慢性期、肺廣泛纖維化期。各期的影像學改變各有其特點。

(1) 急性出血期：胸部X光可正常，也可顯示各式各樣的表現。多見兩肺紋理增多，兩肺瀰漫性斑片、斑點狀陰影，以中下野和肺內帶明顯，有的可融合成大片狀或雲絮狀陰影，少數患者表現局限性或單側肺病變，肺門、縱隔淋巴結可腫大。病變在1～2週可消散，有的可延續數月或反覆出現。持續性中等出血者，肺內病變可呈粟粒狀。

(2) 纖維化期：可見廣泛間質纖維化改變，重症肺片中可有囊樣透明區。動態觀察影像學變化，結合臨床特點綜合分析有助於提高診斷。高分辨 CT 對於發現早期肺間質纖維化有很大幫助。

2. 實驗室檢查

(1) 血液常規和骨髓像顯示血清鐵及鐵代謝動態檢查均與一般慢性缺鐵性貧血相同，屬小細胞低色素型。血片中紅血球大小不勻，異形細胞增多，低色素特徵明顯，網織紅血球增多。由於鐵沉積於肺泡巨噬細胞中，不能轉運作為合成血紅素之用，血清鐵濃度和鐵飽和度顯著降低，血清結合力增高，紅血球鹽水脆性試驗正常。末梢血中嗜酸粒細胞可增高，紅血球沉降率增快。骨髓中可染色鐵消失。

(2) 由於血紅素在肺泡內被破壞，故血清膽紅素可以升高，血清 IgA 增高，直接 Coombs 試驗、冷凝集試驗、嗜異型凝集試驗可呈陽性，血清乳酸脫氫酶可增高，累及心臟可異常。

(3) 痰抹片經鐵染色後可見大量巨噬細胞中充滿含鐵血黃素顆粒，如無明顯的咳血，也常有此發現，因此痰抹片檢查有診斷價值。

(4) 胃液、支氣管肺泡灌洗液或活組織檢查中找到典型的鐵血黃素細胞對診斷有重要意義。少數患者的尿樣中有較多紅血球，但肉眼血尿少見。

另外，近幾年開始對肺含鐵血黃素沉著症患者進行 ANCA 檢測，發現有些病例呈陽性，但因病例數少，尚需進一步的追蹤研究。根據文獻報告，病初 ANCA 呈陽性或其他自身抗體陽性，可能是預後不良的預測因素，包括短期內死亡和激素耐藥以及若干年後發展為類風溼性多關節炎、炎性腸病等。同時有研究還發現抗內皮細胞基膜抗體（AECA）陽性率較高，此項檢查具有組織特異性和器官特異性，但因檢測病例數尚

少，有關它在特發性肺含鐵血黃素沉著症的發病機制中的作用亦有待進一步確定。

3. 肺組織切片和纖維支氣管鏡檢查

肺泡出血多時，纖維支氣管鏡內可見到血液。肺切片顯示肺氣泡中大量巨噬細胞吞噬含鐵血黃素顆粒，間質纖維組織增多。

4. 血氣分析

患者早期多正常，肺泡出血或廣泛肺間質纖維化時，PaO_2 降低，正常或下降，重症者呈現為Ⅰ型呼吸衰竭，後期肺氣腫；肺源性心臟病和出現呼吸衰竭時，PaO_2 降低、$PaCO_2$ 升高，血氣分析可表現為Ⅱ型呼吸衰竭。

5. 肺功能檢查

急性期因肺泡出血，紅血球血紅素可攝取一定量的一氧化碳，故一氧化碳測定的肺瀰散功能一氧化碳瀰散量反而增加，貧血時一氧化碳瀰散量需用血紅素值校正。慢性期肺纖維化時，肺瀰散功能減退，肺順應性、肺總量及殘氣量下降，呈限制性通氣功能障礙。後期合併肺氣腫、肺源性心臟病時，最大通氣量、FEV1 下降，則為混合性通氣功能障礙。

(三)診斷要點

(1)有反覆咳血的典型症狀，伴有貧血體徵。

(2)肺部聞及爆裂音，部分患者有頸靜脈怒張、下肢水腫、腹腔積液等肺源性心臟病的表現；兒童可見發育不良和活動後發紺。

(3)痰檢中檢出含鐵血黃素細胞，結合胸部 X 光片顯示急性期兩肺中下野有多量細小斑點狀陰影，則可診斷本病。

根據反覆的咳血、痰中帶血、肺內邊緣不清的斑點狀陰影及繼發的

缺鐵性貧血可作出初步診斷，透過對痰液、支氣管肺泡灌洗液及肺切片中找到典型的含鐵血黃素吞噬細胞，並排除心源性（瘀血性）因素後可確診。

該病可分為 4 個亞型，即單純型、與牛奶過敏共發病型、與心肌炎或胰腺炎共發病型、與出血性腎小球腎炎共發病型（Goodpasture 症候群）。臨床最多見為單純型，Goodpasture 症候群患者除呼吸系統表現外尚有血尿，同時 c-ANCA 和抗腎小球基底膜抗體陽性。該病遺傳因素的影響尚未明確。

二、鑑別診斷

1. 繼發性肺含鐵血黃素沉積症

常見於心臟病，尤其是二尖瓣狹窄及各種原因所致的慢性心力衰竭。由於肺瘀血，肺內微血管壓長期增高，血液外滲及出血，患者可反覆咳血，含鐵血黃素沉積於肺內，巨噬細胞吞噬，可見含鐵血黃素的吞噬細胞，鏡檢可見心力衰竭細胞。根據心臟病史、心臟體徵和胸腔積液檢查，一般不難診斷。

2. 血行性播散型肺結核

本病胸部 X 光片也有瀰漫性結節，陰影以兩上肺野多。有結核中毒症狀，很少咳血，也無貧血。痰含鐵血黃素巨噬細胞陰性，抗結核治療有效。

3. 肺出血腎炎症候群

臨床有腎小球腎炎的表現；血清中抗腎小球基底膜（抗 GBM）抗體陽性；免疫螢光檢查腎小球和肺泡微血管的基底膜有 IgG 和 C3 沉積，這與 IPH 有重要區別。

4. 支氣管擴張

有反覆咳血，但伴有慢性咳嗽、大量膿痰，體檢肺部可聞及固定性溼性喘鳴，胸部 X 光片、CT 尤其是胸部 HRCT 可發現擴張的支氣管，據此可鑑別。

5. 其他原因引起的肺泡出血性疾病

如 SLE、Wegener 肉芽腫、結節性周圍動脈炎、過敏性紫癜、貝賽特氏症、肺出血-腎炎症候群等，這些疾病均有咳血、咳痰等表現，但除肺泡出血外，還有其他臟器損害和臨床症狀，組織病理學表現也有所不同，故而不難作出鑑別。肺出血-腎炎症候群臨床上有腎小球腎炎的表現，是與特發性肺含鐵血黃素沉著症的重要區別。

三、治療

對特發性肺含鐵血黃素沉著症，目前尚無特別的治療方法。盡量控制急性發作，是避免肺間質纖維化的關鍵。

1. 對症治療

急性發作期應臥床休息、吸氧，停服牛乳，給予止血藥，繼發感染後的抗生素治療。由於肺內自發性出血反覆發作，使肺內巨噬細胞內充滿含鐵血黃素顆粒，這種鐵不能被重新利用來合成血紅素，相當一部分鐵隨痰吐出而喪失，因此這種貧血是屬於因長期慢性失血導致的缺鐵性貧血。給予補充鐵劑，必要時輸血。對合併肺動脈高壓，肺心病和呼吸衰竭患者，需做相應的治療。

2. 腎上腺皮質激素

控制急性期症狀效果較為顯著，但不能長期穩定病情和預防復發，以慢性病例療效不顯著。急性期常用皮質醇，以後改為口服潑尼松，症狀

緩解後 2～3 週逐漸減量至最低維持量，持續用藥半年。由於長期口服不良反應大，已有研究報導，用局部吸入激素療法獲得了較好的臨床效果，對有嚴重肺纖維化影響肺功能的患者，國外有進行肺移植手術的病例。

3. 免疫抑制藥

腎上腺皮質激素治療無效者，可加用免疫抑制劑如環磷醯胺、硫唑嘌呤等治療，可使部分病例症狀暫時減輕。硫唑嘌呤每日 1.2～2.5mg/kg，成人患者用量為每日 50～100mg/kg，無不良反應可持續用藥 1 年以上，療程 1.5 年效果良好。

4. 血漿置換

血漿置換能去除免疫複合物所產生的永續性免疫損傷，使患者臨床症狀、胸部 X 光、肺功能得到改善。

5. 鐵去除法

為防止過度的鐵沉積於肺內造成肺組織損傷，可用鐵絡合劑驅除肺內沉積的鐵，阻止肺纖維化的發展。可用去鐵胺（去鐵敏）治療，劑量為每日 25mg/kg，肌內注射，用藥後可使鐵從尿內排出量明顯增加。因鐵絡合劑有一定的毒性作用，故未能廣泛使用。

四、病情觀察

主要應觀察患者經上述相關治療後，患者的咳血、咳嗽、低燒、貧血、氣急、乏力等有無緩解，在急性期特別應注意咳血量和氣急情況，肺部體徵注意溼性喘鳴有無增減及有無併發症等。

五、注意事項

1. 醫患溝通

診斷本病者，主治醫師向患者及家屬如實告知本病的臨床特點、診

斷方法、治療方案等，以便患者及家屬理解，配合治療。如需行支氣管肺泡灌洗液或行肺切片，應向患者及家屬說明檢查的目的、風險、利弊，患者家屬應簽署同意書。兒童預後多較成人為差，病程進展者兒童平均存活3年，成人趨向於症狀不顯著。死因大多為咳血，或因併發呼吸衰竭、肺源性心臟病而死亡。因此，有關預後特點，亦須向家屬說明。

2. 經驗指導

(1)本病病因不明，可能與肺泡壁微血管的基底膜或上皮結構和功能的異常以及遺傳因素、免疫功能異常、接觸有機磷殺蟲藥、牛奶過敏等有關。

(2)患者有反覆咳血（特別是兒童），不明原因的缺鐵性貧血，胸部X光片上出現瀰散性小結節狀或片狀、網狀陰影，應疑及本病，臨床上需進一步反覆檢查痰、支氣管肺泡灌洗液或行肺切片，若找到典型的含鐵血黃素巨噬細胞則可明確。

(3)臨床上往往根據患者有上述典型的症狀，結合相關的輔助檢查，排除上述需鑑別的疾病而作出診斷。診斷後，即可用糖皮質激素治療，注意觀察治療療效；糖皮質激素或（和）免疫抑制藥治療療效欠佳時，可考慮激素加量或更換免疫抑制劑，但應注意預防和治療藥物本身的毒性反應。

(4)目前無特效治療方法，治療措施主要是應用糖皮質激素或（和）免疫抑制藥物；對合併肺動脈高壓、肺源性心臟病、呼吸衰竭的患者需針對這些併發症進行治療。

（吳倩佳）

第六章　縱隔疾病

第一節　縱隔炎

一、急性縱隔炎

(一)病因

1. 繼發於縱隔及其鄰近臟器損傷或感染者

食道疾病是導致本病的常見原因，如食道癌手術後發生吻合口瘺、食道異物致食道穿孔、食道鏡檢查誤傷食道致穿孔、食道擴張治療等過程中損傷食道致穿孔、嚴重嘔吐致食道損傷（Mallory-Weiss症候群）、劇烈咳嗽致食道破裂、食道癌壞死形成潰瘍、放射治療後食道壁壞死、氣管切開後放置的氣管內管壓迫致氣管食道瘺等，均可使含大量細菌的消化道或呼吸道液體進入縱隔，導致縱隔急性化膿性感染。氣管插管或支氣管鏡檢查損傷氣管壁形成瘺管或氣管術後吻合口瘺亦可引起本病。近年來，隨著心臟外科手術的普遍開展，胸骨正中切口術後感染導致急性縱隔炎的病例日漸增多。其他如縱隔淋巴結、心包等部位的化膿性感染亦可蔓延至縱隔的疏鬆結締中。縱隔鄰近臟器如肺和胸膜化膿性感染可擴散到縱隔，腹膜後的化膿性感染及膈下膿腫等亦有累及縱隔者。戰爭期間鈍性或貫通性胸部外傷是急性縱隔炎的常見原因。

2. 下行性感染

頸深部筋膜間隙與縱隔是相通的，因此，口腔和頸部的化膿性感染可向下蔓延至縱隔導致本病，牙齦膿腫等口腔疾病所致的急性縱隔炎常為需氧菌與厭氧菌的混合性感染。

3. 血行性感染

可見於膿毒敗血症患者，細菌（多為金黃色葡萄球菌）由身體其他部位經血流達到縱隔而致病。

由於縱隔內除各種臟器外為疏鬆的結締組織，感染一旦發生常迅速蔓延，易於累及鄰近臟器，如因食道穿孔所致的急性縱隔炎常併發膿胸。縱隔膿腫形成後亦可破入胸膜腔、食道、支氣管等鄰近組織。

(二)臨床表現

本病發病急驟。全身毒血症狀十分明顯，高燒、寒顫、煩躁不安，嚴重者發生感染中毒性休克。繼發於食道疾病者常有下嚥不適或疼痛，其部位往往顯示食道穿孔處；下行性急性縱隔炎常伴有原發感染灶的症狀，如咽痛不適等。縱隔膿腫形成可壓迫大呼吸道，患者出現咳嗽、呼吸困難、發紺、心跳過速等症狀。胸骨後疼痛明顯，並向頸部放射。感染向下蔓延時，可有上腹痛。體檢患者多呈急性面容，胸骨觸痛或叩痛，縱隔濁音界擴大，縱隔有積氣者於頸部可觸及皮下氣腫，發生膿胸或膿氣胸者可查出胸腔積液或積氣體徵。周圍血中見白血球總數和中性粒細胞比例均明顯增高。

胸部 X 光見兩側縱隔陰影增寬，一般以兩上縱隔較明顯，側位胸部 X 光片見胸骨後密度增高，氣管和主動脈弓輪廓模糊。形成縱隔膿腫者見軟組織影響縱隔的一側凸出，可壓迫氣管或食道而使其移位，其內可見液平。縱隔氣腫、頸部皮下氣腫亦較常見。尚可見胸腔積液和積氣的徵象，左側較多。對懷疑原發病為食道疾病者行食道碘油或有機碘液攝影可證實食道穿孔、食道氣管瘻、食道胸膜瘻等病變。CT 掃描和核磁共振成像對於明確縱隔膿腫的部位及確定引流治療方案很有幫助。

(三) 診斷

結合食道病變、內視鏡檢查、口腔或咽部膿腫等相關病史，臨床症狀和體徵以及相應的胸部 X 光改變一般即可作出臨床診斷。

(四) 治療

1. 內科治療

早期依經驗性用藥原則選用大劑量廣譜抗生素，對於繼發於口腔和頸部膿腫的下行性感染者應注意抗生素既能覆蓋需氧菌又能覆蓋厭氧菌，對於血行性感染者應重點選用抗金黃色葡萄球菌的藥物，病原菌明確後可參考體外藥敏試驗結果選藥。加強支持療法，對於因食道穿孔或食道瘻而需禁食者可經完全胃腸外營養療法補足所需的各種營養成分。積極避免休克、缺氧。

2. 外科治療

針對原發病進行相應處理，如對食道穿孔進行修補，盡可能徹底引流。可用含稀釋抗生素的生理食鹽水行局部灌注沖洗。對於經胸骨正中切口行心臟手術後發生急性縱隔炎者，可再次開胸徹底清創、引流、灌洗，用肌瓣填充修復。

二、慢性縱隔炎

(一) 病因

本病病因尚不十分清楚，已知多種感染與其有關，包括結核分枝桿菌、非結核分枝桿菌、真菌（如組織胞質菌）和放線菌等微生物感染。此外，結節病、外傷性縱隔出血、藥物中毒等可能與部分病例有關。有研究認為自身免疫可能影響了本病的發生。胸外放射治療亦有引起本病的案例。尚有部分患者病因完全不明，稱為特發性縱隔纖維化。

本病病理變化主要為肉芽腫樣改變和纖維化樣改變，有認為纖維化

是由長期慢性肉芽腫演變而來的。病變在縱隔內形成片狀或團塊狀結構，壓迫縱隔內重要結構而產生症狀和體徵。

(二) 臨床表現

早期患者可無明顯症狀。隨病變緩慢加重，逐漸出現縱隔內器官黏連或壓迫的相應表現。由於靜脈壁薄易受壓迫，故常出現上腔靜脈阻塞症候群：患者頭面部、頸部及上肢水腫；頸靜脈充盈；胸壁靜脈擴張，血液由上向下流動形成側支循環；尚有食道靜脈因側支循環而曲張並破裂出血的案例。患者可有頭痛、頭昏、呼吸困難、發紺等症狀。有時突然發生腦水腫症狀。隨著側支循環的逐步建立，症狀可代償性緩解，有治療數十年而仍生存者。病變壓迫食道可產生吞嚥不適甚至吞嚥困難。氣管和支氣管受壓可產生咳嗽，嚴重時可出現呼吸困難。壓迫肺血管可致肺血管瘀血、咳血、肺動脈高壓、肺小動脈血栓形成等。喉返神經受壓可出現聲音嘶啞，膈神經受壓可引起膈肌麻痺。

胸部 X 光可無異常發現，也可見縱隔陰影增寬，縱隔內腫塊狀陰影凸出於肺野內，或僅見縱隔胸膜增厚，或見縱隔輪廓因纖維化性病變而顯得僵硬平直，病變區內可見鈣化陰影。靜脈血管攝影可顯示上腔靜脈阻塞等改變，尚可顯示側支循環血管。食道攝影可見食道受壓移位或狹窄。胸部 CT 有較大診斷價值，可見前上縱隔增寬，縱隔胸膜平直或向一側凸出，邊界不清，縱隔胸膜肥大，尚可見縱隔內腫塊影。氣管、支氣管、肺血管、腔靜脈等的受壓表現亦可在 CT 上顯示。

(三) 診斷

本病的診斷除依賴臨床表現及影像學改變外，縱隔組織切片（開胸切片或經縱隔鏡切片）有重要價值。鑑別診斷需考慮其他可以引起上腔靜脈阻塞的疾病。

(四)治療

慢性縱隔炎（包括肉芽腫樣改變和纖維化樣改變者）的治療比較困難，現有療法效果不明確。對於慢性縱隔炎發病與真菌（如組織胞質菌）或結核分枝桿菌感染有關者，抗真菌治療或抗結核治療是否有效尚無明確結論。治療的目的在於減輕和控制症狀。大多數慢性縱隔炎進展緩慢，且在病程中隨著受壓迫血管側支循環的建立症狀有自然緩解的傾向。對於縱隔內病變較局限者，可手術切除肉芽腫組織以緩解血管、食道的壓迫症狀。上腔靜脈阻塞嚴重者，可手術建立人工側支循環，也有試行血管內導管擴張或放置支架者。有試用糖皮質激素治療者，但爭議較大。

（張衛芳）

第二節　縱隔氣腫

縱隔氣腫指氣體在縱隔的結締組織間隙內聚積。該病多見於新生兒和嬰幼兒，文獻指出發病率為 0.04%～1%；成人亦不少見，且成人男性發病多於女性。

一、病因和發病機制

根據縱隔內氣體的來源部位可將縱隔氣腫的病因和發病機制歸納為以下幾類。

(一)肺泡壁破裂所致的縱隔氣腫

肺泡壁因肺泡內壓急遽上升或因其他疾病而發生損傷破裂即可導致氣體由肺泡內進入肺間質，形成間質性肺氣腫；氣體再沿肺血管周圍鞘膜進入縱隔。常因同時有髒層胸膜損傷而合併自發性氣胸，但亦可見僅

有縱隔氣腫者。常見原因如用力劇咳或吸氣後用力屏氣致肺泡內壓劇增，哮喘急性發作時氣流嚴重受限致肺泡內壓劇增（尤其常見於兒童），機械通氣使用不當致呼吸道壓力過高，張力性氣胸時過高的胸腔內壓亦可使鄰近肺組織肺泡內壓劇增致肺泡破裂，金黃色葡萄球菌肺炎等疾病致肺泡壁破壞，閉合性胸部外傷因外部剪下力致肺泡壁損傷等。

(二)縱隔內呼吸道破裂所致的縱隔氣腫

最常見於胸外傷患者，亦有少數氣管腫瘤併發縱隔氣腫的案例；纖維支氣管鏡檢查可因操作過程中患者劇咳或用於憋氣導致肺泡壁破裂而發生縱隔氣腫，亦可因切片時損傷呼吸道壁而使氣體由呼吸道破口進入縱隔。

(三)食道破裂所致的縱隔氣腫

包括劇烈嘔吐致食道破裂，食道外傷，內視鏡檢查損傷食道，食道痙攣阻塞而致近端破裂，異物損傷食道，食道癌腫瘤組織壞死，食道手術後瘻等。

(四)頸部氣體進入縱隔

如氣管切開術後、甲狀腺手術後、扁桃體切除術後等，空氣自頸部創口進入皮下組織聚積，沿頸深筋膜間隙即可進入縱隔內。

(五)腹腔氣體進入縱隔

胃腸穿孔、人工氣腹術等，腹腔內氣體可沿膈肌主動脈裂孔和食道裂孔周圍的疏鬆結締組織進入縱隔。尚有部分縱隔氣腫患者臨床不能確定其氣體來源部位及病因。

二、臨床表現

縱隔氣腫的症狀輕重不一，主要與縱隔氣腫發生的速度、縱隔積氣量的多少、是否合併張力性氣胸等因素有關。少量積氣患者可完全無症

狀，僅於胸部 X 光上見縱隔氣腫的徵象。積氣較多、壓力較高時，患者可有胸悶不適、咽喉部梗阻感、胸骨後疼痛並向兩側肩部和上肢放射。縱隔內大量積氣或合併有張力性氣胸者，臨床表現嚴重，重度呼吸困難，煩躁不安，意識模糊甚至昏迷，發紺明顯，若不及時搶救可很快危及生命。

三、輔助檢查

1. 檢視體徵

可發現頸部皮下氣腫，嚴重者皮下氣腫可蔓延至面部、胸部、上肢，甚至蔓延至腹部和下肢。皮膚黏膜發紺，呼吸困難。病情嚴重者血壓下降，脈搏頻數。頸靜脈怒張。心尖衝動不能觸及，心濁音界縮小或消失，心音遙遠，約半數患者可於心前區聞及與心搏一致的咔嗒聲（Hamman 徵），以左側臥位時較為清晰。並有張力性氣胸者尚可見相應體徵。

2. 胸部 X 光檢查

對明確縱隔氣腫的診斷具有決定性的意義。於後前位胸部 X 光片上可見縱隔胸膜向兩側移位，形成與縱隔輪廓平行的高密度線狀陰影，其內側與縱隔輪廓間為含氣體的透亮影，通常在上縱隔和縱隔左緣較明顯，上述徵象應與正常存在的縱隔旁狹窄的透亮帶（即由視覺誤差所產生的 Mach 帶）相區別，其鑑別要點在於 Mach 帶的外側並無高密度的縱隔胸膜影。此外，部分患者尚可在胸主動脈旁或肺動脈旁發現含氣透亮帶。嬰兒當縱隔內氣體量較多時可顯示胸腺輪廓。縱隔氣腫在側位胸片上表現為胸骨後有一增寬的透亮度增高區域，將縱隔胸膜推移向後呈線條狀陰影，心臟及升主動脈前緣與胸骨間距離增大。胸部 CT 因不受器官重疊的影響，對縱隔氣腫顯示較清楚，尤其是當縱隔內積氣量較小時

疾病篇

較後前位胸部 X 光片易於辨識。X 光檢查尚可清晰地顯示同時存在的氣胸以及下頸部和胸部皮下氣腫。

四、診斷

根據有誘發縱隔氣腫的相關疾病史，有呼吸困難和胸骨後疼痛等症狀，應懷疑縱隔氣腫的可能性；若尚有頸部和胸部皮下氣腫、頸靜脈充盈等體徵，則應高度懷疑本症，並行胸部 X 光檢查以明確診斷。應注意與其他可以引起胸痛、呼吸困難、發紺等症狀的疾病相鑑別。

五、治療

縱隔氣腫治療的關鍵在於採取積極措施控制原發疾病，如控制哮喘發作以緩解氣流受限，對外傷所致呼吸道損傷應及早進行手術治療。對氣管切開術後併發的縱隔氣腫應立即拆除皮膚和皮下組織縫線，使氣體可外溢。對合併氣胸的縱隔氣腫患者應儘早施行胸腔閉式引流術，許多患者隨著胸腔內壓力下降，縱隔氣腫的程度亦可明顯減輕。

對縱隔氣腫本身應根據積氣量多少和臨床症狀輕重決定治療方案。對積氣量少，症狀不明顯者不需特殊治療，氣體在 1～2 週內常可自行吸收。對積氣量大，壓力高，致使縱隔內器官受壓出現呼吸循環障礙者，可經胸骨上切口行排氣減壓術。伴有大量皮下氣腫者可行多部位針灸排氣或小切口排氣。酌情使用抗生素以預防或控制感染。

（張衛芳）

第三節　縱隔囊腫

縱隔囊腫是胚胎時期原始前腸及心包板發育異常的結果。常見者有：①支氣管囊腫最為常見，可單發或多發，係遠端肺實質成分的少數細胞

在胚胎發育時與肺芽分離而形成，多位於氣管旁、隆突附近、肺門處或食道旁，與支氣管及食道不一定相通。囊腫表層為假復層纖毛柱狀上皮，內可含平滑肌、軟骨、黏液腺和結締組織，囊內常充滿黏液。②胸膜心包囊腫係胚胎時期胸膜異常摺疊形成，壁薄內襯一層間質細胞，內含漿液性液體。③胃腸囊腫較罕見，為包埋在食道肌層中囊壁被覆消化道黏膜的囊腫，係原始食道未能全部發育為空腔所形成，又稱支氣管食道囊腫或食道內囊腫。

一、診斷

（一）症狀與體徵

縱隔囊腫如體積小於5cm與鄰近組織器官不相通，大多無臨床症狀，僅於X光檢查時始發現異常。支氣管囊腫感染後臨床上可出現發燒、咳嗽、咳血、咳膿痰甚至肺實變的症狀與體徵。胃腸囊腫少數體積較大者，可引起氣管或食道壓迫症狀，出現上腹痛和消化道出血等表現。

（二）胸部X光檢查

（1）支氣管囊腫X光顯示為邊緣清晰密度與水一致的圓形、卵圓形陰影，如囊腫感染與支氣管相通時可出現氣液平面。

（2）胸膜心包囊腫，X光顯示直徑3～5cm邊緣清晰光滑圓形或卵圓形環狀陰影，多數在右心膈角處。

（3）胃腸囊腫一般在後縱隔脊柱旁，可見邊緣光滑密度均勻圓形或卵圓形陰影，囊腫破裂與胃腸道相通時，食道攝影可發現空氣與鋇劑進入囊腔，有助於明確診斷。

（三）鑑別診斷

支氣管囊腫發生感染後，應與肺膿腫相鑑別。

二、治療

(1)支氣管囊腫如數目少體積不大不與支氣管相通,多數無症狀可不予處理。一旦感染與支氣管相通形成支氣管瘺,患者反覆出現感染的臨床表現者,需給予抗生素治療,囊腫如數目多或體積較大,內科抗菌治療療效常不理想,應在抗生素治療控制感染後予以手術切除。

(2)胸膜心包囊腫一般不需處理。

(3)胃腸囊腫無症狀者可不處理。如出現上消化道症狀或出血,應予手術切除。

(傅佳鵬)

第四節　縱隔腫瘤

一、胸腺瘤

(一)概述

胸腺來源有第3、4鰓囊,正常時位於前上縱隔,青春期後,胸腺多逐漸退化。胸腺瘤以及畸胎類腫瘤和神經源性腫瘤為三種最常見的縱隔腫瘤。胸腺瘤在組織學可分為成上皮細胞型、淋巴細胞型、梭形細胞型和混合型。胸腺腫瘤的良惡性可透過檢驗標本中有無侵犯鄰近結構來決定。胸腺瘤良性較多,多數良性腫瘤有完整包膜。胸腺類癌亦有案例。

(二)臨床表現

多數胸腺瘤患者年齡在40歲以上,男性略多於女性。半數以上的患者無症狀,往往在體檢時發現。如腫瘤壓迫鄰近器官,可出現咳嗽、胸痛、氣急、吞嚥困難等症狀。另外,胸腺瘤與重症肌無力關係密切。重症肌無力為一種自身免疫性疾病,與胸腺的某些改變有關,可出現眼瞼

下垂，表情缺乏，咀嚼肌無力，行走困難等症狀。休息時多無症狀，活動後症狀加劇，可累及任何骨骼肌。少數胸腺瘤患者還可伴有純紅血球再生障礙性貧血、庫興症候群、低免疫球蛋白血症，主要表現為 IgG、IgA 指標低下，並伴隨細胞免疫功能低下，臨床可出現反覆感染。惡性胸腺瘤可致上腔靜脈症候群、胸腔積液、心包積液等。胸腺類癌罕見，源於胸腺組織中的胃腸嗜銀細胞，臨床上除有胸痛、氣急、咳嗽等症狀外，還可能出現甲狀旁腺增生和胃泌瘤症候群以及庫興症候群，並有向胸膜、肋骨和淋巴結轉移的傾向。

(三)輔助檢查

1.X 光檢查

可見胸腺瘤多位於前縱隔，一般在心臟與升主動脈連接處。少數可發生於中縱隔甚至後縱隔。腫瘤呈圓形或類圓形陰影，可呈分葉狀，密度均勻，可有鈣化。良性腫瘤邊緣清晰光滑。惡性腫瘤由於包膜不完整，邊緣多毛糙不規則，分葉明顯，可侵犯鄰近組織，並可見胸腔積液，心包積液等徵象。

2.CT 掃描

有助於胸腺腫瘤的定位診斷，尤其當惡性腫瘤侵犯鄰近器官時，CT 能清晰地顯示。

(四)鑑別診斷

胸腺瘤應與畸胎瘤相鑑別，二者同為前縱隔腫瘤。一般認為胸腺瘤位置略高於畸胎瘤，但也有看法認為二者位置無差異。畸胎瘤發病年齡較輕，多在兒童和青春期發病，而胸腺瘤患者的年齡一般在 40 歲以上。如患者主訴咳出毛髮，或胸部 X 光片發現瘤內有骨狀陰影或牙齒影，可確定為畸胎瘤。如伴有重症肌無力，則為胸腺瘤。

(五)治療

治療首選手術切除。惡性胸腺瘤術後應給予化療或(和)放療。良性者預後好，惡性胸腺瘤預後較差。預後還與患者是否有重症肌無力等特殊疾病有關。

二、畸胎瘤

(一)概述

畸胎瘤也是最常見的縱隔腫瘤之一。根據其結構可分為上皮樣囊腫、皮樣囊腫和畸胎瘤。

上皮樣囊腫是反襯以鱗狀細胞的囊腫；皮樣囊腫有鱗狀上皮內襯，含有皮膚附件成分，如毛髮、皮脂物質，畸胎瘤可為實性或囊性，含有兩個或三個胚層的成分。但組織學研究發現，無論何種類型往往存在一個胚層以上的成分，故可統稱為畸胎瘤或畸胎類腫瘤，分成囊性畸胎瘤和實質性畸胎瘤。

畸胎瘤源於脫離了最初組織原始影響的細胞。這些細胞來自第3、4鰓裂和鰓囊。畸胎瘤在組織學上可含有三個胚層的多種組織。外胚層組織包括表皮、毛髮、皮脂腺、牙齒、膽固醇結晶、神經組織；中胚層組織包括肌肉、骨、軟骨、血管、結締組織；內胚層組織包括胸腺、甲狀腺、支氣管上皮、腸上皮、肝等。大多數畸胎類腫瘤為良性。

(二)臨床表現

畸胎瘤可發生於各種年齡，但多數為40歲以下的族群，男、女均可患病。成年患者多無症狀，兒童患者多有症狀。症狀多為腫瘤壓迫鄰近組織所致，可有咳嗽、聲音嘶啞、上腔靜脈症候群，繼發性右心室增大等。囊性腫瘤感染時，可波及鄰近組織。若腫瘤穿破支氣管，可咳出毛

髮、油脂物質，還可能引起支氣管哮喘反覆發作。穿入胸膜腔，可發生膿胸。穿入心包，可致心臟壓塞。亦有以心包積液為主要表現者。少數患者可伴小睪丸症候群。

(三)輔助檢查

X光和CT掃描顯示腫瘤多位於前縱隔，常不對稱，少數向兩側突出。偶可位於後縱隔，甚至侵及食道，經食道裂孔進入腹上區。腫瘤呈圓形或類圓形，邊緣清晰，可呈分葉狀。密度不均勻，邊緣可鈣化。腫瘤內有時可見骨狀影或齒狀影。腫瘤如有惡變、繼發感染或出血，可在短期內明顯增大。

(四)治療

治療方法為手術切除。惡性畸胎瘤常可復發和擴散，且對化療和放射治療不敏感，預後差。

三、胸內甲狀腺腫瘤

(一)概述

胸內甲狀腺腫瘤包括假性胸內甲狀腺腫瘤和真性胸內甲狀腺腫瘤。假性胸內甲狀腺腫瘤為頸部甲狀腺在胸腔內的延伸；真性胸內甲狀腺腫瘤為先天性，與頸部甲狀腺無關，其血供直接來自縱隔內血管，臨床上較少見。胸內甲狀腺腫塊的病理類型包括單純甲狀腺腫、甲狀腺腺瘤和甲狀腺癌。

(二)臨床表現

胸內甲狀腺腫瘤多發生於女性，男、女患者的比例約為1：2，年齡都在40歲以上，一般病史較長。腫瘤逐漸增大產生壓迫症狀，出現咳嗽、吞嚥困難、聲音嘶啞、呼吸困難，甚至嚴重的呼吸困難，需氣管切

開挽救。甲狀腺癌偶可引起肺上溝瘤症後群的表現。甲狀腺功能亢進的症狀很少見。

(三)輔助檢查

X光及CT檢查顯示腫塊位於前上縱隔，多偏右側，少數位於左側或向雙側突出，一般在氣管前方，偶見於後縱隔。假性胸內甲狀腺腫塊上端與頸部軟組織影相連，邊緣清晰，可為分葉狀，氣管、食道可受壓移位。透視下可見腫塊隨吞嚥活動而上下移動。真性胸內甲狀腺位置變化較多。超音波檢查、經皮穿刺檢查等亦有助於診斷。

(四)治療

手術切除是首選的治療措施。

四、甲狀旁腺腺瘤

甲狀旁腺腺瘤是一種少見的縱隔腫瘤，多位於前縱隔。常伴甲狀旁腺功能亢進而引起高鈣血症。絕大多數可經頸部手術切除。

五、淋巴瘤

(一)概述

淋巴瘤是在單核-吞噬細胞系統和淋巴系統產生的一組異質性的腫瘤。主要有霍奇金病與非霍奇金淋巴瘤兩種類型。根據組織病理學，霍奇金淋巴瘤可分為四類，①淋巴細胞占優勢型：有很多淋巴細胞和少數R-S細胞；②混合細胞型：有中等量R-S細胞並有混合型浸潤物；③結節硬化型：除有濃密的纖維組織圍繞霍奇金組織的結節之外，其他一般如混合細胞型；④淋巴細胞消減型：無多少淋巴細胞，有很多R-S細胞，同時有瀰漫性纖維化。

(二)分型

美國國立癌症研究所將非霍奇金淋巴瘤分類為：①低度惡性或預後良好的淋巴瘤，分化良好的瀰散型，分化不良的淋巴細胞性結節型，結節混合型；②中度惡性或預後中等的淋巴瘤，結節組織細胞型，瀰散分化不良淋巴細胞型，淋巴細胞型及瀰散混合型；③高度惡性或預後不良的淋巴瘤，瀰漫型組織細胞型淋巴瘤（瀰漫型大細胞核裂和無核裂細胞，以及免疫母細胞型），未分化的瀰漫型（伯基特或非伯基特型），淋巴母細胞 T 細胞淋巴瘤。

(三)臨床表現

縱隔淋巴結可能是淋巴瘤的原發部位，亦可能是全身淋巴瘤的一部分。霍奇金淋巴瘤和非霍奇金淋巴瘤的臨床表現相似，主要為腫瘤壓迫引起的症狀，如咳嗽、胸痛、呼吸困難等，同時可伴有頸部和全身淋巴結進行性、無痛性腫大。全身症狀有搔癢、發燒、乏力、貧血等。

(四)輔助檢查

X 光和 CT 掃描顯示腫瘤多位於中縱隔、腫塊向一側或雙側突出，呈分葉狀，可有肺部浸潤和肺不張，可伴胸腔積液，骨轉移時胸骨、肋骨、脊柱等可有骨質破壞及病理性骨折。經皮縱隔淋巴結穿刺切片、縱隔鏡檢查以及頸部淋巴結切片可明確診斷和組織學類型。

(五)治療

以化療和放射治療為主。

六、神經源性腫瘤

(一)概述

神經源性腫瘤是最常見的縱隔腫瘤之一，占縱隔腫瘤的 20% 左右，

無明顯性別差異，兒童和成人均可發生。其中成人 20%～30%，兒童 50%為惡性神經源性腫瘤。

(二)分型

根據神經源性腫瘤的不同來源和性質，可分類為以下幾種。

1. 源於神經鞘

(1)良性：神經鞘瘤，神經纖維瘤。

(2)惡性：惡性神經鞘瘤即神經源性肉瘤。

2. 源於自主神經節

(1)良性：神經節瘤。

(2)惡性：成神經細胞瘤即成交感神經細胞瘤，未完全分化的神經節瘤。

3. 來源於交感神經

(1)良性：嗜鉻細胞瘤。

(2)惡性：惡性嗜鉻細胞瘤。

4. 來源於副交感神經

(1)良性：非嗜鉻性副神經節瘤，即化學感受器瘤。

(2)惡性：惡性副神經節瘤。

神經源性腫瘤幾乎都位於脊柱旁溝，沿著交感幹，或與脊髓或肋間神經有關聯。少數神經源性腫瘤可位於中縱隔，其發生與迷走神經或膈神經有關。

(三)臨床表現

患者一般無症狀，多在常規胸部 X 光檢查時發現。腫瘤壓迫周圍組

織，可產生胸痛、咳嗽、氣急、吞嚥困難和 Homans 徵等臨床表現，有些腫瘤壓迫脊髓可致肢體麻痺。源於自主神經的腫瘤和嗜鉻細胞瘤可產生兒茶酚胺，並可引起腹瀉、腹部膨脹，高血壓，出汗，皮膚潮紅等症狀。尿中香草苦杏仁酸（VMA）可升高。

(四) 輔助檢查

胸部 X 光片顯示後縱隔脊柱旁圓形或類圓形塊影或呈「啞鈴狀」，邊緣清晰，密度均勻，可呈分葉狀，少數有鈣化。如腫瘤壓迫椎體或肋骨，可致骨質缺損。

(五) 治療

治療以手術為主。

七、支氣管囊腫

(一) 臨床表現

支氣管囊腫可位於肺實質和縱隔中。囊腫表層為復層纖毛柱狀上皮、黏液腺、軟骨和平滑肌，腔內有乳狀黏液，一般無症狀。幼兒氣管或隆凸部位的囊腫壓迫氣管、支氣管時，可有咳嗽、呼吸困難和哮鳴等表現。如囊腫與支氣管相通，繼發感染時，可出現發燒、膿痰和咳血等表現。

(二) 輔助檢查

X 光檢查見病變多位於中縱隔，圓形或卵圓形，密度均勻、較實質性腫塊略低，邊緣光滑，常呈分葉狀。與支氣管相通時，囊腫內可出現氣液平面。食道攝影可見食道在隆凸範圍有壓跡。CT 密度分辨能力強，對診斷支氣管囊腫有意義。

(三) 治療

明確診斷後，應手術治療。

八、心包囊腫

(一)概述

心包囊腫是縱隔中最常見的先天性囊腫。因原始心包板不能融合或胚胎胸膜的異常摺疊而成，少數與心包相勾連。囊的外壁由結締組織膜和少許彈性纖維、肌肉纖維組成，內壁為間皮細胞，上有血管分布；囊內含透明淡黃色液體。

(二)臨床表現

患者臨床症狀少，無特異性。

(三)輔助檢查

1.X 光

X 光檢查顯示囊腫位於前縱隔，多數在右心膈角前方，呈圓形或卵圓形，密度均勻，邊緣光整。

2.MRI 檢查

MRI 檢查有血液流空效應，可分辨心臟與囊腫。

(四)治療

治療以手術為主。

九、脂肪腫瘤

(一)概述

縱隔脂肪腫瘤少見，多為良性，即脂肪瘤，可發生於縱隔內任何部位，但以前縱隔為多見。一般無症狀。

(二)輔助檢查

1.X 光

X 光檢查顯示腫瘤密度較淡，由於柔軟的脂肪組織受重力影響，在不同體位下形態可不同。

2.CT 檢查

CT 檢查密度分辨力強，對診斷脂肪瘤有幫助。

(三)其他

縱隔脂肪肉瘤罕見。可單發或多發。一般在手術後方能確診。

十、囊性水瘤

縱隔囊性水瘤多為頸部囊性水瘤之延伸，也可單獨存在於縱隔。多位於前縱隔。囊內含有澄清黃色或暗棕色液體。診斷一般需透過手術確定。

十一、其他縱隔腫瘤

其他縱隔腫瘤，如纖維瘤、平滑肌瘤、血管瘤等均很少見。一般需經手術後病理檢查才能診斷。

（張衛芳）

疾病篇

第七章　結核病

第一節　肺結核

　　肺結核是一種由結核分枝桿菌引起的慢性呼吸道傳染病，曾經肆虐全球，被視為「白色瘟疫」。1940 年代後，隨著鏈黴素、異煙肼、對氨基水楊酸以及 60 年代利福平等抗結核藥物的先後問世，結核病進入了化學治療（以下簡稱「化療」）時代，在聯合化療原則和現代結核病控制策略指導下，新發現結核病的治癒率可達到 95% 以上。但 1980 年代中期以後，結核病出現了全球惡化趨勢。其原因一方面是人類免疫缺乏病毒（HIV）感染的流行、多重耐藥結核分枝桿菌感染的增多、貧窮、人口增長和移民等客觀因素的影響，以及因政府缺乏對結核病流行回升的警惕性和結核病控制複雜性的深刻認知，放鬆和削弱了對結核病控制的投入和管理等主觀因素，致使世界衛生組織（WHO）於 1993 年釋出結核病處於「全球緊急狀態」的警示。

　　根據世界衛生組織的估算，目前，全球已有 20 億人感染結核分枝桿菌，活動性結核患者數達 1,500 萬，每年罹患結核病患者達 800 萬～1,000 萬，有 180 萬人因結核病死亡。

一、結核分枝桿菌的生物學特性

1. 多形性

　　典型的結核分枝桿菌是細長稍彎曲，兩端圓形的桿菌，大小為 1～4μm，單個排列，或偶呈串狀，呈蜿蜒樣同軸向平行索狀生長，似有分枝生長傾向。在不同生長環境中，結核分枝桿菌可以改變代謝途徑，呈

現多種形態，以適應環境。臨床樣本中常見串珠狀顆粒，也可呈現為 T、V、Y 字形及絲狀、球狀、棒狀等多種形態。

2. 抗酸染色性

結核分枝桿菌富脂質外壁，特別是細胞壁的分支菌酸決定了其抗酸染色性，可抵抗鹽酸乙醇的脫色作用，故稱為抗酸桿菌。但其胞壁損傷也會降低著色的抗酸性。抗酸染色性並不是一個完全穩定的特性，可隨著分支菌酸的變化而變化。有研究指出，在缺乏甘油、某些糖苷等成分的人工培養物和陳舊培養物，以及乾酪性病灶、冷性膿腫中的菌體，特別是異型相（如顆粒型結核分枝桿菌）中顯示出抗酸染色性的減弱甚至完全喪失。非結核分枝桿菌、奴卡菌、紅球菌屬、短棒桿菌屬也有不同程度的抗酸染色的特性。因此「抗酸桿菌」的概念不完全等同於結核分枝桿菌，尚需做進一步的菌種鑑定。

3. 生長緩慢

結核分枝桿菌是兼性需氧菌，生長緩慢，增代時間為 14～20h。結核分枝桿菌對營養有特殊要求，5%～10%的 CO_2 能刺激其生長，適宜生長溫度為 37℃，培養時間耗時長，一般 2～4 週才能形成菌落。

4. 抵抗力強

結核分枝桿菌對乾燥、冷、酸、鹼等抵抗力強。溼熱 80℃需要 5 分鐘、95℃需要 1 分鐘或 100℃需要 5 分鐘可殺死結核分枝桿菌；5%碳酸或 1.5%甲酚（煤酚）溶液需要 24 小時才可以殺死痰標本中的結核分枝桿菌；70%乙醇 2 分鐘內可殺死結核分枝桿菌；太陽光直射下痰中結核分枝桿菌經 2～7 小時即可被殺死，10W 紫外線燈距照射物 0.5～1m，照射 30 分鐘具有明顯殺菌作用。

5. 菌體結構複雜

結核分枝桿菌菌體結構複雜，主要由類脂質、蛋白質和多糖類組成，與結核分枝桿菌的免疫原性及致病力密切相關。結核分枝桿菌致病一方面由細菌的直接侵襲導致，另一方面由感染機體對結核分枝桿菌菌體蛋白產生的變態反應造成的免疫損傷導致。

6. 耐藥性嚴重

由於結核分枝桿菌缺乏鹼基錯配修復機制，使得細菌在複製過程中出現的錯配突變得到更多的固定，導致高耐藥頻率的現象。一旦抗結核藥物作用的靶位發生突變，很容易固定下來，而表現對該藥物的耐藥，而多個藥物作用靶位突變累積的結果是對多種藥物耐藥。在自然菌群中，天然存在少量耐藥突變菌。如治療過程中單用一種藥物或藥物搭配不當，致使菌群中大量敏感菌被殺死，但少量自然耐藥變異菌仍存活，並不斷繁殖，最後完全替代敏感菌而成為病灶中的優勢菌群，即發展成為耐藥結核病。

二、發病機制和病理

(一)傳染源與傳播途徑

痰結核分枝桿菌陽性尤其是痰抹片結核分枝桿菌陽性的肺結核患者是最重要的傳染源。經呼吸道傳染是最主要的傳播途徑，當患者咳嗽、咳痰、打噴嚏、大聲說話時，可產生大量的含結核分枝桿菌的微滴，1～5μm大小的微滴可較長時間懸浮於空氣中，在空氣不流通的室內可達4～5小時之久，患者的密切接觸者則可能吸入而感染。進食患結核病乳牛的牛奶或奶製品，結核分枝桿菌可寄居於宿主腸壁或扁桃體內形成原發感染而分別導致腸繫膜淋巴結增大、頸淋巴結增大。透過皮膚損傷或切

口直接接種的傳播途徑極少見，僅發生於直接接觸結核分枝桿菌等特殊工種的工作人員。此外，偶有透過胎盤發生胎內感染的報告。

(二)發病機制

1. 結核分枝桿菌感染

當結核分枝桿菌經呼吸道被吸入抵達近胸膜的遠端呼吸性細支氣管或肺泡內，能否引起感染取決於吸入結核分枝桿菌的數量、結核分枝桿菌的毒力和宿主肺泡巨噬細胞（AM）固有的殺菌能力等。結核分枝桿菌如能克服 AM 的防禦作用，則可在 AM 內緩慢繁殖（每 25～32 小時繁殖一次），2～12 週後結核分枝桿菌繁殖至 103～104 個時，則可誘導機體產生相應的細胞免疫反應。結核菌素純蛋白衍生物（PPD）皮膚試驗陽轉，顯示機體已感染了結核分枝桿菌。在細胞介導免疫反應（CMI）形成前，結核分枝桿菌可透過淋巴管、肺門、縱隔淋巴結乃至透過血液循環形成早期菌血症而瀰散至身體各處。最易受累及的是氧分壓較高的腦、長骨骨骺、腎、脊柱椎體、淋巴結和肺上葉，感染局部可癒合形成靜止的纖維鈣化灶，成為以後再活動的根源。宿主受結核分枝桿菌感染後近期內發病乃至以後發病者占 10％左右，發病者中近半數在感染後半年至 2 年內發病，其餘則在機體抵抗力低下時發病，而 90％感染者可保持終身不發病。

2. 原發複合徵的發生及發展

被吸入的結核分枝桿菌在肺內沉積，結核分枝桿菌繁殖，在局部形成病變（Gohn 灶）的同時，結核分枝桿菌被未活化的 AM 吞噬、在 AM 內繁殖，並經淋巴管運送至相應的肺門及縱隔淋巴結形成病變。形成包括原發灶、淋巴管、淋巴結病變組成的原發複合徵。被感染的 AM 可釋放趨化因子，使更多的 AM 及循環單核細胞趨化至患處，AM 內結核分

疾病篇

枝桿菌繼續繁殖呈對數生長、AM死亡破裂釋放出更多的結核分枝桿菌和細胞碎片，招致更多的單核細胞浸潤。感染結核分枝桿菌3週後，宿主的細胞介導免疫反應及遲發性超敏反應（DTH）開始啟動，宿主PPD皮膚試驗陽轉。致敏T細胞的細胞因子活化巨噬細胞使其殺傷細胞內結核分枝桿菌的能力增強，結核分枝桿菌停止對數生長，病變局部結核結節、肉芽腫形成。在機體DTH的影響下，肺內及淋巴結病變可呈乾酪樣壞死、形成空洞，形成支氣管瀰散灶 - 衛星灶。也可直接經淋巴 - 血液循環瀰散至全身，甚至發生威脅生命的粟粒性結核病或結核性腦膜炎。

3. 繼發性肺結核

繼發性肺結核的發生和發展：可發生在初次感染結核分枝桿菌後的任何時期。早期菌血症瀰散形成的潛在病灶在機體抵抗力低下時而活動進展、發病內源性「復燃」。結核分枝桿菌也可再次侵入引起新的感染而導致發病外源性再染。

繼發性肺結核的兩種發病學說爭議多年。隨著分子生物學技術的發展，尤其是DNA指紋技術的發展，直接為外源性再染提供了證據。

由於機體已產生了一定的免疫力，繼發性肺結核時，病變常較局限且發展較緩慢，較少發生全身瀰散，但局部病變易於滲出、乾酪樣壞死乃至空洞形成。

4. 宿主的免疫應答

機體的抗結核免疫反應主要是透過T細胞介導的巨噬細胞的細胞免疫反應。細胞免疫功能低下者為結核病的高危險群，實驗證明，去除了$CD4^+T$細胞的小鼠難以抵抗和控制牛分枝桿菌的感染，而將另一已致敏小鼠的$CD4^+T$細胞注入後又可重獲保護性免疫力。HIV（+）的結核患者隨著$CD4^+T$細胞數的降低而增加結核病的嚴重性，肺外結核、分枝桿菌

菌血症的發生頻率也隨之增加，充分證明 CD4$^+$T 細胞在結核免疫反應中的重要性。當然，T 細胞介導的免疫反應是由多種細胞參與完成的，免疫細胞間透過細胞因子介導、完成信息的相互傳遞而發揮作用。巨噬細胞既是結核分枝桿菌的棲居地，又是抗原遞呈細胞（APC）和效應細胞，被 AM 吞噬的結核分枝桿菌經溶酶體酶等加工處理後產生抗原肽片段再與機體自身的 MHC Ⅱ類因子結合形成複合物，至 AM 細胞表面，遞呈給 CD4$^+$T 細胞的抗原辨識受體，使之致敏、增生，當抗原再次進入，致敏 CD4$^+$T 細胞活化，產生各種細胞因子如 IL-2、IL-4、IL-6、IL-8、IL-10、IFN-γ 等，從而導致單核巨噬細胞向患處趨化、聚集、發揮其抗微生物活性。至於 CD8+T 細胞則可能透過發揮其細胞毒作用與 CD4$^+$T 細胞協同介導細胞免疫保護作用。外國學者研究發現，CD8$^+$ 敲除小鼠肺內結核分枝桿菌繁殖增加，顯示其確有一定的免疫保護作用。

5. 基本特性

潛伏性、休眠性和滯留性是結核分枝桿菌的基本特性。

潛伏性是指人體感染了結核分枝桿菌後除了結核菌素皮膚試驗陽性外，可不發病，無任何臨床表現，但在機體免疫功能低下時發病，或穩定、治癒病灶的重新活動。休眠性是指結核分枝桿菌的代謝和所致的病理學改變的靜止狀態，表明潛伏感染的宿主和病原菌相互間相對平衡和靜止的亞臨床狀態。滯留性是指結核分枝桿菌在不利環境下，在細胞內、組織內保持穩定，對環境「無反應性」的特性。這些特性可能部分解釋結核病的慢性、易復發、需較長期治療的原因。

6. 結核病的易感染族群

如前所述，感染結核分枝桿菌後其發病、發展受多方面因素的影響，結核病的易感染人群包括與帶菌患者密切接觸者、PPD 皮膚反應近期

轉陽者、HIV 感染／AIDS 患者、兒童、青少年結核分枝桿菌反應強陽性者、糖尿病、矽沉著病、白血病、腎功能不全者、營養不良等各種基礎性疾病患者及老年人、因治療疾病而長期使用糖皮質激素及（或）其他免疫抑制藥者、貧窮、無家可歸、流動人口及既往患結核病未經徹底治療者。

(三)病理

結核病有三種基本病變。

1. 滲出性病變

其表現為組織充血、水腫，中性粒細胞、淋巴細胞、單核細胞浸潤，纖維蛋白滲出，還可有少量上皮樣細胞、多核巨細胞，抗酸染色可發現結核分枝桿菌。常發生於結核分枝桿菌量多，機體 DTH 反應較強的情況，滲出性病變的轉歸可完全吸收或向增生性病變轉化，也可繼續惡化，向乾酪化壞死發展。

2. 增生性病變

典型表現為結核結節，其中央是巨噬細胞衍生而來的多核巨細胞（郎格漢斯巨細胞），是多個細胞核呈環形或蹄形排列於細胞一端或兩端的巨大細胞，周圍則由巨噬細胞轉化來的上皮樣細胞包圍呈層狀排列，其最外圍則有散在分布的淋巴細胞和漿細胞，單個結核結節可相互融合。結核肉芽腫是一種瀰散性增生性病變，由郎格漢斯巨細胞、上皮樣細胞、淋巴細胞及少量中性粒細胞組成，其中可有乾酪樣壞死。抗酸染色可含有少量結核分枝桿菌，是結核病的典型病理改變，常發生於機體 CMI 占主導地位，病變局限的狀況。

3. 乾酪樣壞死

滲出病變進一步發展惡化的階段，常呈黃色或黃白色乳酪樣的固體或半固體狀的組織壞死，壞死組織周圍可有肉芽組織增生乃至纖維包裹

成纖維乾酪灶，乾酪樣壞死組織液化經支氣管排出而形成空洞及支氣管瀰散灶。空洞內壁常含有 108～109 個代謝旺盛的結核分枝桿菌。

由於機體的免疫及超敏感狀態、入侵菌量、毒力及感染途徑的不同以及對治療的反應不同，上述三種病理改變可各占優勢，以某種病理改變為主，也可相互轉化，交錯存在。消散吸收時，結核病變纖維化而形成纖維瘢痕或纖維乾酪灶。也可鈣化和骨化，病變穩定。因此，從某種意義上說，臨床結核病是一個 T 細胞介導的保護性免疫反應與病理性免疫反應調控失衡的免疫性疾病。

三、結核病的傳播

結核病在人群中的傳播需具備三個要素。

(一) 傳染源

傳染性肺結核患者是結核傳播的主要來源。帶菌牛乳曾是重要傳染源，現已很少見。

(二) 傳播途徑

主要為患者與健康人之間經飛沫傳播。散播細菌量越多，接觸時間越長，危害越大；直徑大小 1～5μm 的飛沫最易在肺泡沉積，情緒激昂的講話、用力咳嗽，特別是打噴嚏所產生的飛沫直徑小、影響大。患者隨地吐痰，痰液乾燥後結核菌隨塵埃飛揚，也可造成吸入感染。經消化道、胎盤、皮膚傷口感染均屬罕見。

(三) 易感染族群

生活貧困、營養不良等是經濟不發達社會中結核病罹患率高的原因。嬰幼兒、青春期後期和成人早期尤其是該年齡期的女性及老年人結核病發病率較高，可能與免疫功能不全或改變有關。某些疾病如糖尿

病、矽沉著病、胃大部分切除後、麻疹、百日咳等常易誘發結核病；免疫抑制者，尤其好發結核病。

四、臨床表現

(一)原發型肺結核

原發型肺結核又稱初染結核，初次感染後發病的肺結核。表現為肺部原發病灶，向肺門擴張的引流淋巴管和肺門或縱隔淋巴結的結核性炎症。原發型肺結核遺留的肺門或縱隔淋巴結結核轉為支氣管淋巴結結核。此時肺內病灶已被吸收或很不明顯。多見於兒童，偶爾發生於未受感染的成年人。臨床症狀輕微，90%以上患者不治自癒。

(二)血行性瀰散型肺結核

大多發生於原發感染後，病灶中的結核菌破潰進入血流，偶由於肺或其他臟器繼發性活動性結核病灶侵蝕鄰近淋巴道而引起。入侵血循環的部位不同，受侵器官也異。侵入肺靜脈，經體循環引起全身性粟粒型結核。經肺動脈、支氣管動脈及體靜脈入侵者則引起肺內粟粒結核為主的結核病。個別情況，結核菌進入一側肺動脈，引起一側或一部分肺組織的粟粒性結核。

血行性瀰散型肺結核包括急性、亞急性及慢性血行性瀰散。急性粟粒型肺結核是由於兒童的結核菌一次或在極短期內侵入血液循環引起。臨床上有嚴重的急性中毒症狀，常併發結核性腦膜炎和其他臟器結核。當少量結核菌間歇性多次入侵血循環則形成亞急性或慢性血行性瀰散型肺結核，病變常局限於雙側肺臟的中上部。亞急性病例可有中度中毒症狀及呼吸系統症狀。慢性病例只有輕微症狀。

(三)繼發型肺結核

由於最初感染後體內潛伏病灶中的結核菌更新活動和釋放而發病，極少數可為外源性再感染。本型是成人肺結核的最常見類型，包括滲出性、乾酪性、空洞性、結核球等多種病理變化。破壞與修補性混合病變為其主要特徵。

1. 以滲出性病變為主的肺結核

以滲出性病變為主的肺結核是機體變態反應占優勢，可逆性高，臨床中毒症狀明顯，經適當治療後可完全吸收或僅遺留少許纖維病灶。

2. 以增生性病變為主的肺結核

機體有較高的免疫力，中毒症狀較輕，治療效果不明顯。

3. 以乾酪病變為主的肺結核

常呈急性大葉性或多數小葉性肺炎。中毒症狀較重，發展較快。乾酪病變壞死形成多發的空洞，引起支氣管瀰散。痰液中含大量結核菌，常發生在機體免疫力下降時。其病理是不可逆的，最後脫水，鈣質沉著，逐漸纖維化而趨向穩定。潛伏在乾酪病變中的結核菌可成為以後結核病進一步惡化的根源。

4. 結核球型病灶

結核球型病灶也稱結核球。為肺內團塊狀的乾酪樣壞死結節，周圍有明顯的纖維包膜，直徑 1.5cm 以上，常為單發。免疫力增高時可有鈣鹽沉積呈同心網排列，但不能全部鈣化。免疫力下降時可發生液化溶解形成空洞，位於結核球的中央。

5. 空洞型肺結核

肺結核病變的乾酪樣壞死物質液化溶解經支氣管咳出後形成空洞。

根據空洞的形態分為五類，①薄壁空洞：壁厚度在 0.15～0.2cm 以下，當引流支氣管部分阻塞產生活塞作用時，形成張力空洞；②厚壁空洞：壁厚度在 0.2cm 以上，常發生在上葉，炎性肉芽組織及纖維組織使洞壁增厚，空洞較難閉合；③開放癒合性空洞：是由於長時期抗結核治療，結核菌已被消滅，洞壁逐漸淨化而趨於治癒狀態，引流支氣管的上皮細胞長入洞壁一部分；④蟲蝕樣空洞：常發生在乾酪性肺炎廣泛壞死的基礎上，空洞周圍為乾酪壞死物質，無洞壁，有時形成多房性空洞；⑤結核球液化空洞：即空洞直徑占結核球直徑的 1/2 以上者，其洞壁為乾酪壞死組織。

(四)慢性纖維空洞性肺結核

結核病變為不可逆性，肺組織破壞較顯著，伴有纖維組織明顯增生而造成肺組織收縮，縱隔移位，肺內不規則透明區，局部併發支氣管擴張，受累肺組織的呼吸功能喪失，未累及的組織發生代償性肺氣腫。肺組織的破壞致使大量纖維組織增生，肺內微血管床破壞，最後導致肺源性心臟病。

(五)症狀和體徵

1. 全身症狀

主要為毒性症狀，長期低燒、倦怠、乏力、夜間盜汗、食慾缺乏、體重減輕、婦女月經不調、心悸、面頰潮紅等自主神經功能紊亂症狀。在病灶急遽進展瀰散時，常出現高燒，呈稽留或弛張熱型，伴畏寒等症狀。

2. 呼吸系統症狀

(1)咳嗽與咳痰：一般輕度咳嗽，少量黏痰，空洞患者痰量增多，合併支氣管結核則咳嗽加重，刺激性嗆咳，伴局限性哮鳴音。

(2)咳血：為常見的症狀，1/3～1/2患者有咳血，血量不等，當病變累及血管時則咳血量增多，特別是空洞內動脈瘤破裂時常發生大咳血。咳血雖多或呼吸道清除能力弱，全身衰竭等狀態易導致窒息、失血性休克。

(3)胸痛：由於肺內無感覺神經，肺實質病變不會引起胸痛。部位不定的隱痛常是神經反射作用所致，隨呼吸和咳嗽加重的固定性胸痛常顯示胸膜受累。

(4)氣急：見於肺呼吸功能顯著障礙時，嚴重心肺功能不全者靜息時也出現氣急。

3. 體徵

取決於病變類型、部位或範圍。粟粒型肺結核偶可併發急性呼吸窘迫症候群，表現為嚴重呼吸困難和頑固性低氧血症。乾酪肺炎，肺部有實變體徵，聽診為支氣管呼吸音和細溼性喘鳴。浸潤型肺結核好發於上肺葉尖段或後段，聽診肩胛間區細溼性喘鳴。慢性纖維空洞型肺結核的體徵為胸廓塌陷，氣管和縱隔移位，叩診濁音，呼吸音減弱，溼性喘鳴及肺氣腫徵象。

五、輔助檢查

(一)影像學診斷

影像學檢查是診斷肺結核最基本的方法，可以確定病變部位、範圍、性質，對評估治療方式具有重要價值。正側位胸部X光片是常規檢查方法，可以清晰顯示肺內病變。肺結核病變好發於雙肺上葉尖段、後段、下葉尖段及後基底段，由於結核病多呈慢性經過，因此經常滲出、增生、硬結、鈣化多種性質病變並存，病變進展、吸收緩慢；病變乾酪液化經支氣管排出後形成空洞病變，並伴有引流支氣管像，病變沿支氣

管瀰散是結核病惡化的常見表現。患急性粟粒型肺結核時，肺內粟粒狀陰影分布、大小及密度均勻一致；亞急性及慢性血行性瀰散時，多分布在上中肺野，下肺病變較少，部分病變可見鈣化。

CT 檢查能提供橫切面的影像，減少重疊影像，可以發現隱蔽的病變而減少微小病變的漏診；比普通胸部 X 光片更早期顯示微小的粟粒結節；能清晰顯示各型肺結核病變特點和性質，與支氣管關係，有無空洞，以及準確顯示病變進展或吸收好轉的變化；能準確顯示縱隔淋巴結有無腫大。常用於對肺結核的診斷及與其他胸部疾病的鑑別診斷，也可用於引導穿刺切片、引流和介入性治療等。

(二)細菌學診斷

1. 痰抹片法

標本抹片抗酸染色法是應用最長久、最廣泛、最為簡便的檢測結核分枝桿菌的方法。具有簡便、快速、價廉、特異性高等優點，對結核病早期診斷發揮重要作用。但痰標本直接抹片的陽性檢出率不高，一般在 30%～40%，痰液中菌量必須多於 5×10^6/L 才能檢出，並且與痰標本的品質、檢測者的技術等有關。濃縮集菌後抗酸染色能提高檢測的敏感度，敏感度可達 60%～70%。抗酸染色法簡單易行，節約時間，但敏感度不高，並且無法區分結核分枝桿菌和非結核分枝桿菌，不能區別死菌與活菌。

2. 痰結核分枝桿菌培養法

培養法結核分枝桿菌檢出率高於抹片法，傳統培養法採用固體培養基其中改良羅氏培養基 (L-J) 使用最廣泛，同時可以進行菌種的初步鑑定，是結核病診斷的「金標準」，但需 4～6 週才能檢出結果，加上藥敏試驗還需 4 週，費時太長，影響臨床及時診斷應用。7H9、7H10、7H11 液體變色培養基將結果提前 1～2 週，陽性率與改良羅氏培養基相似，

但仍不能完全滿足臨床需求。1980年代，建立了結核分枝桿菌自動及半自動液體培養體系，培養時間明顯縮短，包括有放射性的BACTEC460培養體系和無放射性的MB/BACT、BACTEC960、MGIT培養體系。BACTEC460培養體系平均9日即可判定結果，敏感性好，培養速度快，但存在放射性汙染，臨床使用逐漸減少。目前臨床使用較廣的是BACTEC960、MGIT，兩者的敏感度和培養速度基本等同於BACTEC460，但明顯高於固體培養基，缺點是汙染率稍高。

3. 聚合酶連鎖反應（PCR）和其他核酸體外擴增技術

PCR是一種根據DNA複製原理設計的體外DNA或RNA擴增方法，自1989年引入結核病的診斷以來，很快成為結核病診斷領域中備受關注的焦點。經過數年的努力，方法不斷完善，已成為靈敏、特異、快速檢測結核分枝桿菌的方法。PCR的技術操作並不複雜，但需要較高的實驗條件和技術品質控制。

目前已開發出新的PCR技術，如反轉錄PCR、巢式PCR、單管巢式反轉錄PCR、實時螢光PCR、酶聯PCR等，在一定程度上提高了PCR方法的敏感度和特異度。PCR的特異性關鍵取決於所選靶序列的特異度，目前較多選用HSP65基因片段作為擴增的基礎。PCR的敏感度很高，一般可以檢出1～100fg的純化DNA，相當於1～20個結核分枝桿菌，PCR還可以檢出培養陰性標本中的結核分枝桿菌DNA，從而大大提高了以傳統方法進行結核分枝桿菌陰性結核病診斷的準確率。但臨床上存在一定的假陽性，有待進一步解決。

（三）免疫學診斷

1. 結核菌素皮膚試驗（TST）

以結核分枝桿菌純蛋白衍生物為抗原，取0.1mL（5IU）皮內注射於

前臂屈側中上部 1/3 處，48 ～ 72 小時觀察和記錄結果。手指輕觸硬結邊緣，測量硬結的橫徑和縱徑，得出平均直徑＝（橫徑＋縱徑）/2，而不是測量紅暈直徑，硬結為特異性變態反應，而紅暈為非特異性反應。硬結直徑 ≤ 4mm 為陰性，5 ～ 9mm 為弱陽性，10 ～ 19mm 為陽性，≥ 20mm 或雖 < 20mm 但局部出現水皰和淋巴管炎為強陽性反應。

該方法最大的優點是價格低廉，操作方便，不受時間和空間的限制，可以多人數進行。但該方法有許多不足之處，如需要追蹤受試者，皮試的操作和結果的解釋存在主觀臆斷性，可能會激發記憶性免疫反應等。但其最主要的缺點是檢驗結果受 BCG（卡介苗）接種的影響。其次，結核菌素試驗對於近期免疫受抑制的患者特別是合併 HIV 感染、重症疾病者、年幼兒童及營養不良者，缺乏足夠的靈敏度。目前，各國學者透過動物模型或臨床試驗研究純化抗原、合成多肽和重組蛋白，篩選僅在致病性結核分枝桿菌表達而 BCG 不表達的、誘導皮膚遲發型變態反應（DTH）的特異抗原，以期研發新的結核皮膚診斷試劑。

2. 血清學檢測

血清學診斷一般是以結核分枝桿菌菌體特異性蛋白作為抗原，檢測血清中其特異性抗體的存在而對結核病作出診斷，特點是簡便快速，易獲得標本，但受所選用蛋白特異性及患者免疫狀態等因素的限制，其敏感性及特異性均未達到理想水準，僅作為輔助性診斷依據，近年來研究較多的抗原有 38kD，脂阿拉伯甘露聚糖（LAM）、A60 抗原 30/31kD 等，為提高其診斷價值，不少研究者主張採用數種特異性抗原聯合使用，以期提高其敏感性和特異性。

3. 體外干擾素 -γ 檢測

原理是人體初次感染結核分枝桿菌後使 T 細胞轉化為記憶 T 細胞，

當人體再次接觸結核分枝桿菌後，會迅速產生效應 T 細胞，釋放多種細胞因子，其中干擾素 -γ（IFN-γ）是最關鍵的細胞因子。在機體外用結核分枝桿菌特異抗原刺激受試者外周血單個核細胞（PBMC），若其中含有記憶 T 細胞，就會分泌大量 IFN-γ，然後用酶聯免疫吸附法（ELISA）或酶聯免疫斑點（ELISPOT）法檢測 IFN-γ 濃度或計數分泌 IFN-γ 的細胞數量。若其中不含有記憶 T 細胞，則不會檢測到大量的 IFN-γ。體外干擾素 -γ 檢測最關鍵的是抗原的選擇。目前的體外干擾素 -γ 檢測多採用 ESAT-6 和 CFP-10 兩種結核分枝桿菌特異抗原。近 10 年該方法得到普遍認可，並生產出商用試劑盒。體外干擾素 -γ 檢測除特異性較高外，還有以下一些優點，如結果判讀較為客觀，24 ～ 48 小時可完成，不需追蹤受試者，由於在體外操作不會激發記憶性免疫反應。但其最大的缺點是價格昂貴，在開發中國家及結核病高感染率國家使用的臨床價值受到質疑。

(四)纖維支氣管鏡檢查

纖維支氣管鏡檢查是呼吸系統疾病的重要檢查方式，是診斷氣管、支氣管結核的重要方法。

(1)有助於肺結核、支氣管結核、肺癌的鑑別診斷，纖維支氣管鏡刷拭切片可以顯著提高結核分枝桿菌及細胞學的陽性檢出率。

(2)可直接觀察到支氣管內的病變情況，明確氣管、支氣管結核的臨床分期，並進行鏡下治療。

(3)明確肺不張原因，透過鏡下吸痰等治療措施使肺復張。

(4)協助判斷咳血原因及部位，透過鏡下治療達到止血目的。

(五)活體組織檢查

活體組織檢查包括淺表淋巴結切片、經纖維支氣管鏡切片、經皮肺

穿刺切片、胸膜切片及開胸肺切片。切片可為診斷不明的肺部疾病提供可靠的細菌學及組織學診斷依據。

六、診斷

儘管肺結核的主要診斷方式為 X 光檢查，但必須結合病史和臨床表現，對痰細菌學檢查及一些必要的特殊檢查數據進行綜合分析，以病原學診斷及病理學診斷為主才能得出正確的診斷。如高度懷疑肺結核，但又未獲得確切依據可行抗結核藥物試驗治療以明確診斷。

菌陰肺結核為 3 次痰抹片及 1 次痰培養陰性的肺結核。其診斷標準如下。

(1)典型肺結核的臨床症狀和胸部 X 光表現。

(2)抗結核治療有效。

(3)臨床上可排除其他非結核性肺部疾患。

(4)結核菌素皮膚試驗（PPD 試驗）強陽性；血清抗結核抗體陽性。

(5)痰結核菌 PCR ＋探針檢測陽性。

(6)肺外組織病理檢查證實結核病變。

(7) BALF 檢出抗酸桿菌。

(8)支氣管或肺部組織檢查證實為結核性病變。

存在肺部疾患具備 (1) ～ (6) 條中 3 項或 (7) ～ (8) 條中任何 1 項可確診。但是，肺結核尤其是菌陰肺結核需結合臨床進行綜合診斷。還需注意與其他疾病相鑑別。

七、鑑別診斷

不同類型肺結核的 X 光表現各異，需要鑑別的疾病也不同。

(一)原發型肺結核

X光特徵表現為縱隔和肺門淋巴結腫大，需要與淋巴瘤，主要包括淋巴肉瘤、霍奇金淋巴瘤和淋巴性白血病、胸內結節病、中心型支氣管肺癌、縱隔淋巴結轉移癌和各類縱隔腫瘤相鑑別。

(二)血行性瀰散型肺結核

重度毒血症狀而早期X光特徵顯示不明確時，當與傷寒、敗血症相鑑別。肺部粟粒病變需與細支氣管肺泡癌、肺淋巴管癌、肺部轉移癌、含鐵血黃素沉著症、各類肺泡炎、肺塵埃沉著病、肺間質纖維化等進行鑑別。

(三)浸潤型肺結核

浸潤型肺結核易於與各類細菌性和非細菌性肺炎混淆。肺結核空洞需與肺膿腫、壞死性肉芽腫、癌性空洞等加以區別。肺結核薄壁空洞需與肺囊腫和囊性支氣管擴張相鑑別。肺部結核球應與肺癌、肺部良性腫瘤、肺部轉移癌、肺部炎性假瘤、肺棘球蚴病、動靜脈瘻等加以鑑別。

(四)慢性纖維空洞型肺結核

主要X光表現為肺纖維化，不規則的空洞，局部肺體積縮小，氣管縱隔移位等。需與慢性肺膿腫、肺不張、明顯的胸膜肥厚和放射性肺炎等相鑑別。

(五)特殊族群和非典型肺結核

某些特殊族群患肺結核可在症狀、體徵和胸部X光表現及臨床病程等方面與一般肺結核患者有不同特點，稱為「非典型肺結核」，易延誤診斷。

疾病篇

1. 無反應性結核

無反應性結核也稱結核性敗血症。為一種嚴重的單核巨噬細胞系統結核病，見於極度免疫功能低下患者。首先出現持續高燒、骨髓抑制或呈類白血病反應。肝、脾、淋巴結、肺、腎、骨髓嚴重乾酪性壞死病變，含有大量結核菌，而 X 光表現往往很不明顯，出現時間明顯延長或長時間表現為無典型的粟粒樣病變改變，呈均質性片絮狀陰影，常位於非結核病好發部位。

2. 結核性關節風溼病與結節性紅斑等變態反應性表現

多見於年輕女性，多發四肢大關節疼痛或炎症。四肢伸側面及距小腿關節附近反覆出現結節紅斑及環形紅斑，春季好發，抗結核治療有效。

3. 愛滋病合併肺結核

愛滋病合併肺結核可表現為肺門、縱隔淋巴結腫大、中下肺野浸潤病變多，並缺乏空洞等特徵，類似原發肺結核表現，且有合併胸膜炎與肺外結核多見、PPD 試驗陰性等特點。

4. 糖尿病、矽沉著病合併結核

糖尿病、矽沉著病合併結核時 X 光特點以滲出乾酪為主，呈大片狀、巨塊狀，易形成空洞，病變進展迅速，治療效果差。儘早有效控制糖尿病，同時予以抗結核化療。否則，抗結核治療難以奏效。

5. 肺結核合併肺癌

兩者常合併存在，有研究指出肺結核纖維瘢痕組織可致癌變，肺結核合併肺癌可發生在結核鄰近部位或肺部不相關部位。胸部 X 光出現新病灶，特別是孤立結節灶、肺不張、肺門增大、胸腔積液等徵象應懷疑

合併肺癌的可能，作相應檢查及早確診。手術治療為首選方案。抗癌化療為姑息性治療方式，放射治療可促使結核惡化，因此不宜採用。

6.肺結核與妊娠分娩

肺結核患者伴隨妊娠，選用化療藥物時應避免對胎兒的影響，異煙肼（INH）、乙胺丁醇（EMB）、吡嗪醯胺（PZA）對母親與胎兒是安全的。利福平（RFP）對動物有致畸作用，但在人類未被證實，故妊娠3個月內禁用，妊娠3個月後慎用。禁用SM等氨基糖苷類抗生素，以防止發生先天性耳聾。喹諾酮類藥物對胎兒軟骨發育有影響，植物激素乙烯（ETH）也有致畸作用，均不宜採用。藥物在乳汁中濃度很低，產後可進行母乳餵養。肺結核患者妊娠後採用化療控制不是人工流產的禁忌證。

八、肺結核的化學治療

現代結核病化療的重要內容，是在化療理論的基礎上正確選擇用藥，制定合理的化療方案，遵循治療原則和科學管理。化療方案的制定和選擇應以患者結核病的類型、病程經過、既往用藥情況、藥物敏感種類、患者肝腎功能的具體情況而定。儘管結核病在結核分枝桿菌生物學特性和病理變化複雜性的影響下，其治療變得異常困難和複雜，然而合理化療仍是治癒患者、消除傳染和控制結核病流行的最有效措施。化學治療的成功必須貫徹「早期、聯合、規律、適量、全程」的化療方針。化療易受多種因素的干擾（諸如細菌對抗結核藥物的敏感性、治療是否及時、治療方案合理程度、藥物搭配、藥物品質、督導管理狀況、社會環境因素的影響等），但是幫助患者堅持規律治療和對患者進行督導，及時處理不良反應的發生是使患者從治療中獲得最大效益的必要措施，也是一切結核病治療的根本。

疾病篇

　　化學治療是各器官、各系統結核病的基本治療，不同系統、不同部位、不同類型結核病的治療方案不盡相同，但化療的實施都需在控管下進行。無論肺內結核或肺外結核，均須遵循化療的基本原則，規範實施。

　　(一)化學治療對象

　　結核病的傳染源是結核病傳播的根源。殺滅病灶內的結核分枝桿菌，是結核病化療的最終目的。因此，肺結核患者一旦確診就應給予抗結核化學治療。結核病化學治療對象有以下三種。

　　1.初治肺結核

　　初治肺結核指有下列情況之一者。

　　(1)從未因結核病使用過抗結核藥物治療的患者。

　　(2)正進行標準化療方案規律用藥而未滿療程的患者（登記分類以治療開始時間為準）。

　　(3)不規則化療未滿 1 個月的患者。

　　2.復治肺結核

　　復治肺結核指有下列情況之一者。

　　(1)因結核病不合理或不規律用抗結核藥物治療＞1 個月的患者。

　　(2)初治失敗和復發患者。

　　3.肺外結核病

　　患有除肺部以外的其他部位的活動性結核病的患者。

　　不同種類結核病治療方案制定原則

　　(1)初治肺結核：初治病例應當採用短程化療方案。固定劑量複合劑（FDC）是將兩種以上的抗結核藥物按固定劑量組合成一種藥，其每種

藥物的生物利用度不能低於相對應的單藥，進入體內後其溶出度較好，可使每一藥物成分均達有效血藥濃度。其中利福平的生物利用度決定著固定劑量複合劑的品質。固定劑量複合劑可防止或減少耐藥性的發生，提高用藥的依從性，便於執行直接觀察療法（DOT）。此外，還具有療效高、毒性低、避免單藥治療、防止用錯藥物、避免用錯劑量、簡化化療方案等優點。

WHO 和國際防癆和肺部疾病聯合會（IVATLD）積極主張採用固定劑量複合劑代替單藥製劑。自 1980 年代以來，二聯和三聯的 FDC 片劑已廣泛使用，並已在 40 多個國家註冊。該製劑有不同含量的多種組合，WHO 於 1997 年基本藥物目錄中推薦了二聯和三聯的固定劑量複合劑，1999 年又推薦四藥聯合的固定劑量複合劑並列入 WHO 基本藥物目錄。

(2) 復治肺結核：復治肺結核複雜多樣，既包括治療時間僅超過 1 個月的患者，也包括初治失敗反覆治療或不同程度單耐藥和多耐藥患者。隨著近年來耐藥疫情的加重，復治病例僅採用在 20 多年前制定的在初治方案基礎上增加鏈黴素的方案顯然不能覆蓋情況複雜的全部復治族群。因此，需要根據患者的具體情況採取不同治療，以制定針對不同復治群體科學、合理和規範的化療方案為原則。

方案制定前的準備：①只要情況允許，復治患者均應進行結核分枝桿菌培養、菌種鑑定和藥物敏感試驗，根據藥敏試驗結果採取相應措施治療；②需要掌握既往治療情況、用藥種類、用藥總量、治療方案及實施狀況；③需要了解是否伴發特殊情況（如併發症或伴發病）；④了解導致復治的原因。

對不同族群予以不同處理：①初治過早停藥和不規則用藥的復治病例仍可繼續原方案足量治療。3 個月痰菌未能陰轉者需按照藥敏結果重

新選擇敏感藥組成新方案；② DOT 管理下初治失敗的患者則存在耐藥的極大危險，需參照藥敏試驗結果調整治療；③治癒後復發、術後復發者，根據藥敏試驗結果選擇含三種以上敏感或未曾使用過的藥物方案，療程均需 1 年以上；④經上述規律化療痰菌仍持續陽性、病變呈不可逆改變或空洞不能閉合者，如具備手術條件時應及時採用手術療法；⑤經菌種鑑定證實為非結核分枝桿菌病者按該病治療原則處理；⑥藥敏試驗顯示為耐藥者，按照耐藥結核病治療原則處理；⑦伴隨免疫功能損害者，應依照引起的病因區別處理，但必須選擇 3 種以上敏感藥或含新藥的方案，強化期 3～4 個月，療程不少於 1～1.5 年。

3. 耐藥肺結核

制定耐藥肺結核治療方案時應該遵循以下原則。

(1) 根據藥物敏感試驗結果選擇敏感藥物或尚未應用過的藥物組成有效的、規範化的治療方案。選擇藥物時需注意具有單向交叉耐藥藥物的用藥順序，更需注意具有雙向交叉耐藥特性藥物的使用。當一種藥物耐藥後，原則上不可再使用具有雙向交叉耐藥的另一藥物。

(2) 藥物的劑量應根據患者體重而定。

(3) 方案中應該包括核心藥物（即氟喹諾酮類藥物和除鏈黴素以外的二線藥物注射劑）。當第 1 組至第 4 組藥物不能組成有效方案時可選用兩種第 5 組藥物。

(4) 治療全程執行 DOT。督導人員應經過正規培訓並考試合格。治療過程中應不斷加強健康促進和與患者溝通，保障患者有良好的治療依從性。

(5) 治療過程應密切觀察病情變化，及時發現並正確處理藥物不良反應。

(二)化學治療方案

1. 初治肺結核

(1) 有結核病密切接觸史的患者，治療前需做痰結核分枝桿菌培養、菌種鑑定及藥物敏感試驗，以確定藥物選擇方向和作為制定化療方案的依據。如有明確的與耐藥患者的接觸史，須參考傳染源(耐藥患者)的藥物敏感試驗結果，按照耐藥肺結核治療原則制定化療方案和治療。

(2) 情況允許應盡量做痰結核分枝桿菌培養、菌種鑑定及藥物敏感試驗，其結果作為強化期結束調整方案的依據。

(3) 無結核病接觸史的患者，在無藥物過敏和肝臟功能正常的前提下，強化期直接選擇由異煙肼(75mg)、利福平(150mg)、吡嗪醯胺(400mg)、乙胺丁醇(275mg)以上四種藥組成的固定劑量複合劑，繼續期選擇異煙肼(150mg)、利福平(300mg)加或不加乙胺丁醇方案。或者採用異煙肼、利福平(或利福噴汀)、吡嗪醯胺、乙胺丁醇散裝藥組成化療方案以及使用含上述藥物的板式藥治療。

(4) 短程化療的療程不可短於 6 個月，方案中吡嗪醯胺至少使用 2 個月，利福平必須貫穿全療程。

(5) 當 DOT 管理尚不完善時盡量不選用間歇療法，以減少或使耐多藥結核病的發生機率降到最低。

2. 復治肺結核

(1) 任何原因造成的復治，治療前均需做痰結核分枝桿菌培養、菌種鑑定及藥物敏感試驗，用以確定是否存在耐藥和區分耐藥的種類，便於制定化療方案。

(2) 初治過早停藥或不規則用藥造成的復治，藥物敏感試驗不顯示存在耐藥的情況下，可繼續採用目前推行的復治方案足量治療(異煙肼、

利福平、吡嗪醯胺、乙胺丁醇、鏈黴素)。但強化期結束痰抗酸菌抹片未能陰轉者,必須參照藥敏結果重新選擇敏感藥組成新方案。

(3)各種原因所導致的復治,均需根據藥物敏感試驗結果選擇敏感藥和未曾用過的可能敏感藥組成新方案,根據具體情況可適當選擇二線注射劑,氟喹諾酮類或口服二線藥。

(4)治療的療程需要依據各自不同情況確定,目前推行的復治方案療程為 8 個月,伴有糖尿病者需延長療程至 12 個月;有其他伴發症者療程至少 12 個月。

九、預防

(1)建立、加強防治系統,實施結核病防治工作規劃。

(2)早期發現和徹底治療患者就是預防。推行短程化療策略,實施合理的化療方案,保證患者按時、全程服藥。

(3)卡介苗(BCG)接種:BCG 接種後使未感染機體產生一次輕微的無臨床發病危險的原發感染,從而產生特異性免疫力。但 BCG 是活菌苗,因此 HIV(+)/AIDS 的患者及其他免疫缺乏者接種後有引起 BCG 全身瀰散性感染的危險。目前新疫苗的研究正在大力開展。

(4)化學預防:PPD 強陽性反應者,有密切結核病接觸史,PPD 近期陽轉者(結核病發病率較高),是化學預防的對象,防止發病。已證明口服 INH［成人為 300mg/d,兒童為 10mg/(kg·d)］6 ～ 12 個月可有效預防感染者的發病。為了縮短療程,有研究顯示異煙肼與利福噴丁(1 ～ 2 次／週)的 3 ～ 4 個月治療也可取得同樣的化學預防效果。但應權衡化學預防的效果與可能發生不良反應的利弊。

(傅佳鵬)

第二節　結核性胸膜炎

　　結核性胸膜炎是胸腔積液的常見原因之一。任何年齡均可發病，以兒童和青年最常見。男性多於女性，(1.2～3.3)：1。

　　結核性胸膜炎是結核分枝桿菌透過肺結核和胸壁結核直接蔓延、淋巴管逆流至胸膜腔或血行性瀰散進入胸膜而發病。傳統認為結核性胸膜炎主要是由於結核分枝桿菌的菌體蛋白引起遲發型變態反應所致，但近年來胸膜切片顯示50%～80%的結核性胸膜炎患者胸膜上有典型結核結節形成，胸膜組織結核分枝桿菌培養的陽性率也在50%以上，故目前認為結核性胸膜炎的發病是胸膜在遭受結核分枝桿菌感染後產生針對其抗原成分的變態反應，免疫調節細胞（CD4+T細胞）在胸膜腔內聚集，並分泌各類細胞因子，使效應細胞（巨噬細胞）活化，透過吞噬與殺菌作用將病原局限、消滅，同時胸膜微血管充血、滲出，炎症細胞浸潤致胸膜通透性增高，引起胸腔積液。

一、流行病學

　　一般來說，結核性胸膜炎的發病率與當地結核病疫情密切相關。在美國，結核性胸膜炎占結核病的3.8%，占各種肺外結核病的23.4%，而在西班牙則為全部結核病的23.3%。近年來隨著結核病疫情的回升，HIV/AIDS的流行，肺外結核病增多，結核性胸膜炎也有增加。據紐約市報告，結核性胸膜炎患者數逐年增加。有國外學者曾對AIDS併發瀰散性結核病患者進行分析，併發結核性胸膜炎者明顯多於非AIDS族群。但據美國全國的統計報告顯示，1969－1973年，5年期間結核性胸膜炎占肺外結核病的26.5%，1990年則占24%，1997年則降至20.7%。結核性胸膜炎多發生於感染結核分枝桿菌後3～7個月，是兒童、青少年

初染後結核病的表現，既往稱為原發性結核性胸膜炎。但也有延至感染後2年才發病，甚至可發生在感染後任何時期。近年來不少報告指出，患者年齡有向後推遲的趨勢，一般年齡可達50～60歲，常併發於繼發性肺結核，既往曾稱其為繼發性結核性胸膜炎。David等將近期PPD皮膚試驗陽性、近一年內胸部X光檢查無肺門淋巴結腫大及肺實質病變者稱為原發性胸膜炎，而胸膜炎發生前一年PPD已陽性，曾有肺結核的診治病史者則稱為繼發性結核性胸膜炎。

二、病因和發病途徑

結核性胸膜炎的致病菌是結核分枝桿菌。引起結核性胸膜炎的途徑有：①肺門淋巴結核的細菌經淋巴管逆流至胸膜；②鄰近胸膜的肺結核病灶破潰，使結核分枝桿菌或結核感染的產物直接進入胸膜腔內；③急性或亞急性血行性瀰散性結核引致胸膜炎；④機體的變應性較高，胸膜對結核毒素出現高度反應引起滲出；⑤胸椎結核和肋骨結核向胸膜腔潰破。既往認為結核性胸腔積液連結核毒素過敏的觀點是片面的，因為胸膜針刺切片或胸腔鏡切片已經證實80%結核性胸膜炎壁層胸膜有典型的結核病理改變。因此，結核分枝桿菌直接感染胸膜是結核性胸膜炎的主要發病機制。

三、病理

早期胸膜充血，白血球浸潤，隨後為淋巴細胞浸潤。胸膜表面有纖維素性滲出，繼而出現漿液性滲出。由於大量纖維蛋白沉著於胸膜，可形成包裹性胸腔積液或廣泛胸膜增厚。胸膜常有結核結節形成。

四、臨床表現

(一)乾性胸膜炎

無明顯的臨床症狀，或僅有輕度胸痛，部分患者可表現高燒和明顯的胸痛。乾性胸膜炎的臨床過程短暫，一般 1～2d 即可轉為滲出性胸膜炎。體格檢查：呼吸表淺，患側局部有壓痛和呼吸音減低，可聞及胸膜摩擦音，吸氣時較明顯。

(二)滲出性胸膜炎

多數滲出性胸膜炎是乾性胸膜炎延續。表現為發病急遽、乾咳、胸痛、胸悶、氣急甚至呼吸困難、高燒、體溫大都 38～40℃，患者可伴有全身不適，乏力、盜汗、食慾缺乏等結核中毒症狀。

五、輔助檢查

(一)實驗室檢查

1. 血液常規檢查

白血球計數總數偏高或正常，中性粒細胞百分比增高，單核細胞可增多，血沉增快。

2. 胸腔積液檢查

結核性胸膜炎的胸腔積液為滲出液。

(1)胸腔積液的常規檢查：外觀多為草黃色，透明或微混，易凝，少數呈黃色、淺紅色。比重＞1.018，pH7.0～7.3，細胞總數＞500×10^9/L，急性期以中性粒細胞為主逐步轉變為單核細胞為主，慢性期以淋巴細胞為主。間皮細胞＜5%（胸膜表面大量纖維素滲出，阻止間皮細胞進入胸腔）。總蛋白＞30g/L，胸腔積液蛋白／血清蛋白＞0.5，葡萄糖多低於 2.5mmol/L。

(2)胸腔積液的生化檢查，腺苷脫氨酶（ADA）結核病增加較明顯，在結核性胸膜炎時胸腔積液 ADA 增高，以 ADA ＞ 45U/L 為診斷臨界值。胸腔積液 ADA／血清 ADA ＞ 1。溶菌酶（LZM）在炎性滲出液中活性增高。結核性胸腔積液中 LZM ＞ 30μg/mL，結核性胸腔積液中 LZM／血清中 LZM ＞ 1 時，93％的胸腔積液可能為炎性滲出性胸腔積液。

(3)結核性胸腔積液過氧化物歧化酶（SOD）高於癌性胸腔積液。參考臨界值：結核性胸腔液 9.6mg/L，癌性胸腔積液 1.6mg/L。

(4)結核分枝桿菌檢查：胸腔積液抹片抗酸染色檢查結核分枝桿菌，陽性率低約為 5.9％，胸腔積液培養陽性率 25％。

(5)胸腔積液聚合酶鏈反應（TB-PCR）：敏感性 52％～ 81％，特異性強 100％，2 ～ 3 天可檢出結果，有假陽性和假陰性的案例。

(二) X 光檢查

1. 乾性胸膜炎

一般無 X 光改變。胸膜纖維素沉著 3mm 時，胸部 X 光片可見透亮度降低。肺底胸膜炎時胸透可見患側膈肌運動減弱。

2. 滲出性胸膜炎

依積液量大小而異，小量積液（300mL）時，液體匯集於後肋膈竇，後前位 X 光檢查僅肋膈角變鈍，側位 X 光檢查見後膈角填塞。

中等量積液可見密度均勻一致陰影，沿胸壁自上而下呈上窄下寬直至膈面的弧形密度增高陰影，典型影像時胸腔積液 1000mL 以上。

大量胸腔積液時患側全側為緻密陰影，縱隔向健側移位，有時僅肺尖透亮。

(三)超音波檢查

診斷率高達 92%以上,能查出 100mL 以下的胸腔積液,低迴聲區的具體透聲情況,有無分隔情況,能探查胸膜肥厚程度,積液範圍,肺膨脹情況,可為胸腔穿刺定位。

(四)胸膜切片

胸膜切片發現結核性肉芽腫或乾酪壞死可確診結核性胸膜炎,陽性率 71%胸膜切片標本其結核分枝桿菌培養陽性率 70%有助於診斷。

六、診斷

一般來說,結核性胸膜炎的診斷不難,臨床常採用的診斷標準如下。

(1)發病較急,常有發燒、胸痛、乾咳、呼吸困難等症狀,有胸腔積液體徵,早期或吸收期可聞及胸膜摩擦音。併發肺結核或多發性漿液膜炎或其他肺外結核病時可有其相應症狀及體徵。既往有結核病史或結核病接觸史,發病前或發病時有關節痛,皰疹性結膜角膜炎,結節性紅斑等結核超敏症狀和體徵者,有利於結核性的診斷。PPD 皮膚試驗強陽性也有重要參考意義,但結核性胸膜炎患者 PPD 陽性率為 60%～70%。

(2)胸部 X 光檢查顯示包裹性積液、葉間積液或肺底積液各相應的表現。

(3)胸腔超音波檢查有液性暗區及胸膜增厚等表現。

(4)胸腔穿刺可抽出以淋巴細胞為主的草黃色液,偶可為血性滲液。

(5)胸液抗酸桿菌(＋),腫瘤細胞(-),及各項腫瘤指標物(-)。

(6)胸膜切片組織(針吸或開胸)結核菌培養(＋)或組織病理檢查有乾酪壞死性肉芽腫改變。

(7)胸液中腺苷脫氨酶（ADA）多 45 ～ 57U/mL 或胸腔積液 ADA／血 ADA 比值 > 1.0 ～ 1.5、胸腔積液中 ADA-2 增多或胸腔積液中 IFN-γ、TNF-α 增高等。

(8)抗結核治療，體溫迅速下降，胸腔積液吸收乃至消失。凡具第 (1) ～ (4) 項合併第 (5) ～ (6) 項中任何一項者可確診。第 (7) ～ (8) 項則有重要臨床參考意義。

七、鑑別診斷

結核性胸膜炎的確診需在胸腔積液或胸膜切片標本中找到結核分枝桿菌，或胸膜切片有典型結核性肉芽腫病變；然而根據病史和臨床表現，以及胸腔積液中 ADA 或干擾素 -γ 增高，臨床上也可以診斷結核性胸膜炎。結核性胸膜炎須與細菌性肺炎、類肺炎性胸腔積液及惡性胸腔積液等進行鑑別。

(一)細菌性肺炎

結核性胸膜炎的急性期常有發燒、胸痛、咳嗽、氣促，血白血球計數升高，需與細菌性肺炎相鑑別。肺炎患者的咳嗽多伴有咳痰，肺部有實變體徵或有溼性喘鳴，胸部 X 光檢查表現為肺部炎症浸潤陰影或實變影，痰抹片或培養常可發現致病菌。結核性胸膜炎則以乾咳為主，胸部體檢及 X 光檢查表現為胸腔積液的體徵和影像學改變，部分患者 PPD 皮試可呈陽性結果。

(二)類肺炎性胸腔積液

患者大多先有細菌性肺炎、肺膿腫和支氣管擴張合併感染等肺部炎症表現，然後出現胸腔積液。積液量一般不多，通常見於病變的同側。患者血白血球計數升高，中性粒細胞增加伴核左移。胸腔積液檢查外觀

可為草黃色或膿性，白血球計數明顯增高，以中性粒細胞為主，葡萄糖和 pH 降低，培養可有病原菌生長。

(三)惡性胸腔積液

多繼發於肺癌、乳腺癌、淋巴瘤等的胸膜直接侵犯或轉移，以及惡性胸膜間皮瘤，其中以肺癌胸膜轉移所致的惡性胸腔積液在臨床上最為常見。

(四)其他原因的胸腔積液

結核性胸膜炎有時還需與系統性紅斑狼瘡性胸膜炎、類風溼胸膜炎及各種原因所致的漏出性胸腔積液等相鑑別，這些疾病均有各自明顯的臨床特點，鑑別一般並不困難。

八、結核性胸膜炎治療方法

(一)抗結核治療

結核性胸膜炎的治療原則同肺結核，化療是最主要的治療方法。一般採用強化期 2～3 個月（4～5 種藥物），繼續期 9～10 個月（2～3 種藥物）。因無法確定結核性胸膜炎發生的原因是胸膜下的結核病灶還是變態反應造成的胸腔積液，因此療程以 1 年為宜。粟粒型肺結核伴有胸腔積液、雙側結核性胸膜炎或多發性漿膜炎的治療應按血行性瀰散型肺結核處理，療程以 1 年以上為宜。耐藥性結核性胸膜炎按照耐藥結核病的處理原則進行處理。

(二)胸腔穿刺抽液治療

1. 胸腔穿刺抽取胸腔積液

胸腔穿刺抽取胸腔積液是最重要的治療措施之一。可以抽取胸腔積液中的結核分枝桿菌及其代謝產物、炎症滲出物、纖維蛋白原和致熱

原，盡快清除胸腔積液，防止纖維蛋白沉積，減輕壓迫與中毒症狀，改善呼吸，退燒，減少胸膜肥厚與黏連，有利於肺功能的恢復。原則是早抽、連續抽（一般每週 2～3 次）、盡量抽液徹底。有報告 1 個月以內抽液者 77.8% 可無胸膜肥厚，2 個月以上抽液者幾乎全部發生胸膜肥厚。因此，應在患者可耐受的情況下盡量、盡快抽取胸腔積液。

(1) 胸腔穿刺適應證：①診斷性穿刺，明確胸腔積液的性質，留取標本送檢；②穿刺抽液以減輕對肺臟的壓迫；③胸腔內注入藥物治療。

(2) 操作方法及程序：①術前準備，告知患者穿刺目的及操作過程，消除其顧慮及精神緊張。②有藥物過敏史者，需做局部麻醉藥物如普魯卡因及利多卡因的皮膚過敏試驗。③術前體檢，X 光胸部移動照射或拍胸部 X 光片或超音波檢查明確胸腔積液程度，並進行定位。④器械準備，胸腔穿刺包或一次性胸腔抽液包。如需胸腔內給藥，準備好所需藥物。⑤體位，患者取坐位，面朝椅背，兩手前臂平放於椅背上緣，前額伏於前臂上。病重不能起床者，可取半臥位，患側前臂上舉抱於枕部。⑥穿刺部位，最好選擇超音波定位，穿刺點可用甲紫在皮膚上做標記。如不能行超音波定位，可根據胸部叩診選擇實音最明顯的部位進行穿刺。一般選肩胛線第 7～第 9 肋間、腋後線第 7～第 8 肋間、腋中線第 6～第 7 肋間或腋前線第 5 肋間。⑦消毒，常規消毒皮膚，操作人員戴無菌手套，鋪消毒孔巾。⑧局部麻醉，用 1%～2% 普魯卡因或 2% 利多卡因適量（一般約為 2mL）於穿刺點肋骨上緣自皮膚至胸膜壁層進行局部浸潤麻醉。先注射一個皮丘後由淺而深緩緩推進注射麻醉藥，直達胸膜，當針頭刺穿胸膜進入胸腔時，針頭的抵抗感消失，試抽有無液體被吸出，一旦有液體吸出，則停止進針，測量胸膜厚度後，將針頭拔出。注藥前應回抽，觀察無氣體、血液、胸腔積液後方可推注麻醉藥。

⑨穿刺和抽液，選擇 16～19 號穿刺針，在檢查穿刺針是否通暢後，先用止血鉗將連接穿刺針尾部的橡皮管夾住，用左手食指和中指將穿刺部位皮膚固定，右手持胸腔穿刺針，於局部麻醉處沿肋骨上緣徐徐進針，當針頭刺過胸膜壁層時，針頭的抵抗感消失表示針尖已進入胸腔，即可接上 50mL 或 100mL 針筒，由助手鬆開止血鉗，試抽吸胸腔內積液，如有液體抽出，說明穿刺成功，即可抽取胸腔積液，助手固定穿刺針以防針刺入過深而損傷肺組織，針筒抽滿後，助手用止血鉗夾住膠管，取下針筒，將液體注入盛器中，記錄並送實驗室檢查。抽液量首次不超過 600mL，以後每次不超過 1000mL，也可根據患者的年齡、基本情況等酌情增加抽液量。⑩術後處理，抽液結束，如需注藥，接上吸有藥液的針筒，將藥液緩緩注入，術畢，迅速拔出穿刺針，穿刺部位覆蓋無菌紗布，以膠布固定。

（3）禁忌證：①有出血性疾病或正在抗凝治療者，血小板計數＜60×10^9g/L；②心肺功能嚴重衰竭者慎用；③不合作者暫不宜進行。

（4）注意事項：①對精神緊張的患者，穿刺前半小時給予苯巴比妥 0.03g，咳嗽嚴重者給予可待因 0.015～0.03g，以利鎮靜止咳。②抽液不可過多、過快，首次抽液一般不超過 600mL，以後常規方法每次抽液不超過 1000mL。也可根據患者的年齡、基本情況等酌情增加抽液量。避免抽液量過多、過快造成急性肺水腫。如抽出液體為新鮮血液，停止抽液。③心臟、大血管旁的局限性積液，或有心臟擴大、肝脾大及嚴重肺氣腫者，穿刺時要十分慎重。④穿刺時應防止空氣進入胸腔。⑤穿刺過程中患者不要變動體位、咳嗽或深呼吸。⑥穿刺過程中，應密切觀察患者。如有頭暈、面色蒼白、出冷汗、心悸、胸悶、胸部劇痛或暈倒等胸膜變態反應或連續咳嗽、吐白色泡沫狀痰、呼吸困難等情況時，應立即

停止抽液，並皮下注射0.1%腎上腺素0.3～0.5mL，或進行其他急救處理。⑦每次抽液後均應準確記錄患者情況、抽液量、液體性質、色澤，並根據情況留取標本。

2. 胸腔置管引流

除了常用的普通穿刺針穿刺外，現多數醫院採用深靜脈穿刺管、鎖骨下靜脈穿刺管和留置式套管針引流等胸腔閉式引流的方法。採用普通的胸腔穿刺針反覆穿刺抽排胸腔積液增加了繼發感染和血、氣胸併發症的風險。而採用深靜脈穿刺管、鎖骨下靜脈穿刺管和留置式套管針引流等不僅減少了上述情況的發生，而且胸腔留置深靜脈導管抽液僅需穿刺1次。胸腔內留置深靜脈導管術操作簡單、創傷小，避免了反覆穿刺造成的胸膜多處損傷、出血，避免了多次胸腔穿刺術增加胸腔內感染的機率。因深靜脈導管為細而軟的矽膠管，對胸膜及肺組織損傷小，抽液時患者可採取半臥位或臥位等舒適體位，可講話、咳嗽、正常呼吸而無損傷肺的危險，可避免氣胸的發生，提高了患者對抽液的耐受性。由於留置導管便於持續、徹底地抽出胸腔積液，減少了包裹性積液和胸膜肥厚的發生。同時能反覆抽取胸腔積液檢查，進行胸腔內注藥，避免了反覆胸腔穿刺術可能引起的胸膜休克、短期內大量放液所致的急性肺水腫。有研究發現，結核性胸膜炎患者行胸腔內建入中心靜脈導管抽取胸腔積液較常規穿刺針抽取胸腔積液明顯增多，胸腔積液吸收時間明顯縮短，兩組相比差異有顯著性。此種方法方便、簡單易行，可減少反覆胸腔穿刺造成氣胸、出血、感染的機率。

（1）適應證：①診斷明確，胸腔內有較大量的胸腔積液，需要反覆抽取胸腔積液者；②年老、體弱不能耐受常規胸腔穿刺抽液者；③胸腔內需要注入藥物治療者。

(2)操作方法：穿刺前行超音波檢查定位。局部麻醉的方法同常規胸腔穿刺。穿刺部位一般選肩胛線第 7～第 9 肋間，腋後線第 7～第 8 肋間，腋中線第 6～第 7 肋間或腋前線第 5 肋間。穿刺成功後向胸腔內建入深靜脈導管並留置。導管在胸腔內長度為 5～8cm，胸腔外留置導管用一次性無菌透明敷貼固定，其末端接上一次性尿袋。放出積液的速度控制在 30～50mL/min。抽液量第 1 次一般不超過 1000mL，以後根據胸腔積液情況一天放液 1 次，放液量一般一次不超過 1500mL。當胸腔積液量少時，轉動患者體位至半臥位或臥位，盡可能放盡胸腔積液。當超音波檢查顯示液平面消失或積液量少不能抽出時拔除導管。

(3)注意事項：①每日記錄抽液量，並每日更換一次性尿袋；②注意留置管的情況，避免脫落；③留置時間不宜過長，以 1 週內為宜；④及時觀察胸腔積液量的變化，胸腔積液吸收後及時拔管，避免長時間留置形成竇道。

3. 併發症處理

(1)胸膜反應：在患者抽液過程中如出現煩躁不安、面色蒼白、出汗、血壓降低等不適反應，可能發生了胸膜反應，應立即停止抽液，取平臥位，輕者休息片刻即可恢復，個別患者需給予吸氧、肌內注射或靜脈注射地塞米松等，一般 10 分鐘後即可緩解。

(2)氣胸：在抽液中會因各種原因如抽水後胸腔積液減少、患者咳嗽等造成髒層胸膜破裂形成氣胸。如穿刺過程中患者突然出現胸悶、氣短和呼吸困難等不適主訴，或者抽液過程中抽出氣體，應懷疑發生氣胸的可能性，需立即停止抽液，進行 X 光檢查。如為少量氣體，肺體積壓縮在 30%以下，可在密切觀察下抽取氣體；如壓縮在 30%以上，應給予氣胸插管行胸腔閉式引流。

(三)糖皮質激素的使用

由於糖皮質激素具有抗感染、抗中毒、抗過敏（抗變態反應、抗纖維與抑制免疫功能）的作用，可改善一般狀況，減輕中毒症狀，降低變態反應，減少胸膜滲出，促進胸腔積液吸收，減輕症狀，縮短病程，可以減少或避免胸膜黏連肥厚。但目前仍無充分證據顯示糖皮質激素在結核性胸膜炎治療中的作用，故不推薦常規使用，主要原因為：①糖皮質激素對結核性胸膜炎的主要有益效應，經積極化療和積極抽吸胸腔積液都能達到；②部分病例在停用糖皮質激素時，體溫或胸腔積液有反跳現象使病程遷延；③尚無肯定的防止胸膜增厚的作用，合理化療加上積極胸腔穿刺抽液已經能有效防止胸膜增厚；④結核性胸膜炎有相當比例的耐藥病例，不宜使用激素。

下述結核性胸膜炎患者可酌情使用糖皮質激素：①大量胸腔積液，中毒症狀特別嚴重病例，如高燒、呼吸困難等；②多發性結核性滲出性胸膜炎，合併結核性腦膜炎、心包炎或腹膜炎病例；③併發急性血行性瀰散型肺結核病例；④不易穿刺的胸腔積液病例（如葉間積液）。一般開始用潑尼松 30～40mg/d（1 日 1 次），晨頓服。胸腔積液明顯吸收後逐漸減量，每週減量 1 次，總療程 6～8 週。對已有胸膜增厚的病例或慢性結核性胸膜炎患者則不再使用。

(四)胸腔內給藥

結核性胸膜炎經積極的抗結核化療和積極抽液均能達到治療目的，不需胸腔給藥。對慢性結核性胸膜炎有膿胸傾向及包裹性胸腔積液病例可胸腔給藥。胸腔內注入藥物品種較多，有抗結核藥物、激素、蝮蛇抗栓酶、肝素、山莨菪鹼注射液、尿激酶和鏈激酶等。目前以注入尿激酶效果較好。尿激酶作為一種蛋白水解酶，能直接啟用纖溶酶原，使之成

為纖溶酶，有效降解纖維蛋白，裂解纖維分隔，從而降低胸腔積液黏稠性，有利於防止和減輕胸膜增厚黏連，以利於胸腔積液抽出。

抽液後胸腔內注入藥物存在一定爭議，但對頑固不癒的包裹性積液或結核性膿胸，胸腔沖洗、注入抗結核藥物、硬化劑及必要時行外科手術也在考慮之列。

（傅佳鵬）

第三節　氣管 - 支氣管結核

氣管 - 支氣管結核是指發生在氣管、支氣管的黏膜、黏膜下層、外膜（軟骨和結締組織）及平滑肌層的結核病。因其主要依靠支氣管鏡檢查來確診，從支氣管鏡直接觀察到的是氣管、支氣管的黏膜受到侵犯，加之臨床上支氣管結核多於氣管結核，故以往多稱之為支氣管內膜結核（EBTB）。

氣管支氣管結核治療成功的關鍵在於早期正確診斷、及時給予全身抗結核治療並加強支氣管內局部治療。近幾年來，隨著臨床症狀非典型氣管支氣管結核，尤其是重症病例的增多，氣管支氣管結核往往被誤診。為有效掌握最早時機，選擇最佳治療方案，如何早期正確診斷氣管支氣管結核並避免誤診顯得尤為重要。

支氣管鏡檢查是氣管支氣管結核診斷最重要的方式。支氣管鏡檢查可以明確氣管支氣管結核的有無、類型、部位、範圍、嚴重程度、大致形成原因、是否合併所屬呼吸道狹窄或軟化及程度等情況。但支氣管鏡檢查具有創傷性。鑑於倫理學、健康經濟學方面的要求，不是所有肺結核等患者均能常規進行支氣管鏡檢查。

為儘早明確診斷並及時治療，防止氣管支氣管結核進一步發展，甚

疾病篇

至合併呼吸道狹窄等引起肺不張等併發症，有下列情況之一者，應高度懷疑氣管支氣管結核的存在，若無支氣管鏡檢查絕對禁忌證，應儘早進行支氣管鏡檢查。

(1)肺結核患者抗結核化學治療 1 個月，咳嗽、咳血等症狀仍無明顯改善者。

(2)肺結核患者治療過程中出現患側病灶增多、增大者。

(3)肺結核患者 X 光片等顯示存在阻塞性肺炎、肺充氣不良、肺不張或局限性肺氣腫者。

(4)肺結核患者具有氣促、呼吸困難等臨床症狀而且與肺部病灶範圍嚴重程度不相符者。

(5)肺結核患者胸部 CT 平掃、HRCT、氣管及支氣管重建等顯示氣管或支氣管內壁粗糙、不光滑或伴有葉、段支氣管狹窄、閉塞者。

(6)不明原因慢性劇烈咳嗽、咳血，尤其是痰抗酸桿菌陽性而肺部無結核病灶者。

氣管支氣管結核治療基本原則和目的是在全身正規抗結核化學治療的基礎上，主要加強呼吸道內的局部介入治療，即針對結核分枝桿菌感染的病因治療及併發症治療。

針對氣管支氣管結核活動期，以盡快控制結核分枝桿菌的感染、避免耐藥菌的產生、預防或減輕病變段呼吸道遺留器質性的狹窄或(和)軟化為主要目標。

對於瘢痕狹窄型及管壁軟化型氣管支氣管結核非活動期，主要是使用球囊擴張、暫時支氣管支架置入等介入措施最大限度地恢復病變段呼吸道的通暢，改善肺的通氣和引流，以盡可能保全肺功能。對於支氣管

結核併中央呼吸道完全閉鎖，且末梢側肺已明顯毀損者，則應直接外科手術行支氣管肺段、葉及全肺切除術。

一、發病機制

支氣管結核均為繼發性，多數繼發於肺結核，少數繼發於支氣管淋巴結結核，經淋巴和血行性瀰散引起支氣管內膜結核者極少見。

1. 管道瀰散

此為支氣管結核最常見的感染途徑。結核患者含有大量結核分枝桿菌的痰液透過氣管、支氣管，或空洞、病灶內的含結核分枝桿菌的乾酪物質通過引流支氣管，直接侵入支氣管黏膜，或經黏液腺管口侵入支氣管壁。

2. 鄰近病灶蔓延

肺及支氣管淋巴結病灶中的結核分枝桿菌直接蔓延至附近的支氣管，或因支氣管旁淋巴結的乾酪病變壓迫、腐蝕、穿透鄰近的支氣管壁，形成支氣管結核或支氣管淋巴瘺。個別脊柱結核的椎旁膿腫可波及氣管支氣管形成膿腫支氣管瘺。

3. 血行性瀰散

在急慢性血行性瀰散時，可能有支氣管黏膜下層的結核瀰散，但極少見。

二、病理

支氣管結核早期病變位於黏膜及黏膜下層，病理改變與一般非特異性炎症相同，表現為支氣管黏膜充血水腫、分泌物增加，少數有黏膜表面破潰糜爛。繼之在黏膜下腺體附近有白血球及大量淋巴細胞聚集並開始形成結核結節，此時若給予及時合理的抗結核治療，病變可痊癒，黏

膜能恢復原狀。若治療不及時，則結節增大，乾酪壞死，破潰到管腔，黏膜發生乾酪壞死，形成大小不等、深淺不一的結核性潰瘍和潰瘍底部肉芽組織，表面覆蓋黃白色乾酪物質，肉芽組織繼續向管腔內生長，造成管腔狹窄、變形或阻塞，支氣管壁纖維組織增生，增生性損害進一步加重可引起肺不張、肺氣腫、張力性空洞和支氣管擴張等併發症。

當氣管支氣管旁淋巴結乾酪壞死時，淋巴結可發生破潰，穿透支氣管壁，形成支氣管淋巴瘻，瘻孔多為單發，也可數個同時或相繼發生。乾酪物排空後可形成空洞，為間斷散播病菌、咳血或支氣管瀰散的根源。

三、臨床表現

支氣管結核的臨床症狀視病變範圍、程度及部位有所不同。

1. 咳嗽

幾乎所有的支氣管結核患者都有不同程度的咳嗽。典型的支氣管結核表現為劇烈的陣發性乾咳。服用鎮咳藥物效果不佳。

2. 喘鳴

支氣管結核時黏膜可發生充血、水腫、肥厚等改變，常可造成局部的管腔狹窄，氣流通過狹窄部位時會發生喘鳴。小支氣管狹窄所致的喘鳴，需用聽診器才能聽到，發生於較大支氣管的喘鳴，患者自己就能聽到。

3. 咳血

支氣管結核時黏膜充血，微血管擴張，通透性增加。患者劇烈咳嗽時常有痰中帶血或少量咳血，潰瘍型支氣管結核或支氣管淋巴瘻患者可因黏膜上的小血管破潰而發生少量或中等量咳血，個別患者發生大咳血。

4. 陣發性呼吸困難

呼吸困難的程度因病情而異。有支氣管狹窄者，如黏痰阻塞狹窄的管腔，可發生一時性呼吸困難。當痰液咳出後支氣管又通暢，呼吸困難即可緩解。淋巴結內乾酪物質突然破入氣管腔時，可導致嚴重呼吸困難，甚至可發生窒息。

四、實驗室及其他檢查

(一) 支氣管鏡檢查

支氣管鏡檢查是診斷支氣管結核的主要方法。支氣管鏡不但能直視支氣管黏膜的各種病理改變，而且可透過組織切片、刷拭、灌洗等檢查方式達到確診的目的。

支氣管結核的支氣管鏡下表現分型目前尚無統一標準。目前結合臨床經驗認為應將各種分型方法加以綜合，將鏡下表現分為 6 型以更好地涵蓋支氣管結核的鏡下表現並指導治療。

1. 炎症浸潤型

表現為局限性或瀰散性黏膜下浸潤。急性期黏膜高度充血、水腫，易出血，慢性期黏膜蒼白、粗糙，呈顆粒狀增厚，軟骨環模糊不清，可產生不同程度的狹窄，黏膜下結核結節或斑塊常呈黃白色乳狀隆起突入管腔，可破潰壞死，也可痊癒而遺留瘢痕。

2. 潰瘍及乾酪壞死型

可繼發於浸潤型支氣管結核或由支氣管淋巴結結核潰破而引起，黏膜表面有散在或孤立的潰瘍，潰瘍底部有肉芽組織，有時潰瘍被一層黃白色乾酪樣壞死物覆蓋，如壞死物質阻塞管腔或潰瘍底部肉芽組織增生，常可引起管腔阻塞。

3. 肉芽增生型

主要是增生的肉芽組織呈顆粒狀或菜花狀向管腔凸出，易出血，可發生支氣管阻塞或癒合形成瘢痕。

4. 瘢痕狹窄型

為支氣管結核病變的癒合階段。支氣管黏膜纖維性變，常可造成管腔狹窄，嚴重者管腔完全閉塞。

5. 管壁軟化型

多見於支氣管結核的臨床癒合期，好發於左主支氣管及氣管中下段。病理基礎為病變部位的氣管和支氣管軟骨斷裂、缺損或缺失。病理生理改變主要為呼氣相氣流受限及遠端呼吸道分泌物引流障礙。臨床表現為呼氣性呼吸困難、咳嗽、咳痰。病變段支氣管遠端反覆感染、支氣管擴張和肺氣腫。支氣管鏡下可見氣管、支氣管軟骨斷裂、缺損或缺失；吸氣期呼吸道開放，用力呼氣時呼吸道閉合；遠端支氣管擴張。

6. 淋巴結支氣管瘻

(1)穿孔前期：支氣管鏡下可見局部支氣管因淋巴結外壓而管壁膨隆，管腔狹窄，局部黏膜充血、水腫或增厚。

(2)穿孔期：淋巴結破潰入支氣管腔形成瘻孔，支氣管腔除外壓迫，局部黏膜可見小米粒大小的白色乾酪物質溢出，用吸引器吸除乾酪物後，隨咳嗽又不斷有乾酪物從此溢出，瘻口周圍黏膜有嚴重的充血水腫。

(3)穿孔後期：原瘻孔處已無乾酪樣物冒出，呈光滑凹點。周圍黏膜下大致正常，有時瘻孔及周圍黏膜有黑色炭疽樣物沉著，呈現「炭疽樣」瘻孔，此種陳舊性瘻孔可持續數年不變。

(二)胸部影像學檢查

(1) 單純支氣管結核的普通胸部 X 光檢查缺乏特徵性，尤其是支氣管結核局限於氣管和大氣管，尚未波及肺組織，呼吸道未被完全阻塞時，X 光檢查常無異常發現。少數僅肺紋理增多及小結節影，伴肺門陰影增大。

如支氣管明顯狹窄或阻塞時，可出現間接 X 光徵象，如阻塞性肺炎、局限性肺氣腫、肺膨脹不全或肺不張，多為暫時性；部分可伴張力性空洞，空洞忽隱忽現、時大時小，可有液平，空洞引流支氣管壁呈增厚現象；肺部可見原因不明顯的瀰散病灶；一側或一葉廣泛病變，併發廣泛支氣管擴張，導致毀損肺。

(2) 斷層攝影和支氣管攝影可顯示淋巴結腫大、淋巴結空洞、支氣管狹窄、阻塞管腔壁隆起不光滑、中斷和變形。支氣管攝影有時可顯示支氣管潰瘍和淋巴結-支氣管瘻的部位和程度。

(3) CT 檢查特別是 HRCT 可顯示支氣管管壁增厚、密度增高，管腔狹窄、阻塞，支氣管扭曲、變形等。螺旋 CT 檢查可行三維重建、模擬支氣管鏡檢查，可為臨床提供更多診斷資訊。

(三)實驗室檢查

由於大多數支氣管結核繼發於肺結核，痰查抗酸桿菌或 PCR 檢測結核分枝桿菌 DNA 對其診斷價值不大。如肺內無明顯結核病變，痰查抗酸菌多次陽性者，應高度懷疑支氣管結核。

五、診斷

(一)典型症狀

陣發性劇咳少痰，反覆持久血痰或咳血，喘鳴、呼吸困難等。

(二)影像學檢查

①出現變化較快的肺不張或局限性肺氣腫；②肺門附近有浸潤或腫塊陰影；③肺門附近有空洞或張力性空洞，空洞內有液平面；④一側或兩側肺反覆出現不規則的支氣管瀰散灶；⑤典型的CT影像改變。

(三)肺內檢查無明顯病變，但痰查分枝桿菌陽性。

(四)不能確診者必須行支氣管鏡檢查，行刷拭、灌洗、支氣管黏膜切片等相關檢查以明確診斷。值得注意的是患者如出現典型的臨床表現，多數已形成支氣管不可逆性狹窄，因此臨床醫師應對支氣管結核保持警覺，如懷疑為支氣管結核患者應積極行支氣管鏡檢查，早診斷早治療，以減少併發症、後遺症的發生。

六、鑑別診斷

繼發於肺結核者診斷多無困難，但肺內無活動結核病變的支氣管結核應與氣管炎、哮喘及管內生長的中心型肺癌相鑑別。合併肺不張和感染者應與肺癌及肺部感染鑑別。支氣管結核併廣泛管道瀰散者應與慢性支氣管炎、肺真菌病、哮喘及肺纖維化鑑別。

七、治療方法

(一)全身化學治療

對於活動性氣管支氣管結核，早期診斷及早期抗結核藥物化學治療能夠有效地控制感染，減少氣管支氣管結核呼吸道狹窄及軟化等併發症的發生。對於非活動期氣管支氣管結核，完成療程的患者一旦形成了呼吸道狹窄或氣管軟化，抗結核藥物化學治療的作用就不大，但未滿療程的患者不論是瘢痕狹窄型，還是管壁軟化型都應堅持完成療程。

根據氣管支氣管結核為初治、復治病例及耐藥情況，選擇有效的抗

結核化療方案進行全身抗結核化學治療。初治病例抗結核化學治療方案總療程要求不少於 12 個月，如方案 2HRZE（S）/10HRE 等。復治及耐藥病例應適當延長，耐多藥結核病（MDR-TB）、廣泛耐藥結核病（XDR-TB）要求至少 24 個月，甚至更長。

在全身應用抗結核藥物化學治療的基礎上，應加強呼吸道內給予抗結核藥物進行局部化學治療。

(二)霧化吸入

在全身抗結核化學治療的基礎上，選用局部刺激較小的藥物進行霧化吸入，可提高局部藥物濃度，加快對氣管支氣管結核的控制。如可選擇異煙肼 0.2g、鏈黴素 0.5g 或阿米卡星 0.2g 溶於 10～20mL 生理鹽水中，採用超音波霧化器霧化吸入，1 日 1～2 次，療程 1～2 個月。

(三)經支氣管鏡介入治療

在全身抗結核藥物治療的基礎上，加強支氣管鏡下的呼吸道內介入治療，不僅可以提高支氣管結核的療效，減少其所致的各種併發症和後遺症，最大限度地保全患者的肺功能，同時還能有效地解決一些傳統藥物療法無法解決的問題。

1. 病灶吸引清除術

經支氣管鏡吸引是直接藉助於負壓吸引力清除呼吸道內局部病灶。適應證為炎症浸潤型、潰瘍壞死型氣管支氣管結核。經支氣管鏡吸引清除局部壞死物，在減輕臨床症狀、促進病灶癒合、防止病灶瀰散、預防呼吸道狹窄發生及減緩早期擴張等方面具有積極意義。經支氣管鏡直接吸引清除術還可引流病變支氣管、通暢呼吸道，減少阻塞性肺炎及繼發性支氣管擴張等的發生，加強抗結核等藥物的療效。

行吸引清除術時應配合其他治療方法，如局部注入抗結核藥物等，單純吸引有時候得不償失，因為吸引可引起呼吸道內出血、低氧血症等併發症。

2. 呼吸道內給予抗結核藥物

經支氣管鏡呼吸道內給予抗結核藥物分為病灶表面局部藥物噴灑、病灶內抗結核藥物加壓注射。前者主要是針對炎症浸潤型、潰瘍壞死型，後者主要是針對肉芽增生型。

目前常用於局部的抗結核藥物包括異煙肼、利福平、阿米卡星等。研究顯示經支氣管鏡每週 1 次給予異煙肼 0.1g、利福平 0.15g，呼吸道內局部應用，治療支氣管結核取得較好療效。至於給予藥物種類、劑量等，仍屬經驗治療，需進一步探討與研究。

3. 冷凍術

經支氣管鏡冷凍術可採用冷凍消融、冷凍切除兩種方法實施。

治療經驗：①主要適用於肉芽增生型支氣管結核原發肉芽腫的消除，尤其是伴有支氣管結核及呼吸道狹窄行球囊擴張的術前準備，瘢痕狹窄型支氣管結核球囊擴張術、支架置入後再生肉芽腫的清除；②冷凍術治療支氣管結核肉芽腫較其他介入方式作用慢，並具有延遲效應，遠期療效較好；③由於冷凍的黏連作用，可直接撕扯下壞死組織而立即消減病灶，但應注意出血併發症的發生；④作用較弱，局部反應輕，患者易接受；⑤深度容易控制，呼吸道穿孔發生率最低；⑥對呼吸道軟骨組織無損傷作用；⑦治療後肉芽組織增生、纖維瘢痕形成率低；⑧不影響心臟節律器的使用，不破壞金屬、矽酮支架。

4. 球囊擴張術

球囊擴張術主要憑藉球囊充盈使狹窄呼吸道形成多處縱向撕裂傷，

從而使狹窄呼吸道得以擴張。球囊擴張術治療支氣管結核適應證為瘢痕狹窄型支氣管結核，管壁軟化型支氣管結核不是球囊擴張術的適應證。

治療經驗：①中心呼吸道是否受到影響；②應進行充分術前準備，如全身及局部有效抗結核藥物治療，呼吸道內冷凍及高頻電凝切等措施積極減輕水腫、清除壞死物、消減肉芽腫及纖維瘢痕等，待呼吸道內局部病灶得到基本控制後再行擴張，在減輕臨床症狀、促進病灶癒合、減緩早期擴張又防止擴張後病灶瀰散、再狹窄的發生等方面具有積極意義；③盡量準確判斷狹窄的程度和範圍，選擇適當型號的球囊，避免選擇超過狹窄段正常生理直徑的球囊，對於狹窄程度重、呼吸道開口較小的病例，目測不好判斷狹窄程度及球囊能否順利進入時，可先以探針試探能否進入狹窄呼吸道並大致評估狹窄程度，若不能進入應先進行局部注藥、高頻電凝切等處理；④擴張過程中，如瘢痕組織較硬，擴張時應逐漸增加氣囊壓力及擴張維持時間，防止出現較大的裂傷，甚至造成氣管的撕裂出現縱隔氣腫、氣胸、氣管胸膜瘻及氣管食管瘻等，局部小量出血一般無須特別處理；⑤如果初次擴張治療效果不佳時，可換用大號氣囊，採用定期、適時、多次、反覆、漸進的擴張模式；⑥對於呼吸道完全閉鎖的病例，可嘗試在呼吸道內超音波引導下打通閉鎖，若無呼吸道內超音波可試用冷凍術打通，再進行球囊擴張，切不可盲目行事，若合併末梢側肺已明顯毀損，則應直接行外科手術；⑦長期反覆行支氣管鏡檢查、擴張，勢必造成患者身心、經濟上的負擔，應認真權衡利弊，以更加符合健康經濟學、倫理學要求。

5. 熱效應療法

熱效應療法又稱熱消融療法，包括雷射、高頻電刀、氬氣刀、微波等，主要是依賴熱效應燒灼支氣管結核病變組織而達到治療目的。熱效

應療法治療支氣管結核適應證為肉芽增生型、瘢痕狹窄型支氣管結核。

有學者對大樣本肉芽增生型支氣管結核病例進行高頻電刀凝切等方法治療，取得較好的近期療效，但遠期療效不太理想，並得出以下經驗。

(1)熱效應療法均可造成呼吸道黏膜損傷，刺激黏膜增生，遠期觀察再生肉芽腫、呼吸道再狹窄發生率高。如大範圍電凝後可出現支氣管黏膜和黏膜下纖維化並可導致支撐軟骨破壞，造成更嚴重的呼吸道狹窄，雷射可能導致呼吸道穿孔。

(2)目前，熱效應療法主要作為中央呼吸道支氣管結核較大肉芽腫導致的阻塞性通氣功能障礙處理措施，瘢痕狹窄型支氣管結核球囊擴張術前的瘢痕鬆解等輔助治療。

(3)若使用熱效應療法，以針形雷射刀、高頻電刀為佳。

6.支架置入術

呼吸道內支架治療是利用支架的支撐作用重建呼吸道壁的支撐結構，保持呼吸道通暢。支架置入術治療適應證為氣管等狹窄導致的呼吸困難、管壁軟化型支氣管結核。

由於支架置入不良反應如出血、肉芽腫形成、支氣管管壁瘻、支架移位及疲勞斷裂等併發症較多，美國FDA在其網站上釋出警告：應避免在良性疾病患者中使用金屬支架。鑑於氣管支氣管結核引起的呼吸道狹窄為良性狹窄，結核病學者在支架置入問題上顯得尤為慎重，最初不太接受支架置入術，後來隨著矽酮支架及臨時性全覆膜金屬支架置入術介入，治療氣管支氣管結核呼吸道狹窄獲得滿意療效的案例日益增多，支架置入術在氣管支氣管結核治療中發揮了越來越大的作用。

第七章 結核病

(四)手術治療

支氣管結核只要早期發現,及時正確治療,基本上可以內科治癒。因延誤診斷、治療不當,或者臨床重症支氣管結核合併所屬呼吸道狹窄、閉鎖,造成末梢肺葉和肺段不張甚至毀損肺,導致通氣功能不良及反覆阻塞性感染,合併支氣管擴張伴隨咳血等,在全身抗結核治療的基礎上加強支氣管內局部介入治療仍不能取得滿意療效者,均應考慮外科手術治療。

(五)糖皮質激素治療

糖皮質激素對氣管支氣管結核的治療作用目前仍存在爭議。國外學者 Rikimaru 等研究結果顯示,對活動期支氣管結核,含類固醇激素和鏈黴素的氣溶膠療法治療有效,潰瘍損害癒合時間縮短,發生呼吸道狹窄程度較輕,但同其他藥物治療一樣,對纖維瘢痕型呼吸道狹窄改善無效。研究發現,每日口服相當於潑尼松龍 30mg 的糖皮質激素不能降低支氣管結核呼吸道狹窄發生率。

治療經驗:①對於氣管支氣管結核,患者肺部有結核病灶且毒性症狀較嚴重(如乾酪性肺炎),伴有漿膜腔積液,合併結核性腦膜炎,支氣管結核治療中出現類赫氏反應等情況,可考慮使用糖皮質激素,但使用意義不在於氣管支氣管結核本身;②對炎症浸潤型、潰瘍壞死型氣管支氣管結核,糖皮質激素局部使用對於減輕毒性症狀、促進傷口癒合等有一定的療效;③理論上,早期使用糖皮質激素,應能夠抑制增強的免疫反應及變態反應,減少肉芽增生型、瘢痕狹窄型的發生;④對氣管支氣管結核合併呼吸道狹窄者,糖皮質激素無治療意義,但局部使用對於防止狹窄擴張等介入治療後的呼吸道局部急性水腫、肉芽腫再生有一定作用;⑤在強而有力抗結核化學治療方案實施的情況下,才可考慮使用腎

上腺皮質激素，且為短期使用，但目前尚缺乏前瞻性多中心隨機對照等方面的研究依據。

(六)治療注意事項

氣管支氣管結核的治療是在全身正規抗結核化學治療的基礎上加強呼吸道內局部治療。全身抗結核藥物化學治療的總療程，初治病例不少於 12 個月，耐多藥病例不少於 24 個月。

經支氣管鏡檢查及介入治療對氣管支氣管結核及時正確診斷、合理方案選擇及滿意臨床療效至關重要，但經支氣管鏡介入治療具有創傷性。

目前常用經支氣管鏡介入治療氣管支氣管結核方式為注入抗結核藥物、冷凍術及球囊擴張術等方法相結合的呼吸道內綜合介入治療。需要特別指出的是，介入方式盡量多選擇冷凍而少選熱效應療法。氣管支氣管結核所導致的呼吸道狹窄首選球囊擴張術，除非中央呼吸道管壁軟化型氣管支氣管結核。支架置入術應謹慎選擇，且以矽酮或全覆膜金屬支架臨時置入為宜，最佳時間點仍需進一步研究探討。

若進行支氣管內球囊擴張術、支架置入術等介入治療，除符合總療程需求外，建議術後仍進行不少於 9 個月的全身正規抗結核化學治療。應嚴格掌握外科治療適應證。糖皮質激素使用問題尚存在爭議。

（傅佳鵬）

第四節　結核性膿胸

一、概述

結核性膿胸是由於結核分枝桿菌及其分泌物進入胸腔引起的胸腔特異性、化膿性炎症。結核分枝桿菌經淋巴或血液循環引起胸腔感染；或

肺內結核病灶直接侵犯胸膜；或病灶破裂將結核分枝桿菌直接帶入胸腔，並同時使氣體進入胸腔而形成膿氣胸，甚至支氣管胸膜瘻；淋巴結結核或骨結核的膿腫破潰也可形成膿胸。

有研究顯示，結核性膿胸大多為肺結核的併發症，近 90％的結核性膿胸有結核性胸膜炎的病史。發生膿胸的原因多係胸腔穿刺抽液不徹底，或因胸腔積液少未做胸腔穿刺抽液而造成膿胸，可見急性結核性胸膜炎延誤診治或治療不當是結核性膿胸形成的重要原因。

二、治療方法

結核性膿胸早期治療應給予全身的營養支持及合理的化學治療，局部行胸腔穿刺抽液、胸腔閉式引流及沖洗給藥等，情況允許時選擇手術治療。

(一)全身治療

1. 化學治療

結核性膿胸的治療原則同結核性胸膜炎，但由於多數患者在形成結核性膿胸之前服用過抗結核藥物，因此，結核性膿胸在急性期可選擇 4～5 種可能敏感的藥物治療，強化期治療 2～3 個月，繼續期用 3～4 種藥治療 6～9 個月。總療程不少於 12 個月。

2. 營養支持

結核性膿胸是一種消耗性疾病，常有混合感染，在抗感染的同時應予以補液，注意水、電解質平衡。慢性結核性膿胸常伴有不同程度的營養不良、貧血，應補充蛋白質豐富的膳食，必要時可補充氨基酸等。

(二)局部治療

1. 胸腔穿刺

胸腔穿刺是結核性膿胸治療的主要措施。結核性膿胸在化療的同

時，隔日或每 2～3 日胸腔穿刺抽液 1 次，胸腔積液盡可能一次抽盡。抽液後胸腔內給藥，如異煙肼 0.1～0.3g、利福平 0.15～0.3g 等藥物。

2. 胸腔引流術

胸腔閉式引流術是一種創傷小且簡便易行的治療方法，可使少數結核性膿胸患者治癒，又可為必要的根治性手術做準備。

對少數年齡大、體質差、中毒症狀嚴重而又不能耐受進一步手術的結核性膿胸患者，胸腔閉式引流術不僅能迅速緩解中毒症狀、終止病情進一步發展，而且可作為永久性的治療方法；對反覆胸腔穿刺術效果不好、中毒症狀嚴重、混合感染、心肺壓迫症狀明顯以及合併支氣管胸膜瘻的患者，透過胸腔閉式引流術，可將膿液盡快排盡，減少中毒症狀，防止結核病變播散，解除心肺壓迫症狀，使被壓縮的肺及時復張。

肺結核病灶破潰入胸腔致結核性膿胸者，常常伴有混合感染和肺內活動病變，應及時行胸腔閉式引流術，透過引流可減輕全身結核中毒症狀，減少患者劇咳症狀，有利於防止肺、支氣管播散及對肺部感染的控制，肺內結核病灶趨於穩定時方可考慮手術治療。

胸腔引流分為胸腔閉式引流和開放引流兩種類型。經閉式引流後胸腔膿液少於 50mL/d 或更少時夾閉引流管，觀察 1～2 天無明顯引流液後拔除引流管。胸腔閉式引流適應證：①反覆胸腔穿刺抽液不能緩解中毒症狀或膿液黏稠不易抽吸；②作為膿胸外科手術前的過渡性治療，一般引流 2～3 個月；③張力性膿氣胸；④併發支氣管胸膜瘻。目前中心靜脈導管胸腔置入引流膿液的方法應用越來越廣泛。將中心靜脈導管置入胸腔，1 小時內引流量小於 1000mL，24 小時內引流量小於 1500～2000mL。每週 3 次透過引流管使用 0.9％氯化鈉溶液 500mL 反覆沖洗膿腔後注入藥物，注入後閉管 3 小時，放開引流管將胸內液體排出。

3. 胸腔沖洗

經胸腔穿刺向胸腔注入沖洗液，清潔局部，提高療效。碳酸氫鈉為鹼性溶液，結核分枝桿菌在 pH6.8～7.2 的條件下生長活躍，碳酸氫鈉胸腔沖洗可迅速改變胸腔酸鹼度，使胸腔 pH 偏鹼性，破壞結核分枝桿菌及其他細菌的生長環境，有效抑制結核分枝桿菌生長。因此碳酸氫鈉可透過改變微生物的酸性環境而抑菌，而且碳酸氫鈉液可溶解黏蛋白，清除有機物。用 5% 碳酸氫鈉溶液（一般小於 500mL）注入膿腔。沖洗液保留 6～8 小時後抽出，1 日 1 次。亦可沖洗後胸腔注入抗結核藥物及抗生素。可根據膿腔大小決定胸腔沖洗的間隔時間。有支氣管胸膜瘻者禁用胸腔沖洗。

4. 藥物注入

結核性膿胸常含有大量纖維蛋白，使積液黏稠，形成多房分隔及胸膜纖維化，常規治療效果不佳。尿激酶為纖維蛋白溶解藥，能水解蛋白，無抗原性，可直接啟用纖溶酶原，同樣可以降解纖維蛋白原，主要用於肺栓塞、冠狀動脈血栓等的治療。國外學者 Moulton 在 1989 年首次成功使用尿激酶胸腔內注入治療包裹性積液，從此該療法被推廣使用。目前單次給予尿激酶 10 萬～20 萬單位注入胸腔，可較好溶解纖維分隔。根據情況，可多次注入尿激酶治療結核性膿胸。

（傅佳鵬）

第五節　胸壁結核

胸壁結核是指胸壁軟組織發生的結核病變，是一種繼發性結核感染，其原發病灶多在肺部、胸膜、縱隔，也可是肋骨下淋巴結結核。胸壁軟組織發生乾酪壞死、液化，形成膿腫，並可破壞肋骨和胸骨。本病

多見於青年患者，男性多於女性。多發於胸部前方，側方次之，後方較少。胸壁結核往往是全身結核的局部表現，特別是肺結核及胸膜結核病。除了外科治療外，內科治療也很關鍵，有部分胸壁結核的患者透過積極的內科治療及病變局部處理治癒，避免了手術，故現在臨床上往往強調內外科的綜合治療。

一、化學治療

如果是初治胸壁結核，治療方案與普通的繼發性或結核性胸膜炎相同與類似，通常應用 2HRZE（S）/4HR，一般不用間歇治療。如果是復治病例，治療方案則應延長至 1 年，強化期至少 3 個月。如有胸壁膿液，應根據藥敏結果調整用藥，採用個體化治療方案，以提高療效。如合併混合感染，則應加用全身抗感染治療。

二、穿刺治療

對於已經形成膿腫且暫無破潰危險的胸壁結核，在全身抗結核的基礎上，可試行膿腫穿刺抽膿，並可向腔內給藥（INH100～200mg 或 RFP300mg，每週 1～2 次），局部加壓包紮。一方面，可以緩解疼痛，另一方面，能減少病灶擴展。一般不用激素。穿刺點應位於膿腫的外上方，穿刺針在皮下組織潛行後再刺入膿腔抽取膿液，避免針道成為直線而膿液外漏，形成胸壁竇道。

也有研究試用超音波透藥治療胸壁結核，療效尚需進一步觀察。

三、切開引流

如胸壁結核較為局限，經保守治療表面皮膚紅腫，即將破潰，可考慮切開引流，減少膿腫及防止病灶擴大。切開時盡量清理表層壞死組織，並留置引流管。切開後應及時換藥。開始時每日換藥，待分泌物減

少後再逐漸延長換藥間隔。若病灶表淺，大多數切口可以自行癒合。切開引流後抗結核治療時間不應少於 6 個月。

（傅佳鵬）

第六節　兒童結核

兒童結核可反映某一地區或國家近期結核分枝桿菌感染現狀，並可作為遠期結核病疫情的預測指標。

一、兒童結核特點

兒童與成人結核病在發病、臨床表現、診斷、治療等諸多方面有很大差別，主要表現在以下方面。

（1）兒童結核分枝桿菌感染多是第 1 次。兒童初次感染結核時，機體對結核分枝桿菌具有高度敏感性，淋巴系統廣泛受累，易於發生血流播散。與成人肺結核臨床往往有咳嗽、咳血等症狀不同，兒童原發性肺結核早期常無明顯呼吸道症狀，隨病情進展，容易出現支氣管受壓症狀，如百日咳樣痙攣性咳嗽、氣促和喘息，且年齡越小症狀越明顯。

（2）感染結核分枝桿菌後，兒童較成人更易進展為結核病。有研究顯示，如不進行化療，40％～50％的嬰兒和 15％的年長兒童在感染後的 1～2 年將進展為結核病。

（3）原發肺結核及其演變是兒童結核病的主要臨床類型。乾酪性肺炎大多是原發性肺結核進展惡化的結果。

（4）兒童肺結核往往表現為閉合的乾酪病灶，含有相對少的結核分枝桿菌，負載大量結核分枝桿菌的空洞性疾病少見。

（5）兒童易患嚴重肺疾病，其中粟粒型肺結核和乾酪性肺炎更容易有

肺外結核病表現，如全身播散性結核病和結核性腦膜炎等。因此兒童選用的抗結核藥物應該能滲透入各種組織和體液，尤其是腦膜。

(6) 很多常見的兒童疾病，如麻疹，可引起短暫的免疫抑制，可引起結核病的發病和進展。

(7) 兒童抗結核藥物的藥動學特點與成人不同，兒童可以耐受較大的按照體重計算的劑量而有較少的不良作用。這意味著兒童較少出現因藥物引起的治療中斷。

由於兒童肺結核以原發症候群多見，以及幼兒不會咳痰，痰抹片抗酸桿菌陽性率低、痰液或胃液培養陽性率低以及結核菌素試驗在免疫抑制兒童和嚴重播散性疾病中的無反應性，使得兒童結核病較成人更難於診斷。兒童結核病的診斷通常基於陽性結核菌素試驗、與結核病相符合的放射學和臨床表現以及與懷疑或證實的成人結核病有接觸的流行病學證據。

二、兒童結核的化學治療

(一) 化療原則

兒童結核病化療原則與成人相同。

(二) 常用抗結核藥物及化療方案中的兒童結核病多為初治病例，推薦使用 WHO 推薦的短程化療方案，分為強化期和繼續期兩個階段。①強化期：用強而有力的藥物聯合治療，目的在於迅速消滅敏感菌及生長分裂活躍的細菌，以減輕臨床症狀、限制疾病進展和播散以及減少獲得性耐藥的危險。時間為 2～3 個月，是化療的關鍵階段。②繼續期：目的在於消滅持留菌，鞏固治療效果，防止復發。時間一般為 4～6 個月。

兒童短程化療主要以異煙肼和利福平組合為基礎貫穿全程，在強化

階段加用吡嗪醯胺或鏈黴素 8～12 週，療程 6～9 個月。短程化療具有療效高、毒性小、費用少、防止耐藥菌株發生等優點。

兒童短程化療在選擇藥物時應注意以下幾點。

(1)兒童肺結核多為最近感染，易於發生血流播散或同時合併血流播散，因此防治腦膜受侵很重要，應首選易通過腦脊液的藥物，如異煙肼、利福平及吡嗪醯胺。

(2)兒童急性血流播散時，最好選用能殺死生長繁殖迅速的細菌類藥物，如磺胺甲基嘧啶（SM）。

(3)小兒原發耐異煙肼及鏈黴素比成人多見，所以在考慮耐藥時，除使用利福平及吡嗪醯胺外，丙硫異煙胺及乙胺丁醇也可考慮選用。

(4)堅持全程每日給藥療法。目前 WHO 推薦在繼續期也可採用每週 3 次服用的間歇療法。服用固定劑量複合劑可使治療簡化，改善治療的依從性，但由於兒童的藥動學與成人不同，如服用 INH 後乙醯化較快，目前現有的固定劑量複合劑中含異煙肼 4～6mg/kg 對兒童來說不是最適劑量，而 10mg/kg 的異煙肼劑量對於兒童更為合適。

(三)兒童結核常見類型治療

1. 原發肺結核

(1)一般治療：注意營養，選用富含蛋白質和維生素的食物。有明顯結核中毒症狀及高度衰弱者應臥床休息。居住環境應陽光充足，空氣流通。避免感染麻疹、百日咳等疾病。

(2)抗結核治療：小兒原發肺結核標準治療方案為 2HRZ/4HR（前兩個月為強化期，每天依照規定劑量服用 1 次利福平、異煙肼、乙胺丁醇和吡嗪醯胺，後 4 個月為鞏固期，每天只服用 1 次異煙肼和利福平）。對

於藥物敏感的肺結核可選用為期9個月的異煙肼和利福平的方案治療，但這一方案可能會增加耐藥和延長用藥時間。對嚴重肺結核，如乾酪性肺炎，可加用鏈黴素2個月，或3個月吡嗪醯胺。在異煙肼高耐藥地區或懷疑異煙肼耐藥時，常常將乙胺丁醇作為第4種藥物加入一開始的治療中，一旦藥敏試驗證實對所有的藥物敏感，可停用乙胺丁醇。藥物敏感兒童與成人肺結核治療療程均是6個月。空洞性肺結核患兒易於復發或發展為嚴重肺結核，療程可延長至9個月。

（3）糖皮質激素治療：中毒症狀嚴重者，或支氣管淋巴結結核導致呼吸困難時，抗結核藥物治療同時可加用腎上腺皮質激素，如潑尼松1mg/(kg·d)，最大劑量不超過40mg/d，2～4週後減量。

（4）外科治療：胸腔內淋巴結高度腫大，有破入氣管引起窒息或破入肺部引起乾酪性肺炎的可能時，宜考慮外科治療。對於結核性支氣管狹窄、閉塞造成的肺不張，甚至損毀肺需進行手術切除。

（5）局部霧化治療：合併支氣管結核者，加用霧化吸入，藥物為INH0.1g＋地塞米松2mg＋生理食鹽水20mL，1天1次，1～2個月。

（6）經支氣管鏡治療：存在支氣管結核可反覆支氣管灌洗或介入治療。對支氣管結核具有呼吸道肉芽、乾酪阻塞的患者，可進行經氣管鏡介入治療，清理呼吸道和進行氣管遠端沖洗，擴張管腔，改善通氣。對氣管、支氣管瘢痕攣縮造成的管腔狹窄，可經氣管鏡用注水式柱狀球囊擴張導管進行擴張，或放置支架，配合服用消除瘢痕的藥物。經支氣管鏡將抗結核藥物直接注入結核病灶內，使病灶局部藥物達到高濃度，透過滲透和局部組織吸收，對肉芽、病灶、支氣管肺泡內乃至空洞內的結核分枝桿菌產生直接殺滅的作用，而且作用持久有效，可促使患者痰結核分枝桿菌陰轉及病灶吸收。局部注入抗結核藥物有異煙肼、阿米卡星

等。可聯合用藥，也可根據藥敏試驗結果選擇用藥，對改善預後產生重要作用。

(7)免疫治療：多數肺結核患兒存在細胞免疫功能低下，因此對結核患兒給予抗結核藥物治療的同時，輔以免疫調節治療，可促進患兒早期恢復，縮短療程。可以選用胸腺素或匹多莫德等免疫調節劑。

2.乾酪性肺炎

(1)抗結核治療：強化期聯合異煙肼、利福平、吡嗪醯胺。病情重者，可加用鏈黴素，使用鏈黴素要充分履行告知義務，詢問家族耳聾史，並注意監測患兒聽力。繼續期異煙肼、利福平治療 6～9 個月。

(2)糖皮質激素治療：腎上腺皮質激素可減少中毒症狀。高燒、喘憋及中毒症狀嚴重時可選用，如潑尼松 1～1.5mg/（kg·d），最大劑量不超過 40mg/d，2～4 週後逐漸減量，4～6 週停止用藥。

3.急性血行性播散型肺結核

(1)一般治療：加強營養和休息、降溫、止咳化痰、吸氧。必要時可輸血或免疫球蛋白以提高機體的免疫能力。

(2)抗結核治療：強化期一般採用 3 種或 4 種抗結核藥物聯合治療，即聯合使用異煙肼、利福平、吡嗪醯胺和鏈黴素。鏈黴素對細胞外繁殖期的結核分枝桿菌有很強的殺滅作用，適用於新鮮的滲出病灶，所以急性粟粒型肺結核有使用鏈黴素的指徵。劑量以不超過 20mg/（kgd）為宜，1 日 1 次，連用 1 個月，之後隔日 1 次，繼續用 1 個月。強化期治療需 2～3 個月。繼續期繼續使用異煙肼、利福平治療 6～9 個月。急性粟粒型肺結核時，肝臟也可受累，但並不影響抗結核藥物的使用，需密切觀察，若用藥 1 週後肝功能惡化，則需停用吡嗪醯胺，同時給予保肝治療；繼續觀察肝功能變化，若 1 週後肝功能繼續惡化，再停用利福平，酌情停

用異煙肼；待肝功能好轉後依次加用利福平、吡嗪醯胺和異煙肼。

（3）糖皮質激素治療：激素有控制體溫、減輕中毒症狀、促進粟粒陰影和滲出性病變吸收、減少纖維化的作用。根據患兒病情輕重，靜脈使用皮質醇或口服潑尼松。皮質醇劑量為10mg/（kg·d），潑尼松劑量為1～1.5mg/（kg·d），足量2～4週，以後逐漸減量，總療程6～8週。

（4）併發症治療：一旦診斷急性粟粒型肺結核，應常規進行腦脊液檢查，觀察是否合併結核性腦膜炎。合併者抗結核藥物和激素的使用均按結核性腦膜炎處理。急性粟粒型肺結核可合併急性心力衰竭、急性呼吸衰竭、瀰散性血管內凝血（DIC），也可發生氣胸、縱隔氣腫和皮下氣腫，應予相應處理。

4.繼發性肺結核

（1）抗結核藥物：聯合使用異煙肼、利福平和吡嗪醯胺3個月，病情嚴重者加用鏈黴素2個月，繼續使用利福平和異煙肼6～9個月。

（2）咳血的處理：若僅痰中帶血絲，不必特殊處理，僅臥床休息，對症止咳；若反覆少量咳血或中等量咳血時，需休息、鎮靜、鎮咳，可給予止血藥物，如腎上腺色腙片（卡巴克洛）、酚磺乙胺和巴曲酶等。大量咳血或反覆中等量咳血（1次咳血量100～200mL，或24小時咳血量600mL），可導致窒息、休克、感染，甚至危及生命，需做緊急處理：能迅速判斷出血部位時，應患側臥位；不能確定出血部位時，取頭低腳高，俯臥體位。鎮靜可適量肌內注射地西泮或苯巴比妥，鎮咳可皮下注射可待因。建立兩條靜脈給藥通道：一條給予神經垂體後葉素，每次3～5IU，加入25%～50%葡萄糖溶液20～40mL緩慢注入，20～30分鐘注完，亦可以此量的神經垂體後葉素加入10%葡萄糖溶液100～200mL靜脈滴入，必要時8～12小時重複1次。注射過程中，可出現面色蒼

白、眩暈、心慌、腹痛，重者可有噁心，只要減慢速度，上述症狀可立即消失。另一條通道補充血容量及抗感染治療。若反覆大量咳血，可考慮外科手術治療。

5. 結核性胸膜炎

（1）抗結核治療：治療方案可採用 2HRZ 或 9HR，再用 6HR。及時、有效和充分的抗結核治療有利於縮短病程和提高治癒率，減少胸膜增厚和功能異常的後遺症。在開始化療期間有時也會出現類似成人肺結核治療中出現的矛盾反應，出現胸腔積液增多。

（2）使用糖皮質激素：激素可促進胸腔積液的吸收、減輕結核中毒症狀、縮短病程，故應早期使用。但其遠期療效存在爭議，有研究顯示激素治療並不能使後期胸膜增厚和肺功能損害減輕。一般用於中等量以上的胸腔積液、合併多漿膜腔積液以及合併血行性播散型肺結核的病例。潑尼松 1mg/（kg·d），兒童最大劑量為 40mg/d，足量 2～4 週後減量，總療程 6～8 週。注意不宜過早停藥，否則會出現反彈現象。對已有胸膜肥厚或慢性結核性胸膜炎則不再使用激素。

（3）胸腔穿刺抽液：積極的胸腔穿刺抽液可縮短病程，防止胸膜肥厚，促進肺功能恢復。胸腔積液吸收是透過壁層胸膜淋巴孔重吸收後經淋巴管排出的，若積液大量積存於胸腔，其中的蛋白質、細胞碎片和纖維素遮蓋胸膜表面，影響淋巴管排出胸腔積液，造成胸膜增厚甚至分隔樣改變、肋膈角黏連或造成多個包裹積液。每次抽取胸腔積液應行超音波準確定位，以免因抽液造成氣胸，抽液時速度需緩慢，抽液量視積液的多少和患者對抽液的適宜程度而定，兒童即使是大量積液每次抽液也不應超過 500mL。抽液中一旦受影響，往往合併低血氯、低血鉀、低血鈉，故在補液過程中應注意液體張力要高、液量偏少、速度宜慢，注意

氯離子、鉀離子、鈉離子的補充。

結核性腦膜炎時腦性低鈉血症可分為三種情況，①無症狀性低鈉血症：一般無須特殊處理，限制水的入量，並給予適當的鉀即可；②腦性失鹽症候群：常有低張性脫水，甚至周圍循環衰竭，應先給等滲生理食鹽水，糾正休克、改善循環，脫水糾正後如血鈉仍低，可再酌情補入3%氯化鈉以提高血鈉；sandy 腦性水中毒：細胞外液不但無損失，反而增多，此時可引起水中毒，故以應用3%氯化鈉12mL/kg計算，可提高血鈉10mol/mL。一般先給半量，再根據病情酌情補充。

6. 腹腔結核

(1)一般治療：腹腔結核病患兒童應予營養價值高、維生素充足及少渣的飲食，其中應多含蛋白質、維生素、鈣及鐵質，應禁忌食入易使胃腸道脹氣的食物。腸狹窄及腸梗阻時應禁食，必要時行胃腸減壓和靜脈營養，注意水及電解質平衡。對於中毒症狀嚴重或併發營養不良、貧血等病例，多次少量輸血可收到良好效果。

(2)抗結核治療：強化治療階段可選擇三聯或四聯治療，總療程9～12個月。

(3)激素使用：對於滲出型腹膜炎，加用糖皮質激素治療可促進腹腔積液吸收及減少黏連發生，效果良好。但合併腸結核時是禁忌證，黏連型和乾酪型應慎用，因為糖皮質激素不能促進黏連增生性病變吸收，一旦併發腸結核也可造成腸穿孔，導致急性化膿性腹膜炎的發生。同時糖皮質激素對於乾酪性病變能促進液化和溶解，而且能掩蓋腸穿孔的症狀和體徵。

(4)腹腔積液處理：大量腹腔積液有壓迫症狀時，可穿刺抽取腹腔積液，抽取腹腔積液後用腹帶包裹腹部，腹腔內可注入異煙肼和地塞米松。

7. 結核性心包炎

急性期應臥床休息，保持充分營養。結核性心包炎屬重症結核病範疇，強化期應並用 3～4 種抗結核藥物，其中必須含 2 種以上殺菌藥。聯合用藥療程至少 9 個月。有滲出液時應及時加用糖皮質激素 3～4 週，可加速滲出液的吸收，減少黏連，防止縮窄性心包炎的產生。如停藥過早，心包滲液可重複出現，則需要重複 1 療程。心包大量積液影響呼吸及心臟功能時應行心包穿刺抽液，亦可進行心包持續引流，可緩解心臟壓塞症狀，還可減少心包黏連縮窄。縮窄性心包炎一經確診後，應施行手術治療，只有剝離黏連及部分切除心包才能解除心臟束縛。如手術太晚會增加剝離難度；使心肌受壓變性，導致頑固性心力衰竭和心源性肝硬化。術後需繼續使用抗結核藥物 1 年。

三、兒童耐藥結核病的治療

(一)耐藥結核病診斷

耐藥結核病基於實驗室診斷，由於兒童結核病排菌量少，較難分離到結核分枝桿菌，以下情況要考慮兒童耐藥結核病的診斷：①採用正規治療方案，患兒依從性很好，但未達到預期的臨床治療效果或病情惡化；②患兒有不規則及不合理的治療史；③患兒與成人 MDR-TB 有接觸史；④成人接觸者治療失敗；⑤藥敏不明確的再治療或慢性病例；⑥患兒依從治療但完成治療後短期復發；⑦傳染源不明確，但患兒所在的國家或地區為高耐藥結核病流行區。

(二)兒童耐藥結核治療原則

(1)對於治療失敗的方案不應加入單一的一種抗結核藥物。

(2)應從患兒接觸的成年人藥敏試驗結果選擇抗結核藥物，如無藥敏試驗結果，則可根據成人傳染源對抗結核藥的療效來確定患兒的藥物。

(3) 應該每日給藥，不能間歇給藥。

(4) 強化治療階段應當使用 4 種或更多的敏感藥物。

(5) 一線藥物如敏感可以繼續使用。二線藥物在兒童中使用有限，但沒有絕對的禁忌證。如果分離菌株對喹諾酮類和注射製劑如卡那黴素、阿米卡星或捲曲黴素敏感，可以考慮使用。其他二線藥物，如丙硫異煙胺、環絲氨酸和對氨基水楊酸在權衡利弊後也可加用。免疫調節劑以及有些療效並不明確的藥物，如克拉黴素和阿莫西林／克拉維酸鉀在兒童耐藥結核病中的使用值得進一步探討。

(6) 應當告知父母可能的不良反應和依從治療的重要性。

(7) 療程至少 18 個月。

四、合併 HIV 感染兒童結核病的治療

合併 HIV 感染兒童結核病的治療存在以下問題：死亡率高於 HIV 陰性的患兒；常常對利福平、吡嗪醯胺和乙胺丁醇吸收不良；利福平和蛋白酶抑制劑及非核苷反轉錄酶抑制劑之間存在顯著的藥物相互作用，利福平可以降低除利托那韋以外所有蛋白酶抑制劑血濃度的 75%，在非核苷反轉錄酶抑制劑中，可減少依非韋倫治療曲線下面積 22% 和奈韋拉平 37%～58%。皮疹、肝毒性、胃腸反應、白血球減少、貧血和周圍神經病變等不良反應既可見於抗結核藥物，又可見於抗反轉錄病毒藥物，兩者難以區分。HIV 感染患兒形成免疫重建炎症症候群，在開始抗結核治療時可出現症狀惡化和疾病進展表現。

合併 HIV 感染的兒童一般推薦強化期 4 種抗結核藥物聯合使用，總療程 9 個月。如果患兒尚未開始抗病毒治療，推薦先抗結核治療 2～8 週，或根據 HIV 疾病的臨床和免疫階段考慮先完成抗結核治療。推薦

HIV／結核（TB）雙重感染的兒童抗結核治療時應補充維生素 B6 和服用複方磺胺甲唑預防其他感染。

五、兒童結核病治療中的注意事項

（一）對結核病患兒實行全程督導

結核病治療需要數月甚至更長時間，這對於患兒來說是一個困難的過程。同時兒童結核病服用多種藥物，服藥時間也不盡相同。因此，需監督兒童結核病患兒於治療全程確實服藥。要建立兒童服藥時間表，督促患兒按時服藥。

（二）確定合理治療劑量

兒童和成人身體藥物代謝不同，更需要按照體重確定藥物劑量。因此，在兒童藥物劑量問題上應盡量準確，必要時請藥劑人員幫助。

（三）密切監測藥物不良反應。由於兒童身體不適時主訴可能不太準確，這為不良反應的早期發現帶來了困難。醫護人員應將可能出現的不良反應告知患兒父母，請父母隨時注意患兒可能的異常反應。同時，提高患兒回診頻率、加強溝通（如電話）也有助於不良反應的早期發現。

（傅佳鵬）

第七節　肺結核合併矽沉著病

一、概述

矽沉著病（舊稱矽肺），是因長期吸入生產性粉塵並在肺內瀦留而引起的以肺組織瀰漫性纖維化為主的全身性疾病。矽沉著病和肺結核是兩種不同的肺部疾病，但兩者關係密切，矽沉著病患者是肺結核易感染族群。矽沉著病併發肺結核後稱為矽沉著病結核。矽沉著病結核發生

率非常高，兩病併發多數是在矽沉著病的基礎上併發結核病，占20%～50%。兩病並存後由於受兩種疾病病理過程和結核分枝桿菌生物學特性的影響，二氧化矽和結核分枝桿菌互為佐劑，互相促進結核病和矽沉著病的病變發展，加速病情惡化。早中期矽沉著病合併結核病時，結核病變散布於矽沉著病的病灶之間，兩者基本單獨存在，即所謂「分離型」；發展到晚期時，往往兩病融合為一體，構成獨立的疾病類型，即所謂「結合型」。結核病灶可促進矽結節融合和肺纖維化過程；而大塊的矽沉著病與結核融合病灶內極易出現空洞。矽沉著病病變由於合併結核，可加快其病程。矽沉著病合併結核後死亡率高，是矽沉著病患者過早死亡的主要原因之一。矽沉著病結核的嚴重程度與矽沉著病期別有關，以Ⅲ期最易合併結核，症狀最嚴重、治療最困難，死亡率也最高，預後極為不良。

矽沉著病結核的治療包括對矽沉著病的治療和抗結核治療。

二、治療

矽沉著病是慢性進展性疾病，主要病理改變是矽結節和肺間質纖維化，目前還沒有找到一種藥物能逆轉纖維化病變。現有治療藥物及方法僅有一定的延緩纖維化進展、改善症狀的作用，無法根治。目前，應提倡對因、對症綜合治療的治療原則，即在保健、運動、物理康復、營養飲食支持治療等療法的基礎上，使用抗纖維化、減輕或控制非特異性炎症反應、調節免疫功能、抗脂質過氧化等藥物，依患者的病情進行肺灌洗，同時預防並積極治療併發症，達到延緩病情進展、減輕患者痛苦、延長患者壽命、提高生活品質的目的。

(一) 保健治療

對已患矽沉著病的患者，應及時脫離粉塵環境，加強健康管理，適當安排好工作或休養，建立良好的生活習慣，規律生活，不吸菸，預防

感冒和呼吸系統感染，定期複查、追蹤，以及時發現並積極治療併發症。透過各種形式向患者介紹矽沉著病的特點及有關預防與治療的知識，同時加強其心理治療，指導和鼓勵患者增強信心，消除恐懼心理，積極配合醫護人員進行綜合治療。

(二)運動及物理康復治療

運動及康復治療是矽沉著病綜合治療的重要內容。透過運動、康復治療，可以增強機體的抵抗力，預防或減少併發症的發生、減輕症狀、改善肺功能、提高生命品質、延長壽命。

1. 全身康復鍛鍊

依病情鼓勵患者進行如氣功、戶外行走、慢跑、打太極拳等適當的體育活動。

2. 呼吸肌功能康復

包括腹式呼吸和縮唇呼吸，呼吸體操及膈肌起搏器的使用，指導患者正確使用、耐心堅持，對改善肺功能、增強呼吸肌肌力具有很好的效果。

(三)西藥治療

1. 克矽平

聚 2-乙烯吡啶氮氧化物，簡稱 PVNO、P204。實驗證明其在矽塵破壞巨噬細胞過程中發揮保護作用，間接增強肺對矽塵的廓清能力，阻斷和延緩膠原的形成，具有延緩纖維化進展的作用。臨床應用對急性矽沉著病療效顯著，對Ⅰ、Ⅱ期矽沉著病有一定療效，Ⅲ期療效則不明顯。對改善患者的一般情況及呼吸道症狀較明顯。

(1)用法：以4%克矽平水溶液8～10mL，1日噴霧吸入1次，每週6次。或將霧化吸入改為每週3次，同時肌內注射4%水溶液，每週

3次，每次4～6mL。也可單獨肌內注射4%水溶液，每週6次，每次4mL（肌內注射時可新增2%鹽酸普魯卡因數滴以減輕刺激），但單用不如同時合併霧化吸入療效好。一般3～6個月為1個療程，連續使用2～4個療程，每療程間隔1～2個月。以後每年復治2個療程。

(2)注意事項：對肝腎疾病患者、心臟病及較嚴重的高血壓患者，一般不宜使用。肌內注射後有刺激。偶有變態反應。部分患者可出現血清氨基轉移酶暫時升高。單用霧化吸入治療，則不良反應甚少。

2. 哌喹

哌喹又稱抗矽14號。哌喹能降低肺泡巨噬細胞吞噬矽塵的能力，抑制肺泡巨噬細胞膜脂類過氧化反應，防止生物膜受損害，抑制膠原蛋白合成和膠原聚整合纖維，抑制免疫反應，具有延緩纖維化進展的作用。

(1)用法：口服，每週1次，0.5～0.75g，6個月為1療程。連續使用2～4個療程，每療程間隔1～2個月。

(2)主要不良反應：胃腸道症狀，多發生在開始幾次服藥後，如口苦、食慾減退、胃痛、腹瀉及腹脹等，可自行緩解。少數竇性心跳過緩。一過性肝功能異常，各療程均可發生，部分病例可自然恢復，部分病例停藥後恢復。皮膚色素沉著及搔癢，多發生在1～2個療程以後，用藥時間越長，表現越明顯，但停藥後自行消失。

3. 磷酸羥基哌喹

磷酸羥基哌喹又稱抗矽1號，簡稱羥哌。磷酸羥基哌喹可穩定和保護肺泡巨噬細胞溶酶體膜，阻止膠原的交聯反應，抑制膠原纖維的形成，具有延緩纖維化進展的作用。

(1)用法：口服，每週1～2次，每次0.25～0.5g，晚飯後頓服，3～6個月為1個療程。連續使用2～4個療程，每療程間隔1～2個月。

(2)主要不良反應：與哌喹相似。此藥與哌喹一樣，有可能促使結核病灶發展，對合併肺結核者慎用。

4. 檸檬酸鋁

檸檬酸鋁與矽塵表面有較強的親和力，能降低矽塵的細胞毒性反應，維持肺泡巨噬細胞膜的穩定性，抑制肺泡巨噬細胞膜脂類過氧化反應，具有延緩纖維化進展的作用。

(1)用法：針劑 10～20mg，每週 1 次肌內注射，或水溶液每週 50mg，分 3 次霧化吸入，3～6 個月為 1 個療程。連續使用 2～4 個療程，每個療程間隔 1～2 個月。

(2)主要不良反應：肌內注射引起硬結、局部疼痛難以耐受。

5. 矽寧

具有較強的親和肺巨噬細胞的能力，對矽沉著病患者有阻止延緩病變進展的作用。

(1)用法：片劑 300mg，口服，每週服藥 6 天，3 個月為 1 個療程，2 個療程間隔時間為 1 個月，共治療 4 個療程。

(2)主要不良反應：臨床不良反應較輕。

6. 色甘酸鈉（咽泰）

為變態反應介質阻滯劑。其作用機制是穩定肥大細胞的細胞膜，阻止肥大細胞脫顆粒，從而抑制組胺、5-羥色胺、慢反應物質等過敏介質的釋放，避免或減輕支氣管非特異性炎症反應，減輕症狀。

(1)用法：乾粉 40mg 經超音波霧化後吸入，每次 10～15 分鐘，每天 1 次，每週 6 次，3 個月為 1 個療程，共治療 8 個療程。

(2)主要不良反應：未發現明顯不良反應。

7. 抗氧化劑

目前已有大量的研究證實抗氧化劑能夠降低矽塵對巨噬細胞的損傷，抑制脂質過氧化反應，拮抗矽塵細胞毒性，增強肺泡巨噬細胞膜、亞細胞膜的穩定性。抗氧化劑包括 N 乙醯半胱氨酸、氨溴索、維生素 E、維生素 C、21- 氨基類固醇和硒元素等。

8. 轉化生長因子 -β（TGF-β）

TGF-β 在損傷修復及纖維組織增生方面的作用引人注目，可能成為抑制肺及其他器官纖維化的重要方向，從而使矽沉著病的預防與治療成為可能。

(四)藥物聯合治療

在藥物治療上，目前提倡聯合用藥，根據不同藥物對肺部病變的作用機制不同，透過聯合用藥、減少單藥劑量、改變用藥途徑等方法，達到降低不良反應、提高療效的目的。聯合用藥對病變的進展有明顯抑制作用，且不良反應均低於單一用藥。目前常用的聯合用藥方案如下。

1. 粉防己鹼＋磷酸羥基哌喹

粉防己鹼口服 100mg，1 日 2 次，每週 6 天，加磷酸羥基哌喹 0.5g，每週 1 次，3 個月為 1 療程，服用 3 個月後間隔 1 個月，共 6 療程，為期 2 年。

2. 粉防己鹼＋克矽平

粉防己鹼口服 100mg，1 日 2 次，每週 6 天，3 個月為 1 療程，服用 3 個月後間隔 1 個月，共 6 療程，為期 2 年。同時採用 1%克矽平 144mL 在支氣管鏡匯入下滴注，每年 1 次，共 2 次。

(五)小容量肺葉灌洗治療

肺葉灌洗治療作為矽沉著病的病因治療之一，逐漸被推廣普及，但大容量全肺灌洗治療需嚴格的病例選擇及特殊醫療設備，患者需要全身麻醉和較複雜的技術操作，且有併發症較多的缺點。隨著臨床支氣管鏡的廣泛使用，採用支氣管鏡下小容量肺葉灌洗術治療矽沉著病逐漸受到重視。

小容量肺葉灌洗基本方法。①治療前準備：治療前常規使用地西泮注射液10mg肌內注射、阿托品0.5mg皮下注射，以鎮靜及減少呼吸道分泌。②呼吸道麻醉：用1%丁卡因溶液噴咽喉部，每間隔3～4分鐘噴1次，共噴3次；1%丁卡因溶液5mL分3次咽部含藥3分鐘後吐出。③操作步驟：患者仰臥，吸氧，心電監護下將支氣管鏡自鼻腔進入，經咽腔、聲門進入氣管、支氣管直至所需灌洗治療的各肺段及部分亞段內，在進鏡過程中分別在聲門下、隆突上及各肺葉支氣管、段支氣管視患者情況追加2%利多卡因，每次約2mL，然後用37℃生理食鹽水，每次50～100mL，透過支氣管鏡注入灌洗的肺段；並藉助吸引器負壓抽出，如此反覆。灌洗液總用量一般為300～500mL。在治療中可根據患者情況局部給予氨茶鹼、氧氟沙星、地塞米松等藥物加強治療效果。

大部分患者灌洗治療前有咳嗽、咳痰、胸痛、胸悶、氣促、活動後症狀加重等症狀。灌洗治療後1～2天內咳嗽增多，25%的病例有黑灰色黏液及「蝌蚪」狀痰栓及異物排出。3天後上述症狀逐漸減輕或消失。尤以胸痛、胸悶、氣促症狀減輕最為明顯，75%的病例感到胸部「出氣順暢、輕鬆」。1～2週後肺通氣功能可提高5%～10%。

小容量肺葉灌洗治療未發現明顯併發症。據研究指出有輕度咽部不適或疼痛、一過性低氧血症、支氣管痙攣、寒顫、低燒等，但發生率低於

5%。故小容量肺葉灌洗治療是一種實用、有效、安全的臨床治療方法。

小容量肺葉灌洗對抑制矽沉著病的發展產生一定的作用，至於影響程度有多大，尚需要進一步更長時間的系統觀察。

三、抗結核治療

合併矽沉著病的肺結核治療以化學治療為主，化療原則與單純結核基本相同，但由於矽沉著病結核的化療效果比單純肺結核差，常需聯用免疫治療、經支氣管鏡介入治療、人工氣腹治療、中醫中藥治療、外科手術治療等其他治療方式以取得良好的效果。

(一)化學治療

1.化療原則

據統計，矽沉著病結核70%的病例有不規則化療史。這說明對此類患者的治療管理工作十分艱鉅，全程督導治療是必要的選擇。最好全程住院治療，起碼做到強化期住院治療。總療程及強化期都應較單純結核適當延長。聯合用藥是縮短療程、減少耐藥、降低復發的重要措施，用藥種數應較單純結核多。但要避免每次加一種藥，這樣根本沒有產生聯用的作用，既浪費了藥物，又增加了耐藥機會。用藥劑量需較單純結核大，但由於矽沉著病結核患者多為老年人，故在制定化療方案時應充分認知到老年人組織修復能力差、肝腎功能減退、免疫力降低等特點，根據患者個體的不同情況，因人、因時而異，選用最佳組合和劑量。矽沉著病的纖維化及血管支氣管間質改變，病灶藥物濃度不足，且易產生耐藥性及用量大、時間長，易導致不良反應，故應密切監測肝腎功能。

矽沉著病結核的化學治療效果較差，痰菌陰轉率低，易復發，易耐藥，肺內病變吸收慢，空洞不易閉合，臨床症狀持續存在時間長。矽沉

著病結核不宜短程與間歇化療，有些病例需長期或終生化療。另外，由於矽沉著病結核的菌陰比例較高，故在擬訂化療方案時，對菌陰、菌陽者不應有太大區別。

2. 藥物合併使用的注意事項

結核病化學治療藥物與矽沉著病治療藥物同時使用，在相互作用中理化性質、藥效學、藥動學等方面雖無明顯搭配禁忌，但使用時藥物相互作用，不良反應疊加，必將增加藥物的毒性，增加不良反應的發生機率，聯合用藥中應注意統籌兼顧，慎重加減。

結核病化學治療藥物主要在肝腎排泄，且半衰期長，治療週期長，加之中間產物作用及酶誘導作用等因素對肝、腎有一定的毒性，尤以肝臟損害最為明顯、普遍。矽沉著病治療藥物中克矽平、哌喹、磷酸羥基哌喹等亦可引起肝臟損害。兩者還常有胃腸反應、變態反應等不良反應。

在兩者同時治療的情況下出現不良反應時繼續用藥要特別謹慎，治療矽沉著病的抗纖維化藥物，如哌喹、磷酸羥基哌喹不良反應較大，使用療程較長，抗纖維化效果有限，並因有抑制纖維化的傾向，不利於結核病灶硬結鈣化，治療中一旦病情持續進展，或出現明顯肝腎功能損害等不良反應，要先停止矽沉著病治療，積極治療結核病，或選用無肝腎毒性的藥物調整治療方案。為了減輕或避免不良反應的發生，也可採取減少用藥量、改變用藥途徑、改變用藥時間、使用對抗不良反應藥物、改變用藥方法等方式。

3. 治療方案

(1)初治患者：應不同於單純肺結核，文獻證實，短於 9 個月的方案複發率高，療效不明確。強化期不能低於 3 個月。目前採用的初治方案一般為 12～18 個月。

疾病篇

(2)復治患者：眾所周知，矽沉著病結核的治療要比單純肺結核困難。而一旦矽沉著病結核需要復治，其療效則更差。制定化療方案時盡量選用敏感藥，強化期不宜少於4種，強化時間以3～6個月為宜。不要輕易中途改換藥物。療程18～24個月。18個月方案適用於Ⅰ、Ⅱ期矽沉著病合併結核者，24個月方案適用於Ⅲ期矽沉著病合併結核者。

(3)耐藥患者：矽沉著病結核患者的耐藥率大大高於單純結核，其中耐異煙肼、鏈黴素占首位，其次為利福平。究其原因有以下四方面，①矽沉著病結核患者多數為復治，病程較長，致使耐藥率增高。②矽沉著病與結核相互促進，致使人體免疫力低下，其病變區域血流循環不良，藥物不能有效滲透到病變中。③治療方案不恰當，如劑量不足、療程過短、敏感有效藥物種類不多（假聯合）、不規則用藥等，致使化療失敗。④已產生的耐藥結核病的傳播。耐藥種類越多，痰菌陰轉率越低，在選擇治療方案時藥敏試驗就顯得相當重要。

(4)治療原則：①化療方案應根據患者用藥史、耐藥情況（藥敏試驗）、可供選用的藥物以及本地區耐藥菌株的流行情況等綜合制定。②參照抗結核藥物的分組選用藥物，化學治療方案應該包括至少4種確定有效或幾乎確定有效的核心藥物，強化期最好由6～7種藥物組成，繼續期包括4～5種藥物。③吡嗪醯胺、乙胺丁醇和氟喹諾酮類1日1次給藥，以獲得有效的峰值濃度。根據患者的耐受性，其他二線藥物也可以1日使用1次。氨基糖苷類或捲曲黴素等注射劑建議治療時間為3～6個月，甚至1年。④及時發現和處理藥物的不良反應。⑤療程為痰抹片和痰培養陰轉後至少18個月。

單耐藥結核病往往為初始耐藥或原發性耐藥，使用標準化療方案仍然有效，但存在治癒率下降或增加復發可能性的問題。因此，對於單耐

藥結核病，尤其是單耐利福平結核病，其化療方案應進行適當調整，以盡量避免可能存在的治療失敗，避免後天耐藥風險。

多耐藥結核病的耐藥組合形式多樣，對於這些患者再採用標準化療方案治療會產生更大的風險，應針對各種耐藥組合的形式進行相應的個體化藥物調整，以確保方案中有 4 種有效或幾乎有效的核心藥物。

(二)免疫治療

化學藥物聯合免疫調節劑治療矽沉著病結核療效較好。其機制可能是透過增強機體細胞免疫功能而實現的。較為成熟的免疫調節劑有卡介菌多糖核酸、母牛分枝桿菌菌苗、γ干擾素（IFN-γ）、白血球介素 -2（IL-2)等。對於Ⅰ、Ⅱ期矽沉著病結核可採用 1 種免疫調節劑治療；對於Ⅲ期矽沉著病結核，特別是耐藥病例選用 1～2 種免疫調節劑（1 種細胞因子製劑或 1 種分枝桿菌疫苗）。

(三)經支氣管鏡介入治療

以支氣管鏡引導，經呼吸道介入治療是矽沉著病結核的有效治療方法。只要條件允許，對於矽沉著病結核患者可儘早積極採用介入治療措施。

四、對症治療

主要是止咳祛痰、擴張支氣管和清除分泌物等，改善缺氧狀況。居家氧療可延長壽命，減少住院次數，提高生活品質。居家氧療指徵為：緩解期 $PaO_2 \leq 7.3kPa$ 達 3 週以上；PaO_2 7.3～7.8kPa 伴右心衰竭或白血球比容 ≥ 55.5%。

矽沉著病結核可導致營養不良，營養不良可使病情進一步惡化，因此，給予營養支持治療很有必要。可新增維生素和微量元素。情況允許

者可給予氨基酸、能量合劑等，對全身情況極差、重度營養不良者可補充脂肪乳劑、清蛋白等。

五、併發症治療

矽沉著病結核的併發症多且嚴重，最常見併發症為肺氣腫、支氣管擴張、肺部感染、氣胸、肺心病等，少見的併發症有發音障礙、聲音嘶啞、中葉症候群、膈肌麻痹、肺間質氣腫、縱隔氣腫、上腔靜脈症候群。

矽沉著病結核合併肺部感染時及時使用抗生素控制感染。合併氣胸時肺壓縮面積≤30%予以臥床休息、吸氧處理，肺壓縮面積≥50%予以臥床休息、吸氧，同時予以胸腔穿刺抽氣或行閉式胸腔引流術。合併肺心病時主要予以抗心力衰竭治療、抗呼吸衰竭治療，氧療或機械通氣呼吸支持治療，同時進行心力衰竭、呼吸衰竭併發症的控制。

總之，目前尚缺乏治療矽沉著病結核的最有效方法，單靠某一種治療方法難以獲得良好的臨床效果。兩病合併後治療原則上兩者同時進行，均需積極治療，但應以治療結核病為主。兩病併發的後果極為嚴重，治療十分困難，療效亦不甚滿意，且容易復發，臨床醫師應多加重視。

（傅佳鵬）

第八章　肺部危急重症

第一節　急性呼吸衰竭

　　呼吸衰竭指各種原因引起的肺通氣伴（或不伴）換氣功能障礙，致靜息狀態下不能維持足夠的氣體交換，引起低氧血症伴（或不伴）高碳酸血症，進而引起一系列病理生理改變及相關臨床表現的症候群。按發病急緩分為急性呼吸衰竭（ARF）和慢性呼吸衰竭（CRF），前者是指沒有基礎呼吸系統疾病的患者在某些突發因素（如嚴重肺疾病、創傷、休克、急性呼吸道阻塞等）作用下引起的肺通氣或（和）換氣功能短時間內出現嚴重障礙，而引起的呼吸衰竭。因機體不能快速代償，若不及時搶救，會危及患者生命。

一、病因

　　呼吸系統疾病，如嚴重呼吸系統感染、急性呼吸道阻塞性病變、重度或嚴重哮喘、各種原因引起的急性肺水腫、肺血管疾病、胸廓畸形、外傷或手術損傷、自發性氣胸和急遽增加的胸腔積液導致肺通氣或（和）換氣障礙；急性顱內感染、顱腦外傷、腦血管疾病變（腦出血、腦梗塞）等直接或間接抑制呼吸中樞；脊髓灰質炎、重症肌無力、有機磷中毒及頸椎外傷等可損傷神經-肌肉傳導系統，引起通氣不足。上述各種原因均可造成急性呼吸衰竭。

二、發病機制

　　目前主要有以下幾個方面。

　　(一) 通氣不足

　　肺泡通氣量下降可由呼吸泵功能損害或肺部病變所致的無效腔增大

引起。正常成人在靜息狀態下有效肺泡通氣量約為 4L/min，才能維持正常的肺泡氧分壓和二氧化碳分壓。肺泡通氣量減少會引起肺泡氧分壓下降和二氧化碳分壓上升，從而引起缺氧和二氧化碳瀦留。

(二)通氣／血流 (V/Q) 比例失調

正常情況下，肺部 V/Q 值為 0.8，肺組織通氣 (肺不張或實變等) 或血液灌注 (肺栓塞等) 異常時，均可導致 V/Q 失調。通氣異常時，V/Q < 0.8，導致肺動脈的混合靜脈血未經充分氧合便進入肺靜脈，形成肺動靜脈分流；血流灌注異常時，V/Q > 0.8，使肺泡通氣不能得到有效利用，增加無效腔量。V/Q 失調主要引起缺氧，一般無二氧化碳瀦留。其原因主要是：①混合靜脈血與動脈的氧分壓差為 59mmHg，比二氧化碳分壓差 (5.9mmHg) 大 10 倍；②由於血紅素的氧解離曲線特性，正常的肺泡微血管血氧飽和度已處於平坦階段，即使通氣量增加，能夠使肺泡氧分壓增大，但血氧飽和度上升很少，難以代償因肺部病變通氣不足而導致的缺氧。

(三)肺內分流

肺血管異常通路大量開放或肺動靜脈瘻導致血液未經氣體交換而回到左心房，形成右向左分流。另外，肺泡萎縮、肺不張、肺水腫及實變等疾病者，靜脈血沒有接觸肺泡進行氣體交換而直接回流，引起肺動靜脈分流增加，此時提高吸氧濃度並不能有效提高動脈血氧分壓。分流量越大，透過吸氧提高動脈氧分壓的效果越差。

(四)瀰散功能障礙

氣體瀰散的速度取決於肺泡膜兩側氣體分壓差、氣體瀰散係數，肺泡膜的瀰散面積、厚度和通透性，同時氣體瀰散量還受血液和肺泡接觸時間及心排血量、血紅素含量、通氣／血流比例的影響。

(五)氧耗量增加

氧耗量增加是加重缺氧的原因之一。發燒、寒顫、呼吸困難和抽搐均會增加氧耗量。嚴重哮喘時，隨著呼吸功的增加，用於呼吸的氧耗量可達到正常的十幾倍。正常人在運動等耗氧增加時，透過增加通氣量來提高氧分壓以避免缺氧。而通氣功能障礙的患者，氧耗量增加時會出現嚴重的低氧血症。

上述發病機制均可導致氣體交換功能障礙，肺泡低通氣可引起低氧血症，嚴重時可導致 CO_2 瀦留。通氣／血流比例失調是引起呼吸衰竭的主要機制，也是低氧血症的主要原因。

三、病理生理

呼吸衰竭時除呼吸系統異常外，缺氧和 CO2 瀦留也會影響到各個系統，出現多個器官功能減退，酸鹼平衡失調和電解質紊亂。

(一)缺氧

供氧不足時組織細胞透過增強氧的利用能力和增強無氧酵解過程獲取能量，同時造成乳酸堆積導致代謝性酸中毒。PaO_2 低於 30mmHg 時細胞膜、粒線體和溶酶體受損傷，引起一系列複雜的代謝變化和機體組織的進一步損傷。缺氧時間過長導致氧自由基合成增加，清除自由基的超氧化物歧化酶（SOD）則減少。

1. 缺氧對腦的影響

大腦占人體重量的 2%～2.5%，而氧耗量則占全身的 20%～25%，兒童高達 40%，腦組織的有氧代謝又占全部代謝的 85%～95%。因此，腦組織對缺氧非常敏感，大腦皮質尤甚。缺氧時腦細胞代謝立即發生障礙，三磷酸腺苷（ATP）無法合成，鈉鉀泵失去動力，造成細胞內水腫和

細胞外液鉀離子濃度過高，從而引發一系列電生理變化，不能形成電活動，神經細胞失去產生和傳導神經衝動的功能。短暫缺氧可引起微血管通透性增加和腦水腫。腦含水量增加 2.5% 則顱內壓增加 4 倍。停止供氧 4～5min 則可發生不可逆損傷。輕、中度缺氧可引起中樞激惹，興奮性增強。重度缺氧則抑制中樞，以致昏迷。

2. 缺氧對循環系統的影響

心臟耗氧量較大，約 10mL/min，其中 2/3 用於心臟收縮，1/3 用於代謝功能。急性缺氧使心排血量增加，心腦血管擴張（受局部代謝產物的影響），其他內臟血管收縮（交感神經興奮）。心肌對缺氧十分敏感，早期輕度缺氧即可有心電圖的異常表現。缺氧時間過長則引起心肌不可逆損傷，如脂肪性變、小灶性壞死及出血等，心排血量下降。缺氧同樣引起心肌及傳導細胞內外鈉、鉀、鈣離子分布紊亂，導致心律失常發生。缺氧時還可發生某些遞質釋放增多，如組胺、5-羥色胺、血管緊張素 II、前列腺素類（包括白三烯）、血小板活化因子、心房鈉尿肽、血栓素等。其總效應可引起肺血管的收縮，加上缺氧時肺血管自身調節性痙攣、血管平滑肌的增生、內源性內皮細胞鬆弛因子的減少等綜合因素，導致肺動脈高壓和肺心病。

3. 缺氧對呼吸系統的影響

PaO_2 低於 60mmHg 刺激頸動脈竇和主動脈弓化學感受器反射性興奮呼吸、加強通氣，具有代償意義。長期缺氧化學感受器敏感性降低，反射性興奮呼吸中樞的作用變得遲鈍，肺通氣量減少。缺氧對呼吸中樞的直接作用是抑制作用，當氧分壓小於 30mmHg 時，此作用可大於反射性興奮作用而使呼吸抑制。

4. 缺氧對腎臟的影響

缺氧可引起腎功能減退，出現少尿、氮質血症、水電解質失調。隨著缺氧的改善，腎功能可以完全恢復。

5. 缺氧對血液系統的影響

短暫缺氧對血液系統影響不大，長期缺氧可刺激腎臟產生腎性紅血球生長因子，再作用於肝臟合成的促紅血球生成素原轉變為促紅血球生成素，促進骨髓造血功能。使紅血球增多，增強氧的運輸能力。但紅血球過多，加上缺氧時紅血球體積增大，變形能力差，脆性增加，血小板聚集性增強及缺氧時血管內皮細胞損傷等，可使血液黏滯性增強，易發生血栓，嚴重者導致瀰散性血管內凝血（DIC）。

6. 缺氧對肝臟、消化系統的影響

輕度缺氧可使血清升高，多為功能性改變，缺氧改善後肝功能可恢復正常。嚴重缺氧可發生肝小葉中心肝細胞變性、壞死，甚至大塊壞死。嚴重缺氧時胃壁血管收縮，胃黏膜屏障作用降低，胃酸分泌增多，胃黏膜由於缺血及胃酸的作用發生糜爛、壞死、出血與潰瘍。

7. 缺氧對呼吸肌功能的影響

缺氧對呼吸肌的影響主要是膈肌。呼吸衰竭時膈肌負擔加重，供氧不足，加上酸中毒，呼吸道阻力增加，營養不良，很容易產生膈肌疲勞。膈肌疲勞後肺通氣進一步降低，形成惡性循環。動物試驗發現缺氧可使膈肌的琥珀酸脫氫酶（SDH）活性降低，Ⅰ類纖維減少，Ⅱb類纖維增加，粒線體腫脹變性，膈肌運動終板膽鹼酯酶活性降低，乙醯膽鹼不能有效水解，使衝動有規律終止，最終因持續興奮而疲勞。

(二)二氧化碳瀦留（高碳酸血症）

1. CO_2 瀦留對機體的影響

CO_2 瀦留對機體的影響，不僅取決於體內 CO_2 過剩的量，而且取決於 CO_2 瀦留發生的速度。快速發生的 CO_2 瀦留可致全身器官功能紊亂，而 O_2 緩慢上升，機體可發揮代償功能。

2. CO_2 瀦留對中樞神經系統的影響

正常時腦脊液的 pH、碳酸氫鹽低於動脈血，CO_2 卻高於動脈血。這是因為腦脊液中碳酸酐酶含量極少。CO_2 脂溶性強，易透過血 - 腦脊液屏障使腦脊液 CO_2 濃度升高、pH 下降，引起腦細胞功能和代謝紊亂，出現神經精神症狀，臨床上稱之為「肺性腦病」。其實 CO_2 瀦留引起的血管擴張、酸中毒及缺氧共同所致的腦水腫也影響了「肺性腦病」的發病。

3. CO_2 瀦留對循環系統的影響

CO_2 升高時心率加快，心排血量增加，血壓上升。這與 CO_2 刺激交感神經以及過度通氣增加靜脈迴流有關。但是 CO_2 瀦留使 H^+ 濃度增高，微血管前括約肌對兒茶酚胺的反應性降低而鬆弛，微血管床開放，又使迴心血量減少，從而降低血壓。H^+ 競爭性地抑制 Ca^{2+} 與肌鈣蛋白結合亞單位結合，又使心肌收縮力下降。當 pH 在 7.2～7.4 時，酸中毒對循環系統的抑制作用與 CO_2 刺激交感神經的升壓作用相抵消，心功能變化不大。當 pH 小於 7.2 時，心肌收縮力減弱，心排血量下降，綜合結果是血壓下降，嚴重者出現休克或心力衰竭。所以 pH 小於 7.2 時，應採取措施予以改善。

4. CO_2 瀦留對呼吸系統的影響

CO_2 是呼吸中樞的興奮劑，輕度 CO_2 瀦留可使肺通氣量明顯增加。當 $PaCO_2$ 大於 80mmHg 且持續時間較長時，化學感受器敏感性和反應性降低，出現呼吸抑制。

5. CO_2 瀦留對電解質的影響

呼吸性酸中毒時，細胞外液 H^+ 增高，H^+ 進入細胞內與 K^+ 交換，一般 3 個 H^+ 可置換 2 個 Na^+ 和 1 個 K^+，導致高鉀血症。急性 CO_2 瀦留時，腎臟尚未產生 H_2CO_3 來代償，氯離子可無明顯變化。長期 CO_2 瀦留，H_2CO_3 代償性升高，由於氯離子與 HCO_3^- 是細胞外液的主要陰離子，兩者之和是一常數，H_2CO_3 的增高必導致低氯血症。

四、臨床類型與表現

根據病理生理學改變及血氣分析可分為 I 型呼吸衰竭和 II 型呼吸衰竭兩種類型。

I 型呼吸衰竭（也稱低氧血症型呼吸衰竭）主要是換氣功能障礙所致的低氧血症，不伴 CO_2 瀦留，血氣分析特點是 $PaO_2 < 60mmHg$，PCO_2 降低或正常。該類型的呼吸衰竭臨床表現是動脈低氧血症和組織缺氧共同作用的結果。動脈低氧血症透過刺激頸動脈竇化學感受器增加通氣，引起呼吸困難、呼吸急促及過度通氣等表現，患者出現肢體末梢、口唇黏膜發紺，發紺程度取決於血紅素濃度及患者灌注狀態。嚴重時精神狀態明顯改變，表現為嗜睡、昏迷、抽搐，甚至永久性低氧性腦損害。低氧時交感神經興奮，引起心跳過速、出汗、血壓升高。而重度低氧血症時可出現血乳酸明顯升高，引起心跳過緩、低血壓、心肌缺血、心律失常等表現。

II 型呼吸衰竭（也稱高碳酸血症型呼吸衰竭）是肺泡通氣不足引起的低氧血症，合併 CO_2 瀦留，血氣分析特點是 $PaO_2 < 60mmHg$，伴 $PaCO_2 > 50mmHg$。急性高碳酸血症影響中樞神經系統功能，動脈血中 CO_2 急性升高將導致腦脊液中 pH 降低，抑制中樞神經系統功能。慢性高碳酸血症中樞抑制狀態及臨床表現與 $PaCO_2$ 無明顯關係，而與低 pH 相關。可出現幻覺、昏睡、躁動、言語不清、視盤水腫等表現。

疾病篇

嚴重呼吸衰竭對肝、腎功能都有影響，部分病例可出現麩丙轉胺酶與血尿素氮升高。也可導致胃腸道黏膜屏障功能損傷，腸道黏膜充血水腫、糜爛滲血或壓力性潰瘍，引起上消化道出血。

五、診斷

根據患者急、慢性呼吸衰竭基礎病病史，加上缺氧或伴有高碳酸血症的臨床表現，結合有關體徵，診斷並不難。動脈血氣分析能客觀反映呼吸衰竭的性質及其程度，並對指導氧療、呼吸興奮劑和機械通氣各種參數的調節，以及糾正酸鹼失衡和電解質紊亂均有重要價值，動脈血氣分析為必備檢測專案。

急性呼吸衰竭患者，只要動脈血氣分析證實 $PaO_2 < 8.0kPa$，常伴 $PaCO_2$ 正常或 $< 4.67kPa$，則診斷為Ⅰ型呼吸衰竭，若伴 $PaCO_2 > 6.67kPa$ 即可診斷為Ⅱ型呼吸衰竭。若缺氧程度超過肺泡通氣不足所致的高碳酸血症，則為混合型或Ⅲ型（Ⅰ型＋Ⅱ型）呼吸衰竭，但需排除解剖性右至左的靜脈血分流性缺氧和因代謝性鹼中毒致低通氣引起的高碳酸血症。

要重視對原因不明氣急患者的動脈血氣分析，如 $PaO_2 < 8.0kPa$（60mmHg）、$PaCO_2 < 67kPa$（35mmHg）、$pH > 7.45$，則要重複動脈血氣分析。

六、治療

由於急性呼吸衰竭病情輕重不一，併發症多少各異，十分複雜，有人認為治療呼吸衰竭比治療其他器官的衰竭要困難得多。它的治療是一門「藝術」，不但應當知道其治療原則，還應熟悉其治療機制、各種儀器的操作方法、各類治療之間如何配合，並監測好患者對治療的反應，以隨時糾正治療方案，做到迅速、果斷、正確。

（一）保持呼吸道通暢

對於任何類型的呼吸衰竭，保持呼吸道通暢是最基本、最重要的治療措施。方法如下。

(1) 患者昏迷時，仰臥位，頭後仰，托起下顎並將口打開。

(2) 清除呼吸道內分泌物。

(3) 若以上方法不奏效時應建立人工呼吸道。若患者有支氣管痙攣，需積極使用支氣管擴張藥物。

（二）氧療

吸氧的目的是提高 PaO_2，進而提高 PaO_2，是治療呼吸衰竭必要的方式，而且簡捷、快速、有效。氧療也是一種治療用藥，應遵循正確的治療原則和方法。急性呼吸衰竭嚴重缺氧時可引起死亡，應立即給予高濃度吸氧，而緊急情況穩定後必須將吸氧濃度調節到改善缺氧的最低標準，因為長時間吸入高濃度 O_2（FiO_2 為 0.6 超過 24 小時）可引起氧中毒，且可抑制巨噬細胞功能和黏液纖毛清除功能。慢性 II 型呼吸衰竭伴有 CO_2 瀦留，高濃度吸氧使 PaO_2 明顯升高，可使低 O_2 對化學感受器的刺激減弱，通氣量降低，導致 $PaCO_2$ 進一步升高。故應以低濃度給氧（FiO_2 為 0.25～0.30）使 SaO_2 達 90% 即可。一過性 $PaCO_2$ 升高不一定有礙病情好轉，CO_2 瀦留的症狀往往是可逆的，嚴重缺氧則可致不可逆損傷。所以在給氧改善缺氧與 CO_2 瀦留加重衝突時，應首先改善缺氧。對 PaO_2 僅低度升高就使 $PaCO_2$ 明顯上升的病例，可考慮使用其他措施，如呼吸興奮劑、消除呼吸道分泌物、建立人工呼吸道實施機械通氣、保持呼吸道通暢、支氣管擴張劑等，不可以降低 PaO_2 來換取 $PaCO_2$ 的降低。

低濃度氧療及伴有 CO_2 瀦留者，可用氧氣鼻導管給氧，不影響進食和談話。不伴有 CO_2 瀦留及需高濃度氧療者則予以氧氣面罩，注意 II 型

疾病篇

呼吸衰竭者不宜用面罩給氧，因面罩增加殘腔量，會使撥出的 CO_2 部分又重新吸入，導致 PaO_2 和 $PaCO_2$ 升高。建立人工呼吸道給氧，可將頭皮針塑膠細管（外徑 2mm）插入導管內，不可用粗鼻導管插入，以免堵塞人工呼吸道，增加通氣阻力，導致通氣不足及增加呼吸功。

(三)支氣管擴張劑的應用

呼吸衰竭常有支氣管痙攣、呼吸道分泌物增多、呼吸道水腫，所以在呼吸衰竭的治療中，常規使用支氣管擴張劑。常用藥物種類有 $β_2$ 受體激動劑、糖皮質激素、氨茶鹼、M 受體阻斷劑（溴化異丙託品）等。

(四)保持呼吸道通暢

呼吸道分泌物較多時，應及時採取措施消除，如溼化痰液（溼化空氣、霧化吸入祛痰劑）、體位引流、機械拍擊、吸痰等。上述方法不奏效時，也可採用纖維支氣管鏡深部吸引或建立人工呼吸道充分溼化後再行吸引。

(五)呼吸興奮劑的使用

輕度呼吸衰竭患者使用呼吸興奮劑可改善通氣狀況，重症患者往往分泌物堵塞、呼吸道炎性水腫、支氣管痙攣，此時使用呼吸興奮劑只會增加呼吸肌做功和氧耗，並不能提高肺泡通氣量。急性呼吸衰竭呼吸中樞興奮性較強，更不宜使用。故呼吸興奮劑的使用應根據臨床實際，權衡利弊，靈活掌握，大多不作為常規用藥。

(六)建立人工呼吸道和機械通氣

經上述緊急處理病情無法緩解或突然意識喪失、呼吸微弱，評估經藥物治療短時間內不能改善嚴重缺氧和 CO_2 瀦留，有生命危險或影響預後以及呼吸道分泌物較多，一時難以消除者，應考慮立即建立人工呼吸道。

1. 口咽導管

對麻醉過深、鎮靜過量或中毒、腦血管意外等昏迷的患者,由於咽、軟顎及舌後部肌肉失去張力致舌根後墜,堵塞上呼吸道,可插入口咽導管以暫時改善通氣。因導管細短,故不能有效清除分泌物,且不能實施機械通氣,只能短時間使用。

2. 氣管插管

氣管插管是人工呼吸道最常用的方法,有經口、經鼻兩種途徑。經口插管操作較簡便、快速,成功率高,但患者不易耐受,口腔分泌物不易消除,且保留時間短,多不超過 10 天,適用於病情嚴重,隨時有呼吸心臟驟停或已經停止的患者。經鼻可盲插或藉助喉鏡、纖維支氣管鏡的引導沿後鼻道插入,操作上較有難度、費時,成功率低,管腔內徑較細,不利於吸痰,但導管易固定,患者易耐受,可維持較長時間。適用於病情相對較輕,有足夠的時間進行操作,以及帶管時間長的患者。插入後要檢查兩肺是否等同通氣,過深可進入右側主支氣管造成左側肺無通氣,過淺則氣囊不能有效堵塞氣管而使機械通氣時漏氣或氣體進入消化道,而且容易脫管,理想的位置是管端在隆突上 2～5cm 處。

3. 氣管切開

氣管切開是人工呼吸道的最終方式,可重複操作性低,且有感染、出血、氣管損傷等併發症。因此,對氣管切開應持慎重態度。其適應證為:①需建立較長期(大於 3 週)的人工呼吸道;②有大量分泌物生成聚積,經氣管插管難以吸出;③上呼吸道梗阻,如咽喉創傷或灼傷;④患者不耐受插管或插管失敗。氣管切開置管殘腔小,便於吸痰,可長期留置,固定容易。

建立人工呼吸道後,失去了鼻咽部對吸入氣的加溫、溼化、淨化功

能，所以患者的吸入氣需要人工淨化、加溫及溼化，使用呼吸器者可調節呼吸器相關參數以達到類似鼻咽部的效果。人工呼吸道口開放者要注意患者周圍空氣的消毒、淨化、加溫及加溼，必要時經人工呼吸道口向氣管滴入生理食鹽水，100～200mL/d。溼化好的指標為呼吸道通暢，痰液稀薄而易於吸出。

4. 機械通氣治療

機械通氣的目的是維持必需的肺泡通氣量和改善低氧血症或嚴重的 CO_2 瀦留，它能在最短的時間內改善患者的通氣和血氧飽和狀態，使患者盡快脫離致死的血氣環境，在外界力量的幫助下使機體恢復到呼吸衰竭前的氧合通氣狀態，使各器官功能維持正常，有時間治療原發病。近20年來呼吸器的效能日益完善，人們對呼吸生理和機械通氣理論的認知不斷加深，操作水準不斷提高，各種多功能呼吸器和通氣模式增加了臨床醫師結合病情進行選擇的機會，也顯示了良好的臨床效果。整體看來，通氣模式分完全通氣支持（FVS）和部分通氣支持（PVS）。前者含容量控制（VC）和壓力控制（PC）等，由呼吸器提供所需通氣量，患者不需自己做功。後者有間歇指令同步通氣（SIMV）和壓力支持通氣（PSV）等模式。一般上機後12～24小時內宜採用FVS，讓患者充分休息，待血氣改善，原發病好轉，呼吸功能趨於恢復時，實施PVS，鍛鍊自主呼吸功能，最後撤離呼吸器，完成機械通氣的使命。

5. 抗感染治療

呼吸衰竭常因感染引起或繼發感染，故應常規給予抗感染治療。理論上應根據微生物培養和藥物敏感實驗選用抗生素，但一則時間不能等待，二則技術原因培養結果仍需結合臨床數據做出合理的判斷。痰革蘭染色檢查快速、簡單，雖不能確定細菌種類，但大致上可判斷是哪類細

菌感染。另外尚可根據患者臨床表現、痰色、痰量、氣味、發病季節、醫院內或醫院外感染、病史長短、治療經過等數據初步判斷感染的病原體。如院外感染以肺炎鏈球菌、流感嗜血桿菌、大腸埃希菌為主，長期使用廣譜抗生素治療，感染仍嚴重者可能是產生 β- 內醯胺酶的耐藥細菌或繼發真菌感染。根據臨床判斷的可能病原體，選擇 1～2 種具有協同作用的敏感抗生素給予治療。治療 2～3 天無效者及時調整。

6. 病因治療及對症治療

病因治療是呼吸衰竭治療的根本。除抗感染外，如合併心衰、心律失常、休克、肝腎功能障礙、酸鹼平衡失調都應及時處理。藥物中毒、神經肌肉病變、支氣管哮喘、氣胸等引起急性呼吸衰竭的病因未消除，其呼吸衰竭治療將毫無結果。所以，對於急性呼吸衰竭在緊急改善缺氧和 CO_2 瀦留等危及生命因素的同時，應認真檢查尋找引發急性呼吸衰竭的病因和影響呼吸衰竭過程的併發症、伴發症，予以去除。

（吳倩佳）

第二節　慢性呼吸衰竭

慢性呼吸衰竭為一些慢性疾病誘發的呼吸功能障礙，其中以 COPD 最常見，隨著呼吸功能損害的逐漸加重，經過較長時間發展為呼吸衰竭。早期生理功能障礙和代謝紊亂較輕，機體可透過代償適應保持一定的生活和活動能力。但是在此基礎上，患者可因為呼吸系統感染、呼吸道痙攣或併發氣胸等情況使病情急性加重，在短時間內出現 PaO_2 顯著下降和 $PaCO_2$ 顯著升高，稱為慢性呼吸衰竭急性加重，其病理生理學改變和臨床表現可兼有急性呼吸衰竭的特點。了解和發現病因、熟悉臨床表現和治療原則是成功救治慢性呼吸衰竭的關鍵。在治療中應著重去除誘

發因素，同時改善缺氧和二氧化碳瀦留，改善水電解質、二氧化碳失衡和酸鹼紊亂。

一、病因

常見病因為支氣管 - 肺疾病，如 COPD、嚴重肺結核、肺間質纖維化、肺塵埃沉著病等。胸廓和神經肌肉病變（如胸部手術、外傷、廣泛胸膜增厚、胸廓畸形、脊髓側索硬化症等），也可導致慢性呼吸衰竭。

二、發病機制

(一) 通氣功能障礙

1. 限制性通氣功能障礙

正常呼吸運動有賴於呼吸中樞發放衝動、神經的傳導、呼吸肌的收縮、胸廓的完整性及胸廓與肺的彈性，上述任何一個環節受損，都將導致限制性通氣功能障礙。

顱腦細菌和病毒等感染，侵犯呼吸中樞；顱內壓升高壓迫呼吸中樞；鎮靜劑、麻醉劑等藥物抑制呼吸中樞。循環衰竭及外周性呼吸衰竭可以進一步引起中樞抑制，從而加重中樞性呼吸衰竭。

脊髓灰質炎、多發性神經炎、重症肌無力及低血鉀等均可引起呼吸肌收縮力減弱或喪失。嚴重的胸廓畸形、脊柱異常彎曲、胸壁皮膚硬化（如燒傷瘢痕）及胸膜纖維化均可引起胸廓彈性阻力增加；肺纖維化、肺間質水腫等使肺組織硬變，肺泡表面活性物質的減少導致肺泡表面張力增加，均可使肺的彈性阻力增加、順應性下降，導致限制性通氣功能障礙。

近年來呼吸肌疲勞在呼吸衰竭發病中的作用受到了重視。呼吸肌疲勞往往是急性呼吸衰竭和慢性呼吸衰竭急性期通氣功能障礙的重要發病

機制。呼吸肌疲勞使呼吸肌的負荷增加所導致的收縮力或(和)收縮速度減低，因而不能產生足以維持足夠肺泡通氣量所需的壓力，但在休息後可恢復的狀況，與肌肉無力有本質的區別，後者是在呼吸肌負荷正常時發生收縮無力。引起呼吸肌疲勞的原因：①神經刺激受抑制；②興奮不能傳導至神經肌肉接頭處；③收縮用力過強，時間過長；④肌肉供血不足；⑤肌肉興奮收縮耦聯失調；⑥肌肉能量供應不足；⑦電解質紊亂。COPD患者由於上述諸多因素，易發生呼吸肌疲勞，促進和加重了呼吸衰竭。

2. 阻塞性通氣功能障礙

由於呼吸道狹窄或阻塞，使呼吸道阻力增加所引起的通氣不足，稱為阻塞性通氣功能障礙。呼吸道阻力是指氣體流動時氣流內部分子間和氣流與呼吸道內壁產生摩擦所造成的阻力。

呼吸道阻力＝氣道兩端壓力差／氣流速度

健康成人呼吸道阻力為 0.10～0.30cmH$_2$O/（L·s），呼氣相略高於吸氣相。其中 80％的呼吸道阻力來自呼吸道和直徑大於 2mm 的支氣管，20％以下來自直徑小於 2mm 的外周小呼吸道。

影響呼吸道阻力的因素有呼吸道內徑、長度、形態、氣流速度與方式（層流、湍流）等，其中最重要的是呼吸道內徑。呼吸道內外壓力的改變、管壁痙攣、腫脹、纖維化、黏液、滲出物、異物或腫瘤等阻塞管腔，肺組織彈性阻力降低以致對呼吸道管壁的牽引力減弱等，均可使呼吸道內徑變窄或變形，從而增加呼吸道阻力，導致阻塞性通氣不足。

呼吸道阻塞可分為中央性及外周性：①中央性呼吸道阻塞，指氣管隆嵴以上的呼吸道阻塞。阻塞若位於胸外（如聲帶麻痺、炎症、水腫等），吸氣時氣體流經病灶引起壓力降低，可使呼吸道內壓明顯低於大氣壓，導致呼吸道狹窄加重；而呼氣時相反，故患者表現為吸氣性呼吸困

難。如阻塞位於中央呼吸道的胸內部分，吸氣時胸膜腔內壓降低，呼吸道內壓大於胸膜腔內壓，故阻塞減輕，而用力呼氣時相反，患者主要表現為呼氣性呼吸困難。②外周性呼吸道阻塞，生理情況下內徑小於2mm的細支氣管壁薄而無軟骨支持，與周圍彈性組織緊密相連。因此，吸氣相和呼氣相所致的跨壁壓的改變，將引起小呼吸道內徑擴大或減小。吸氣時隨著肺泡的擴張及壓力下降，小呼吸道延長口徑變大；呼氣時相反，小呼吸道縮短變窄。慢性支氣管炎、肺氣腫因細支氣管狹窄變形，肺組織因破壞彈性減弱而對細支氣管的牽拉擴張作用減弱，所以呼吸道阻力增大，呼氣時氣流透過狹窄的呼吸道，壓力迅速下降。加上肺泡彈性回縮力減小使肺泡內壓減小，呼吸道內壓隨之降低，導致等壓點向小呼吸道移動。結果，在用力呼氣肺容量還比較大時（如＞75%肺活量），小呼吸道就已被壓縮甚至閉合，此為阻塞性通氣功能障礙的主要原因。

(二) 瀰散功能障礙

氣體瀰散能力及速度取決於呼吸膜兩側的氣體分壓差、呼吸膜的面積與厚度、肺血流量及氣體的瀰散常數。CO_2 在水中的溶解係數較 O_2 大20倍，肺泡膜幾乎不存在對 CO_2 阻擋的作用，因此，瀰散功能障礙通常是指氧的瀰散障礙。導致氧瀰散功能障礙的主要機制包括以下幾個方面。

1. 呼吸膜面積減少和厚度增加

正常成人的呼吸膜面積為 80～100m2，平均厚度為 0.6μm，氣體交換非常迅速、充分。但當瀰散面積減少至正常的 1/4～1/3 時，會導致氣體交換明顯受阻。肺間質液體增多或膠原纖維增生可使呼吸膜增厚引起瀰散障礙，前者見於嚴重肺水腫，後者見於肺間質纖維化。

2. 肺微血管血流過快或不均勻

正常靜息時血從肺泡微血管動脈端流向靜脈端，途徑 1/3 的距離時

PaO_2 即從 40mmHg（5.33kPa）升至 104mmHg（13.87kPa），因此即使呼吸膜增厚、瀰散速度減慢，7kPa 血液到達靜脈端時仍可充分氧合，但在體力活動增加時，因血流加快而影響血紅素的氧合，可導致低氧血症。此外，正常靜息狀態下，血液透過肺微血管的時間平均為 0.75 秒左右，但快慢並不一致，有的僅 0.1 秒，有的可大於 0.8 秒，血流最快的血液將不能充分氧合，而血流最慢的血液結合氧量也不能代償性地增加，因為瀰散時間達到 0.25 秒時，血流 PaO_2 已與肺泡氣 PaO_2 平衡，時間再長也不能增加血氧飽和度。故血流不均衡性將減少瀰散量。

3. 肺泡微血管血量不足與氧合反應速度減慢

肺氣腫和瀰散性肺纖維化可導致肺泡微血管減少，使肺微血管血量減少。貧血、稀血症、碳氧血紅素、變性血紅素血症等可減少有效的血紅素結合氧，使血液的氧合反應速率降低。此時即使微血管血 PaO_2 可與肺泡氣平衡，動脈血氧含量仍降低。

(三) 通氣／血流比 (V/Q) 失調

正常每分鐘肺泡通氣量 (V) 為 4L，肺微血管總血流量 (Q) 為 5L，通氣／血流比約為 0.8，但因重力的影響肺尖通氣／血流比大而肺底最小，其離散度為 0.6～3.0。肺部病變時雖然經過代償，肺泡通氣總量和血流量仍可正常，但由於通氣／血流比失調，不能有效地換氣，仍可發生呼吸衰竭。這是肺部疾病引起低氧血症最常見的機制。通氣／血流比失調有兩種基本形式。

1. 部分肺泡通氣／血流比降低

部分肺阻塞性或限制性通氣障礙可導致通氣／血流比降低。該部分肺泡的血流不能得到充分氧合，形成肺動靜脈分流。一般透過增強肺泡通氣可部分代償，引起的呼吸衰竭常為 I 型呼吸衰竭。

2. 部分肺泡通氣／血流比增高

　　肺栓塞、部分肺血管收縮壓扭曲、肺微血管床廣泛破壞，均可能導致部分肺泡灌注減少甚至缺失，使通氣／血流比增高，形成無效腔樣通氣，其結果是通氣的浪費，其他部位的肺泡則血流增多而通氣相對不足，出現程度不同的通氣／血流比降低。透過呼吸增強可增加肺泡通氣，使一部分肺泡的通氣／血流比增加，有部分代償作用。該類患者如發生呼吸衰竭一般為Ⅰ型呼吸衰竭，如代償性通氣增加不足則 $PaCO_2$ 增高。無效腔樣通氣較肺動靜脈分流易發生 $PaCO_2$ 增高，因為前者代償性通氣增加也會增加無效腔樣通氣，故有效肺泡通氣量增加較少。

　　通氣／血流比失調通常僅產生缺氧，而無二氧化碳瀦留。這是因為：①動脈與混合靜脈血的氧分壓差為 59mmHg，比二氧化碳分壓差 5.9mmHg 大 10 倍。②氧解離曲線呈 S 形，正常肺泡微血管血氧飽和度已處於曲線的平臺，無法攜帶更多的氧以代償低 PaO_2 區的血氧含量下降。而二氧化碳解離曲線在生理範圍內呈直線，有利於通氣良好區對通氣不足區的代償，排出足夠的 CO_2，而不出現 CO_2 瀦留。僅在嚴重的通氣／血流比失調時，才出現 CO_2 瀦留。

(四)解剖分流增加

　　解剖分流增加又稱肺內短路增加或直性靜脈血摻雜，正常約占心排血量的 2%～3%。支氣管擴張症、肺癌患者支氣管循環血管擴張；肺小血管收縮或栓塞、肺動脈壓增高，導致肺動靜脈吻合支開放，使靜脈血未在肺泡進行氣體交換即流入動脈；慢性阻塞性肺疾病時，支氣管周圍炎性肉芽組織內肺靜脈與支氣管靜脈間形成許多炎性吻合支，如併發肺心病右心衰，由於右房壓力增高，支氣管靜脈迴流受阻，透過吻合支流入肺靜脈血增加等，都可增加解剖分流量，導致呼吸衰竭。肺不張、肺

實變而完全不通氣所造成的通氣／血流比嚴重失調雖然不是解剖分流，但也是炎性靜脈血摻雜，臨床較為常見。因此，提高吸氧濃度並不能提高動脈血氧分壓。分流量越大，吸氧後提高動脈血的氧分壓的效果越差，如分流量超過 30% 以上，吸氧對氧分壓的影響有限。

(五) 氧耗量

氧耗量增加是加重缺氧的原因之一。發燒、寒顫、呼吸困難和抽搐均可增加氧耗量。寒顫耗氧量可達 500mL/min；嚴重哮喘，隨著呼吸功的增加，用於呼吸的氧耗量可為正常的十幾倍。氧耗量增加，肺泡氧分壓下降，正常人透過增加通氣量以防止缺氧。當氧耗量增加的患者同時伴有通氣功能障礙，會出現嚴重的低氧血症。

三、缺氧、CO_2 瀦留對機體的影響

(一) 對中樞神經的影響

中樞神經系統對缺氧最敏感，當 PaO_2 < 60mmHg 時，可出現智力和視力輕度減退。如迅速降至 40～60mmHg 就會引起一系列神經精神症狀，如頭痛、不安、定向與記憶障礙、精神錯亂、嗜睡，以致驚厥和昏迷。慢性呼吸衰竭患者 PaO_2 低達 20mmHg 時，意識仍可清醒，而急性呼吸衰竭患者 PaO_2 達 27mmHg 即可昏迷。

CO_2 瀦留使腦脊液 H^+ 濃度增加，影響腦細胞代謝，降低腦細胞興奮性，抑制皮質活動；但輕度 CO_2 增加，對皮質下層刺激加強，引起皮質興奮，有失眠、精神興奮、煩躁不安等症狀；若 CO_2 持續升高，皮質下層受抑制，使中樞神經處於麻痺狀態，可導致反應遲鈍，嗜睡乃至昏迷。缺氧和 CO_2 瀦留均會使腦血管擴張，血流阻力減小，血流量增加。嚴重缺氧和 CO_2 瀦留會發生腦細胞內水腫，使血管通透性增加，引起腦

疾病篇

間質水腫，導致顱內壓增高，擠壓腦組織、壓迫血管，進而加重腦組織缺氧，形成惡性循環。

(二)對心臟、循環系統的影響

缺氧可刺激心臟，使心率加快和心排血量增加，血壓上升。冠狀動脈血流量在缺氧時明顯增加，心臟的血流量可超過腦和其他臟器。心肌對缺氧十分敏感，早期輕度缺氧時即可在心電圖上顯示，急性嚴重缺氧可導致心室顫動、心跳驟停，長期慢性缺氧可導致心肌纖維化、心肌硬化。缺氧和 CO_2 瀦留均能引起肺小血管收縮而增加肺循環阻力，導致肺動脈高壓和增加右心負擔，最終導致肺源性心臟病。

CO_2 瀦留使心率增快，腦、冠狀動脈舒張，皮下淺表微血管和靜脈擴張，而皮膚和肌肉的血管收縮進一步增加心排血量，使血壓升高。

(三)對酸鹼平衡及電解質的影響

一般而言，在呼吸障礙時會因合併腎功能障礙、感染、休克及某些治療措施不當等引起不同類型的酸鹼平衡紊亂。故呼吸衰竭時常發生混合性酸鹼平衡紊亂，其中以呼吸性酸中毒合併代謝性酸中毒最常見。

1. 代謝性酸中毒

由於嚴重缺氧時無氧代謝加強，乳酸等酸性產物增多。若出現功能性腎功能不全，使腎小管排酸保鹼功能降低，或引起呼吸衰竭的原發疾病有感染、休克等也可導致其發生。酸中毒可使細胞內鉀離子外移及腎小管排鉀離子減少，引起高鉀血症。H_2CO_3 降低，可使腎排氯離子減少，引起高氯血症。

2. 呼吸性酸中毒由於二氧化碳排出受阻。高碳酸血症使紅血球中 H_2CO_3 生成增多，後者與細胞外氯離子交換使氯離子轉移入細胞；酸中毒時腎小管上皮細胞產生 NH_3 增多，$NaHCO_3$ 重吸收增多，尿中 NH_4^+、

Cl⁻ 和 NaCl 的排出增加，均使血清氯離子降低。

3. 代謝性鹼中毒

Ⅱ型呼吸衰竭患者在治療過程中，過多過快地排出二氧化碳（如人工呼吸器使用不當），血漿中碳酸濃度被迅速導正，而體內代償性增加的 H_2CO_3 來不及被排出。此外，碳酸濃度導正過度，以及由於鉀攝取不足、使用排鉀利尿劑所致的低鉀血症，也是常見原因。

4. 呼吸性鹼中毒

Ⅰ型呼吸衰竭患者缺氧引起肺過度通氣，二氧化碳排出過多，可發生呼吸性鹼中毒。此時血鉀濃度可降低，血氯濃度則可升高。

(四)對呼吸系統的影響

PaO_2 降低（$<60mmHg$）可反射性增強呼吸運動，呼吸加深、加快（PaO_2 為 $30mmHg$ 時，肺通氣最大）；但當 $PaO_2 < 30mmHg$ 時，呼吸抑制。同樣，一定程度 $PaCO_2$ 增高（$>50mmHg$）是導致呼吸興奮的重要因素，但當 $PaCO_2 > 80mmHg$ 時，則抑制呼吸中樞（CO_2 麻醉）。此時，如果進行氧療只能吸入 24％～30％的 O_2，以免缺氧完全改善後反而引起呼吸抑制，加重高碳酸血症而使病情更加惡化。

不同原因引起的呼吸衰竭，其呼吸運動形式的變化也不同，如呼吸中樞功能障礙引起的呼吸衰竭，呼吸可表現出淺而慢和節律異常，如潮式呼吸、間歇呼吸、抽泣樣呼吸、嘆氣樣呼吸。而由肺順應性降低引起的限制性通氣障礙，常表現為呼吸變淺、變快。阻塞性通氣障礙時，由於氣流阻力增大，患者呼吸深而慢。

(五)對肝、腎功能和造血系統的影響

缺氧可直接或間接損害肝細胞使麩胺酸氨基轉移酶上升，但隨著缺氧的改善，肝功能逐漸恢復正常。

呼氣衰竭患者常合併腎功能障礙。輕者，尿中出現蛋白、紅血球、白血球及管型等；重者，發生急性腎衰竭，出現少尿、氮質血症和代謝性酸中毒。腎結構無明顯改變，是缺氧與高碳酸血症使腎血流量減少所致，為功能性腎衰竭。只要外呼吸功能好轉，腎功能就可較快地恢復正常。若患者合併心力衰竭、瀰散性血管內凝血或休克，則腎的血液循環和功能障礙更嚴重。

組織低氧分壓可增加紅血球生成素促使紅血球生成。腎臟和肝臟產生一種酶，將血液中非活性紅血球生成素的前身物質啟用成生成素，刺激骨髓引起繼發性紅血球增多。有利於增加血液攜氧量，但也會增加血液黏稠度，當血細胞比容超過 0.55 時，會加重肺循環和右心負擔。

(六)胃腸道變化

嚴重缺氧使胃黏膜屏障作用降低；CO_2 瀦留可增強胃壁細胞碳酸酐酶活性，胃酸分泌增多，出現胃腸道黏膜糜爛、壞死、出血與形成潰瘍等，故呼吸衰竭晚期患者常伴有上消化道出血，甚至成為死亡原因。

四、臨床表現

呼吸衰竭的臨床表現因原發病的影響而有很大差異，但均以缺氧或(和) CO_2 瀦留為基本表現，出現典型的症狀和體徵。

(一)呼吸困難是呼吸衰竭的早期重要症狀。患者主觀感到空氣不足，客觀表現為呼吸用力，伴有呼吸頻率、深度與節律的改變。呼吸衰竭並不一定有呼吸困難，如鎮靜藥中毒可出現呼吸勻緩、表情淡漠或昏睡。

(二)發紺

發紺是缺氧的典型體徵，表現為耳垂、口唇、口腔黏膜、指甲呈現

青紫色。因發紺是由血液中還原血紅素的絕對值增多引起的，故重度貧血患者即使有缺氧也不一定有發紺。

(三)神經精神症狀

急性嚴重缺氧可出現譫妄、抽搐、昏迷。慢性者則可有注意力不集中、智力或定向功能障礙。CO_2潴留出現頭痛、肌肉不自主的抽動或撲翼樣震顫，以及中樞抑制之前的興奮症狀如失眠、睡眠習慣的改變、煩躁等，後者常是呼吸衰竭的早期表現。

(四)循環系統症狀

缺氧和CO_2潴留均可導致心率增快、血壓升高。嚴重缺氧可出現各種類型的心律失常，甚至心跳停止。CO_2潴留可引起表淺微血管和靜脈擴張，表現為多汗、球結膜充血和水腫、頸靜脈充盈等。長期缺氧引起肺動脈高壓、慢性肺心病、右心衰竭，出現相應體徵。

(五)其他臟器的功能障礙

嚴重缺氧和CO_2潴留可導致肝腎功能障礙。臨床出現黃疸、肝功能異常、上消化道出血；血尿素氮、肌酐增高，尿中出現蛋白、管型等。

(六)酸鹼失衡和水、電解質紊亂

CO_2潴留表現為呼吸性酸中毒。嚴重缺氧多伴有代謝性酸中毒及電解質紊亂。

五、診斷

(一)判斷呼吸功能

動脈血氣分析是判斷呼吸衰竭最客觀的指標，根據動脈血氣分析可以將呼吸衰竭分為Ⅰ型和Ⅱ型。Ⅰ型呼吸衰竭的標準為海平面平靜呼吸空氣的條件下$PaCO_2$正常或下降，$PaO_2 < 60mmHg$。Ⅱ型呼吸衰

竭的標準為海平面平靜呼吸空氣的條件下 $PaCO_2 > 50mmHg$ 且 $PaO_2 < 60mmHg$。在吸氧條件下，需計算氧合指數，當氧合指數（$PaCO_2/FiO_2$）$< 300mmHg$，顯示有呼吸衰竭症狀。

(二)判斷酸鹼失衡

常用的評估酸鹼失衡的指標如下。

1. 動脈血 pH

動脈血 pH 正常值為 7.35～7.45，平均值 pH < 7.35 時為酸血症；pH > 7.45 時為鹼血症。

2. PCO_2

動脈血 PCO_2 正常值為 35～45mmHg，平均值 40mmHg。靜脈血較動脈血高 5～7mmHg，是酸鹼平衡呼吸因素的唯一指標。當 $PCO_2 > 45mmHg$ 時，應懷疑為呼吸性酸中毒或代謝性鹼中毒的呼吸代償；當 $PCO_2 < 35mmHg$ 時，應懷疑為呼吸性鹼中毒或代謝性酸中毒的呼吸代償。

3. HCO_3^-

HCO_3^-，即實際碳酸氫鹽（AB），正常值為 22～27mmol/L，平均值 24mol/L，動、靜脈血 HCO_3^- 大致相等。它是反應酸鹼平衡代謝因素的指標。$HCO_3^- < 22mmol/L$，可見於代謝性酸中毒或呼吸性鹼中毒代償；$HCO_3^- > 27mol/L$，可見於代謝性鹼中毒或呼吸性酸中毒代償。另外，標準碳酸氫鹽（SB）、緩衝鹼（BB）、鹼剩餘（BE）、總 CO_2 量（TCO_2）和二氧化碳結合力（CO_2-CP）等指標在判斷酸鹼失衡時可供參考。

六、治療

(一)改善缺氧

可透過鼻導管或面罩氧療改善慢性呼吸衰竭患者的低氧血症。鼻導

管主要優點為簡單、方便，不影響患者咳痰、進食。其缺點為氧濃度不恆定，易受患者呼吸的影響。高流量時可刺激局部黏膜，氧流量不能大於 7L/min。面罩主要包括簡單面罩、帶儲氣囊無重複呼吸面罩和文丘里面罩，其優點為吸氧濃度相對穩定，可按需求調節，對於鼻黏膜刺激小，缺點為會在一定程度上影響患者咳痰、進食。

如果基礎疾病為 COPD 或哮喘，經鼻導管低流量給氧即可改善缺氧。如基礎疾病為肺間質纖維化，常需面罩高流量給氧。氧療過程中應密切監測症狀和無創動脈血氧飽和度（SpO_2），為避免缺氧影響重要臟器的功能，應調整吸氧流量，保持 SpO_2 在 90％～95％。治療慢性呼吸衰竭，尤其是 COPD 引起的低氧血症，改善缺氧並不困難，但較難改善其二氧化碳瀦留。特別是嚴重二氧化碳瀦留者，呼吸中樞對二氧化碳瀦留已不敏感，主要靠低氧維持呼吸中樞驅動。給予高濃度氧療使 PaO_2 高到不再刺激呼吸中樞時，反會進一步降低肺泡通氣量和加重二氧化碳瀦留。所以應密切監測患者動脈血氧合，使 SpO_2 在 90％～95％即可。此外，因為大部分患者存在影響通氣和氣體交換的器質性病變和呼吸肌疲勞，需要機械通氣。

(二)抗感染治療

感染可引起細支氣管黏膜充血、水腫、分泌增加、肺泡內滲出物滯留，增加肺泡微血管膜距離、加重呼吸道阻塞和肺不張，影響氣體交換功能，同時由於呼吸道阻力增加也易誘發呼吸肌疲勞，減少肺泡通氣量而出現二氧化碳瀦留。

治療時應參考既往抗生素使用史、病情輕重和感染類型（社區或院內感染）選藥。社區型感染可首選青黴素（或第 1 代頭孢菌素）聯合一種氨基糖苷類抗生素。院內型感染可首選第 3 代頭孢菌素或（和）喹諾酮

> 疾病篇

類抗生素。給藥前應收集痰液，分離培養病原菌和進行藥敏試驗，以便選擇敏感抗生素，或根據治療反應調換抗生素。但應避免濫用抗生素，以預防菌群失調和真菌感染。同時應加強呼吸道衛生，如有效地呼吸道溼化、物理排痰和鼓勵患者咳嗽等均有助於控制感染。對於已建立人工呼吸道的患者，應注意呼吸道護理，定期和按需求吸引分泌物，翻身叩背，加強清潔和隔離措施，切斷院內感染途徑。

(三)機械通氣

當機體出現嚴重的通氣或(和)換氣功能障礙時，以人工輔助通氣裝置(呼吸器)來改善通氣或(和)換氣功能，即為機械通氣。

無創正壓通氣(NIPPV)，不需建立人工呼吸道，簡便易行，並可降低機械通氣相關併發症。可透過面罩進行無創正壓通氣，目的為增加肺泡通氣量、減輕或改善二氧化碳瀦留，適合於呼吸興奮藥無效的患者。使用時可存在漏氣、胃食道脹氣、通氣量易變等問題，應密切監測病情變化和治療反應。如果1～2天後仍無效，或短時間內病情急遽惡化，二氧化碳逐漸瀦留使pH＜7.25，應考慮建立人工呼吸道進行有創機械通氣。

經人工呼吸道機械通氣可保證通氣量、避免胃腸脹氣、減少醫護人員工作量，以及可使用多種新型通氣模式進行呼吸支持。但其缺點是具侵入性、對患者的血流動力學影響較大，易產生氣壓傷，以及形成呼吸肌失用性萎縮和呼吸器依賴。在設定呼吸器通氣模式時應注意以下兩點：①如果患者有一定自主呼吸能力，應選用部分通氣模式，如同步間歇指令通氣(SIMV)或壓力支持通氣(PSV)；②參考患者基礎通氣量設定較低的肺泡通氣量，只要pH維持在正常範圍內即可，而不追求將$PaCO_2$降至正常範圍。這一策略有利於停機及經濟地利用現存的肺功能進行日常生活。

(四) 減輕通氣負荷

影響動脈血二氧化碳分壓的主要因素為 2 個，二氧化碳產生量和肺泡通氣量。影響後者的因素主要為呼吸力學，即肺順應性和呼吸道阻力。在慢性呼吸衰竭時可減輕通氣負荷，有明顯療效的策略主要為降低呼吸道阻力和減少二氧化碳產生量。慢性呼吸道疾病呼吸衰竭患者多有明顯呼吸道黏膜水腫、支氣管痙攣和分泌物增多，進而引起呼吸道阻力增高和誘發呼吸肌疲勞。因此，解除支氣管痙攣、減輕黏膜水腫和消除呼吸道分泌物有助於減輕呼吸困難和消除呼吸肌疲勞。

為解除支氣管痙攣可霧化吸入 β_2 受體激動藥或（和）抗膽鹼能藥物。由於呼吸衰竭患者呼吸急促，常無法使用定量吸入劑，可選用受體激動藥溶液（如 1～2.5mg 特布他林，沙丁胺醇等）霧化吸入。哮喘患者單用 β_2 受體激動藥即可取得很好療效。COPD 患者可同時使用 β_2 受體激動藥和抗膽鹼能藥物。臨床上也可聯合應用氨茶鹼靜脈注射，但其治療窗較窄（10～20μg/mL）致使有效血濃度與治療血濃度很接近。使用前應了解用藥史，已服用氨茶鹼者應緩慢少量靜脈注射，同時監測血茶鹼濃度，避免中毒。也有研究者建議同時靜脈使用甲潑尼龍 40～80mg，每 8 小時左右 1 次，症狀緩解後減量再改為吸入治療，但主要對哮喘患者有效，而且由於糖皮質激素可抑制免疫功能，加重或誘發肺部感染和消化道出血等，使用時應格外慎重並應注意監測和防治併發症。

COPD 患者不但存在黏液纖毛功能障礙致使呼吸道分泌物增多，而且可因營養不良和呼吸肌疲勞誘發咳嗽無力，加重分泌物瀦留，進而增加呼吸功和誘發肺部感染。為此，可口服或靜脈使用化痰藥（如鹽酸氨溴環己胺醇）幫助排出分泌物。痰液黏稠者，可考慮霧化吸入蒸餾水和痰液溶解藥。此外，物理治療，如叩背或訓練有效咳嗽，也有助於加強呼吸道衛生，清除分泌物。

(五)改善水電解質失衡

慢性呼吸衰竭可有多種電解質紊亂，如低氯、低鉀、高鉀、低鈉、高鈉、低鎂等。低氯與二氧化碳瀦留後代償性 H_2CO_3 增高和使用利尿藥有關，可導致低氯性鹼中毒，應補充氯化鉀或其他含氯藥物。高氯少見，常為高氯性代謝性酸中毒，治療代謝性酸中毒後可改善。低鉀多與飲食少鉀或胃腸瘀血影響吸收，以及使用利尿藥和糖皮質激素有關，治療時應注意去除病因同時補鉀。高鉀與嚴重呼吸性酸中毒、脫水、輸庫存血和腎功能障礙有關，治療主要為去除病因。低鈉血症多見於肺心病患者，進食少、使用利尿藥、多汗及心源性肝硬化導致抗利尿激素分泌，補鈉可取得明顯療效。高鈉少見，可見於哮喘重度發作致使呼吸道喪失水分較多者，可以補液改善。低鎂常見原因為攝取不足、吸收不良和排泄過多，可補充硫酸鎂（$MgSO_4$）改善。

(六)改善酸鹼紊亂

慢性呼吸衰竭發生的酸鹼失衡主要為呼吸性酸中毒、代謝性酸中毒、呼吸性鹼中毒和代謝性鹼中毒，當然也可存在多重酸鹼紊亂。由於呼吸性酸中毒的直接原因是二氧化碳瀦留，因此治療上應著重改善肺泡通氣，而不是使用鹼性藥物。

代謝性酸中毒的原因可能與缺氧、心血管功能或腎功能障礙有關，應首先追查病因進而選擇針對性治療，同時可使用鹼性藥物，如碳酸氫鈉（$NaHCO_3$）或 3-羥甲基氨基甲烷（THAM）。呼吸性鹼中毒常為人工通氣增強所致，減少潮氣量或（和）減少呼吸頻率後即可改善。同樣，代謝性鹼中毒也不是呼吸衰竭本身原發的過程，主要與快速利尿、輸入鹼性藥物、人工機械通氣增強有關，通常去除誘因後即可改善，如 pH 過高影響呼吸和血紅素氧釋放時，可採取相應的治療措施；如以低氯為主的

代謝性鹼中毒可輸入氯化鈉，氯化鈣、精氨酸等含氯藥物，或補充氯化氨，以便加速 H_2CO_3 排出。

(七)呼吸興奮藥

可給患者靜脈注射或靜脈注射尼可剎米，但療效通常不如急性呼吸衰竭明顯。因為慢性呼吸衰竭，尤其是基礎疾病為 COPD 時，呼吸道阻力增高是引起呼吸肌疲勞的主要原因，在未去除原因前使用呼吸興奮藥，其增加通氣的有益作用會被增加代謝的不良反應抵消，結果不一定降低 $PaCO_2$，反而可合併 PaO_2 降低。使用前必須保持呼吸道通暢並預先使用支氣管舒張藥改善可逆轉的支氣管痙攣，否則會促發呼吸肌疲勞，進而加重二氧化碳潴留。主要適用於以中樞抑制為主、通氣量不足引起的呼吸衰竭，對於以肺換氣功能障礙為主的呼吸衰竭患者不宜使用，腦缺氧、水腫未改善而出現頻繁抽搐者慎用。近年來，尼可剎米和洛貝林兩種藥物在西方國家已很少使用，取而代之的有多沙普侖，該藥對於鎮靜催眠藥過量引起的呼吸抑制和 COPD 併發急性呼吸衰竭者呼吸興奮效果較明顯。使用呼吸興奮藥後要密切監測治療反應，無效時，應及時啟用人工機械通氣。

（張衛芳）

第三節　重症肺炎

目前世界人口死因中感染性疾病占 1/3，而以急性呼吸道感染（主要是肺炎）居首位。1990 年急性呼吸道感染死亡占感染性疾病死亡人數的 38％，1995 年仍高達 26.3％，其中重症肺炎為最常見的死亡原因。根據感染的途徑不同可將重症肺炎分為社區型／醫院型重症肺炎。

一、定義

美國胸腔學會（ATS）1993年提出重症肺炎的界定如下：①呼吸頻率＞30次／分；② PaO_2 ＜ 60mmHg，PaO_2/FiO_2 ＜ 3000，需行機械通氣治療；③血壓＜ 90/60mmHg；④胸部X光片顯示雙側或多肺葉受累，或入院48小時內病變擴大≥ 50%；⑤尿量＜ 20mL/h 或＜ 80mL/h，或急性腎衰竭需要透析治療。通常所謂休克型肺炎或中毒性肺炎應當僅是重症肺炎中的一種類型。從制定標準或分類的邏輯學要求來看其依據必須充分、嚴密和簡便。

ATS關於重症肺炎的標準主要依據肺炎對器官功能的損害或影響，同時參考胸部X光、病變範圍及其進展。現在通常將高燒或體溫不升、高危險病原體感染、宿主狀態如免疫抑制歸入預後危險因素，而不作為重症肺炎的界定標準。

醫院外肺炎（CAP），簡稱社區型肺炎，是指社會居民在社區環境中受感染因子侵襲所發生的肺部感染。社區型肺炎係相對於院內型肺炎而言，故需除去醫院內感染而出院後發病的肺炎，但包括在社會上受感染，尚在潛伏期，因其他原因住院後開始發病者，亦包括安養中心、療養院等一些特殊場所所發生的肺炎。社區型肺炎大多是以前健康機體防禦功能正常者，亦有部分免疫功能減弱以及慢性病患者。

院內型肺炎（HAP）是指患者在入院時不存在、入院48小時後發生的，由細菌、真菌、支原體、病毒或原蟲等病原體引起的各種類型的肺實質炎症。臨床上有時將院內型肺炎與醫院內下呼吸道感染的概念混用。美國CDC制定的醫院內下呼吸道感染的定義包括氣管炎、支氣管炎、氣管-支氣管炎、細支氣管炎、肺膿腫和膿胸，而專門將院內型肺炎單列。

二、病因

本病為細菌感染所致，常見致病菌有肺炎鏈球菌、溶血性鏈球菌，金黃色葡萄球菌、肺炎桿菌、大腸埃希菌、銅綠假單胞菌及厭氧菌等。革蘭陰性桿菌感染，對其發病具有重要意義。受寒、上呼吸道感染、勞累或飲酒常為發病誘因。原有慢性支氣管炎、支氣管哮喘、肺氣腫、心臟病等慢性病患者及長期接受免疫抑制劑治療者，易誘發本病。

三、發病機制

(一)微循環功能障礙

休克型肺炎基本的病理生理改變為微循環功能障礙。細菌的毒素及細菌的代謝產物除直接損害機體組織細胞外，還啟用人體某些潛在體液和細胞介導反應系統（包括補體系統、交感-腎上腺髓質系統、激肽系統、血凝與纖溶系統等），造成廣泛細胞損害，影響器官功能；周圍血液分布顯著失常，廣泛的微血管容積改變，且有血漿成分滲漏，使循環血量減少；微血管動靜脈分流增加，動脈-靜脈血氧含量差縮小，組織細胞供氧減少，影響細胞正常代謝；血漿外滲血液濃縮、黏稠及血凝系統被啟用，血液常呈高凝血狀態，容易發生播散性血管內凝血（DIC），更可加重循環功能障礙。臨床分「暖休克」與「冷休克」兩種類型，早期表現為暖休克，進展階段出現冷休克，是一連續過程的兩個階段。暖休克又稱高排低阻型休克，高排是為了適應感染、發燒、心率加快等高耗氧的需求，也與 α 受體興奮有關；周圍血管阻力降低則是某些血管活性物質（激肽、色胺、組胺等）大量釋放的效應。冷休克又稱低排高阻型休克，低排的原因為循環血量降低，迴心血量不足，低血壓使冠狀血管灌流不足，毒素、心肌抑制因子及嚴重酸中毒等，影響心肌功能；周圍血管阻力增高則是 α 受體興奮、兒茶酚胺大量釋放的效應。最後呈現低排低阻（臨終失代償）。

(二)細胞損傷的臟器功能損害

細菌毒素直接作用、微循環灌流不足、組織缺血缺氧、瀰散性血管內凝血，是導致細胞損害及多系統、器官功能損害最終致衰竭的根本原因。休克時重要臟器改變如下。

1. 腎

腎皮質血管痙攣，腎小管因缺血、缺氧發生壞死、間質水腫，腎絲球濾過率降低。晚期微血管內廣泛微血栓形成及持續腎血管痙攣，引起急性腎小管壞死、腎功能障礙，最後導致急性腎衰竭。

2. 肺

除肺部本身炎症改變外，休克致肺微血管收縮、阻力增加，動-靜脈短路開放，肺分流量增加；微血管灌流不足，組織細胞缺血缺氧，肺泡表面活性物質分泌減少，肺順應性降低，肺泡萎陷、不張，肺泡上皮和微血管內皮細胞腫脹，加大了空氣-血液屏障，造成通氣／血流比失調和氧瀰散功能障礙，PaO_2下降，全身缺氧；肺泡微血管滲透性增加，血漿外滲，致間質水腫和透明膜形成；肺泡微血管廣泛微血栓形成，更加重了肺實質損害，最終導致急性呼吸窘迫症候群（ARDS）。

3. 心

當舒張壓降至 5.3kPa（40mmHg）以下時，出現冠狀動脈血流減少，心肌內微循環灌流不足，心肌缺血缺氧、代謝紊亂、酸中毒、高血鉀，致心肌細胞變性、壞死和斷裂、間質水腫，小血管微血栓形成，在心肌抑制因子參與作用下，心肌功能明顯受損乃至心力衰竭。

4. 肝

肝內血管收縮，血流減少，肝血管竇和中心靜脈內血液瘀滯及微血栓阻塞，致肝細胞損害，肝小葉中心壞死，導致肝功能障礙乃至衰竭。

5. 腦

腦細胞是貯糖量最低、需氧量最高的器官，完全有賴於血流灌注。休克早期，由於兒茶酚胺影響，腦供血不受或少受影響。當血壓下降至 8.0kPa（60mmHg）以下時，腦灌流量即受到影響，血流量減少，組織缺氧，腦細胞受損，出現 DIC 則影響更為明顯。微血管通透性增加，血漿外滲，引起腦水腫，顱內壓增高，最後造成不可逆性腦損害。

6. 胃腸道

胃腸道小血管痙攣，血流量減少，引起胃腸道缺血，繼而發生瘀血，黏膜局灶性或瀰漫性水腫、出血、梗死、上皮剝脫及淺表性胃、腸黏膜潰瘍或糜爛，有 DIC 時可發生大出血。

四、臨床表現

(一) 症狀

1. 發病急

病情嚴重 1～3 天即發展為休克或就診時已進入休克狀態。少數病例發病緩慢，可無呼吸道症狀，僅發現血壓下降或呼吸系統症狀較輕，或常為消化系統及神經精神系統症狀所掩蓋。這種病例以年老體弱者居多。

2. 發冷、發燒

體溫常不超過 40℃，少數患者體溫可不升高，或僅有低燒。

3. 以休克為明顯表現

動脈收縮壓低於 80mmHg，表現為面色蒼白、四肢厥冷、全身冷汗、呼吸急促、脈搏細數、口唇和肢體發紺等。

4. 神經精神症狀

多數病例出現意識模糊、躁動不安、譫妄、嗜睡，甚至昏迷。

5. 肺部症狀

多數患者有咳嗽、咳痰，但不一定有咳血痰，也很少有胸痛。許多患者僅有少許細溼性喘鳴及呼吸音降低，有明顯實變體徵者較少。

6. 心肌損害表現

少數病例可因中毒性心肌炎出現心跳過速、心律失常、奔馬律，心臟擴大及充血性心力衰竭。

7. 消化道症狀

部分病例以噁心、嘔吐、腹痛、腹瀉及腸麻痺等表現而就診；有時甚至出現黃疸或肝、脾大，極易誤診為中毒性菌痢，應注意鑑別。

(二) 體徵

少數患者肺部可有實變體徵，在相應部位有叩診濁音，語顫增強，也可聽到管狀呼吸音，但多數患者僅在病變處有少許溼性喘鳴和呼吸音減弱。少數患者可無明顯肺部體徵。

五、輔助檢查

1. 血液常規

大多數白血球總數明顯增高，半數以上病例超過 20×10^9/L，中性粒細胞可達 90% 以上，胞質內有中毒顆粒，少數呈現類白血病反應。年老體弱、反應性極差時白血球可不升高，甚至降低。

2. X 光檢查

表現呈多樣性，可為大葉性、節段性、多葉性或支氣管肺炎的表現。發病 24 小時內 X 光檢查可為陰性。

3. 心電圖檢查

可出現竇性心跳過速、低電壓、房性或室性期前收縮，甚至二聯

律、束支傳導阻滯，個別發生陣發性心房顫動。可有心肌損傷，ST-T 變化，亦有少數疑似急性心肌梗塞者。

六、鑑別診斷

1. 其他原因所致的感染中毒性休克

與休克性肺炎有類似的病因，臨床表現亦以休克為主。但其病灶不在肺部，患者常在腳癬嚴重感染、導尿管留置時間過長、器官移植後及大面積燒傷等疾患後出現休克。肺部檢查、X 光檢查等均正常。

2. 過敏性休克

有明確的過敏原，如使用青黴素、破傷風抗毒素、對比劑（如泛影葡胺等）等藥物，除有休克表現外，尚有胸悶、胸部重壓感、眩暈、心慌及全身性蕁麻疹等血清樣反應。

3. 心源性休克

心源性休克是心肌梗塞、重症心肌炎、急性心臟壓塞等原因所致的休克。透過詢問病史，既往有心血管疾患及心電圖檢查即可明確診斷。休克型肺炎出現的類似心肌梗塞圖形者，往往於肺炎好轉後「心肌梗塞的波形」也隨之消失。

七、併發症

1. 心肌炎

有胸悶、心前區隱痛、心悸、乏力，重者出現心力衰竭。患者表現呼吸困難、發紺、心率增快、心音低鈍，可有奔馬律、心律失常。心電圖有 ST 段壓低或抬高、T 波低平或倒置，可有各種異位心律和傳導阻滯，Q-T 間期延長、低電壓等。

2. 急性呼吸衰竭

表現為持續性加重的呼吸困難和發紺,且吸氧不能使之緩解。肺底可聞及細溼性喘鳴或呼吸音減低。胸部 X 光片顯示散在小片狀浸潤影,逐漸擴展、融合,形成大片實變。血氣分析 $PaO_2 < 8.0kPa$,肺泡-動脈血氧分壓差 $P_{(A-a)}O_2 > 6.6kPa$,初期 $PaCO_2$ 正常或降低,後期 $PaCO_2$ 升高。肺內右向左分流量占總血流量> 10%。

3. 急性腎衰竭

尿量明顯減少或無尿。尿比重固定≤ 1.012,血尿素氮和血鉀增高。

4.DIC 休克時出現廣泛出血、血栓、溶血等表現

實驗室檢查:血小板持續性減少$< 8×10^9/L$;凝血酶原時間延長,比正常對照組延長了 3 秒以上;纖維蛋白原減少< 150mg;3P 試驗陽性或纖維蛋白降解產物(FDP)> 20μg/mL;血片中破碎紅血球比例超過 2%。並有多臟器功能減退乃至衰竭的表現。

八、診斷要點

上述重症肺炎的診斷是根據臨床和胸部 X 光表現的嚴重程度進行判斷,其前提條件是必須先診斷肺炎。肺炎的診斷要點如下。

(一)臨床診斷

1. 主要依據

①最近出現咳嗽、咳痰,或原有呼吸道疾病加重,並出現膿性痰,伴或不伴胸痛;②發燒;③肺實變體徵或／和溼性喘鳴;④白血球> $10×10^9/L$ 或$< 4×10^9/L$,伴或不伴核左移;⑤胸部 X 光檢查顯示片狀、斑片狀浸潤性陰影或間質性改變,伴或不伴胸腔積液。

2. 診斷標準

在上述主要依據中所述的 1～4 項中，任何一項加上第 5 項，併除外肺結核、肺部腫瘤、非感染性肺間質疾病、肺水腫、肺不張、肺栓塞、肺嗜酸粒細胞浸潤症、肺血管炎等其他疾病，可建立臨床診斷。需要指出的是，HAP 臨床表現、實驗室和影像學所見診斷特異性甚低，尤其應注意排除肺不張、心力衰竭和肺水腫、基礎疾病肺侵犯、藥物性肺損傷、肺栓塞和 ARDS 等。粒細胞缺乏、嚴重脫水患者併發 HAP 時 X 光檢查可以陰性，卡氏肺孢子蟲肺炎有 10%～20% 患者 X 光檢查完全正常。

(二)病原學診斷

1. 病原取樣方法

(1)非侵入性方法：①血和胸腔積液培養，為一種簡單易行的病原學診斷方法，特異性高，在病原學診斷上具有重要意義，但陽性率較低，臨床常被忽視。對重症特別是免疫抑制患者的肺炎，應儘早、多次採血作細菌和真菌培養，伴胸腔積液時，應積極抽取胸腔積液作病原學檢查。②痰培養，咳痰標本正確的採集方法應注意以下幾點：應在抗生素治療前採集；患者用清水反覆漱口後，用力咳嗽，從呼吸道深部咳出新鮮痰液送檢；痰量極少者可霧化吸入 45℃ 的 10% 氯化鈉溶液進行導痰；痰標本採集後應及時送實驗室進行標本接種，標本運送和接種要求在 2 小時內完成。痰標本採集方便，但由於咳痰極易受到口咽部定植菌汙染，分離到的細菌往往不能代表下呼吸道感染的病原菌。為減少汙染，痰培養前應進行如下處理：細胞學篩選，一般認為痰直接抹片光鏡檢查每低倍視野鱗狀上皮細胞＜ 10 個、白血球＞ 25 個，或鱗狀上皮細胞：白血球＜ 1：25 可作為合格標本。洗滌，即將挑取的痰液在系列含滅菌

等滲氯化鈉溶液的平板培養皿內順次漂洗後接種於培養皿內。一般認為經過該處理可使上呼吸道汙染菌的濃度減少 $10^2 \sim 10^3$ 倍，但不能減少汙染菌出現的頻率，臨床應用還需注意結合定量培養及半定量方法。痰半定量培養即用接種環將痰液在平板上按一定要求作四區劃線接種，以細菌在劃線區生長區域數分別標以 1+、2+、3+、4+。其判別標準為：痰液中濃度低的細菌僅在Ⅰ區生長，此為 1+；如痰液中濃度較高，則細菌可同時在Ⅰ、Ⅱ區或Ⅰ、Ⅱ、Ⅲ區生長，此為 2+ 或 3+，均生長為 4+，表示細菌濃度甚高。需指出每區菌落數須超過 5 個才能進行上述計數。研究顯示痰半定量培養與定量培養有較好的相關性。

(2) 侵入性方法：①經纖維支氣管鏡防汙染樣本毛刷 (PSB) 取樣作定量培養。防汙染樣本毛刷構造為尼龍刷外套，雙層塑膠管，外套管遠端用聚乙二醇作塞封口。經纖維支氣管鏡取樣，咽喉部用利多卡因局部麻醉，纖維支氣管鏡插入至肺炎病灶引流支氣管腔內，插入過程盡量避免吸引或向腔內注射黏膜麻醉藥。PSB 經纖維支氣管鏡插入並超越前端 1～2cm，伸出內套管頂去聚乙二醇、越過外套管約 2cm，隨後將毛刷伸出內套管 2～3cm 刷取分泌物，依毛刷、內套管順次退回外套管內，然後拔出整個 PSB。PSB 經人工呼吸道採集過程基本與經纖維支氣管鏡取樣相同。取樣後的 PSB 用 75% 乙醇消毒外套管，以無菌剪刀剪去內、外套頂端部分，然後前伸毛刷並將其剪下至裝有無菌等滲氯化鈉液或乳酸林格液的試管內，徹底搖動使毛刷上的病菌洗滌混勻於稀釋液中，以稀釋液送檢進行定量細菌和真菌培養。有出凝血機制障礙、嚴重低氧血症（吸氧狀態下 $PaO_2 < 60mmHg$）者應謹慎。②支氣管肺泡灌洗 (BAL)，BAL 廣泛用於間質性肺病的研究，亦被引入肺部腫瘤和感染性疾病的診斷。BAL 時纖維支氣管鏡嵌入遠端的肺泡面積是相應呼吸道面積的 100 倍，BAL 採集標本的範圍顯著多於 PSB。支氣管肺泡灌洗液 (BALF) 中細菌

濃度 10^4CFU/mL 相當於感染肺組織中細菌濃度 $10^5 \sim 10^6$CFU/mL，但敏感性差異大，20%～100%不等。對 VAP 患者，BAL 可影響氣體交換。③防汙染支氣管肺泡灌洗（PBAL），為進一步減少口咽部分泌物流入下呼吸道引起汙染，近年來又發展了經纖維支氣管鏡防汙染支氣管肺泡灌洗技術。採用塑膠導管，在頂端設定一氣囊，待纖維支氣管鏡插入病灶引流支氣管，引入段支氣管，注氣使氣囊膨脹填塞呼吸道，然後用等滲氯化鈉液 10mL 分次注入，並立即用負壓吸引回收，丟棄首次灌洗液以減少汙染，收集回收的 BALF 送檢。根據臨床情況，實驗室對 BALF 進行定量細菌或（和）離心沉澱抹片染色光鏡檢查，作細胞和特殊病原體檢查。④經胸壁針炙吸引術（TNA）：方法較老，近年改用超細針頭。機械通氣者禁用。

如上所述，痰液是最方便和無創傷性的病原學診斷標本，但痰易受口咽部細菌汙染，因此痰標本品質好壞、送檢及時與否、實驗室質控如何，直接影響細菌的分離率和結果解釋，必須重視。目前非汙染標本檢出病原菌仍是肺炎的可靠證據，大多數研究比較集中於下呼吸道的防汙染標本採集，推薦 PSB 和 BAL 兩種取樣技術。現又發展了防汙染 BAL（PBAL）和微量 BAL（MBAL）等新技術。MBAL 即灌洗液 10～20mL，常規灌洗液法為 100～200mL，藉此可減少汙染。從感染部位取樣範圍看，PBAL 比 PSB 廣，即 PBAL 的取樣敏感性更好。結合細胞學分析 PBAL 對診斷亦有判斷價值，如果中性粒細胞＞80%，特別是發現細胞內細菌可判斷為肺部細菌感染；而退伍軍人桿菌、卡氏肺孢子蟲和巨細胞病毒感染時細胞成分應以單核細胞或淋巴細胞為主。透過革蘭氏染色、吉姆薩染色和抗酸染色尚可直接判別部分感染病原體。但這些取樣技術因不能完全避免口咽部細菌汙染，需要結合定量培養。

2. 病原判斷標準

(1) 確定：①血或胸液培養到病原菌；②經纖維支氣管鏡或人工呼吸道吸引的標本培養到的病原菌濃度 10^5 CFU/mL（半定量培養＋＋）、BALF 標本多 10^4 CFU/mL（＋～＋＋），PSB 或防汙染 PBAL 標本 $\geq 10^3$ CFU/mL（＋）；③呼吸道標本培養到肺炎支原體或血清抗體滴度呈 4 倍增高，血清肺炎衣原體抗體滴度呈 4 倍或 4 倍以上升高；④血清嗜肺退伍軍人桿菌直接螢光抗體陽性並抗體滴度 4 倍升高。

(2) 有意義：①合格痰標本（鱗狀上皮細胞＜ 10 個／低倍視野或白血球＞ 25 個／低倍視野）培養優勢菌中度以上生長（≥＋＋）；②合格痰標本少量生長，但與抹片鏡檢結果一致（肺炎鏈球菌、流感嗜血桿菌、卡他莫拉菌）；③多次痰培養到相同細菌；④血清肺炎衣原體抗體滴度增高 ≥ 1：32；⑤血清嗜肺退伍軍人桿菌試管凝集試驗抗體滴度一次升高達 1：320，間接螢光試驗 ≥ 1：256 或呈 4 倍增長達 1：128。

(3) 無意義：①痰培養到屬上呼吸道正常菌群的細菌（如草綠色鏈球菌、表皮葡萄球菌、非致病奈瑟菌、類白喉桿菌等）；②痰培養為多種致病菌少量（＜＋＋＋）生長；③不符合上述「確定」或「有意義」中任何一項。

重症 HAP 的診斷較為困難，主要是因為下呼吸道分離菌群屬於病原菌感染抑或定植菌，界限難以確定。因此，世界上許多國家都制定了 HAP 診斷標準，但出發點或目的不同，診斷標準可以差異很大。如為控制耐藥菌傳播，ICU 氣管插管患者只要氣管吸引物出現病原菌特別是腸道 GNB，即使臨床尚未肯定肺炎，也應按 HAP 處理，採取控制措施；若為統計 HAP 比較發病率，則需要在較長時間內保持相對穩定，適用於所有患者，並能使監控人員根據通常的臨床表現和實驗室所見作出診斷的診斷標準；若為治療目的則要求診斷標準具有高度特異性。美國疾病

控制中心關於 HAP 的診斷標準包括發燒、X 光檢查有新的或進展性肺浸潤、白血球計數升高、膿胸和合格痰（標本抹片鏡檢白血球＞25 個／低倍視野、上皮細胞＜10 個／低倍視野）發現或分離到病原體等條款。對臨床而言，上述診斷特異性顯然欠缺，因上述表現或檢查所見並非肺炎所特有，尤其是對於呼吸器相關性肺炎（VAP），氣管插管患者肺部「浸潤」陰影並不足以診斷肺炎。ARDS 患者更沒有任何一種 X 光徵象能夠成功診斷肺炎。對於 ICU 患者的肺炎，X 光診斷預測值僅有 35%；支氣管分泌物中出現病原體在 COPD 和氣管插管患者中可能僅代表定植而非感染；而經口咳出的支氣管分泌物即使痰中出現病原體也很難確定其為致病菌抑或汙染菌。國外學者 Fagon 等報導在氣管插管患者中臨床診斷的肺炎其準確率僅 62%。1992 年重症醫師國際會議建議以肺標本的組織學和病原學依據作為診斷 HAP 的「金標準」，但如此苛求的標準很難切合臨床實際。無論如何，非汙染標本檢出病原菌是 HAP 的可靠證據。

九、治療

（一）CAP 初始經驗性抗感染治療的建議

不同族群 CAP 患者初始經驗性抗感染治療的建議參見表 8-1。表 8-1 的治療建議僅是原則性的，須結合具體情況進行選擇。

表 8-1 不同族群 CAP 患者初始經驗性抗感染治療的建議

不同族群	常見病原體	初始經驗性治療的抗菌藥物選擇
青壯年、無基礎疾病患者	肺炎鏈球菌、肺炎支原體、流感嗜血桿菌、肺炎衣原體等	①青黴素類（青黴素、阿莫西林等）；②多西環素（強力黴素）；③大環內酯類；④第一代或第二代頭孢菌素；⑤呼吸喹諾酮類（如左旋氧氟沙星、莫西沙星等）

疾病篇

不同族群	常見病原體	初始經驗性治療的抗菌藥物選擇
老年人有基礎疾病患者	肺炎鏈球菌、流感嗜血桿菌、需氧革蘭陰性桿菌、金黃色葡萄球菌、卡他莫拉菌等	①第二代頭孢菌素（頭孢呋辛、頭孢丙烯、頭孢克洛等）單用或聯用大環內酯類；②β-內醯胺類／β-內醯胺酶抑制劑（如阿莫西林／克拉維酸、氨芐西林／舒巴坦）單用或聯用大環內酯類；③喹諾酮類
需入院治療、但不必收住ICU的患者	肺炎鏈球菌、流感嗜血桿菌、混合感染（包括厭氧菌）、需氧革蘭陰性桿菌、金黃色葡萄球菌、肺炎支原體、肺炎衣原體、呼吸道病毒等	①靜脈注射第二代頭孢菌素單用或聯用靜脈注射大環內酯類；②靜脈注射呼吸喹諾酮類；③靜脈注射β-內醯胺類／β-內醯胺酶抑制劑（如阿莫西林／克拉維酸、氨芐西林／舒巴坦）單用或聯用注射大環內酯類；④頭孢噻肟、頭孢曲松單用或聯用注射大環內酯類
需入住ICU的重症患者A組：無銅綠假單胞菌感染危險因素	肺炎鏈球菌、需氧革蘭陰性桿菌、嗜肺性退伍軍人桿菌、肺炎支原體、流感嗜血桿菌、金黃色葡萄球菌等	①頭孢曲松或頭孢噻肟聯合靜脈注射大環內酯類；②靜脈注射呼吸喹諾酮類聯合氨基糖苷類；③靜脈注射β-內醯胺類／β-內醯胺酶抑制劑（如阿莫西林／克拉維酸、氨芐西林／舒巴坦）聯合靜脈注射大環內酯類；④厄他培南聯合靜脈注射大環內酯類

不同族群	常見病原體	初始經驗性治療的抗菌藥物選擇
需入住 ICU 的重症患者 B 組：有銅綠假單胞菌感染危險因素	A 組常見病原體＋銅綠假單胞菌	①具有抗假單胞菌活性的 β- 內醯胺類抗生素（如頭孢他啶、頭孢吡肟、哌拉西林／他唑巴坦、頭孢哌酮／舒巴坦、亞胺培南、美羅培南等）聯合靜脈注射大環內酯類，必要時還可同時聯用氨基糖苷類；②具有抗假單胞菌活性的 β- 內醯胺類抗生素聯合靜脈注射喹諾酮類；③靜脈注射環丙沙星或左旋氧氟沙星聯合氨基糖苷類

（1）對於既往健康的輕症且胃腸道功能正常的患者應盡量推薦生物利用度良好的口服抗感染藥物治療。

（2）支氣管擴張症併發肺炎，銅綠假單胞菌是常見病原體，經驗性治療藥物選擇應兼顧及此。除上述推薦藥物外，亦有人提倡聯合喹諾酮類或大環內酯類，認為此類藥物易穿透或破壞細菌的生物被膜。

（3）疑有吸入因素時應優先選擇氨苄西林／舒巴坦鈉、阿莫西林／克拉維酸等有抗厭氧菌作用的藥物，或聯合應用甲硝唑、克林黴素等，也可選用莫西沙星等對厭氧菌有效的呼吸喹諾酮類藥物。

（4）對懷疑感染流感病毒的患者一般並不推薦聯合使用經驗性抗病毒治療，只有對於有典型流感症狀（發燒、肌肉痠痛、全身不適和呼吸道症狀）、發病時間＜ 2 天的高危險患者及處於流感流行期時，才考慮聯合使用抗病毒治療。

（5）對於危及生命的重症肺炎，建議早期採用廣譜強效的抗菌藥物治療，待病情穩定後可根據病原學進行針對性治療，或降階梯治療。抗生素治療要儘早開始，首劑抗生素治療盡量在診斷 CAP 後 4 小時內使用，

疾病篇

以提高療效，降低病死率，縮短住院時間。

(6)抗感染治療一般可於燒退和主要呼吸道症狀明顯改善後 3～5 天停藥，但療程視不同病原體、病情嚴重程度而異，不宜將肺部陰影完全吸收作為停用抗菌藥物的指徵。對於普通細菌性感染，如肺炎鏈球菌，用藥至患者燒退後 72 小時即可；對於金黃色葡萄球菌、銅綠假單胞菌、克雷伯菌屬或厭氧菌等容易導致肺組織壞死的致病菌所致的感染，建議抗菌藥物療程 ≥ 2 週。對於非典型病原體，療程應略長，如肺炎支原體、肺炎衣原體感染的建議療程為 10～14 天，退伍軍人桿菌屬感染的療程建議為 10～21 天。

(7)重症肺炎除有效抗感染治療外，營養支持治療和呼吸道分泌物引流亦十分重要。

(二)重症 HAP 的抗菌治療

1. 經驗性治療

(1)輕、中症 HAP：常見病原體為腸桿菌科細菌、流感嗜血桿菌、肺炎鏈球菌、甲氧西林敏感金黃色葡萄球菌（MSSA）等。抗菌藥物選擇第二、第三代頭孢菌素（不必包括具有抗假單胞菌活性者）、β- 內醯胺酶抑制劑；青黴素過敏者選用氟喹諾酮類或克林黴素聯合大環內酯類。

(2)重症 HAP：常見病原體為銅綠假單胞菌、耐甲氧西林金黃色葡萄球菌（MRSA）、不動桿菌、腸桿菌屬細菌、厭氧菌。抗菌藥物選擇喹諾酮類或氨基糖苷類聯合下列藥物之一：①抗假單胞菌 β- 內醯胺類如頭孢他啶、頭孢哌酮、哌拉西林、替卡西林、美洛西林等；②廣譜 β- 內醯胺類／β- 內醯胺酶抑制劑（替卡西林／克拉維酸、頭孢哌酮／舒巴坦鈉、哌拉西林／他唑巴坦）；③碳青黴烯類（如亞胺培南）；④必要時聯合萬古黴素（針對 MRSA）；⑤當評估真菌感染可能性大時應選用有效抗真菌藥物。

2.抗病原微生物治療

(1)金黃色葡萄球菌：MSSA首選苯唑西林或氯唑西林單用或聯合利福平、慶大黴素；替代可用頭孢唑啉或頭孢呋辛、克林黴素、複方磺胺甲唑、氟喹諾酮類。MRSA首選（去甲）萬古黴素單用或聯合利福平或奈替米星，替代可用（須經體外藥敏試驗）氟喹諾酮類、碳青黴烯類或替考拉寧。

(2)腸桿菌科（大腸埃希菌、克雷伯桿菌、變形桿菌、腸桿菌屬等）：首選第二、三代頭孢菌素聯合氨基糖苷類（參考藥敏試驗可以單用）。替代可用氟喹諾酮類、氨曲南、亞胺培南、β-內醯胺類／β-內醯胺酶抑制劑。

(3)流感嗜血桿菌：首選第二、第三代頭孢菌素、新大環內酯類、複方磺胺甲唑、氟喹諾酮類。替代可用β-內醯胺類／β-內醯胺酶抑制劑（氨苄西林／舒巴坦鈉、阿莫西林／克拉維酸）。

(4)銅綠假單胞菌：首選氨基糖苷類、抗假單胞菌β-內醯胺類（如哌拉西林／他佐巴坦、替卡西林／克拉維酸、美洛西林、頭孢他啶、頭孢哌酮／舒巴坦鈉等）及氟喹諾酮類。替代可用氨基糖苷類聯合氨曲南、亞胺培南。

(5)不動桿菌：首選亞胺培南或氟喹諾酮類聯合阿米卡星或頭孢他啶、頭孢哌酮／舒巴坦鈉。

(6)軍團桿菌：首選紅黴素或聯合利福平、環丙沙星、左氧氟沙星。替代可用新大環內酯類聯合利福平、多西環素聯合利福平、氧氟沙星。

(7)厭氧菌：首選青黴素聯合甲硝唑、克林黴素、β-內醯胺類／β-內醯胺酶抑制劑。替代可用替硝唑、氨苄西林、阿莫西林、頭孢西丁。

(8) 真菌：首選氟康唑，酵母菌（新型隱球菌）、酵母樣菌（念珠菌屬）和組織胞質菌大多對氟康唑敏感。兩性黴素 B 抗菌譜最廣，活性最強，但不良反應重，當感染嚴重或上述藥物無效時可選用。替代可用 5-氟胞嘧啶（念珠菌、隱球菌）；咪康唑（芽生菌屬、組織胞質菌屬、隱球菌屬、部分念珠菌）；伊曲康唑（麴菌、念珠菌、隱球菌等）。

(9) 巨細胞病毒：首選更昔洛韋單用或聯合靜脈用免疫球蛋白（IG）或巨細胞病毒高免疫球蛋白。替代可用膦甲酸鈉。

(10) 卡氏肺孢子蟲：首選複方磺胺甲唑，其中廣譜抗菌藥（SMZ）100mg/（kg·d），TIP20mg/（kg·d），口服或靜脈注射，6 小時／次。替代可用戊烷脒 4mg/（kg·d），肌內注射；氨苯砜 100mg/（kg·d）聯合 TIP-20mg/（kg·d），口服。

3. 療程

具體療程應個體化。其長短取決於感染的病原體、嚴重程度、基礎疾病及臨床治療反應等。以下是一般的建議療程。

流感嗜血桿菌 10～14 天，腸桿菌科細菌、不動桿菌 14～21 天，銅綠假單胞菌 28 天，金黃色葡萄球菌 21～28 天（其中 MRSA 可適當延長療程），卡氏肺孢子蟲 14～21 天，退伍軍人桿菌、支原體及衣原體 14～21 天。

(三) 重症肺炎的支持治療

1. 機械通氣

重症肺炎累及各臟器功能，在治療上除了營養、液體等一般意義上的支持外，各臟器的功能支持十分重要，重症肺炎患者不同器官功能損害機制各不相同，治療各異，但核心問題是呼吸功能的支持。透過呼吸支持，有效改善缺氧和酸中毒，是防止和治療心、腎功能損害的基礎。

重症肺炎需要機械通氣支持者占58%～88%不等，在有基礎疾病、免疫抑制、營養不良、老年人和伴有敗血症者，需要機械通氣的比例明顯升高。導致呼吸衰竭或ARDS的病原體包括肺炎鏈球菌、退伍軍人桿菌、腸道革蘭陰性桿菌、金黃色葡萄球菌、卡氏肺孢子蟲、結核分枝桿菌、流感病毒、呼吸道融合病毒等。

　　肺炎併發呼吸衰竭的病理生理特徵是肺實變導致通氣／血流比失調，並伴有肺泡微血管膜損傷和肺水腫。不同病原體引起的損害可以不同，如病毒多為間質性肺炎，肺泡微血管的損傷重於肺實質；而卡氏肺孢子蟲肺炎主要是肺泡內大量泡沫狀分泌物滲出，但到了後期，肺間質損害反而可能並不突出。無論肺實質與肺間質損害何者為重，肺炎併發呼吸衰竭的生理學改變均與ARDS相似，包括頑固性低氧血症、肺內分流、肺順應性降低等。需要指出的是，肺炎併發呼吸衰竭或ARDS儘管病變可以是瀰漫性的，但實際上並不均勻，故有兩室（病變肺區和功能正常肺區）或三室（病變肺區、功能正常肺區和功能接近正常肺區）模型之說。機械通氣的目標應是使病變肺區萎陷的肺泡重新充氧，而避免功能正常或接近正常的肺泡過度充氣和膨脹，既改善氣體交換，又令用於肺泡充盈的壓力消耗和氣壓傷併發症降至最低限度。為實現這一目標，呼吸器使用參數應是低吸氣壓（低潮氣量），適當延長吸氣時間和適當使用呼氣末正壓（PEEP），PEEP調節的原則為在確保$FiO_2 < 0.5$，$PaO_2 > 60mmHg$的情況下，使用最低的PEEP。對於廣泛單側肺炎導致呼吸衰竭患者，有人建議單側通氣，以避免既未能充分改善患側通氣反使健側通氣大量增加而惡化通氣／血流比失調。但單側通氣需要雙腔氣管插管，實踐上頗有困難。臨床採用健側臥位機械通氣的方法，頗為有效。原有慢性阻塞性肺疾病並出現CO_2瀦留者，機械呼吸應注意改善通氣，糾正呼吸性酸中毒，但也並不要求PCO_2降至正常，重點在改善低氧血症和減

疾病篇

輕呼吸肌勞累。

機械通氣的銜接可借由面罩和人工呼吸道（氣管插管與切開）兩種方式。我們認為銜接方式的選擇重點應參考患者神志狀態、呼吸道分泌物多少以及呼吸肌勞累程度等，對神志欠清、不能自主排痰和呼吸肌疲勞的患者應當採用氣管插管。對於已經接受抗生素治療無效，而病原學診斷不明者尤應儘早氣管插管，一方面行呼吸支持為搶救患者爭取時間，另一方面以便直接從下呼吸道取樣，進一步作病原學檢查。

2. 營養等支持治療

重症肺炎因炎症、發燒、低氧血症、呼吸功增加及交感神經系統興奮等因素可使患者處於高代謝狀態，故治療初即應予以營養支持。

(1)營養支持的方案：①採用高蛋白、高脂肪、低糖的胃腸外營養液；②蛋白質、脂肪、糖類的熱卡比分別為 20%、20%～30%、50%；③每天的蛋白質攝取量為 1.5～2g/kg，卡氮比為 (150～180) kcal：1g，危重患者可高達 (200～300) kcal：1g；④每天適量補充各種維生素及微量元素。依據臨床情況調整電解質用量，尤其注意補充影響呼吸功能的鉀、鎂、磷等元素。

(2)營養支持的途徑和方法：①腸道內營養 (EN)，又可分為部分腸內營養 (PEN) 和全腸道內營養 (TEN)。重症肺炎一般採用 TEN，透過鼻胃插管、胃腸道造瘻的方法支持治療，通常選擇對患者較易接受的鼻胃插管。EN 為營養支持的最佳途徑，因為它符合腸道生理過程；可降低呼吸衰竭患者的上消化道出血的發生率；避免營養液對患者肝實質的影響（肝脂肪變性）；操作技術、護理要求相對簡便；可避免腸道外營養過程中易出現的可怕併發症。②部分腸道內和腸道外營養 (PEN-PPN)。③腸道外營養 (PN)，又可分為部分腸外營養 (PPN) 和全腸道外營養 (TPN)。

透過外周靜脈營養和深靜脈營養予以治療，具體選擇取決於營養液的劑型、成分、滲透濃度以及外周靜脈條件。

(四)重症型肺炎的具體治療方案

1. 氧氣吸入休克時組織普遍缺氧，故即使無明顯發紺，給氧仍屬必要。可經鼻導管輸入。輸入氧濃度以40%為宜，氧流量為5～8L/min。

2. 搶救休克

(1)補充血容量：如患者無心功能不全，快速輸入有效血容量是首要的措施。首次輸入1000mL，於1小時內輸完最理想。開始補液時宜同時建立兩條靜脈通道，一條快速擴容，補充膠體液，另一條靜脈注射晶體液。打點滴速度為「先快後慢、先多後少」，力求在數小時內逆轉休克，尤其是最初1～2小時內措施是否有力乃成功的關鍵。抗休克擴容中沒有一種液體是完善的，需要各種液體合理組合，才能保持細胞內、外環境的相對穩定。

1)膠體液：常用藥物為低分子右旋糖酐，其作用為提高血漿膠體滲透壓，每克低分子右旋糖酐可吸入細胞外液20～50mL，靜脈注射後2～3小時作用達高峰，4小時後消失，故需快速滴入。同時，它還有降低血液黏稠度，疏通微循環的作用。用法及用量，500～1000mL/d，靜脈注射。或輸入血定安、菲克雪濃、萬汶及新鮮血漿。

2)晶體液：常用的平衡鹽溶液有乳酸鈉林格液或2：1溶液，平衡鹽溶液的組成成分與細胞外液近似，使用後可按比例分布於血管內的細胞外液中，故具有提高功能性細胞外液容量的作用。代謝後又可供給部分碳酸氫鈉，對治療酸中毒有一定功效。

3)各種濃度葡萄糖液：5%、10%葡萄糖液主要供給水分和能量，減少消耗，不能維持血容量；25%～50%葡萄糖則可提高血管內滲透

壓，具有短暫擴容及滲透性利尿作用，故臨床上亦作為非首選的擴容藥應用。

(2)治療酸中毒：休克時都有酸中毒。組織的低灌流狀態是酸中毒的基本原因，及時治療酸中毒，可提高心肌收縮力，降低微血管通透性，提高血管對血管活性藥物的效應，改善微循環並防止 DIC 的發生。5%碳酸氫鈉最為安全有效，宜首選。它具有以下優點，解離度大，作用快，能迅速中和酸根；為高滲透性液體，兼有擴容作用。補鹼公式，所需補鹼量（mmol）＝（目標 BE －實測 BE）×0.3× 體重（kg）。目標 BE 一般定位 20mmol/L。估演算法，欲提高血漿 CO_2 結合力 1mmol/L，可給予 5%碳酸氫鈉約 0.5mL/kg。

(3)血管活性藥物：血管活性藥物必須在擴容、治療酸中毒的基礎上使用。

1)血管收縮藥物：此類藥物可使灌注適當增高，從而改善休克。但如果使用不當，則使血管強烈收縮，外周阻力增加，心排血量下降，反而減少組織灌注，使休克向不可逆方向發展，加重病情。血管收縮藥物適用於休克早期，在血容量未補足之前、尿量＞25mL/h 時，短暫使用可以增加靜脈迴流和心搏血量，保證重要器官的血液流量，有利於代償功能的發揮。常用的血管收縮藥物有去甲腎上腺素和阿拉明（間羥胺）。去甲腎上腺素 2～6mg 加入 500mL 液體中以每分鐘 30 滴的速度靜脈注射，使收縮壓維持在 12～13kPa，隨時調整滴速及藥物濃度，血壓穩定 30 分鐘後逐漸減量，可與酚妥拉明合用，後者濃度為 2～4mg/mL，每分鐘 20～40 滴。阿拉明 10～20mg，加入 5%～10%葡萄糖液中靜脈注射。該藥副作用小，血壓上升比去甲腎上腺素平穩。

2)血管擴張劑：近年來了解到休克的關鍵不在血壓而在血流。由

於微循環障礙的病理基礎是小血管痙攣，故目前多認為使用血管擴張藥物較使用血管收縮藥物更為合理和重要。但應在補充血容量的基礎上給予。

3）多巴胺：小劑量對周圍血管有輕度收縮作用，但對內臟血管有擴張作用，用後可使心肌收縮力增強，心搏出量增加，腎血流量和尿量增加，動脈壓輕度增高，並有抗心律失常作用。大劑量則主要發揮興奮 α- 受體作用，會產生不良後果。用法和用量：10～20mg 加入葡萄糖溶液 500mL 中，以每分鐘 20～40 滴速度靜脈注射。

4）異丙腎上腺素：能擴張血管，增強心肌收縮力和加快心率，降低外周總阻力和中心靜脈壓。1mg 中加入葡萄糖 500mL 中，每分鐘 40～60 滴。

5）酚妥拉明：為 α- 受體阻滯劑，藥理作用以擴張小動脈為主，也能輕度擴張小靜脈。近年來研究認為，此藥對 β- 受體也有輕度興奮作用，可增加心肌收縮力，加強擴張血管作用，明顯降低心臟副作用，而不增加心肌氧耗，並具有一定的抗心律失常作用，但缺點是增加心率。此藥排泄迅速，給藥後 2 分鐘起效，維持時間短暫。停藥 30 分鐘後消失，由腎臟排出。抗感染性休克時酚妥拉明通常採用靜脈注射給藥。以 10mg 酚妥拉明稀釋於 5% 葡萄糖液 100mL 中，開始時用 0.1mg/min 的速度靜脈注射，逐漸增加劑量，最高可達 2mg/min，同時嚴密監測血壓、心率，調整靜脈注射速度，務求取得滿意療效。其副作用主要有鼻塞、眩暈、虛弱、噁心、嘔吐、腹瀉、血壓下降、心跳過速。腎功能減退者慎用。

6）山莨菪鹼：山莨菪鹼是膽鹼能受體阻滯劑，能直接鬆弛痙攣血管，興奮呼吸中樞，抑制腺體分泌，且其散瞳作用較阿托品弱，無蓄積作用，半衰期為 40 分鐘，毒性低，故為相當適用的血管擴張劑。山莨菪

鹼的一般用量，因休克程度不同、併發症不同、病程早晚、個體情況而有差異。早期休克用量小，中、晚期休克用量大。一般由 10～20mg 靜脈注射開始，每隔 5～30 分鐘逐漸加量，可達每次 40mg 左右，直至血壓回升、面色潮紅、四肢轉暖。可減量維持。山莨菪鹼治療的禁忌證如下，高燒（39℃以上），但降溫後仍可使用；煩躁不安或抽搐者，用鎮靜劑控制後仍可使用；血容量不足，須在補足有效血容量的基礎上使用；青光眼、前列腺肥大。

3. 抗生素的使用

在獲得痰、尿及其他體液培養結果以前，開始治療時只能憑經驗判斷病原菌。選用強而有力的廣譜殺菌劑，待致病菌明確後再行調整。劑量宜大，最好選用 2～3 種聯合使用。最好選用對腎臟無毒或毒性較低的抗生素。

低肺炎鏈球菌耐藥發生率時（< 5%），首選頭孢或青黴素／β-內醯胺酶抑制劑加紅黴素；高肺炎鏈球菌耐藥發生率時（> 5%）或居住養老院的老年患者，首選三代頭孢加大環內酯類，替代可用四代頭孢加大環內酯類、泰能加大環內酯類、環丙沙星或新喹諾酮類。

如伴有 COPD 或支氣管擴張而疑有銅綠假單胞菌感染時，首選頭孢他啶加氨基糖苷類，也可加用大環內酯類或環丙沙星。對有厭氧菌感染可能的臥床患者或伴有系統疾病者，首選氨基青黴素／β-內醯胺酶抑制劑加克林黴素或泰能。

目前常用的抗生素有以下幾類。

(1) 青黴素類：①青黴素對大多數革蘭陽性球菌、桿菌，革蘭陰性球菌，均有強大的殺菌作用，但對革蘭陰性桿菌作用弱。目前青黴素主要大劑量用於敏感的革蘭陽性球菌感染，在感染性休克時超大劑量靜脈注射。

第八章 肺部危急重症

金葡菌感染時應做藥敏監測。大劑量青黴素靜脈注射由於它是鉀鹽或鈉鹽，療程中需隨時監測血清鉀、鈉。感染性休克時用量至少用至（800～960）×10⁴U/d，分次靜脈注射。②半合成青黴素：苯唑西林（又名苯唑西林鈉，新青黴素Ⅱ）對耐藥金葡菌療效好，4～6g/d，分次靜脈注射。氨苄西林主要用於傷寒、副傷寒、革蘭陰性桿菌敗血症等。成人用量為4～6g/d，分次靜脈注射或肌內注射。羧苄西林可用於治療銅綠假單胞菌敗血症，成人10～20g/d，分次靜脈注射或肌內注射。③青黴素與β-內醯胺類抑制劑的複合製劑，阿莫西林-克拉維酸鉀用於耐藥菌引起的上呼吸道、下呼吸道感染，皮膚軟組織感染，術後感染和尿道感染等。成人每次1片（0.375mg），每天3次，口服；嚴重感染時每次2片，每天3次。氨苄西林-舒巴坦鈉：對大部分革蘭陽性菌、革蘭陰性菌及厭氧菌有抗菌作用。成人每天1.5～12g，分3次靜脈注射，或每天2～4次，口服。

（2）頭孢菌素類：本類抗生素具有抗菌譜廣、殺菌力強，對胃酸及β-內醯胺酶穩定，變態反應少等優點。現已使用到第四代產品，各有優點。①第一代頭孢菌素特點為對革蘭陽性菌的抗菌力較第二、第三代強，故主要用於耐藥金葡菌感染，對革蘭陰性菌作用差，對腎臟有一定毒性，且較第二、第三代嚴重。頭孢唑啉，成人2～4g/d，肌內注射或靜脈注射；頭孢拉啶，成人2～4g/d，靜脈注射，每天用量不超過8g/d。②第二代頭孢菌素對革蘭陽性菌作用與第一代相仿或略差，對多數革蘭陰性菌作用增強，常用於大腸埃希菌屬感染，部分對厭氧菌高效，腎臟毒性小。頭孢孟多，治療重症感染，成人用至8～12g/d，靜脈注射或靜脈注射；頭孢呋辛，治療重症感染，成人用至4.5～8g/d，分次靜脈注射或肌內注射。③第三代頭孢菌素，本組抗生素的特點：對革蘭陽性菌有相當的抗菌作用，但不及第一、第二代，對革蘭陰性菌包括腸桿菌、銅綠假單胞菌，及厭氧菌如脆弱類桿菌有較強的作用，其血漿半衰

期長，有一定量滲入腦脊液，對腎臟基本無毒性。頭孢他啶，臨床上用於單種的敏感細菌感染，及兩種或兩種以上混合細菌感染，成人1.5～6g/d，分次肌內注射或靜脈注射；頭孢曲松（羅氏芬），成人1～2g/d，分次肌內注射或靜脈注射；頭孢哌酮，成人6～8g/d，分次肌內注射或靜脈注射。

（3）氨基糖苷類抗生素：本類抗生素對革蘭陰性菌有強大的抗菌作用，且在鹼性環境中增強。其中卡那黴素、慶大黴素、妥布黴素、阿米卡星等對各種需氧革蘭陰性桿菌具有高度的抗菌作用。厭氧菌對本類抗生素不敏感。本類抗生素使用時須注意老年人應慎用，休克時腎血流減少，用量不要過大，還要注意複查腎功能；尿路感染時應鹼化尿液；與呋塞米、依他尼酸、甘露醇等藥聯用時增強其毒性；慶大黴素，成人（16～24）×10^4U/dL，分次肌內注射或靜脈注射。忌與青黴素混合靜脈注射；硫酸卡那黴素，成人1.0～1.5g/d，分2～3次肌內注射或靜脈注射，療程不超過10～14天；硫酸妥布黴素，成人每天1.5mg/kg，每8小時1次，分3次肌內注射或靜脈注射。

（4）大環內酯類抗生素：大環內酯類抗生素作用於細菌細胞核糖體50S亞單位，阻礙細菌蛋白質的合成，屬於生長期抑菌藥。本品主要用於治療耐青黴素的金葡菌感染和青黴素過敏的金葡菌感染，成人500mg，每天1次口服，或0.25～0.5g加入糖或鹽水中靜脈注射0.5g。

（5）喹諾酮類抗生素：喹諾酮類抗生素以細菌的脫氧核糖核酸為靶，阻礙DNA迴旋酶合成，使細菌細胞不再分裂。喹諾酮按發明的先後及抗菌效能不同，為第一、第二、第三代。第一代喹諾酮只對大腸埃希菌、痢疾桿菌、克雷伯桿菌及少部分變形桿菌有抗菌作用。具體品種有萘啶酸和吡咯酸，因療效不佳現已少用。第二代喹諾酮在抗菌譜方面有所擴

大，對腸桿菌屬、檸檬酸桿菌屬、銅綠假單胞菌、沙雷桿菌也有一定抗菌作用。主要有吡哌酸。第三代喹諾酮的抗菌譜進一步擴大，對葡萄球菌等革蘭陽性菌也有抗菌作用。目前臨床主要使用第三代喹諾酮。其主要副作用有胃腸道反應，中樞反應如頭痛、頭暈、睡眠不良等；可致癲癇發作；可影響軟骨發育，孕婦及兒童慎用。

(6)萬古黴素：用於耐甲氧西林的葡萄球菌。成人每天1～2g，分2～3次靜脈注射。

4.非抗微生物治療

非抗微生物治療領域，有三種方法最有希望，即急性呼吸衰竭時的無創通氣，低氧血症的治療和免疫調節。

(1)無創通氣：持續呼吸道正壓（CPAP）被用於卡氏肺孢子蟲肺炎的輔助治療。在重症CAP，用無創通氣後似乎吸收及康復更快。將來的研究應弄清無創通氣能在多大程度上避免氣管插管，對疾病結果到底有無影響。

(2)治療低氧血症：需機械通氣治療的重症肺炎患者低氧血症的病理生理機制是肺內分流和低通氣區肺組織的通氣-血流比例失調。

(3)免疫調節治療：① G-CSF，延長中性粒細胞體外存活時間，擴大中性粒細胞的吞噬活力，增強呼吸爆發。促進PMN的成熟和肺內流。重組G-CSF在非粒細胞減少的肺炎鏈球菌和假單胞菌肺炎動物使用顯示，其可增加外周血BALF中白血球數量，增強細菌的清除和動物存活率。754例CAP住院患者皮下注射300μg，外周白血球增加3倍，但臨床結果無改變。② IFN-γ，具有促進巨噬效應細胞的功能，包括刺激呼吸爆發，抗原提呈，啟動巨噬細胞起源的TNF釋放，增強巨噬細胞體外吞噬和抗微生物活力。對PMN有類似作用。在體內，IFN-γ缺乏可造成肺對

細胞內病原體的清除障礙。③ CD40，促進 T 細胞和 B 細胞、DCs 細胞的有效作用，直接刺激 B 細胞。在清除細胞內細菌的細胞免疫反應和清除細胞外細菌的體液免疫反應中發揮作用。動物試驗顯示，有增強肺清除 RSV 和防止卡氏肺孢子蟲肺炎發展的作用。④ CpG 二核苷酸，選擇性增強 NK 細胞活力，啟用抗原提呈細胞，上調 CD40，啟動 I 型細胞因子反應，對外來抗原產生淋巴細胞（CTL）。

5. 激素的使用

皮質激素有廣泛的抗感染作用，預防補體活化，減少 NO 的合成，抑制白血球的黏附和聚集，減少血小板活化因子、TNF-α、IL-1 和前列腺素對不同刺激時的產生。大樣本的、隨機的研究和薈萃分析顯示，大劑量、短療程的激素治療不能降低敗血症（SEPTIC）患者的病死率。一項 300 例患者的隨機對照、雙盲研究，使用皮質醇（50mg，靜脈注射，6 小時 1 次）或氟氫可的松（50μg，口服，每天 1 次）7 天。腎上腺功能不全者，28 天存活率要顯著高於安慰劑對照組。在腎上腺功能無法測試或檢出結果前，對升壓藥依賴、有敗血性休克的機械通氣和有其他器官功能障礙者，使用激素可能合理。

十、預防控制策略及展望

重症 CAP 的預防控制措施目前尚無定論，但隨著分子生物學的發展，使得各種肺部感染常見病原體如肺炎鏈球菌疫苗的研製有了明顯的進步，為肺部感染的防治開闢了一條新的途徑。肺炎鏈球菌疫苗為 23 價多糖莢膜疫苗，可覆蓋 90％以上的侵襲性肺炎鏈球菌，在免疫功能正常的成人中總有效率達 75％。儘管如此，對疫苗的有效性仍有爭議。目前新的肺炎鏈球菌疫苗的研製主要向結合疫苗發展，將多糖與載體蛋白共價結合，增加多糖的免疫原性。而降低重症 HAP 高發病率、高病死率和

高醫療資源消耗關鍵在於預防。在國際上被證明能有效降低 HAP 發病率的措施包括：醫護人員洗手，避免交叉汙染；置患者於半臥位，以減少口咽部分泌物吸入；採用硫糖鋁替代 H2 受體阻滯劑、抗酸劑，以防治應急性消化道潰瘍等。

目前備受關注的預防措施或研究還有以下幾方面。

(1)聲門下可吸引氣管導管和防定植導管，避免氣囊上方分泌物瀦留與吸入以及減少細菌在導管壁的黏附與定植。

(2)氣路設計溼熱交換器以防止冷凝水形成和反流進入呼吸道。因為冷凝水是一個很危險的「細菌庫」。

(3)呼吸道溼化提倡採用加溫溼化器，而不用霧化器。前者顆粒大，不易進入肺泡，且經加溫能殺滅多數病原菌，後者則不然。

(4)選擇性消化道脫汙染（SDD）。基於對消化道 GNB 易位和內源性感染機制的認知，1980 年代初就提出 SDD 預防 HAP，即設計一種預防性抗生素使用方案（主要包括胃腸道不吸收的多黏菌素 E 和兩性黴素 B），清除胃腸道和口咽部需氧 GNB 和真菌，避免其移行和易位。多數學者認為，SDD 能有效降低 HAP 發生率，但能否降低病死率尚不能肯定。SDD 作為一個重要技術措施，需進一步深入研究其適應證、方案標準化、防止耐藥等。

（張衛芳）

第四節　休克型肺炎

休克型肺炎又稱中毒性肺炎、爆發性肺炎，是由病原菌及其代謝產物引起以感染性休克為主要表現的重症肺炎。臨床特徵表現為以循環障

疾病篇

礙為主要特徵，表現為血壓下降、休克、少尿、神志模糊、煩躁不安，甚至昏迷，多見於年老體弱者，青壯年也可發病。病情嚴重者可出現DIC和MOF。急救原則中抗休克是成功的關鍵，迅速改善血容量不足，儘早使用糖皮質激素，合理使用血管活性物質，及時改善酸鹼失衡、電解質紊亂，注意防止併發症。

一、病因與發病機制

(一)病因

最常見的致病菌為肺炎雙球菌，其次為溶血性鏈球菌、金黃色葡萄球菌、肺炎桿菌、流感嗜血桿菌、大腸埃希菌、銅綠假單胞菌、厭氧菌等。近年來，革蘭陰性桿菌引起者日趨增多，還有少見病毒，如流感病毒、鼻病毒等。

(二)發病機制

當機體免疫功能低下時，侵入肺實質的病原菌及其毒素可引起：①啟用機體某些反應系統，包括交感-腎上腺髓質系統、補體系統、激肽系統、凝血與纖溶系統等，產生各種生物活性物質，作用於血管舒縮中樞。②機體的神經-內分泌系統的強烈反應，導致內啡肽釋放。③中毒性心肌炎影響心排血量。④透過垂體-腎上腺皮質系統，引起腎上腺皮質功能不全。

以上因素均可使有效循環血量下降，引起微循環功能障礙，造成細胞損傷和重要臟器功能損害。

二、臨床表現

1. 症狀

(1)發病急，病情重：1～3天即發展為休克或就診時已進入休克狀態。少數病例發病緩慢，可無呼吸道症狀，僅發現血壓下降或呼吸系統

症狀較輕，或常為消化系統及神經精神系統症狀所掩蓋。以年老體弱者居多。

(2)發冷、發燒：體溫常不超過40℃，少數患者體溫可不升高，或僅有低燒。

(3)休克：收縮壓低於10.64kPa，表現為面色蒼白、四肢厥冷、全身冷汗、呼吸急促、脈搏細速、發紺等。

(4)神經精神症狀：多數病例出現意識模糊、躁動不安、譫妄、嗜睡，甚至昏迷。

(5)肺部症狀：多數患者有咳嗽、咳痰，但不一定有咳血痰，也很少有胸痛。許多患者僅有少許細溼性喘鳴及呼吸音降低，有明顯實變體徵者較少。

(6)心肌損害表現：少數病例可因中毒性心肌炎出現心跳過速、心律失常、奔馬律、心臟擴大及充血性心力衰竭。

(7)消化道症狀：部分病例以噁心、嘔吐、腹痛、腹瀉及腸麻痺等表現而就診；有時甚至出現黃疸或肝、脾大，極易誤診為中毒性菌痢，應注意鑑別。

2. 體徵

少數患者肺部可有實變體徵，在相應部位叩診濁音，語顫增強，也可聽到管樣呼吸音；但多數患者，僅在病變外有少許溼性喘鳴和呼吸音減弱。少數患者可無明顯肺部體徵。

三、輔助檢查

1. 血液常規

大多數白血球總數明顯增高，半數以上病例超過20×10^9/L，胞質內

有中毒顆粒，少數呈現類白血病反應。年老體弱，反應性極差時白血球可不升高，甚至降低。

2. X 光檢查

表現呈多樣性，可為大葉性、節段性、多葉性或支氣管肺炎的表現。發病 24 小時內 X 光檢查可為陰性。

3. 心電圖檢查

可出現竇性心跳過速，低電壓，房性或室性期前收縮，甚至二聯律、束支傳導阻滯，個別發生陣發性心房顫動。可有心肌損傷、ST-T 變化，少數亦有酷似急性心肌梗塞者。

4. 病原學檢查

痰抹片、培養或血培養查致病菌均應盡量在使用抗生素前。留痰時應注意晨起漱口、刷牙、用力咳嗽，使深部支氣管分泌物能夠咳出，咳出的痰應立即送檢，至少不應超過 2 小時。

5. 血氣分析

主要表現為動脈低氧血症和代謝性酸中毒，亦可出現混合性酸鹼紊亂，病情嚴重者可出現呼吸衰竭。

四、診斷

休克型肺炎的臨床徵象早期非典型，易引起漏診或誤診。凡遇到下述情況時應予以重視：①平素體弱多病的老年人，突然出現末梢循環衰竭的徵象，全身情況危重，呼吸道症狀可有可無；②有神志與精神改變；③病初可有高燒，休克發生後不發燒或低燒；④心跳過速，脈細微；⑤白血球計數升高或核左移；⑥胸部 X 光檢查證實為肺部炎症。

對休克的判斷不能只單純注意血壓的變化。即使血壓正常，如患者

有口渴、頭昏、眼花、煩躁不安、面色蒼白、四肢發涼、脈搏細速等血容量不足和組織灌流不足的表現時，就應懷疑為休克早期表現。如果收縮壓成人低於 10.64kPa，兒童低於 8.0kPa，高血壓患者較原範圍降低 30%以上，脈壓＜ 2.7kPa，結合臨床有組織灌流不足的症狀即可診斷。

五、治療

1. 一般治療

(1)保持呼吸道通暢，適當給予止咳化痰藥，分泌物和痰液多時，應鼓勵患者咳出或及時吸出。保暖、加強護理，給予高熱量、高維生素、易消化的食物。

(2)持續低流量吸氧，監測血氣，了解缺氧情況。氧濃度保持在 30%左右，若為Ⅰ型呼吸衰竭，可將氧濃度提高至 40%左右。

(3)測血壓、脈搏、呼吸，15 ～ 30 分鐘 1 次，記出入量。

2. 抗休克治療

(1)擴容治療：常用的膠體液有右旋糖酐 -40、血漿、白蛋白及全血，晶體液為碳酸氫鈉、生理食鹽水、林格液等。但要注意速度，尤其是中老年人，應避免打點滴過快，導致心力衰竭及肺水腫。24 小時補液量達 2500 ～ 3000mL，一般初期 1 ～ 2 小時內打點滴 800 ～ 1000mL，12 小時內打點滴 2000mL，力求在數小時內改善微循環，逆轉休克狀態。血容量已補足的標準為：①組織灌注良好，神清、口唇紅潤、肢端溫暖、發紺消失；②收縮壓＞ 11.92kPa，脈壓＞ 3.99kPa；③脈率＜ 100/min；④尿量＞ 30mL/h，若連續觀察尿量＜ 30mL/h 且逐漸減少，尿比重＞ 1.020 且逐漸升高，均表示血容量不足，應加速打點滴。若尿量＞ 40mL/h 尿比重低於 1.020，表示血容量已補足；⑤血紅素和血細胞比容恢復至基礎水準，血液濃縮現象消失。

疾病篇

(2)治療酸中毒：休克發生後，由於組織缺氧，無氧代謝後大量的丙酮酸不能進入三羧酸循環氧化分解，造成乳酸等酸性產物蓄積，引起酸中毒。治療酸中毒的根本辦法是控制感染、迅速擴容及使用激素及擴血管藥物等改善微循環。緩衝劑只有在以上基礎上才能更好地發揮作用。常用的鹼性溶液：①5％碳酸氫鈉，首次劑量5mL/kg，靜脈注射，4～6小時後根據血氣分析情況再補。一般成人每次200～250mL，每日總量不宜超過800mL。②11.2％乳酸鈉溶液，首次劑量3mL/kg，靜脈注射，成人劑量為200～300mL/d，但高乳酸血症和肝功能不良者不宜使用。③三羥甲基氨基甲烷（THAM），易迅速透過細胞膜，改善細胞內酸中毒，它產生磷酸氫根的同時，還能處理CO_2，因此有治療呼吸性酸中毒的作用，還具有不含鈉離子和滲透性利尿的作用。但有抑制呼吸，引起低血糖、低血鈣、高血鉀和低血壓的作用。故一般較少使用。

(3)擴血管藥物：必須在充分擴容及治療酸中毒的基礎上使用。①α受體阻滯劑，主要有酚妥拉明、酚苄明、氯丙嗪。酚妥拉明作用快而短，易於控制，劑量為10mg加入250mL葡萄糖液中靜脈注射，滴速為0.3～0.6mg/min。情況緊急時，可先以0.5～1.0mg加生理食鹽水10mL稀釋後靜脈緩注。氯丙嗪則具有中樞神經安定和降溫作用，且能降低組織耗氧量，解除血管痙攣。劑量為0.5～1.0mg/kg加入250mL葡萄糖液中靜脈注射，或多次0.2mg/kg肌內注射。②β受體興奮劑，常用藥物有異丙腎上腺素和多巴胺。異丙腎上腺素劑量1～2mg加入5％葡萄糖液500mL中滴注，滴速為2～4μg/min。心率宜維持在120次／分以內。多巴胺是去甲腎上腺素的前身，有興奮α-受體和β-受體以及腸繫膜和腎血管多巴胺受體的作用。小劑量對外周血管有輕度收縮作用，但對內臟血管則有擴張作用，使腎血流量增加而心率改變不顯著。大劑量（每分鐘滴速＞20μg/min）則主要產生α受體興奮作用，使全身血管痙

攣，誘發心律失常。劑量通常為 20～60mg 加入 250mL 葡萄糖液中靜脈注射，滴速 2～5μg/（kg·min）。③抗膽鹼藥物，有阿托品、山莨菪鹼和東莨菪鹼等。具有興奮呼吸、循環、調節機體自主神經的平衡，解除平滑肌痙攣，改善微循環灌流的作用，使組織細胞及主要臟器（如心、肺、腎等）的缺氧得到改善。並可能對免疫有調節作用。阿托品擴張外周血管可能比對心臟作用強，能使心率加快，大劑量時有興奮呼吸中樞作用，並可引起煩躁、譫語；東莨菪鹼有解痙和興奮呼吸作用，同時對大腦皮質有抑制作用。常用劑量：阿托品每次 0.03～0.05mg/kg，靜脈注射，每 15、30、60 分鐘一次，一般需反覆靜脈注射 6～10 次以上才見效；東莨菪鹼（0.01～0.02mg/ 次），每 10～30 分鐘靜脈注射 1 次，約用藥 6 次後可見效；山莨菪鹼為 10～20mg/ 次，每隔 10～20 分鐘靜脈注射 1 次，至顯效後改為維持量。④腎上腺皮質激素，具有增強心肌收縮力，增加心排血量，擴張外周血管，保護細胞膜、溶酶體膜的穩定性和完整性，促進能量代謝等作用，目前主張早期、足量和短程療法。皮質醇，200～600mg/d，靜脈注射，一般不超過 3 天；地塞米松首劑 40mg，以後 4～6 小時用 20mg，最多每日不超過 60mg。治療中應注意大劑量使用糖皮質激素的不良反應。

（4）縮血管藥物：僅能提高血液灌注壓，使用時應謹慎。一般在休克早期，血壓驟降，血容量一時未能補足時，為保護心、腦、腎等重要器官而用藥。或與 α 受體阻滯劑聯合使用以消除 α 受體興奮作用，仍保留其 β 受體興奮作用，同時對抗阻滯劑的降壓作用。常用藥物：去甲腎上腺素 0.5～1.0mg；間羥胺 10mg 靜脈注射，滴速 20～40/min；甲氧胺 10～20mg／次，肌內注射；美酚丁胺 20mg／次，肌內注射。

3. 抗感染治療

休克型肺炎多數因毒力較強的細菌感染所致，故應早期積極給予抗

生素治療，使其迅速達到有效血濃度。抗生素的劑量為普通肺炎的 2～4 倍，最好聯合 2～3 種抗生素，靜脈聯合給藥。早期可選用抗菌譜寬、殺菌力強的抗生素，除青黴素和半合成青黴素類藥物外，還可選用頭孢拉啶、頭孢呋辛、頭孢噻甲羧肟等頭孢菌素類藥物，以及可供靜脈注射的喹諾酮類藥物及氨曲南、碳青黴烯類等。待細菌培養結果報告後，則根據細菌的種類及藥敏試驗，調整抗生素。

4. 重要臟器的功能維護及併發症的防治

休克型肺炎由於細菌毒素的作用、休克、酸中毒等原因，常導致心、腦、肺、腎等重要臟器功能損害，並引起 DIC 等併發症。是其死亡的重要原因，故應積極防治。

(1) 心功能不全的防治：除原發病治療外，老年人應注重打點滴的量和速度，吸氧、糾正酸鹼失衡和電解質紊亂。必要時給予能量合劑，小劑量毒毛旋花子甙及毛花強心苷治療。

(2) 肺水腫的防治：發生肺水腫時，可發生嚴重呼吸困難及心力衰竭，應及早給予脫水劑、支氣管擴張劑，如甘露醇、呋塞米、氨茶鹼等藥，並給予大劑量腎上腺皮質激素，吸氧及強心治療。

(3) 腎功能不全的防治：若經液體負荷試驗及利尿試驗判明已發生急性腎功能不全，則應作相應處理。

(4) DIC 的防治：一旦出現 DIC，則應及早使用肝素 0.5～1.0mg/kg，4～6 小時靜脈注射或靜脈注射 1 次，常需連續使用 2～3 天後方可停藥；雙嘧達莫 150～200mg/d，分次肌內注射或靜脈注射；丹蔘注射液 8～12mL 加入右旋糖酐-40 內靜脈注射，並同時給予新鮮血或血漿。

（張衛芳）

第五節　急性肺水腫

急性肺水腫是由於多種原因引起的肺血管與肺組織之間液體交換功能紊亂，肺含水量增多，臨床以突發性呼吸困難、端坐呼吸、常咳出粉紅色泡沫樣痰、煩躁不安、大汗淋漓、心率增快、肺部瀰漫性溼性和乾性喘鳴以及缺氧等為主要表現的症候群，是臨床常見的急症之一。嚴重者可引起暈厥及心跳驟停。

一、病因

(一)肺微血管壓增高

當肺循環血容量過快或過速增加、左心房壓力增高或肺靜脈迴流受阻時，肺微血管靜水壓突然增加可導致急性肺水腫發生。常見於各種原因所致的左心室衰竭，如心肌炎、高血壓心臟病、心肌梗塞等；二尖瓣梗阻，如二尖瓣狹窄、左房黏液瘤等；容量負荷過度，如打點滴或輸血等；嚴重心律失常；肺靜脈受壓、黏連、狹窄等。

(二)肺微血管通透性增加

各種因素損傷肺微血管內皮細胞和肺泡上皮，使血管壁和肺泡膜通透性增加而發生肺水腫。這些因素有：嚴重的細菌或病毒感染性肺炎，內毒素血症、吸入有毒氣體、煙霧、淹溺、吸入性肺炎、過敏、藥物不良反應、急性呼吸窘迫症候群（ARDS）、尿毒症等。

(三)血漿膠體滲透壓下降

肝病、腎病等患者，當血漿蛋白降到 50g/L 以下或白蛋白在 20g/L 以下時可導致肺水腫。但單純低蛋白血症很少發生肺水腫，一般在伴有肺血管內靜水壓增高時才可誘發肺水腫。

(四)肺淋巴迴流受阻

肺組織液體的交換及平衡主要依靠淋巴系統不停地將間質內多餘液體引出，一旦淋巴引流不暢，肺間質就可能有液體積滯，從而產生肺水腫。

(五)肺間質負壓增高

突然發生較大呼吸道閉塞或短時間內高負壓抽吸胸腔氣體或液體後，可使胸腔負壓突然增加，並作用於肺間質，對微血管產生吸引作用而發生急性肺水腫。

(六)中樞神經性肺水腫。中樞神經系統損傷後發生的肺水腫，稱中樞神經性肺水腫。常見原因有顱腦損傷、中風等。發病機制尚未闡明，下視丘受損引起功能紊亂可能是主要原因。

除以上病因外，麻醉藥物過量、二乙醯嗎啡（海洛因）中毒、妊娠高血壓症候群等也可導致肺水腫發生，在高原可發生高原性肺水腫。

二、發病機制

(一)通透性增高

通透性肺水腫的發生，主要是由於肺微血管內皮或肺泡上皮通透性增高，故水腫液含高濃度蛋白質，甚至含纖維蛋白原。通透性增高的機制，可能是物理、化學或生物學因子直接或間接改變了上述內皮或上皮的結構，致不能通過的大分子得以通過，本來小量通過的得以較大量通過，從而改變了微血管內外膠體滲透壓關係。通透性增高後，微血管內的蛋白和液體滲入間質，當積聚超過淋巴迴流時，就出現間質性肺水腫。繼而肺泡上皮結構發生變化，蛋白質和液體滲入肺泡而出現肺泡水腫。微血管壁通透性增高可能與某些化學介質，如組胺、緩激肽，前列

腺素、白血球離子蛋白和蛋白水解酶等的作用有關。血小板、中性粒細胞和肥大細胞釋放的溶酶，也能提高其通透性。白血球釋出的自由基也是造成內損傷的重要因素。白血球和肥大細胞釋放的組胺樣物質，能使內皮細胞收縮、蛋白發生收縮，導致相鄰細胞間出現較大裂隙。

(二)微血管流體靜壓增高

正常肺微血管流體靜壓平均為 0.933kPa（7mmHg），當增至 3.33～4.00kPa（25～30mmHg）時，因淋巴迴流代償性增多，故仍不致出現水腫；只有當急驟上升超過此範圍，才能引起間質性水腫並繼而發展成為肺泡水腫。肺微血管流體靜壓過高，有可能使內皮被過度牽張而致破裂，或引起內皮細胞連接部位裂隙增大，出現繼發性通透性增高，但一般要達到 6.7kPa（50mmHg）才有可能出現這種情況。

(三)血漿膠體滲透壓下降

實驗證明，當血漿膠體滲透壓降至 2.00kPa（15mmHg）就可發生肺水腫；無左心衰竭的患者，在血漿蛋白減少的條件下，只需中度體液負荷（大量打點滴）就足以引起肺水腫；臨床為休克患者輸入大量晶體溶液容易引起肺水腫，與血漿蛋白被稀釋很有關係。

(四)淋巴管功能不全

肺淋巴管病變導致排流不全，可致肺液體交換失衡。造成輕度二尖瓣關閉不全或狹窄，左房壓升達 2.00kPa（15mmHg）時可無肺水腫，但如同時不全結紮肺淋巴管後就出現水腫；全結紮肺淋巴管，雖無心瓣膜病也可引起肺水腫。已知當肺微血管濾出增多時，肺淋巴管能增加迴流達 3～10 倍（慢性間質性肺水腫時可達 25～100 倍）以代償之。故微血管流體靜壓如非急速上升至 > 4.00kPa（30mmHg），不易發生肺水腫。但當肺淋巴管功能不全時，這種代償就受限制。例如，在矽沉著病時由

於慢性閉塞性淋巴管炎，阻礙了淋巴迴流，在這種條件下，肺微血管壓力只需升到 2.00～3.33kPa（15～25mmHg），就足以引起肺水腫。

三、診斷與鑑別診斷

(一)診斷要點

1. 臨床表現

(1)引起急性肺水腫的原發病的相應症狀。

(2)患者有嚴重呼吸困難、強迫體位、呼吸淺速、焦躁不安、發紺、大汗、咳嗽、咳白色或粉紅色泡沫痰，有時伴有哮喘樣發作。

(3)肺水腫早期肺部可聞及哮鳴音，之後布滿水泡音，心源性者有心臟體徵。

2. 輔助檢查

(1)胸部 X 光檢查有助於高壓性和滲透性肺水腫的鑑別。

(2)血氣分析：多表現為低氧血症、呼吸性鹼中毒、pH 正常到輕微偏鹼。許多肺水腫患者動脈血氣還能明確顯示呼吸性酸中毒還是代謝性酸中毒，兩者常可同時存在。因此，血氣對於治療具有指導意義。

(二)鑑別診斷

高壓性與滲透性肺水腫的鑑別如下。

(1)了解原發病或發作誘因。

(2)高壓性肺水腫患者呼吸困難症狀更加明顯，多為端坐呼吸，臥位時明顯加重。

(3)胸部 X 光檢查有助鑑別，詳見表 8-2。

表 8-2 高壓性與滲透性肺水腫 X 光檢查的鑑別

項目	高壓性肺水腫	滲透性肺水腫
心臟大小	擴大	正常
上葉血管	存在	無
肺陰影	中央模糊	周圍斑片
支氣管充氣徵	不常見	常見

四、治療

急性肺水腫患者發病急驟，需要分秒必爭地採取診治措施。

(一)密切監護

中心靜脈壓、床邊心電、血壓、血氧飽和度的監測，能反映患者基本的血流動力學和組織細胞灌流情況，對保護用藥安全、調整藥物劑量有指導意義，尤其是低血壓或使用硝普鈉治療者以及機械通氣治療患者更應嚴密監測，中心靜脈壓監測對鑑別血容量不足與打點滴過多有決定性意義。

(二)藥物治療

對心源性肺水腫（CPE）和非心源性肺水腫（NCPE）患者都需要進行常規的藥物治療，包括強心劑、利尿劑、血管擴張劑和嗎啡的使用，但老年人及低血容量者要注意其不良反應。

1. 利尿劑

靜脈注射呋塞米（速尿）40～100mg 或布美他尼（丁尿胺）1mg，可迅速利尿、減少循環血量和升高血漿滲透壓，減少微血管濾過液。此外，靜脈注射呋塞米還可擴張靜脈、減少靜脈迴流，在利尿作用發揮前即可產生減輕肺水腫的作用。但不宜用於血容量不足者。

2. 嗎啡

每劑 5～10mg 皮下或靜脈注射可減輕焦慮、並透過抑制中樞性交感作用降低周圍血管阻力，使血液從肺循環轉移至體循環。還可舒張呼吸道平滑肌，改善通氣。對心源性肺水腫效果最好，但禁用於休克、呼吸抑制和慢性阻塞性肺病合併肺水腫者。

3. 血管擴張劑

使全身血管擴張，外周阻力減低，靜脈迴心血量減少。常採用速效、短效藥物，如硝酸甘油 5～10mg 加入 10％葡萄糖溶液 100～150mL 中，以 5～10μg/min 速度靜脈注射，硝普鈉 15～30μg/min 可擴張小動脈和小靜脈。α 受體阻滯劑常用酚妥拉明 0.2～1mg/min 靜脈注射，可阻斷兒茶酚胺的血管收縮作用，擴張肺和體循環的小動脈。兩者均可降低心臟的前後負荷，減少肺循環血流量和微血管靜水壓力，進而減輕肺水腫。應注意調整滴速，必要時補充血容量，保持血壓在正常範圍。

4. 強心劑

主要適用於快速型心房顫動或心房撲動誘發的肺水腫。如毛花苷 C0.4mg，緩慢靜脈注射。

5. 氨茶鹼

靜脈注射氨茶鹼 0.25g 可有效地擴張支氣管，改善心肌收縮力，增加腎血流量和排鈉作用。但應注意注射速度，避免對心臟的不良影響。

6. 消泡劑

在溼化瓶中放入 70％乙醇，透過供氧吸入；亦可用 20％乙醇超音波霧化吸入。

7. 抗膽鹼藥

為改善肺的微循環，降低肺微血管壓，可選用東莨菪鹼 0.3～0.5mg，稀釋後靜脈注射，每 15 分鐘可重複 1 次。

8. 腎上腺皮質激素

可減輕肺微血管的通透性，改善心肌代謝，促進心肌酶的活力。常用皮質醇 100～300mg，稀釋後靜脈注射；或地塞米松 5～10mg，稀釋後靜脈注射，每日 1～2 次。

9. $β_2$ 受體激動劑

已有研究顯示，霧化吸入長短效 $β_2$ 受體激動劑，如特布他林或沙美特羅可能有助於預防或加速肺水腫的吸收和消散，但其療效還有待於進一步驗證。

(三)器械治療

改善低氧血症：氧療是 APE 搶救中的關鍵性措施。面罩加壓間歇給氧常能使一部分患者缺氧狀態得以改善，重症患者可以進行無創機械通氣和氣管插管有創通氣。臨床上常用的無創機械通氣模式是持續呼吸道內正壓 (CPAP) 及無創雙水平正壓通氣 (BiPAP)。無創性機械通氣的作用機制為：①使肺泡內壓力增高，肺水腫液體減少；②壓力傳導至肺間質，水腫減少；③迴心血量減少；④改善缺氧引起的血管收縮；⑤改善心臟缺氧，從而使心肺功能得以改善。近年來對 BiPAP 的使用和研究較多，其在 CPAP 的基礎上增加了吸氣過程中的壓力支持，即壓力支持通氣 (PSV) ＋呼氣末正壓通氣 (PEEP)。早期研究顯示，CPAP 壓力範圍定於 10cmH2O 時有一定療效，目前 BiPAP 在壓力調節方面模式為在 3～5 分鐘內調節吸氣壓力到 10～15cmH$_2$O，呼氣壓力 (EPAP) 到 4～8cmH$_2$O 時，療效頗佳。具體調節應因人因時而異，壓力過低失去治療價值；壓

力過高除引起胸、腹部併發症外，還引起迴心血量減少，影響血液循環；故無創性 BiPAP 在改善缺氧和減少呼吸肌做功方面優於 CPAP。對無創機械通氣仍不能有效緩解的患者，需要立即進行氣管插管行有創機械通氣。有創通氣最主要的呼吸參數是呼氣末正壓通氣（PEEP），給予適當的 PEEP 的有創通氣對肺水腫的治療效果要優於無創通氣。主動脈球囊反搏術：主動脈球囊反搏（IABP）術多用於心源性休克，但其中有些患者伴有肺水腫。研究觀察，一方面，IABP 可以提高冠狀動脈灌注壓，使冠狀動脈血流增加；另一方面透過降低主動脈內舒張末壓，減輕左心室後負荷，降低外周循環阻力和肺動脈嵌壓的原理緩解肺水腫。因此認為，擬行冠狀動脈血運重建、外科修補二尖瓣關閉不全、急性室間隔缺損等手術的患者，應選擇 IABP 以維持循環功能，對於解除肺水腫有利。

持續性血液淨化：持續性血液淨化（CBP）是近年廣泛開展的技術，其作用是清除體內大量毒素及細胞因子，甚至透過過濾作用清除體內多餘的液體進而減少血管外肺水腫。國外學者 Nakae 等對 3 例燒傷合併嚴重肺水腫患者使用 CBP 術治療、有研究指出將 CBP 用於心源性肺水腫的治療，都取得了良好療效。

(四) 原發病的治療

對急性心肌梗塞患者開通梗死相關冠狀動脈血管；對重度二尖瓣狹窄患者，情況允許時可緊急施行二尖瓣分離術；對發作性快速心律失常者，應緊急抗心律失常治療；對感染性肺水腫應積極控制感染；將高原性肺水腫患者送回低海拔地區；搶救休克或大出血患者時避免過量過快打點滴輸血；胸腔排氣排液治療速度宜慢等。

(五) 其他治療

減少迴心靜脈血療法：患者取坐位，雙下肢下垂或四肢輪換綁紮止

血帶，每 20 分鐘輪番放鬆一肢體 5 分鐘，可減少靜脈迴心血量或靜脈放血 250～500mL。適用於打點滴超負荷或心源性肺水腫，禁用於休克和貧血患者。

急性肺水腫是臨床常見的急重症，對其迅速診斷採取有效搶救措施，仍是臨床醫師面臨的難題，近年來在鈉通道及水通道蛋白等的研究中已取得了一定的進展，但還缺乏特異的結果。深入了解急性肺水腫的發生機制，對肺水腫診斷及治療有很積極的臨床指導意義。

五、注意事項

(1) 應根據病史和相關檢查盡可能明確是高壓性還是滲透性肺水腫，後者一般不用強心藥、利尿藥和血管擴張藥，而病因治療和激素的使用更為重要。

(2) 左心衰竭引起的高壓性肺水腫常伴有前向性血流減少、血管血容量不足，因此應注意打點滴，補充容量，但盡可能選用膠體液，其量為 0.5～1.5L，這不會加劇肺水腫，而且能改善循環衰竭，並提高呋塞米的利尿作用。

（裴豔麗）

第六節　危重症哮喘

一、危重症哮喘

(一) 概述

危重症哮喘是指患者雖經吸入糖皮質激素（≤ 1000μg/d）和使用長效 β- 受體激動劑或茶鹼類藥物治療後、哮喘症狀仍持續存在或繼續惡化；或哮喘呈爆發性發作，從哮喘發作後短時間內即進入重症狀態，臨床上

常常難以處理。這類哮喘患者可能迅速發展至呼吸衰竭並出現一系列的併發症,既往也稱為「哮喘持續狀態」。

(二)病因

1. 哮喘觸發因素持續存在

吸入性過敏原或其他刺激因素持續存在,使機體持續產生抗原-抗體反應,發生呼吸道炎症、呼吸道高反應性和支氣管平滑肌痙攣,導致嚴重的呼吸道阻塞。

2. 呼吸道感染

細菌、病毒、肺炎支原體和衣原體等引起的呼吸道感染,引起黏膜炎症、充血、水腫和黏液的大量分泌,使小呼吸道阻塞,也使呼吸道高反應性加重,導致支氣管平滑肌進一步縮窄。

3. 糖皮質激素使用不當

長期使用糖皮質激素後突然減量或停用,可造成體內糖皮質激素數值的突然降低,致使哮喘惡化且對支氣管擴張劑反應不佳。尤其是長期吸入或口服大劑量的激素(每日使用丙酸倍氯米松超過 800μg)者,常伴有下視丘-腦垂體-腎上腺皮質功能抑制,突然停用皮質激素往往相當危險。

4. 水、電解質紊亂和酸中毒

哮喘急性發作時,患者有不同程度的脫水,使痰液更為黏稠,形成難以咳出的痰栓,可廣泛阻塞中小支氣管,加重呼吸困難且難以緩解。此外,由於代謝性酸中毒,呼吸道許多支氣管擴張藥物的反應性降低,進一步加重病情。

5. 精神因素

哮喘患者由於精神過度緊張、不安、恐懼和憂慮等因素,均可導致

哮喘病情的惡化和發作加劇。精神因素也可透過影響某些神經肽的分泌等途徑而加重哮喘。

6. 出現嚴重的併發症

哮喘患者如合併氣胸、縱隔氣腫或肺不張等，以及伴發其他臟器的功能衰竭時均可導致哮喘症狀加劇。

(三) 病理生理

重症哮喘的病理生理特點為呼吸道阻力明顯增加，進行性低氧血症，最終發展致呼吸衰竭。

1. 氣道動力學

由於呼吸道阻塞和肺彈性回縮力下降，呼吸道阻力明顯增加，表現為所有氣流速指數均降低，包括尖峰呼氣流速 (PEF)，用力呼氣容積 (FEV)，1 秒用力呼氣量 (FEV_1)，FEV_1/FVC，FEF25 %～75 %，Vmax50 %，Vmax75 %，且支氣管舒張劑吸入治療改善不明顯，流速-容積曲線呈典型阻塞性改變。

2. 肺容積

由於呼吸道管腔狹窄，呼氣延長，直至下一次吸氣時，仍有氣體殘留肺內，造成肺內氣體瀦留，使肺容積增加，表現為肺總量、殘氣量、功能殘氣量以及殘氣／肺總量均增加。

3. 呼吸力學

肺容積增加，呼吸動作在較高肺容積狀態下進行，使潮氣呼吸處於壓力-容積曲線的上部進行，增加吸氣肌做功，即須以較大的經肺壓改變，以克服肺、胸彈性回縮的增加，產生足夠的潮氣量。並且呼吸道陷閉，阻力增加，以及呼吸肌在靜息程度較少的情況下進行工作，容易引起呼吸肌疲勞，最終發生呼吸肌衰竭。

4. 氣體交換

哮喘急性發作期呼吸道阻塞，造成吸入氣分布不均和肺內通氣／灌流失衡，生理無效腔和分流均異常增大，因此在發病早期即可出現不同程度低氧血症（PaO_2 降低），在此階段，由於代償性過度通氣和較強的呼吸驅動，因此出現過度通氣現象，血 CO_2 排出增多，形成低碳酸血症（PaO_2 降低）和呼吸性鹼中毒（pH 增高），但隨病情發展，呼吸道阻塞持續性加重，肺泡通氣不足區域增加，以及出現呼吸肌疲勞，甚至呼吸衰竭，出現通氣不足現象，血 CO_2 排出逐漸減少，甚至在體內潴留，因此 PaO_2 由早期降低而逐漸恢復，甚至出現高碳酸血症（PaO_2 增高）和呼吸性酸中毒（pH 降低），由於嚴重缺氧，體內乳酸積聚，產生代謝性酸中毒，因此出現混合性酸中毒（呼吸、代謝性酸中毒），pH 降低更顯著，隨時可發生呼吸、心跳驟停。

5. 血流動力學

胸內負壓增高，且胸內壓波動大，心室充盈受限，心排血量減少。為維持心排量，心率代償增速，心肌負荷增加，心肌勞損。

(四) 診斷

1. 臨床診斷

多有喘息、咳嗽、呼吸困難，呼吸頻率增加 > 30 次／分。常呈現極度嚴重的呼吸性呼吸困難、吸氣淺、呼吸延長且費力，強迫端坐呼吸，不能平臥，不能講話，大汗淋漓，焦慮，表情痛苦而恐懼。病情嚴重者可出現意識障礙，甚至昏迷。

2. 體格檢查

典型發作時，患者面色蒼白、口唇發紺，可有明顯的三凹徵。常有輔助呼吸肌參與呼吸運動，胸鎖乳突肌痙攣性收縮，胸廓飽滿。有時呼

吸運動呈現為矛盾運動,即吸氣時下胸部向前,而腹上區則向側內運動。呼氣時明顯延長,呼氣期雙肺滿布哮鳴音。但重症哮喘患者呼吸音或哮鳴音可明顯降低甚至消失,表現為「靜息胸」。可有血壓下降,心率 > 120 次/分,有時可發現「肺性奇脈」。如果患者出現神志改變、意識模糊、嗜睡、精神淡漠等,則為病情危險的徵象。

3. 動脈血氣分析

重症哮喘患者均有中等程度的低氧血症,甚至是重度低氧血症。動脈血氣分析是客觀評估哮喘病情嚴重程度的重要方式,應及時檢查。尤其是臨床表現嚴重或肺通氣功能顯示,FEV_1 < 1mL,PEF < 120L/min 或 PEV ≤預計值 50%者,更應不失時機進行檢查,並進行追蹤,以確定低氧血症和酸鹼失衡狀態。

脈搏血氧儀設備簡單,可無創測定和連續觀察血氧飽和度,避免反覆做動脈穿刺抽血,可作為病情演變的追蹤觀察,但其準確性受外周循環變化的影響,而且不能反映血 CO_2 和酸鹼值的變化,因此必要時仍做動脈血氣分析檢查。

4. 實驗室檢查

可有低鉀血症,低鉀血症與 $β_2$ 激動劑及糖皮質激素的臨床使用有關。呼吸性酸中毒代償後也可有低磷血症。重症哮喘時,中性粒細胞和嗜酸性粒細胞升高也常見,中性粒細胞升高顯示可能存在阻塞性感染。

5. 胸部 X 光檢查

常表現為肺過度充氣,也可有氣胸、縱隔氣腫、肺不張或肺炎等。

6. 心電圖檢查

急性重症哮喘患者的心電圖常表現為竇性心跳過速、電軸右偏,偶見肺性 P 波。重症哮喘患者在使用大量糖皮質激素(甲潑尼龍)和 $β_2$ 激動

劑後，可有房性或室性的期前收縮、室上性心跳過速。

7. 肺通氣功能檢查

僅憑症狀和體檢往往難以精確判斷病情嚴重程度。床旁肺通氣功能檢查可較客觀地反映呼吸道阻塞程度，最好在用藥前即進行檢查，既可客觀判斷病情，又可作為判斷療效和病情演變的依據。

在急診室裡，亦可採用微型峰流速儀做肺通氣功能檢查，重症哮喘患者使用支氣管舒張劑後，PEF 僅達預計值或個人最佳值的 60%，PEF 絕對值 < 100L/min（成人），療效維持 < 2 小時。微型峰流速儀設備簡單，便於在急診室配備和檢查，其準確性和可重複性雖不如用肺量計做 FVC 和 FEV1 檢查，但可作為初步判斷。肺通氣功能檢查仍有一定局限性，不能準確反映氣體交換障礙情況，且病情嚴重、呼吸窘迫者，無法配合正確進行檢查，影響檢查結果的可靠性。

(五) 鑑別診斷

重症哮喘鑑別診斷包括充血性心力衰竭、上呼吸道梗阻和肺栓塞等。

(1) 呼吸道阻塞性疾病：上呼吸道梗阻（聲帶麻痺、腫瘤、狹窄、異物）、慢性阻塞性肺病、支氣管擴張、細支氣管炎、囊性肺纖維化。

(2) 心血管疾病：充血性心力衰竭（心源性哮喘）、肺動脈栓塞。

(3) 嚴重的呼吸道感染：支氣管肺炎、嚴重的氣管支氣管炎、寄生蟲感染。

(4) 其他：血管炎（過敏性血管炎和肉芽腫）、類癌症後群、吸入性肺炎、吸入古柯鹼、氣壓傷。

(六)治療

1. 氧療

患者有低氧血症者,應透過鼻導管或面罩氧療,且採用較高吸入氧濃度 FiO_2 0.4～0.5 或短期內更高,並隨時注意調節,使 PaO_2 恢復到 60～80mmHg,SaO_2 為 0.9 以上,以治療威脅生命的低氧血症,改善組織供氧,並緩解因低氧所致肺動脈高壓,提高藥物治療的支氣管舒張效果。治療低氧血症,緩解呼吸肌疲勞狀態,亦有利於改善體內 CO_2 瀦留,減輕併發的高碳酸血症,對於呼吸道阻塞嚴重、常規氧療無效者,可採用氦氧（He-O_2）混合氣（混合氣內氧 25%～40%）做氧療,因為該混合氣體密度低,可減輕因呼吸道阻力增加所致呼吸肌做功,有利於減輕呼吸肌疲勞,改善肺泡通氣。

2. 支氣管擴張劑

$β^2$ 激動劑可以迅速緩解支氣管收縮,而且效果快、不良反應小、易於被患者接受。常用藥物為沙丁胺醇或特布他林霧化吸入液（0.5～2mL）,或非諾特羅稀釋後做連續霧化吸入。用壓縮氧氣驅動做霧化吸入治療,可同時為患者提供氧療,以減少用 β2 受體激動劑治療引起通氣／灌流失衡所致低氧血症的發生。採用定量型吸入器（MDI）結合儲霧器做吸入治療,可得相仿療效,且設備較簡單,機械通氣患者透過呼吸器進氣管道側管霧化吸入治療,可能在 5～10 分鐘顯效,療效維持 4～6 小時,且心悸、震顫等不良反應較輕。聯合使用抗膽鹼能藥異丙託溴銨霧化吸入液（0.025%）2mL 可能有協同作用,並延長療效維持時間。亦可配合糖皮質激素或茶鹼類藥物進行治療,青光眼、前列腺肥大患者慎用,以後根據症狀、肺功能,支氣管舒張劑的劑量可漸減,直到恢復發作前狀態。

哮喘急性嚴重發作，可能因呼吸道嚴重阻塞而影響吸入治療的效果，故有人採用靜脈途徑給藥，如沙丁胺醇 0.5mg 靜脈注射，藉助打點滴泵以控制注入速度，但不良反應發生率較高，如心跳過速、心律失常等，宜極慎重，亦可引起低 K^+，應及時補充。部分哮喘急性發作患者就診前已自行反覆使用 $β_2$ 受體激動劑做吸入治療，導致細胞表面 $β_2$ 受體功能下降，故就診時繼續使用 $β_2$ 受體激動劑即使採用大劑量霧化吸入，療效亦不明顯，$β_1$ 受體受到進一步刺激，引起心跳過速、心律不齊等不良反應，應予注意避免。注意 EKG 檢查，嚴重高血壓，心律失常，近期心絞痛者禁用。就診前過量使用，心率 > 120 次／分，不宜用。

3. 糖皮質激素

重症哮喘患者宜及早使用糖皮質激素。

糖皮質激素全身使用指徵：①哮喘急性嚴重發作；②使用速效 $β_2$ 受體激動劑或茶鹼做初始治療，臨床表現未見好轉，甚至加重；③過去急性發作曾使用糖皮質激素類藥物者；④近期曾用口服糖皮質激素者。早期大劑量口服糖皮質激素，如甲潑尼龍 20～40mg/d，或潑尼松 30～60mg/d，可防止哮喘進一步加劇。病情嚴重者更應儘早採用糖皮質激素做靜脈注射或推注，以便及時控制病情。由於糖皮質激素效果較慢，常用藥後 4～6 小時才顯效，因此對診斷為哮喘急性嚴重發作者，原則上應在急性發病後 1 小時內全身使用，而不應在重複使用 $β_2$ 激動劑等支氣管舒張劑無效時才考慮使用，從而避免和減少因病情惡化，而需做機械通氣搶救治療。首選甲潑尼龍，常用劑量為每次 40mg，靜脈注射，每 4～6 小時重複用藥，或皮質醇每次 200mg，靜脈注射，每 4～6 小時重複用藥，療程 3～5 天，部分病情極嚴重者可能需要更大劑量，但應仔細權衡療效和可能出現的不良反應，如興奮、煩躁、血壓升高、消化

道潰瘍和低鉀血症等。應根據病情調整劑量，兒童及青少年，以往無長期使用糖皮質激素史，本次急性發作＜48小時者，糖皮質激素靜脈注射可迅速控制急性發作，經3～5天治療即可撤除靜脈注射，短期使用很少出現HPA抑制現象，但年齡較大，曾反覆使用糖皮質激素，甚至有激素依賴者則恢復較慢，往往需要10天左右時間才能撤除。應在症狀控制後，逐步減少每日靜脈注射用量，必要時在減量過程中聯合使用丙酸倍氯米松800～1200g/d做吸入治療（或相當劑量其他吸入糖皮質激素），或口服潑尼松（甲潑尼龍）做疊加和替代治療，待病情控制後，可在1～2週內撤除口服糖皮質激素，有研究主張口服潑尼松0.5～1.0mg/（kg·d）直到症狀、體徵、PEF恢復正常，而吸入糖皮質激素治療則應根據病情分級，用以長期預防性治療，避免或減輕哮喘急性發作。有學者曾組織多中心臨床合作觀察，對哮喘急性中、重度哮喘患者以甲潑尼龍80mg靜脈注射，每天2次，共2天，再隨機分為兩組，即甲潑尼龍8mg或16mg口服，每天2次，共5天，結果顯示靜脈治療160mg/d，2天後，哮喘症狀、動脈血氧分壓及肺功能均有明顯改善，繼而以序貫口服治療8mg或16mg，2次／日，治療5天，均能使臨床症狀和肺功能進一步改善，兩組有效率均達90％以上，不良反應少，患者耐受好，安全性高。但注意潰瘍病、高血壓、糖尿病、結核病用量不可過大。

4. 改善水、酸鹼失衡和電解質紊亂

（1）通常每日靜脈補液2500～3000mL足以改善脫水。但對無明顯脫水的哮喘患者，則應避免過量補液，過多的補液並不能降低呼吸道分泌物的黏稠度，也不可能增加分泌物的清除，反而增加肺水腫的危險性。尤其是在哮喘急性發作的情況下，胸腔內的負壓急遽增加，更易造成液體滲出的增加。

(2)重症哮喘患者由於抗利尿激素分泌增多,可出現低鉀、低鈉,如補液量過多可使低鉀、低鈉加重,故大量補液時更應注意補充鉀、鈉等電解質,防止電解質紊亂。

(3)重症哮喘患者由於缺氧、呼吸困難、呼吸功能增加等因素使能量消耗明顯增加,往往合併代謝性酸中毒。由於嚴重的呼吸道阻塞造成CO_2瀦留,又可伴發呼吸性酸中毒,故及時改善酸中毒尤為重要。臨床上通常把 pH 低於 7.2 作為補鹼指徵。但補充碳酸氫鈉中和氫離子後可生成CO_2,從而加重CO_2瀦留。所以,臨床上以呼吸性酸中毒為主的酸血症,應以改善通氣為主。如 pH 失代償明顯且不能在短時間內迅速改善通氣,以排出CO_2,則可補充少量 5% 碳酸氫鈉 40～60mL,使 pH 升高到 7.2 以上,以代謝性酸中毒為主的酸血症可適當增加補鹼量。

5. 二線治療藥物的使用

(1)茶鹼(黃嘌呤)類藥物。24 小時內未使用過茶鹼類藥物的患者:氨茶鹼的負荷劑量 5～6mg,靜脈注射 20～30mg/(kg·min),繼以 0.6mg/(kg·h)靜脈注射維持。成人每日氨茶鹼總量一般不超過 1～1.5g。若患者正在使用茶鹼類藥物,不必急於靜脈注射,首先查氨茶鹼的血藥濃度,氨茶鹼適宜的血藥濃度為 8～12μg/mL,此濃度為治療濃度且不良反應小。茶鹼類藥物的不良反應有噁心、焦慮、手顫、心悸、心跳過速。充血性心衰、肝功能衰竭、甲氧咪胍、喹諾酮類抗菌藥物、大環內酯類抗生素、奎尼丁可透過肝細胞色素 P450 提高茶鹼類藥物的血藥濃度。

(2)抗膽鹼藥。急性重症哮喘對標準治療反應差時,聯用溴化異丙託品和沙丁胺醇霧化吸入 3 小時,可能會取得良好的效果。溴化異丙託品可定量吸入或霧化吸入(0.5mg 溶於生理食鹽水)。

6. 抗生素

一般不宜使用抗生素。但目前有研究指出大環內酯類抗生素除具有抗感染作用外，對支氣管哮喘也有治療作用，還可升高茶鹼的血濃度和刺激腎上腺皮質增生。

二、重症哮喘的輔助通氣技術

大多數哮喘患者的治療並不困難，通常可經過治療或自行緩解。但是，極少數患者的病情可能非常頑固且嚴重，導致普通氧療不能緩解的Ⅰ型或Ⅱ型呼吸衰竭甚至呼吸驟停、猝死，這時機械通氣就成為重要的治療方式。

目前已經確認兩種臨床類型的哮喘需要機械通氣，包括慢性哮喘急性發作和急性重度或重症哮喘。慢性哮喘急性加重比較常見，約占哮喘需要機械通氣的患者的2/3，其中以女性多見，這些患者多有亞急性或慢性持續性氣流阻塞的病史，以慢性炎症、黏液分泌過度和黏液栓塞為主要呼吸道病理改變。這類患者通常都有數天哮喘控制不良的病史。由於病理改變以炎症為主，所以對支氣管擴張藥效果較差，需要大劑量糖皮質激素和較長的療程才能達到病情的緩解。這類患者病情會在多天嚴重喘息基礎上，因為呼吸肌疲勞而導致呼吸衰竭由Ⅰ型轉為Ⅱ型，並急進性加重從而需要機械通氣治療。急性重度或重症哮喘發作，也被稱為超急性哮喘或急性窒息性哮喘。多見於有呼吸道高反應性的青年男性，通常在急性發作前並無哮喘控制不良的病史。這類患者可在出現症狀後數小時，偶爾會在數分鐘內從無症狀發展到嚴重的呼吸衰竭或呼吸驟停，甚至猝死。這類患者氣流阻塞的主要原因是支氣管痙攣和廣泛支氣管黏液栓的形成，從而導致呼吸道阻力的大幅度增加和肺過度充氣，短時間內出現呼吸功能不全和Ⅱ型呼吸衰竭或呼吸驟停、猝死，即使機械通氣有時也無法改善這種動態過

度肺充氣、呼吸道阻力急遽增加和通氣量的不足。

氣管插管和機械通氣是哮喘導致嚴重呼吸衰竭患者的重要治療方式，但是由於併發症的出現，大約有12%的病死率。這些併發症包括低血壓、肺氣壓傷、呼吸肌相關性肺炎、激素誘發的肌溶解性肌病等。因此，正確掌握機械通氣的指徵尤其重要。最新的研究顯示，無創正壓機械通氣（NPPV）很可能對重度哮喘引起的呼吸衰竭的治療能夠相當程度上做到兩全其美，既改善通氣，又避免了大多數併發症的出現，如果結合正確的藥物治療方式、合理的胸部物理治療可能預後會更好。雖然NPPV被鼓勵用於各種形式的急性呼吸衰竭救治中，但其對於哮喘急性加重的經驗並不多。因此，對於NPPV治療哮喘急性發作的研究還需進一步加強。

(一)機械通氣的適應證

是否採用機械通氣應該進行以下幾個方面的綜合評估。

1. 患者的意識狀態

呼吸中樞及循環系統的狀況意識障礙、呼吸停止、血流動力學不穩定的患者需要立即氣管插管；而神志清楚的患者則要根據呼吸困難的程度及對氣流受限程度的判斷；患者呼吸節律正常的可進行NPPV，呼吸淺快甚至淺慢、瀕臨呼吸停止的應立即有創機械通氣（IPPV）。

2. 呼吸肌疲勞的程度

可以透過輔助呼吸肌參與呼吸的情況來判斷，呼吸肌疲勞不太顯著時可進行NPPV治療，如果效果不佳或呼吸肌疲勞嚴重、自主呼吸微弱則需立即IPPV；另外一個重要的體徵是胸腹矛盾式呼吸，也反映了嚴重的呼吸肌（膈肌）疲勞；客觀指標包括最大吸氣壓力（MIP），不足25cm-H_2O代表呼吸肌疲勞。

3. 氣流受限的情況

包括 1 秒量（FEV1）、1 秒率（FEV1/FVC）、用力肺活量（FVC）及尖峰呼氣流速（PEF）等。如果經過積極治療以後，仍舊低於預計值的 50% 以下或較以前惡化，則是機械通氣的指徵。值得提出的是，在嚴重患者均存在配合欠佳的情況，這些指標值可作為參考而不可僅僅依賴其作為選擇機械通氣的指徵。

4. 血氣分析

在哮喘患者出現呼吸衰竭時即可考慮進行機械通氣，也就是 $PaO_2 < 60mmHg$ 伴有（或不伴有）$PaO_2 > 50mmHg$。和慢性阻塞性肺疾病（COPD）不同的是，哮喘患者一旦出現 $PaO_2 > 50mmHg$，往往代表嚴重的呼吸肌疲勞，甚至顯示瀰漫性小呼吸道痰液阻塞，患者病情將會迅速惡化，應該立即進行機械通氣。一旦發現患者由呼吸急促轉為微弱，應立即建立人工呼吸道。

5. 藥物治療的效果

如果積極的支氣管擴張藥物和糖皮質激素治療後患者病情有明顯改善，則可繼續常規治療，如病情頑固或逐漸加重則應及時機械通氣。

把握機械通氣的時機十分關鍵，總體上的原則是 NPPV 應儘早使用，有 IPPV 指徵時應果斷實施。反之，如果等到意識喪失、呼吸極度窘迫、減慢甚至呼吸心臟停止才進行機械通氣，就會因為併發症出現而影響預後，甚至失去救治機會。

(二)無創機械通氣（NPPV）

關於在嚴重哮喘治療中使用 NPPV 的數據逐漸增多，雖然其臨床地位未能正式確立，但是大量臨床數據、回顧性研究和一部分前瞻性隨機對照實驗的結果已顯示，NPPV 能夠有效改善患者呼吸困難、減少氣管

疾病篇

插管率和病死率。

　　有國外學者較早進行的可行性對照研究顯示，使用大約 12cmH$_2$O 的持續呼吸道正壓通氣 (CPAP) 來治療吸入組織胺引起呼吸道痙攣以模仿哮喘急性發作的患者，能夠減少潮氣呼吸時胸內壓力波動和呼吸功。CPAP 或雙水平呼吸道正壓通氣 (BPV) 產生這種益處的原因，被認為與減少吸氣觸發做功有關，也就是在肺臟處於動態過度充氣 (DHI) 時，產生了內源性呼氣末正壓 (iPEEP)，這使得自主吸氣需要更多地做功，而 CPAP 或 BPV 能夠改善這種狀態。

　　BPV 相對 CPAP 的優勢在於：吸氣時給予較高壓力而呼氣時壓力降低，增大了潮氣量和更加減少呼吸做功，對患者更為舒適，但這需要感測器具有較高的靈敏度和辨識能力的呼吸器，否則反而造成誤觸發或不觸發，導致人 - 機不同步，機械通氣失敗。

　　已有許多研究證實了無創正壓機械通氣對於哮喘急性加重的治療作用。有研究指出，17 例使用 NPPV 治療的哮喘急性發作患者，NPPV 在最早的幾個小時就能減少 PaO$_2$ 和改善呼吸困難，最終只有 2 例患者進行了氣管插管，沒有發現與 NPPV 有關的併發症。在一個急性哮喘發作的回顧性分析中，有學者進行了 NPPV 和其他治療方式的比較，7 年裡因為哮喘急性發作入住 ICU 的 58 例患者中，22 例 (38%) 使用了 NPPV，這其中有 3 例患者最終需要氣管插管。成功適應 NPPV 的患者，在治療的早期 PaO$_2$ 明顯下降。有國外學者在一個隨機前瞻對照實驗 (安慰劑) 中，30 例急性哮喘加重患者隨機接受 BPV 治療或單獨使用傳統治療相比，結果顯示：BPV 組有更多的患者 FEV1、FVC 等指標改善迅速，同時呼吸頻率減慢更顯著，並且這種效果還能持續到 BPV 結束後至少 1 小時；經過 3 小時治療，BPV 組肺功能指標改善程度是對照組的 2 倍左右；

兩組之間住院率也有顯著差別，分別是 BPV 組（3/17，17.6％）和對照組（10/16，62.5％）。由此看來，在可能發生或已經發生呼吸衰竭的哮喘急性發作患者中，NPPV 有理由被使用並可能成為氣管插管的一種補充或替代方式。

　　成功地使用 NPPV 有賴於對患者的教育和患者對呼吸管路的配合與適應，當患者病情不十分嚴重時這並不困難；但是，對於反應遲鈍或意識欠佳的患者，NPPV 卻很難穩定，並且有誤吸的可能。首先，應根據患者的臉型、面部肌肉、有無面部外傷，為患者選擇合適的口鼻面罩或鼻面罩。然後，將選擇的面罩平穩地安放在患者的臉上，觀察面罩與面部結合的情況以判斷是否合適，合適就用帶子捆綁固定好讓患者適應一下，固定的力量以面罩側壁稍微彎曲為佳，並可在開機後根據漏氣情況再進行調整。如果患者低氧血症明顯，在等待 NPPV 時可透過面罩進行吸氧。一部分患者對於面罩不能接受，而迅速出現與病情加重無關的呼吸急促和胸悶症狀，此時進行必要的心理輔導非常重要，醫師必須讓患者對 NPPV 的治療有信心。面罩安放妥當以後，即可和呼吸器迴路相連。初始的呼吸器參數設定推薦吸氣壓力（IPAAP）或壓力支持（PSV）大約為 8cmH$_2$O，CPAP 或呼氣末正壓（EPAP 或 PEEP）大約為 5cmH$_2$O。如果患者潮氣量太小（< 7mL/kg），IPAP 或 PSV 應該逐漸增加。如果患者存在吸氣時難以觸發呼吸器而導致人 - 機不同步，則需要增加 EPAP 或 PEEP。較為先進的 NPPV 呼吸器還可調整壓力上升斜率，以滿足患者不同吸氣流速的需求。NPPV 總壓力一般不應超過 25cmH$_2$O，這時患者通常會出現漏氣增加、人 - 機不同步、幽閉感、胃脹氣等不適而導致 NPPV 治療失敗。

　　對於哮喘急性加重患者而言，在使用 NPPV 後病情改善並能持續

數小時，可以嘗試逐漸減小壓力或間斷去掉面罩，這可以使患者獲得休息、防止面部壓瘡形成，還可讓患者咳痰、進食水或服藥、吸入藥物。如果使用 NPPV 後患者病情沒有改善，或處於一種臨界狀態（即判斷患者在去掉 NPPV 後，病情會迅速惡化），這時應該果斷選擇氣管插管和 IPPV。總之，對於 NPPV 在哮喘急性加重的使用還需要進行更多的研究，特別是多個中心隨機前瞻性的研究。

（三）人工呼吸道的建立和輔助治療

當患者經過積極藥物治療後病情仍然明顯加重，特別是使用 NPPV 後 2 小時病情仍無改善甚至惡化，就應及時氣管插管，建立人工呼吸道進行 IPPV。

氣管插管可以在清醒狀態或快速誘導麻醉後進行。整體而言，應盡量選擇較大內徑的氣管導管，內徑大的導管阻力小，患者呼氣阻力小，氣體流出快，減少了因為導管因素出現 DHI 的可能；另外，哮喘急性發作多存在氣管內黏液痰栓，大的痰栓鬆動脫落後無法順利排出，可能會引起氣管插管導管的阻塞，引起患者急性窒息，出現危險。還應盡量避免經鼻氣管插管，其中一個原因是哮喘患者鼻炎、鼻竇炎發生率很高，並可能存在鼻息肉，引起插管困難、鼻腔出血或插管相關性鼻竇炎及呼吸器相關性肺炎（VAP）發生率增加；另外一個原因就是經鼻插管所能選擇的氣管導管內徑往往偏小。雖然經鼻氣管插管相對於經口痛苦較少，但由於哮喘急性加重機械通氣時間往往較短，平均為 24～72 小時，患者耐受性一般不是問題。

機械通氣治療後可引起發生率大約 20% 的呼吸循環功能突然惡化，出現這種狀況的原因有 DHI、低血容量和鎮靜藥物的使用。在氣管插管後，如果錯誤地試圖使患者的通氣迅速穩定和恢復到正常水準，則可能

導致使患者被過度「膨脹」，DHI 發展到非常危險的程度。哮喘急性加重患者存在嚴重的氣流阻塞，即使給予正常的通氣量也可導致持續的氣體陷閉，引起 DHI、靜脈迴心血量和心排血量的減少。加之患者由於呼吸道水分喪失過多和攝取不足引起的低血容量、鎮靜肌肉鬆弛藥物使用均導致平均動脈壓力降低，更進一步減少靜脈迴心血量。為證實低血壓產生的原因，短時間（60～90 秒）脫離機械通氣有助於判斷。如果 DHI 是產生低血壓的原因，應該採用較慢的呼吸頻率，補充血容量（通常 1000～2000mL 或更多）和適當使用鎮靜劑有助於人 - 機同步等方式。上述措施實施後，如果患者仍有低血壓應警覺張力性氣胸的可能，及時拍胸部 X 光明確診斷和緊急胸腔閉式引流處理。

（四）機械通氣的策略和技巧

哮喘患者接受機械通氣的目的是保證充足的氧合、防止呼吸衰竭發生，同時還應盡量避免循環系統受累和肺損傷，直至抗生素、激素和支氣管擴張藥生效、氣流受限改善，機械通氣方可撤離。

針對減輕 DHI 設定呼吸器模式和參數的策略可能會有較好的療效。DHI 可以透過給予足夠長的呼氣時間撥出肺泡內氣體和積極治療呼氣氣流受限來使對患者的影響控制在最低限度。其中，呼氣時間的延長可以透過減少分鐘通氣量（改變呼吸頻率和潮氣量均可）或縮短吸氣時間（加大吸氣流速或採用矩形流速波形）來實現。在臨床工作中兩種策略均可採用，但是需要指出的是，分鐘通氣量對呼氣時間的決定作用比吸氣時間重要，當分鐘通氣量加大時，加大吸氣流速所能帶來的益處也隨之減小。總之，我們希望看到較低的吸氣／呼氣時間比，這代表著一個以延長呼氣時間為原則的通氣策略，有助於減輕或消除 DHI。

此外，機械通氣開始後還需要進行一些針對 DHI 的測量，來保證這

些參數設定是真正安全的。國外學者 Villiams 等證實吸氣末時肺內功能殘氣量之上的肺容積（在一個延長的呼吸中斷時，肺內釋放的氣體容量）是鑑別是否存在 DHI 的最佳方法。但是，由於這種方法技術上太複雜，故不常用。能較好替代這種方法的是內源性呼氣末正壓（iPEEP）和吸氣末呼吸道平臺壓力水平（P_{platea}）的測定。這兩種方法測得的壓力與氣體陷閉容量並不能良好相關，可能的原因有胸壁機械特性的改變或有些肺區沒有和大呼吸道相通。不過為防止 DHI 發生，應保證吸氣末呼吸道平臺壓力 < 35cmH2O 和 iPEEP < 15cmH2O 的床旁監測目標。如果 P_{platea} 及 iPEEP 達到了上述提到的目標，這時呼吸道峰值壓力多數情況下也會出現不相關的增高，並可能超過設定的警報極限。

　　為了達到適當吸氣末，P_{platea} 及 iPEEP 而減慢呼吸頻率和減少潮氣量時，低通氣和高碳酸血症就會隨之出現。值得一提的是，分鐘通氣量的減少並不一定伴隨著高碳酸血症的出現，因為如果減少分鐘通氣量、減輕了 DHI，受累肺單位的血流灌注也會隨之改善，則無效腔通氣占潮氣量的比例減少，即有效肺泡通氣量並不減少或增加，所以 PaO_2 可能並不升高甚至降低。但是，大多數患者為了減少 DHI 的目的，可能必須降低通氣量。原則上，只要 PaO_2 不超過 90mmHg，並且上升速度不要太快，那麼對哮喘患者是可以耐受的，即容許性高碳酸血症策略（PHC）。動脈血 pH 降低如果不低於 7.20 在大多數患者也可耐受，但是孕婦和顱內壓力升高的患者應盡量避免急性高碳酸血症，這會造成因子宮血流減少引起的胎兒宮內窘迫和腦血流增加導致的顱內壓進一步升高。PHC 是一種策略，是在常規通氣模式和參數調節及藥物治療無效時的一種利弊權衡和取捨，是一種不得已而為之的結果，不可曲解和盲目擴大指徵。

　　在機械通氣開始時，因為目的是控制呼吸，即透過鎮靜劑的幫助保

持較慢的呼吸頻率，所以模式的選擇並不是十分重要。通常對於沒有自主呼吸或自主呼吸微弱不能滿足生理需求者，可採用壓力模式如壓力控制模式（PCV）、雙相正壓通氣模式（BiPAP），或容量模式包括輔助／控制模式（A/C）及同步間歇指令通氣模式（SIMV）均可。在壓力模式下設定吸氣壓力和一定的呼吸頻率，輸送的潮氣量受患者呼吸系統特性如呼吸道阻力和肺順應性的影響，這時需要設定潮氣量、分鐘通氣量的警報極限，保證適度的通氣量。容量模式下設定潮氣量和一定的呼吸頻率，這時需要設定適當的壓力警報極限，防止氣壓傷的出現。如果突然的呼吸道高壓警報或潮氣量下降，氣管導管阻塞、氣胸、肺不張需要緊急排除。對於病情好轉，自主呼吸改善的患者可採用壓力支持通氣模式（PSV），它可保證較好的人-機同步性和舒適性，也能防止呼吸肌失用性萎縮的發生。其他模式如壓力調節容量控制模式（PRVC）、適應性壓力通氣（APV）也可用於哮喘患者。

傳統的觀點認為不應該透過呼吸迴路外加PEEP，這可能導致DHI的加重並易引起氣壓傷。但是，也有學者認為適當程度的PEEP（≤85% PEEP），能夠發揮對抗PEEP、減少吸氣做功、改變小呼吸道「等壓點」、機械擴張支氣管等有益作用。

呼吸器吸入氣的加溫加溼對於哮喘患者來說非常重要，冷空氣可導致很多患者呼吸道高反應和阻力增加；乾燥空氣會導致呼吸道黏膜變乾，這也導致呼吸道高反應出現，同時會引起分泌物黏稠難以排出，導致黏液栓形成和病情難以治療。

（五）機械通氣時的輔助治療方式

在一些情況下，以上的措施仍不能使DHI控制在安全的範圍內，這時可考慮一些其他治療方式。

1. 鎮靜劑

在氣管插管過程中，建議使用一些療效快的鎮靜劑，這樣能使插管後較早地從手捏呼吸球通氣轉換到呼吸器。首選的藥物是咪達唑侖，1～2分鐘生效，如果需要可以重複給藥。氯胺酮、地西泮和異丙酚可用於插管時，也可用於哮喘患者機械通氣時，以靜脈注射達到長期鎮靜目的。由於氯胺酮在成人可引起心率增快和血壓上升，有時還可造成譫妄和精神錯亂，所以主要用於兒童。異丙酚是一種比較理想的鎮靜藥物，特點是藥效快，作用時間短，撤藥後迅速清醒，且鎮靜深度呈劑量依賴性，鎮靜深度容易控制，亦可產生遺忘作用和抗驚厥作用，但是哮喘患者可能需要配合其他藥物才能達到足夠程度的鎮靜。因為即使僅僅氣管插管不做其他創傷性操作，患者的疼痛感仍然很強，實際上幾乎所有患者都會需要配合使用鴉片類藥物，如硫酸嗎啡、芬太尼。當患者疼痛劇烈需要立即發揮藥效時，選用芬太尼較佳。當鎮靜藥物使用的劑量比較大時，可以採用日間中斷使用的策略，從而防止藥物蓄積並有助於縮短機械通氣的時間。

2. 肌肉鬆弛劑

通常用來達成哮喘患者與呼吸器的同步，幫助容許性高碳酸血症策略（PHC）的實施，減少呼吸肌做功和避免DHI產生。但是，大量的研究顯示了一個人們不願接受的事實，因哮喘呼吸衰竭而接受機械通氣的患者容易出現肌鬆劑後肌病。在大多數病例中，這種肌病是可逆的但可能需要數週時間。可能是大劑量糖皮質激素和肌肉鬆弛劑聯用導致了肌肉無力，但是兩者與肌病之間相關程度還未明確。如果多種鎮靜劑和鎮痛藥物配合使用，可以達到滿意的效果，我們強烈提倡避免在哮喘患者使用神經肌肉阻斷劑。推薦的去極化藥物有泮庫溴銨、維庫溴銨和順阿

曲庫銨。在哮喘患者中，順阿曲庫銨是一種較好的選擇，這是因為它的清除是經酯酶降解並自行在血清內耗竭。肌肉鬆弛劑的使用可採用間歇性單次快速靜脈注射或持續靜脈輸注，如果採用持續靜脈輸注方式，應該每 4～6 小時停用或採用床旁神經刺激方法，防止藥物蓄積造成過長時間的肌肉麻痺。肌肉鬆弛治療應嚴格控制指徵，並且不可用於神志清醒的患者。通常只有在呼吸道阻力過大，患者煩躁不安，在給予鎮靜藥物的基礎上仍然不能實現人 - 機同步，並且影響血氧飽和狀態；或者反覆咳嗽，有較高氣壓傷的危險時，需要酌情使用肌肉鬆弛劑。切不可未給予有效鎮靜劑時先使用肌肉鬆弛劑，這會給患者一種非常痛苦的窒息感。

3. 吸入全身麻醉藥

吸入全身麻醉藥用於接受機械通氣哮喘患者的治療也已很多年，但這需要麻醉專科知識，並且這些措施的有效性和安全性還沒有透過對照試驗證實。氟烷和安氟醚都是支氣管擴張劑，能夠迅速降低呼吸道峰壓並降低 PaO_2，但是這種作用在停藥後不能持續。氦 - 氧混合氣和一氧化氮氣（NO）也可用於接受機械通氣哮喘患者的治療。氦 - 氧混合氣和 NO 在嚴重低氧血症的哮喘患者中也可使用，因為這可改善肺通氣／灌注（V/Q）比值的匹配。但是吸入氦 - 氧混合氣和 NO 在實際應用中有很多問題，比如呼吸器上的流速表與空氣密度有關，吸入氦 - 氧混合氣和 NO 時測定數值會偏低。

4. 治療支氣管哮喘

當患者開始機械通氣並穩定下來以後，必須要使用各種藥物來治療呼吸衰竭的基礎疾病即支氣管哮喘，這包括糖皮質激素、大劑量的 β- 受體激動劑和 M_1、M_3 受體阻斷劑，其中一種重要的給藥方式就是霧化吸

入，如愛全樂霧化液、萬託林霧化液等。為接受呼吸器治療的患者霧化吸入需要考慮一些因素的影響，包括霧化器的類型、怎樣將定量吸納器（MDI）接入呼吸回路上的儲霧罐、MDI使用與患者呼吸配合的時機、呼吸器模式的影響、潮氣量的影響、呼吸道溼化的影響等。為機械通氣的哮喘患者進行吸入治療是一種挑戰，因為一些有利於藥物輸送的參數設定，比如採用較大的潮氣量和較慢的吸氣流速，將會使DHI加重。一種折中的辦法是將霧化器緊密連接在氣管插管上，持續地給予藥物吸入，雖然效率較低，但也可發揮一定的療效。

5. 胸部物理治療

胸部物理治療也是一種重要的輔助治療方式。近來研究認為，黏液分泌過多和呼吸道黏液蓄積促成急性嚴重哮喘發生，纖毛清除功能因為黏液黏附和氣流減弱出現障礙，廣泛的呼吸道黏液栓阻塞在某些致死性哮喘發作中產生關鍵作用。1980年代，Bateman和Sutton等研究顯示，胸部物理治療能促進吸入的具有放射活性的氣溶膠的排出，King等在動物和人的試驗研究中均證明胸部物理治療能促進呼吸道黏液清除。Varekojis等對囊性纖維化患者研究顯示，胸部物理治療至少和熟練工作人員的體位引流及拍背等清除分泌物的方式療效相當，並且需要時間短、節省人力並對患者體位要求不嚴格。有研究指出，1例18歲學生吸入有機溶劑後哮喘急性發作，表現為嚴重呼吸窘迫、低氧血症和顯著DHI。在使用鼻罩NPPV的同時，結合高頻胸壁震盪物理治療（HFCWO）。患者開始咳出大量痰液和支氣管黏液栓，同時症狀逐漸好轉。因此，可能在NPPV或IPPV的同時，結合適當的胸部物理治療會取得更好的療效。以上這些方式均可用於臨床，但是確切療效還需進一步對照試驗證實。

6. 黏液溶解劑和祛痰劑

黏液溶解劑和祛痰劑是必要的輔助治療，常用藥物包括鹽酸氨溴索、重組鏈激酶等。至於使用 1～3g 大劑量鹽酸氨溴索治療瀰漫性痰液阻塞的效果僅見個別報導，尚無實證醫學研究支持，理論上應當有效，值得進一步探索。

7. 支氣管肺泡灌洗（BAL）

用於接受 IPPV 治療的哮喘患者，可能有助於清除黏液分泌物、黏液栓及炎症介質等，但是對於存在呼吸道阻力高、有效通氣量不足及嚴重低氧血症的患者可能導致病情臨時加重和危險，還需進一步探討。

（六）機械通氣的撤離

針對哮喘患者撤機的指標並未完全統一，總體原則是儘早撤機和拔管。隨著 IPPV 時間延長，呼吸器相關性肺炎（VAP）的發生率也逐漸增加，將導致治療時間延長、撤機困難和病死率增加。

為順利撤機應及早停止使用神經肌肉阻滯劑，當病情允許時也應儘早停用鎮靜劑。伴隨神經肌肉阻滯劑和鎮靜劑的停用，由於患者呼吸肌肉力量、氣流受限已經恢復和維持正常 PaO_2 的需求，分鐘通氣量會一定程度增加，體現在呼吸頻率和潮氣量的增加。但是，應該辨識可能重新出現的呼吸肌疲勞，即呼吸再次變得淺快。

如果患者氣流受限明顯減輕，呼吸肌疲勞明顯改善，肺內哮鳴音減少；呼吸器指標在 PSV 模式下 PS＜$10cmH_2O$、PEEP＜$5cmH_2O$、FiO_2＜40％，患者生命體徵穩定，血氣分析結果良好即可考慮拔管。拔管後常規監測 24 小時，如果患者出現病情反覆可採用 NPPV 序貫治療，防止重複插管。必要時可以直接由有創通氣過渡到無創，實現有創-無創序貫治療。

（七）機械通氣治療的預後

針對急性哮喘患者的控制性低通氣策略在限制 DHI 和預防肺氣壓傷方面十分有效，多個研究證實，和以往研究的病死率相比，採用這種策略使患者預後大為改善。但不幸的是，有一部分患者儘管到達醫院時有機會救治，而且採取了上述治療，但最終仍舊死亡。這其中大多數是由於診斷、治療不當未達到應有效果；或者引起併發症，如氣胸或 VAP 等；部分患者由於機械通氣實施過晚，因嚴重呼吸衰竭出現心跳驟停或腦損傷；另外，部分患者哮喘本身合併 COPD 等其他疾病，儘管積極治療仍無法挽救生命。但在有 ICU 設施的胸腔科或急診室，上述情況應很少發生。

以往的研究中，因為年齡和追蹤時間不同，入住 ICU 的急性哮喘患者死亡率在 0～22%，最近的兩個試驗詳細研究了各種因素和預後之間的關係。

國外學者 Afessa 等分析了 3 年內收入醫院 ICU 的 89 例哮喘患者：其中 36% 的患者進行了 IPPV，20% 患者開始使用了 NPPV；11 名患者死亡，占全部患者的 12%，卻占接受機械通氣患者的 21%；和病死相關的因素有較低的 pH、較高的 PaO_2、較高的急性生理和慢性健康狀態 II（APACHE II）評分和其他器官功能衰竭。直接的死亡原因包括：張力性氣胸（3 例）、院內感染（3 例）、急性呼吸衰竭（2 例）、消化道出血（1 例）、肺心病（1 例）及可疑肺栓塞（1 例）。

Gehlbach 等研究了 78 例收入 ICU 進行機械通氣的哮喘患者，其中 56 例在不同時間進行了氣管插管和 IPPV，而另外 22 例患者僅使用了 NPPV；3 例患者死亡，死亡率為 3.8%；平均住院時間為 5.5 天，COX 相關分析顯示，女性患者接受氣管插管、使用神經肌肉阻斷劑 > 24 小時、較高的 APACHE 評分及入院前吸入激素治療與住院時間延長相關。

在很多哮喘患者預後的研究中，男女之間住院時間有明顯差別，在 Gehlbach 等研究中分別是 4.8 天和 7.1 天。Skobeloff 還指出，女性哮喘患者入住 ICU 的時間是男性的 2.5～3 倍。Osborne 等研究發現，即使是在平常氣流阻塞情況相似的情況下，女性患者的症狀更多、生活品質也更差。生理和社會雙重因素的影響可能是女性患者發病多的原因，生理因素的一個表現是女性停經後，哮喘發病率由原來多於男性而變為少於男性，另一個表現是停經期女性使用激素替代治療的哮喘發病率高於其他人。入院前吸入激素治療是否會引起住院時間延長，答案顯而易見，這部分患者實際上在緩解期哮喘程度較嚴重、身體狀況差，入住 ICU 時病情凶險，即使充分治療肺功能仍難以理想恢復，因此住院時間長、預後差。同樣的道理來分析接受氣管插管的患者住院時間長，也是因為這部分患者病情較重，但是也表示選擇恰當的患者進行 NPPV 能縮短住院時間，病死率也較低。

總之，全球哮喘發病率逐年增加，整體住院率和入住 ICU 人數增加。雖然大多數患者從症狀出現到需要機械通氣時間越來越短，但是治療技術的進步使併發症更少、死亡率更低。

（裴豔麗）

第七節　急性呼吸窘迫症候群

一、病因

臨床上可將急性呼吸窘迫症候群（ARDS）相關危險因素分為九類，見表 8-3。其中部分誘因易持續存在或者很難控制，是引起治療效果不好，甚至患者死亡的重要原因。嚴重感染、DIC、胰腺炎等是難治性 ARDS 的常見原因。

表 8-3 ARDS 的相關危險因素

感染	碳氫化合物和腐蝕性液體
細菌（多為革蘭陰性需氧菌和金黃色葡萄球菌）	創傷（通常伴有休克或多次輸血）
真菌和肺孢子菌	軟組織撕裂
病毒	燒傷
分枝桿菌	頭部創傷
立克次體	肺挫傷
誤吸	脂肪栓塞
胃酸	藥物和化學品
溺水	鴉片製劑
水楊酸鹽	來自易燃物的煙霧
百草枯（除草劑）	氣體（NO_2、NH_3、鎘、光氣、氧氣）
NO_2、NH_3、Cl_2	
三聚乙醛（副醛，催眠藥）	代謝性疾病
氯乙基戊烯炔醇（鎮靜藥）	酮症酸中毒
秋水仙鹼	尿毒症
三環類抗憂鬱藥	其他
瀰散性血管內凝血（DIC）	羊水栓塞
血栓性血小板減少性紫癜（TTP）	妊娠物滯留體內
溶血性尿毒症症候群	子癇
其他血管炎性症候群	蛛網膜或顱內出血
熱射病	白血球凝集反應
胰腺炎	反覆輸血
吸入	心肺分流

二、發病機制

（一）炎症細胞、炎症介質及其作用

1. 中性粒細胞

中性粒細胞是 ARDS 發病過程中重要的效應細胞，其在肺泡內大量募集是發病早期的組織學特徵。中性粒細胞可透過許多機制介導肺損傷，包括釋放活性氮、活性氧、細胞因子、生長因子等放大炎症反應。此外，中性粒細胞還能大量釋放蛋白水解酶，尤其是彈性蛋白酶，從而損傷肺組織。其他升高的蛋白酶包括膠原酶和明膠酶 A、B，也可檢測到高水準的內源性金屬酶抑制劑（如 TIMP），說明蛋白酶／抗蛋白酶平衡在中性粒細胞誘發的蛋白溶解性損傷中具有重要作用。

2. 細胞因子

ARDS 患者體液中有多種細胞因子的標準升高，並有研究發現，細胞因子之間的平衡是炎症反應程度和持續時間的決定因素。患者體內的細胞因子反應相當複雜，包括促炎因子、抗感染因子以及促炎因子內源性抑制劑等相互作用。在 ARDS 患者 BALF 中，炎症因子如 IL-1β、TNF-α 在肺損傷發生前後均有升高，相關的內源性抑制劑如 IL-1β 受體拮抗藥及可溶性 TNF-α 受體升高更為顯著，顯示在 ARDS 發病早期既有顯著的抗感染反應。

雖然一些臨床研究顯示 ARDS 患者 BALF 中細胞群 NF-κB 的活性升高，但是後者的活化程度似乎與 BALF 中性粒細胞數量、IL-8 標準及病死率等臨床指標並無相關性。而另一項對 15 例敗血症患者外周血單核細胞核提取物中活性的研究顯示，NF-κB 的結合活性與 APACHE-Ⅱ評分類似，可以作 NF-κB 為評價 ARDS 預後的精確指標。雖然該實驗結果顯示，總 NF-κB 活性標準可能是決定 ARDS 預後的指標，但仍需要大量的研究證實。

3. 氧化／抗氧化平衡

ARDS 患者肺部的氧氣和抗氧化反應嚴重失衡。正常情況下，活性氧、活性氮被複雜的抗氧化系統拮抗，如抗氧化酶（超氧化物歧化酶、過氧化氫酶）、低分子清除劑（維生素 E、維生素 C 和谷醯胺），清除或修復氧化損傷的分子（多種 DNA 的蛋白質分子）。研究發現，ARDS 患者體內氧化劑增加和抗氧化劑降低幾乎同時發生。

內源性抗氧化劑數值改變會影響 ARDS 的患病風險，如慢性飲酒者在遭受刺激事件如嚴重創傷、胃內容物誤吸後易誘發 ARDS。但易患 ARDS 風險增加的內在機制尚不明確。近來有研究指出，慢性飲酒者 BALF 中穀胱甘肽標準約比健康正常人低 7 倍，而氧化谷醯胺比例增高，顯示體內抗氧化劑如穀胱甘肽標準發生改變的個體可能在特定臨床條件下更易發生 ARDS。

4. 凝血機制

ARDS 患者凝血因子異常導致凝血與抗凝失衡，最終造成肺泡內纖維蛋白沉積。ARDS 的高危險群及 ARDS 患者 BALF 中凝血活性增強，組織因子（外源性凝血途徑中血栓形成的啟動因子）標準顯著升高。ARDS 發生 3 天後凝血活性達到高峰，之後開始下降，同時伴隨抗凝活性下降。ARDS 患者 BALF 中促進纖維蛋白溶解的纖溶酶原抑制劑-1 數值降低。敗血症患者中內源性抗凝劑如抗凝血酶Ⅲ和蛋白 C 含量降低，其低水平與較差的預後相關。

恢復凝血／抗凝平衡可能對 ARDS 有一定的治療作用。給予嚴重敗血症患者活化蛋白 C，其病死率從 30.8% 下降至 24.7%，其主要不良反應是出血。活化蛋白 C 還能使 ARDS 患者血漿 IL-6 數值降低，說明它除了抗凝效果外還具有抗感染效應，但活性蛋白 C 是否對各種原因引起的

ARDS均有效尚待進一步研究。

(二)肺泡微血管膜損害

1. 肺微血管內皮細胞

肺微血管內皮細胞損傷是ARDS發病過程中的一個重要環節，對其超微結構的變化特徵也早有研究。同時，測量肺泡滲出液及血漿中的蛋白含量能夠反映微血管通透性增高的程度，早期ARDS中水腫液／血漿蛋白比＞0.75，相反，壓力性肺水腫患者的水腫液／血漿蛋白比＜0.65。ARDS患者肺微血管的通透性較壓力性肺水腫患者高，並且上皮細胞間形成了可逆的細胞間隙。

2. 肺泡上皮細胞

肺泡上皮細胞損傷在ARDS的形成過程中發揮了重要作用。正常肺組織中，肺泡上皮細胞是防止肺水腫的屏障。ARDS發病早期，上皮細胞自身的受損、壞死及由其損傷造成的肺間質壓力增高可破壞該屏障。肺泡Ⅱ型上皮細胞可產生合成表面活性物質的蛋白和脂質成分。ARDS患者表面活性物質減少、成分改變及其功能抑制，將導致肺泡萎陷及低氧血症。肺泡Ⅱ型上皮細胞的損傷造成表面活性物質生成減少及細胞代謝障礙。此外，肺泡滲出液中存在的蛋白酶和血漿蛋白透過破壞肺泡腔中的表面活性物質使其失活。

肺泡上皮細胞在肺水腫時有主動轉運肺泡腔中水、鹽的作用。肺泡Ⅱ型上皮細胞透過Na^+的主動運輸來驅動液體的轉運。大多數早期ARDS患者肺泡液體主動清除能力下降，且與預後呈負相關。在肺移植後肺再灌注損傷患者中也存在類似的現象。雖然ARDS患者肺泡液主動清除能力下降的確切機制尚不明確，但推測其可能與肺泡上皮細胞間緊密連接或肺泡Ⅱ型上皮細胞受損的程度有關。

三、診斷

　　Ashbaugh 等首次報告 ARDS，之後北美呼吸病 - 歐洲危重病學會專家聯席評審會議發表了 ARDS 的診斷標準（AECC 標準），但其可靠性和準確性備受爭議。修訂的 ARDS 診斷標準（柏林標準）將 ARDS 定義為：① 7 天內發病，出現高危險肺損傷、新發或加重的呼吸系統症狀。②胸部 X 光或 CT 顯示雙肺透亮度下降且難以完全由胸腔積液、肺（葉）不張或結節解釋。③肺水腫原因難以完全由心力衰竭或容量超過負荷來解釋，如果不存在危險因素，則需要進行客觀評估（如心臟超音波），以排除靜水壓增高型水腫。④依據至少 0.49kPa 呼氣末正壓機械通氣（PEEP）下的血氧飽和指數對 ARDS 進行分級，即輕度（血氧飽和指數為 200～300）、中度（血氧飽和指數為 100～200）和重度（血氧飽和指數為≤ 100）。

四、治療的基本原則

　　ARDS 治療的關鍵在於控制原發病及其病因，如處理各種創傷，儘早找到感染灶，針對病原菌使用敏感的抗生素，制止嚴重反應進一步對肺的損傷；更緊迫的是要及時改善患者的嚴重缺氧，避免發生或加重多臟器功能損害。

五、治療策略

(一)原發病治療

　　全身性感染、創傷、休克、燒傷、急性重症胰腺炎等是導致 ALI/ARDS 的常見病因。嚴重感染患者有 25%～ 50% 發生 ALI/ARDS，而且在感染、創傷等導致的多器官功能障礙症候群（MODS）中，肺往往也是最早發生衰竭的器官。目前認為，感染、創傷後的全身炎症反應是導致

ARDS 的根本原因。控制原發病，遏制其誘導的全身失控性炎症反應，是預防和治療 ALI/ARDS 的必要措施。

(二)呼吸支持治療

1. 氧療

ALI/ARDS 患者吸氧治療的目的是改善低氧血症，使動脈血氧分壓（PaO_2）達到 8.0～10.7kPa（60～80mmHg）。可根據低氧血症改善的程度和治療反應調整氧療方式，首先使用鼻導管，當需要較高的吸氧濃度時，採用可調節吸氧濃度的文丘里面罩或帶貯氧袋的非重吸式氧氣面罩。ARDS 患者往往低氧血症嚴重，大多數患者一旦診斷明確，常規的氧療常常難以奏效，機械通氣仍然是最主要的呼吸支持方式。

2. 無創機械通氣

無創機械通氣（NIV）可以避免氣管插管和氣管切開引起的併發症，近年來得到了廣泛的使用。儘管隨機對照試驗（RCT）證實了 NIV 治療 COPD 和心源性肺水腫導致的急性呼吸衰竭的療效肯定，但是 NIV 在急性低氧性呼吸衰竭中的使用卻存在很多爭議。迄今為止，尚無足夠的數據顯示 NIV 可以作為 ALI/ARDS 導致的急性低氧性呼吸衰竭的常規治療方法。

不同研究中 NIV 對急性低氧性呼吸衰竭的治療效果差異較大，可能與導致低氧性呼吸衰竭的病因不同有關。2004 年一項薈萃分析顯示，在不包括 COPD 和心源性肺水腫的急性低氧性呼吸衰竭患者中，與標準氧療相比，NIV 可明顯降低氣管插管率，並有降低 ICU 住院時間及住院病死率的趨勢。但分層分析顯示，NIV 對 ALI/ARDS 的療效並不明確。最近 NIV 治療 54 例 ALI/ARDS 患者的臨床研究顯示，70% 的患者使用 NIV 治療無效。逐步回歸分析顯示，休克、嚴重低氧血症和代謝性酸中

毒是 ARDS 患者 NIV 治療失敗的預測指標。一項 RCT 研究顯示，與標準氧療比較，NIV 雖然在使用第 1 小時明顯改善 ALI/ARDS 患者的氧合，但不能降低氣管插管率，也不能改善患者預後。可見，ALI/ARDS 患者應慎用 NIV。

3. 有創機械通氣

(1) 機械通氣的時機選擇：ARDS 患者經高濃度吸氧仍不能改善低氧血症時，應氣管插管進行有創機械通氣。ARDS 患者呼吸功明顯增加，表現為嚴重的呼吸困難，早期氣管插管機械通氣可降低呼吸功，改善呼吸困難。雖然目前缺乏 RCT 研究評估早期氣管插管對 ARDS 的治療意義，但一般認為，氣管插管和有創機械通氣能更有效地改善低氧血症，降低呼吸功，緩解呼吸窘迫，並能夠更有效地改善全身缺氧，防止肺外器官功能損害。

(2) 肺保護性通氣：由於 ARDS 患者大量肺泡塌陷，肺容積明顯減少，常規或大潮氣量通氣易導致肺泡過度膨脹和呼吸道平臺壓過高，加重肺及肺外器官的損傷。

(3) 肺復張：充分復張 ARDS 塌陷肺泡是改善低氧血症和保證 PEEP 效應的重要方式。為限制呼吸道平臺壓而被迫採取的小潮氣量通氣往往不利於 ARDS 塌陷肺泡的膨脹，而 PEEP 維持肺復張的效應依賴於吸氣期肺泡的膨脹程度。目前臨床常用的肺復張手法包括控制性肺膨脹、PEEP 遞增法及壓力控制法（PCV 法）。其中實施控制性肺膨脹採用恆壓通氣方式，推薦吸氣壓為 30～45cmH$_2$O，持續時間為 30～40 秒。

(4) PEEP 的選擇：ARDS 廣泛肺泡塌陷不但可導致頑固的低氧血症，而且部分可復張的肺泡週期性塌陷開放而產生剪下力，會導致或加重呼吸器相關性肺損傷。充分復張塌陷肺泡後使用適當的 PEEP 以防止

呼氣末肺泡塌陷，改善低氧血症，並避免剪下力，防治呼吸器相關性肺損傷。因此，ARDS 應採用能防止肺泡塌陷的最低 PEEP。

（5）自主呼吸：自主呼吸過程中膈肌主動收縮可增加 ARDS 患者肺重力依賴區的通氣，改善通氣血流比例失調，改善氧合。一項前瞻對照研究顯示，與控制通氣相比，保留自主呼吸的患者鎮靜劑使用量、機械通氣時間和 ICU 住院時間均明顯減少。因此，在循環功能穩定、人機協調性較好的情況下，ARDS 患者機械通氣時有必要保留自主呼吸。

（6）半臥位：ARDS 患者合併 VAP 往往使肺損傷進一步惡化，預防 VAP 具有重要的臨床意義。機械通氣患者平臥位易發生 VAP。研究顯示，由於氣管插管或氣管切開導致聲門的關閉功能喪失，機械通氣患者胃腸內容物易反流誤吸進入下呼吸道，導致 VAP < 30°角的平臥位是院內型肺炎的獨立危險因素。

（7）俯臥位通氣：俯臥位通氣透過降低胸腔內壓力梯度、促進分泌物引流和促進肺內液體移動，可明顯改善氧合。

（8）鎮靜鎮痛與肌肉鬆弛劑：機械通氣患者應考慮使用鎮靜鎮痛劑，以緩解焦慮、躁動、疼痛，減少過度的氧耗。合適的鎮靜狀態、適當的鎮痛是保證患者安全和舒適的基本環節。

4. 液體通氣

部分液體通氣是在常規機械通氣的基礎上經氣管插管向肺內注入相當於功能殘氣量的全氟碳化合物，以降低肺泡表面張力，促進肺重力依賴區塌陷肺泡復張。

5. 葉克膜（ECMO）

建立體外循環後可減輕肺負擔，有利於肺功能恢復。

(三) ALI/ARDS 藥物治療

1. 液體管理

高通透性肺水腫是 ALI/ARDS 的病理生理特徵，肺水腫的程度與 ALI/ARDS 的預後呈正相關。因此，積極的液體管理，對於改善 ALI/ARDS 患者的肺水腫具有重要的臨床意義。

研究顯示，液體負平衡與感染性休克患者病死率的降低顯著相關，且對於創傷導致的 ALI/ARDS 患者，液體正平衡使患者的病死率明顯增加。使用利尿藥減輕肺水腫可能改善肺部病理情況，縮短機械通氣時間，進而減少呼吸器相關性肺炎等併發症的發生。但是利尿減輕肺水腫的過程可能會導致心排血量下降、器官灌注不足。因此，ALI/ARDS 患者的液體管理必須考慮兩者的平衡，必須在保證臟器灌注的前提下進行。

2. 糖皮質激素

全身和局部的炎症反應是 ALI/ARDS 發生和發展的重要機制，研究顯示，血漿和肺泡灌洗液中的炎症因子濃度升高與 ARDS 的病死率呈正相關。長期以來，大量的研究試圖使用糖皮質激素控制炎症反應，預防和治療 ARDS。早期的三項多中心 RCT 研究觀察了大劑量糖皮質激素對 ARDS 的預防和早期治療作用，結果糖皮質激素既不能預防 ARDS 的發生，對早期 ARDS 也沒有治療作用。但對於過敏原導致的 ARDS 患者，早期使用糖皮質激素經驗性治療可能有效。此外，感染性休克併發 ARDS 的患者，如合併有腎上腺皮質功能不全，可考慮使用替代劑量的糖皮質激素。

3. 一氧化氮 (NO) 吸入

NO 吸入可選擇性地擴張肺血管，而且 NO 分布於肺內通氣良好的區域，可擴張該區域的肺血管，顯著降低肺動脈壓，減少肺內分流，改善

通氣血流比例失調，並且可減少肺水腫形成。臨床研究顯示，NO 吸入可使約 60% 的 ARDS 患者氧合改善，同時肺動脈壓、肺內分流明顯下降，但對平均動脈壓和心排血量無明顯影響。但是氧合改善效果也僅限於開始 NO 吸入治療的 24～48 小時內。兩個 RCT 研究證實，NO 吸入並不能改善 ARDS 的病死率。因此，吸入 NO 不宜作為 ARDS 的常規治療方式，僅在一般治療無效的嚴重低氧血症時可考慮使用。

4. 肺泡表面活性物質

ARDS 患者存在肺泡表面活性物質減少或功能喪失，易引起肺泡塌陷。肺泡表面活性物質能降低肺泡表面張力，減輕肺炎症反應，阻止氧自由基對細胞膜的氧化損傷。目前肺泡表面活性物質的使用仍存在許多尚未解決的問題，如最佳用藥劑量、具體給藥時間、給藥間隔和藥物來源等。因此，儘管早期補充肺表面活性物質有助於改善氧合，但還不能將其作為 ARDS 的常規治療方式。有必要進一步研究，明確其對 ARDS 預後的影響。

5. 前列腺素 E_1

前列腺素 E_1（PGE_1）不僅是血管活性藥物，還具有免疫調節作用，可抑制巨噬細胞和中性粒細胞的活性，發揮抗感染作用。但是 PGE_1 沒有組織特異性，靜脈注射 PGE_1 會引起全身血管舒張，導致低血壓。靜脈注射 PGE_1 用於治療 ALI/ARDS 目前已經完成了多個 RCT 研究，但無論是持續靜脈注射 PGE_1，還是間斷靜脈注射脂質體 PGE_1，與安慰劑組相比，PGE_1 組在 28 天的病死率、機械通氣時間和氧合等方面並無益處。有研究指出，吸入型 PGE_1 可以改善氧合，但這需要進一步的 RCT 來研究證實。因此，只有在 ALI/ARDS 患者低氧血症難以改善時，可以考慮吸入 PGE_1 治療。

6. N-乙醯半胱氨酸和丙半胱氨酸

抗氧化劑 N-乙醯半胱氨酸（NAC）和丙半胱氨酸透過提供合成穀胱甘肽（GSH）的前體物質半胱氨酸，提高細胞內 GSH 數值，依靠 GSH 氧化還原反應來清除體內氧自由基，從而減輕肺損傷。靜脈注射 NAC 可以顯著改善 ALI 患者全身氧合和縮短機械通氣時間。而近期在 ARDS 患者中進行的 II 期臨床試驗證實，NAC 有縮短肺損傷病程和阻止肺外器官衰竭的趨勢，不能減少機械通氣時間和降低病死率。丙半胱氨酸的 I、II 期臨床試驗也證實不能改善 ARDS 患者預後。因此，尚無足夠證據支持 NAC 等抗氧化劑用於治療 ARDS。

7. 環氧化酶抑制劑

布洛芬等環氧化酶抑制劑可抑制 ALI/ARDS 患者血栓素 A2 的合成，對炎症反應有強烈的抑制作用。小規模臨床研究發現，布洛芬可改善全身性感染患者的氧合與呼吸力學。對嚴重感染的臨床研究也發現，布洛芬可以降低體溫、減慢心率和減輕酸中毒，但是亞組分析（ARDS 患者 130 例）顯示，布洛芬既不能降低重症 ARDS 患者的患病率，也不能改善 ARDS 患者的 30 天存活率。因此，布洛芬等環氧化酶抑制劑尚不能用於 ALI/ARDS 的常規治療。

8. 細胞因子單株抗體或拮抗藥

炎症性細胞因子在 ALI/ARDS 發病中具有重要作用。動物實驗使用單株抗體或拮抗藥中和腫瘤壞死因子（TNF）、白血球介素（IL）-1 和 IL-8 等細胞因子可明顯減輕肺損傷，但多數臨床試驗獲得陰性結果。細胞因子單株抗體或拮抗藥是否能夠用於 ALI/ARDS 的治療，目前尚缺乏臨床研究證據。因此，不推薦抗細胞因子單株抗體或拮抗藥用於 ARDS 治療。

9. 己酮可可鹼及其衍化物俐落茶鹼

己酮可可鹼及其衍化物俐落茶鹼均可抑制中性粒細胞的趨化和啟用，減少促炎因子 TNF-α、IL-1 和 IL-6 等釋放，俐落茶鹼還可抑制氧自由基釋放。但目前尚無 RCT 試驗證實己酮可可鹼對 ALI/ARDS 的療效。因此，己酮可可鹼或俐落茶鹼不推薦用於 ARDS 的治療。

10. 重組人類活化 C 蛋白（rhAPC）具有抗血栓、抗感染和纖溶特性，已被試用於治療嚴重感染。III期臨床試驗證實，持續靜脈注射 rhAPC 2μg/（kg·h）可以顯著改善重度嚴重感染患者（APACHE II＞25）的預後。基於 ARDS 的本質是全身性炎症反應，且凝血功能障礙在 ARDS 發展中具有重要地位，rhAPC 有可能成為 ARDS 的治療方式。但目前尚無證據顯示 rhAPC 可用於 ARDS 治療。當然，在嚴重感染導致的重度 ARDS 患者中，如果沒有禁忌證，可考慮使用 rhAPC。rhAPC 高昂的治療費用也限制了它的臨床使用。

11. 酮康唑

酮康唑是一種抗真菌藥，不但可抑制白三烯和血栓素 A2 合成，同時還可抑制肺泡巨噬細胞釋放促炎因子，有可能用於 ARDS 的治療。但是目前沒有證據支持酮康唑可用於 ARDS 的常規治療，同時為避免耐藥，對於酮康唑的預防性使用也應慎重。

12. 魚油

魚油富含 ω-3 脂肪酸，如二十二碳六烯酸（DHA）、二十碳五烯酸（EPA）等，也具有免疫調節作用，可抑制二十烷花生酸樣促炎因子釋放，並促進 PGE1 生成。研究顯示，透過腸道為 ARDS 患者補充 EPA、γ-亞油酸和抗氧化劑，可使患者肺泡灌洗液內中性粒細胞減少，IL-8 釋放受到抑制，病死率降低。對機械通氣的 ALI 患者的研究也顯示，腸內補

充 EPA 和 γ- 亞油酸可以顯著改善氧合和肺順應性，明顯縮短機械通氣時間，但對存活率沒有影響。

（裴豔麗）

第八節　睡眠呼吸中止症候群

睡眠呼吸中止症候群又稱睡眠呼吸中止低通氣症候群（SAHS），是指每晚 7 小時睡眠過程中呼吸暫停反覆發作 30 次以上或睡眠呼吸中止低通氣指數（AHI）≧ 5 次／小時並伴有嗜睡等臨床症狀。呼吸暫停是指睡眠過程中口鼻呼吸氣流完全停止 10 秒以上；低通氣是指睡眠過程中呼吸氣流強度（幅度）較基礎範圍降低 50％以上，並伴有血氧飽和度較基礎範圍下降 ≧ 4％或微醒覺。睡眠呼吸中止低通氣指數是指每小時睡眠時間內呼吸暫停加低通氣的次數。

SAHS 睡眠狀態下反覆出現的呼吸暫停或（和）低通氣，易引起低氧血症、高碳酸血症、睡眠中斷，從而導致機體發生一系列的病理生理改變，病情逐漸發展可出現肺動脈高壓、肺心病、呼吸衰竭、高血壓、心律失常等嚴重的併發症。

一、病因和發病機制

阻塞性睡眠呼吸中止低通氣症候群 OSAS 患者上呼吸道異常阻塞的發生有三個基本特徵是明確的：上呼吸道阻塞通常發生在咽部；OSAS 患者通常出現咽部解剖結構的異常；吸氣過程中咽腔的大小取決於吸氣時咽內產生向內變窄的力與咽腔肌肉產生向外擴張之間力的平衡。OSAS 的發病機制，既有局部的異常，又有全身因素的參與，同時也受性別與年齡的影響。

(一) 病因學

OSAS 發生的主要原因是上呼吸道的狹窄和阻塞，上呼吸道是指由鼻孔至聲帶段的呼吸通道。上呼吸道任何部位的狹窄或阻塞都可以引起 OSAS，而多數患者阻塞的部位發生在咽部。咽部又分為鼻咽、口咽和喉咽三個不同部位，狹窄和阻塞可發生在其中一個或多個部位，咽腔的塌陷部位會隨睡眠分期和體位不同而發生變化。鼻腔的腫物、鼻甲肥大、鼻中隔偏曲、扁桃體肥大、巨舌、軟顎鬆弛、肥厚和下垂及小下顎等頜面結構異常都是發病的直接原因，遺傳因素也與發病有關。中老年男性、停經期後的婦女、肥胖者、甲狀腺功能減退和肢端肥大症患者等都是 OSAS 發生的高危險群。

(二) 發病機制

上呼吸道是一個缺乏骨和軟骨性支持的管腔型器官，其解剖學特點決定了它具有較高的順應性和易塌陷性，這種情況 40 歲以後會隨年齡的增長而增加。患者睡眠中會使本來狹窄的上呼吸道順應性進一步增加，在吸氣負壓作用下極易閉合並發生呼吸暫停。上呼吸道的機械性狹窄對睡眠中上呼吸道的塌陷和閉合發揮重要作用，而上呼吸道解剖結構的狹窄則是發生機械性狹窄的病理學基礎。上呼吸道狹窄直接影響呼吸道內氣流的加速和跨腔壓增加，構成上呼吸道閉合和塌陷力學基礎。

在形成阻塞性睡眠呼吸中止過程中，上呼吸道擴張肌群維持咽部通暢作用非常重要。上呼吸道的暢通取決於呼吸道塌陷的力，如腔內負壓、管外組織壓增加和維持呼吸道暢通的咽擴張肌收縮力間的平衡。上呼吸道通暢的決定因素是跨壁壓，它代表咽腔內壓和周圍組織壓間的差值。跨壁壓對上呼吸道的塌陷作用受到咽腔順應性的影響。患者清醒狀態下上呼吸道具有正常或低於正常範圍的順應性，即使有可以引起呼吸

道塌陷的跨管腔壓力作用，也不會引起呼吸道閉合。睡眠狀態則使本來狹窄的上呼吸道順應性增加和跨管腔壓加大，上呼吸道在高的跨管腔壓和吸氣負壓作用下極易閉合和發生呼吸暫停。

保持上呼吸道的開放，有賴於咽腔部位的擴張肌和擴張肌與神經反射功能的正常。上呼吸道擴張肌的活動是受中樞呼吸神經元控制的，擴張肌的活動主要靠胸內負壓的刺激啟動和維持。患者打鼾的物理性震盪、呼吸道壓力異常變化對上呼吸道局部組織的損害，和缺氧對中樞神經系統的損害都可以造成睡眠時上呼吸道擴張肌收縮的神經反射鈍化，致使上呼吸道擴張肌收縮力下降，易於發生呼吸道的塌陷。另外，中樞性原因或成分在 OSAS 發病中也產生一定的作用，患者呼吸中樞對體內二氧化碳刺激反應的異常和呼吸調節紊亂是 OSAS 發病的主要中樞機制。近年來，中樞性通氣不穩定、喚醒閾值和中樞呼吸回饋的環狀增益異常等在 OSAS 發病機制中的重要作用越來越被重視。

二、病理

睡眠呼吸中止症候群患者發生的病理改變大致可分為三大方面。

（1）病因及高危險因素：如鼻中隔彎曲、鼻甲肥大、鼻息肉、扁桃體肥大、腺樣體增生、顎垂水腫肥大、舌體肥大等，以及某些相關疾病如甲狀腺功能減退、肢端肥大症、澱粉樣變性等發生的各種病理改變。

（2）由於長期反覆打鼾對上呼吸道組織損害引起的炎性改變，外觀可見咽部黏膜水腫、咽腔不同程度狹窄，鏡下可見多種炎症細胞浸潤，主要是淋巴細胞。

（3）睡眠呼吸中止症候群引起的目標器官損害或併發症時相應病理改變，包括心肌、全身血管，特別是冠狀動脈、頸動脈、腦動脈、腎動脈、眼底動脈發生粥狀硬化、狹窄、阻塞等。

三、臨床表現

阻塞性睡眠呼吸中止症候群的基本表現包括高調的、斷續的鼾聲，夜間窒息或氣喘，白天疲勞，注意力不集中。睡眠時發生上呼吸道阻塞導致反覆覺醒伴有重度白天睏倦，其他原因不能解釋、響亮的斷續的鼾聲，夜間窒息、憋氣、噴鼻息，反覆夜間覺醒、不能恢復清醒的睡眠、白天疲勞、注意力不集中和整夜監測記錄低通氣指數（AHI）> 5。極度的白天睏倦分為以下三種情況。

（一）輕度休息時或不需要集中精神的時候睡著，比如躺在安靜的房間裡看電視、閱讀或者與同伴旅行時發生睏倦，這些症狀伴隨社會和職業能力減退。

（二）中度睡眠發生在需要一些注意力的活動中，比如發生在集中精神的聽音樂會、開會，或者授予儀式時，這些症狀使得社會和職業能力減退，在一定程度上使其盡量避免可能產生睏倦的場合。

（三）重度睡眠發生在需要注意至少是需要中等注意力活動時，比如在吃飯時、談話中、散步或者開車時，不能控制的睏倦症狀，對社會和職業能力產生顯著的損害，家庭成員對這種睏倦的有害結果很清楚，也許超過患者本人。

不安寧的睡眠和觀察到的呼吸困難是反覆性呼吸困難敏感的、相對特異的跡象，睡眠疾病和白天睏倦與夜間覺醒的次數和覺醒持續的時間有大致的相關性，家庭成員而不是患者本人，常常首先意識到睡眠的紊亂（如沒有呼吸的週期、吵人的鼾聲、睡眠時反覆的翻動）。患者偶爾抱怨疲勞、反應減慢、睏倦，透過直接問卷與疲勞鑑別而得出。

許多相關的症狀應該顯示 OSAS。睡眠呼吸中止症候群幾乎一半的患者沒有肥胖。有症狀的疑似患者不是只局限在肥胖者或者以前稱為

Pickwickian 症候群特徵的患者。

四、輔助檢查

多導睡眠監測（PSG）報告的呼吸暫停和低通氣指數（AHI）大於或等於5次／小時，或整夜7小時睡眠超過30次即可初步考慮OSAS的診斷。呼吸暫停是指每次呼吸中斷的時間＞10秒；低通氣指呼吸的氣流或胸腹呼吸運動的幅度減少50%以上，時間＞10秒，同時伴有血氧飽和度下降等於或大於4%。整夜PSG的睡眠監測是診斷OSAS的最佳方式，簡單的睡眠初篩試驗也可以作出初步診斷。

沒有睡眠實驗室的醫院可以使用簡易的包括血氧飽和度、鼾聲等關鍵指標簡易型睡眠呼吸初篩儀器進行診斷。指標多為血氧飽和度下降次數，而不是AHI，一般以每小時10次或以上為OSAS診斷標準。具有監測功能的自動式呼吸道正壓通氣機（Auto-CPAP）也可以用於患者的初篩診斷。

國際通用的嗜睡評分為ESS評分，≥9分者才可以診斷OSAS。OSAS的病情嚴重程度分級：AHI為5～15，夜間最低血氧飽和度在85%～89%間為輕度；AHI為16～30，夜間最低血氧飽和度在80%～84%間為中度；AHI為30以上，夜間最低血氧飽和度在80%以下為重度。

五、診斷

(一)臨床診斷

患者睡眠時打鼾伴隨呼吸中止、白天嗜睡、身體肥胖、頸圍粗等臨床症狀。

(二)多導睡眠圖

多導睡眠圖是確診的「金標準」，並能確定疾病類型及病情輕重。

(三)病因診斷

對確診患者進行耳鼻喉及口腔檢查、X光、CT、MRI檢查，了解上呼吸道有無解剖結構異常所致的上呼吸道狹窄、阻塞；對部分患者進行甲狀腺功能檢測。

六、鑑別診斷

(一)原發性鼾症

PSG檢查無呼吸道阻力增加，無呼吸中止和低通氣，無低氧血症。

(二)上呼吸道阻力症候群

呼吸道阻力增加，PSG檢查反覆出現α醒覺波，夜間微醒覺＞10次/小時，睡眠連續性中斷，無呼吸中止和低氧血症。

(三)白天過度嗜睡，有發作性猝倒。PSG檢查睡眠潛伏期＜10分鐘，無呼吸中止和低氧血症，多次小睡潛伏時間檢測平均睡眠潛伏期＜8分鐘，有家族史。

七、治療

(一)阻塞性睡眠呼吸中止(OSAS)的治療

1. 專家應該對患者進行衛教。內容包括發病機制、危險因素、自然史和OSAS的併發症和治療的建議。治療方法的選擇應該根據患者的嚴重程度、危險因素及相關的疾病、患者的期望進行選擇，並且要告知患者有關控制體重、睡眠體位、戒酒、減少相關危險因素和藥物的作用內容，告知患者駕車嗜睡的危險和治療方法。

2. 一般治療措施

(1)避免乙醇、鎮靜劑和安眠藥。乙醇和苯二氮䓬類藥物可以減小上

呼吸道肌張力、增加睡眠呼吸中止和打鼾的嚴重程度。安眠藥和催眠藥物也可抑制覺醒，從而延長呼吸中止的時間，導致更嚴重的氧減。

在睡眠呼吸中止患者中，保持穩定的睡眠時間和醒覺時間非常重要。缺乏睡眠可能導致低氧和高碳酸的呼吸驅動減弱，從而延長呼吸中止時間。避免攝取興奮劑（如咖啡因）、乙醇、鎮靜藥物和避免夜間活動，同樣可以減少睡眠片段。

(2)減輕體重。在所有超重的OSAS的患者中，建議減輕體重。減輕體重可以減輕OSAS。減輕體重可以減小增大的上呼吸道軟組織，如舌體和軟顎導致的上呼吸道腔外壓力。雖然有文獻指出，每下降1%的體重與3% AHI的變化相關，但是體重下降的程度和上呼吸道改善的程度往往不直接相關。如果透過嚴格控制飲食或者手術，體重明顯下降，OSAS的嚴重程度將會下降，甚至呼吸中止消失。透過飲食控制達到或維持某種目標體重往往比較困難。減肥手術，可以在短期內顯著減小OSAS的嚴重程度，將是治療睡眠呼吸中止的一種具有前景的方法。在BMI > 35的睡眠呼吸中止的患者中可考慮這種方法。

(3)藥物治療。許多藥物都被嘗試用於治療OSAS，包括抗憂鬱藥物、呼吸興奮劑、中樞神經系統興奮劑和激素，但都未得到明確的效果，沒有明顯改善AHI。選擇性5-羥色胺再攝取抑制劑，如帕羅西汀和氟西汀可以增加頦舌肌力和減少REM睡眠（呼吸中止在REM期更普遍），但並沒有減少AHI。普羅替林，可以減少REM睡眠的藥物，卻加重OSAS的症狀，它的抗膽鹼能的不良反應，如口乾、便祕和尿瀦留常常限制了其使用。

呼吸興奮劑，包括乙醯唑胺、甲羥孕酮、茶鹼、多沙普侖、阿米三嗪等目前作用都不確定。除了茶鹼和甲羥孕酮，其他藥物主要作用於中

樞。對茶鹼和甲羥黃體酮的作用目前頗具爭議，而且它們的作用都劣於 CPAP 的作用。研究指出，不同劑量的茶鹼在呼吸系統的作用不同。在低劑量時，對呼吸道肌肉組織和膈肌具有有益的作用；而在高劑量時，可興奮呼吸中樞。

咖啡因、莫達非尼、尼古丁和大麻素類等藥物具有中樞興奮作用，但沒有任何數據表明它們可以改善 AHI。

上述藥物都不能明確改善 AHI，有一些藥物，如安眠藥、苯二氮䓬類藥物、麻醉藥物都可加重睡眠呼吸障礙。在評估睡眠呼吸中止的患者時，需要仔細詢問這些藥物，特別是苯二氮䓬類藥物。

(4) 氧療。氧療在睡眠呼吸中止的治療中作用有限。雖然透過氧療可以減輕夜間低氧，但是會導致覺醒延遲，延長呼吸中止的時間，從而加重整夜的睡眠片段化。同時伴有 COPD 的患者在吸氧後可能導致呼吸性酸中毒。因此，在 OSAS 的治療中，單純氧療並不是一個治療的選擇。如果不是由於呼吸中止導致的夜間血氧飽和度下降，透過氧療可以避免相關的心血管併發症。

(5) 鼻舒張器。有人提出，應用鼻內和鼻外的器械增加鼻腔截面，減輕鼻阻力以治療打鼾和睡眠呼吸中止。但是，由於打鼾和呼吸中止的主要原因在於顎後和舌後區域，所以僅僅舒張鼻腔無效，目前也沒有數據支持這一用法。若經鼻 CPAP 治療後出現鼻炎，使用鼻腔溼化劑和經鼻腔使用激素來改善鼻腔的充血是非常重要的。

3. 特異的治療措施

(1) 體位治療：在一些體位依賴性的睡眠呼吸中止患者中，平臥位時 AHI 高，而側臥位 AHI 減小，可以鼓勵患者側臥位睡眠，從而減輕症狀。為達到側臥位睡眠，有人在衣服背後縫上裝著網球的口袋，從而避

免患者平臥位睡眠。有文獻指出，使用一些設備來訓練患者側臥位睡眠；可將床頭抬高 30°～ 60°。但是否能提高呼吸道穩定性，從而減少 AHI 的作用不確定。

(2)頦肌興奮劑：該治療方案正在研究中。該方法是使用電刺激舌下神經來增強上呼吸道咽部擴張肌肉的相應活動，以此維持睡眠中呼吸道的開放。

(3)呼吸道正壓治療：1981 年，Sullivan 首次使用 PAP 治療 OSAS，PAP 對呼吸道的作用相當於在呼吸道中置入充氣的夾板，以避免出現睡眠中的呼吸道塌陷，從而減少 AHI。PAP 是一種無創的治療措施，可以減少呼吸中止和低通氣事件，並減輕白天嗜睡症狀，改善 OSAS 的神經精神症狀，是中重度 OSAS 的一線治療。PAP 治療包括 CPAP、BiPAP 和 APAP 模式。

PAP 通常透過鼻面罩、口罩或口鼻面罩來施行。選擇合適的面罩，避免漏氣是非常重要的。首選鼻面罩；口鼻面罩主要使用在睡眠時經口呼吸的患者(特別是那些晨起口乾的患者在 PAP 治療時)，使用加溼器可以減輕 PAP 的相關不良反應，但是並不能改善 PAP 治療的依從性。在過去的 15 ～ 20 年中，PAP 設備和面罩體積變小，更便攜，同時噪音更小，並且可以記錄患者治療的時間和效率。PAP 面罩的不斷改善，使應用 PAP 治療的前景更好，因為許多患者都不能耐受老式面罩。制定 PAP 的治療方案前，應由睡眠專家、呼吸治療師、睡眠技師進行綜合評估，並對患者進行 PAP 的功能、維修、治療的益處和潛在的問題的建議，並共同選擇合適的面罩。

在初始治療後，尤其是在最初的幾週進行密切的追蹤非常重要。追蹤的內容包括 PAP 使用和問題、OSAS 治療後全面的預後評估。如果

CPAP治療力度不夠，應該盡快改善PAP的治療方法，或者選擇其他的治療方法。

1）CPAP：CPAP是目前治療睡眠呼吸障礙的主要措施。在所有AHI＞每小時30次的OSAS患者或者AHI每小時5～30次同時伴有症狀，包括白天嗜睡、認知和情緒障礙、失眠和心血管疾病（包括高血壓、缺血性心臟病、CVA）的患者中，都應當使用CPAP治療。CPAP可以增加呼吸道側面的面積。在夜間滴定治療中確定理想的壓力值，通常5～20cmH2O的壓力可以使所有體位和REM期睡眠時的呼吸中止、鼾聲和血氧下降消失。

CPAP常見的不良反應主要有夜間喚醒、鼻炎、鼻刺激感和乾燥感、腹脹、口乾、面部皮膚不適、呼氣困難、幽閉恐懼症、胸背痛，上述症狀大多可緩解。加用加熱的加溼器和鼻部噴霧治療可以緩解鼻部刺激感和鼻炎症狀。改變面罩的類型可以緩解幽閉恐懼症。改變患者的體位或者面罩的類型可以緩解腹脹等症狀。嚴重的不良反應如嚴重的鼻出血、腦膜炎和顱腔積氣少見。

患者對CPAP治療的依從性根據文獻研究為60％～85％。一些研究顯示，患者平均使用CPAP的時間是每日4～5小時。根據患者使用CPAP的時間的類型將患者分為兩類：持續使用者（使用CPAP的時間每週＞90％）和間歇使用者（每週未用CPAP的時間＞1天）。這兩種類型的患者，往往在第1週形成習慣。可以堅持長期使用CPAP的患者的預測因素包括打鼾史、AHI和ESS。在初次使用CPAP的3個月如果能規律使用，預示長期使用的可能。合適的CPAP劑量，如CPAP治療的持續時間和壓力範圍需要進一步確定。追蹤是非常重要的。患者自覺症狀好轉，往往能顯示CPAP使用的依從性良好。

2）BiPAP：雙水平呼吸道正壓通氣（BiPAP）包括吸氣壓和呼氣壓的調整。存在以下情況，可考慮使用 BiPAP：①當患者使用 CPAP 治療時，需要較高的壓力；②有中樞性低通氣時；③不能耐受 CPAP 治療（如自覺呼氣困難時）。但是，沒有證據表明 BiPAP 比 CPAP 有著更好的依從性和治療結果，而且 BiPAP 費用更昂貴。此外，若同時伴有肺部疾病或者呼吸性酸中毒，使用 BiPAP 並不比 CPAP 具有優勢。

3）自動滴定 CPAP：自動滴定 CPAP 或者自動 CPAP 可以根據夜間檢測氣流、鼾聲、呼吸中止、吸氣流速和呼吸道震動來調整 CPAP 的壓力。與自動 CPAP 原理不同。目前自動 CPAP 使用越來越廣泛，它可居家使用於中重度並且無嚴重併發症（慢性心力衰竭、COPD、中樞性睡眠呼吸中止症候群或者是肥胖低通氣症候群）的 OSAS 患者，或者在睡眠實驗室使用滴定來明確最佳壓力，也可使用於評估那些難以耐受傳統 CPAP 的患者。自動 CPAP 設備可以決定最佳的 CPAP 設定，確定面罩漏氣情況，評估患者依從性。

（4）口腔矯治器：儘管 PAP 是目前治療 OSAS 最有效、首選的無創手段，但仍有一部分 OSAS、年紀較輕者不能接受或耐受 PAP 治療。除 PAP 外，短期內能迅速治療 OSAS 的無創方法還有口腔矯治器。儘管療效不如 PAP，但其體積小、攜帶方便，不良反應小，具有無創性和可逆性，仍然是一種有效的治療 OSAS 的方法，但是對牙齒、口腔衛生要求高，約有 34％的 OSAS 患者不適用於口腔矯治器的治療。目前，口腔矯治器的適應證是原發性打鼾，或者已經控制體重的、不適合手術的輕中度 OSAS 患者。嚴重 OSAS 患者使用口腔矯治器成功率低，應該選擇 CPAP。使用口腔矯治器的患者建議進行 PSG 和定期口腔科回診。

近 30 年來，口腔矯治器的設計、舒適感和對呼吸道結構的作用有了

革命性的進展。1980 年代 Samelson 設計舌保持器（TRD），可以使舌體在睡眠時保持向前的位置。還有其他兩種裝置，包括顎抬高器和下顎前移器，其中下顎前移器是目前研究最廣泛的裝置。口腔矯治器透過改變上呼吸道結構的位置，因此增加呼吸道的內徑，從而避免呼吸道塌陷。目前已有許多種口腔矯治器，但只有一部分裝置已經被美國 FDA 批准用於治療打鼾或（和）睡眠呼吸中止。許多口腔矯治器是根據口腔科和頷面外科醫師的意見專門為患者定製的。選擇口腔矯治器時，其可調整性、可滴定性、顳頷關節支撐性、下顎的可移動性，以及是否能覆蓋所有牙齒都是非常重要的。

在單純打鼾患者中，口腔矯治器可以減少打鼾或者消除打鼾，但是其改善的程度難以確定。在 AHI 每小時 > 20 次的患者中，50%～70% 的 OSAS 患者有效。治療的目標並不一定需要完全消除呼吸暫停。成功的關鍵在於調整和滴定這個裝置。下顎是否達到足夠的前移影響治療效果。口腔矯治器的效果稍劣於 CPAP，但優於手術，可以作為非侵入性的一種治療方式。

口腔矯治器的不良反應包括口腔分泌物增多、牙齒咬合不良、下顎疼痛或損傷。在顳頷關節症候群的患者中使用下顎移位器尤其需要謹慎。

（5）OSAS 的外科治療：雖然 CPAP 是 OSAS 的一線治療。但是，許多患者不能長期耐受 CPAP 的治療。當存在解剖上的異常，如扁桃體肥大，可以考慮手術治療。上呼吸道結構複雜，包括許多軟組織和骨性結構，不僅具有通氣功能，還有發聲和吞嚥功能。改變呼吸道結構，可能影響上述功能。因此，確定 OSAS 手術適應證和手術方法至關重要。

確定 OSAS 手術適應證需要在術前詳細評估患者的臨床情況、纖

維內鏡和影像學結果。身高、體重和頸圍可能影響手術效果。往往需要使用鼻咽喉內視鏡進行頭頸部的檢查，明確是否有解剖異常，如鼻中隔彎曲、鼻甲肥大、顎／顎垂長、扁桃體肥大和舌體／側壁軟組織增生。體格檢查時還需要注意有無顱面部異常，如下顎後縮、硬顎狹窄。透過Muller動作（閉嘴和阻塞鼻孔後主動吸氣）模仿呼吸中止，從而檢查上呼吸道結構。CT或MRI檢查可以明確術前和術後上呼吸道結構。

客觀的術前評估可確定阻塞的主要部位，從而評估手術和麻醉的風險。圍術期呼吸道損傷是嚴重的併發症之一。鎮靜劑（如苯二氮䓬類）、鴉片類止痛藥物、吸入麻醉藥物和異丙酚是術前、術中或術後最常用的藥物。這些藥物可抑制上呼吸道肌肉活性，加重睡眠呼吸障礙。呼吸中止患者的上呼吸道結構異常，常導致困難插管。由於舌體和軟顎的重力因素，手術中平臥位容易導致上呼吸道阻塞。此外，上呼吸道手術可能導致上呼吸道腫脹、血腫和炎症，從而導致上呼吸道內徑減小。

OSAS患者如行全身麻醉手術，拔管後需非常小心。神經肌肉阻滯劑和鎮靜劑的延遲作用、手術後持續使用的止痛藥物都可能影響呼吸道開放。術後應當立即使用CPAP，並在術後觀察時一直使用。既往一直使用CPAP的患者也應當繼續維持CPAP治療，而不應當因手術而停用。

上呼吸道阻塞的嚴重程度影響手術的方法。纖維喉鏡可以對上呼吸道阻塞進行分級，分為I級（口咽）、II級（口咽-嚥下）、III級（嚥下）。

目前的手術方法包括鼻部手術（鼻中隔成形術、鼻竇手術等）、扁桃體切除術伴或不伴腺樣體切除術、胭垂顎咽成形術（UPPP）、雷射輔助的顎垂顎咽成形術（LAUP）、射頻消融術、舌成形術、頦舌肌和舌骨前移術（GAHM）、上頷骨前移切開術、氣管造口術等。幾種常用的治療OSAS的手術方法如下。

1）UPPP：UPPP 是在成年人中最常用的術式，包括去除咽顎弓和咽顎多餘的黏膜和組織，縮短或截斷顎垂，切除扁桃體，保留顎部下面的肌肉組織，修整和縫合剩下的黏膜。只有 40%～50% 的患者治療成功。後顎阻塞的患者比舌後阻塞的患者成功率更高。因此，下嚥部阻塞的患者可能不會從該手術中受益更多。UPPP 的併發症包括過度切除導致的咽顎閉合功能不全、吞嚥痛、吞嚥困難、味覺異常、舌麻木、咽部不適和鼻咽部狹窄。一般來說，UPPP 大部分都可以很好地耐受，術後出血的發生率 2%～4%。行 UPPP 的患者常常在手術後難以耐受 CPAP，因為手術減少軟顎組織，容易導致經口漏氣。

改良的 UPPP 是顎垂顎瓣手術。手術局部切除顎垂、咽側壁和黏膜，將顎垂懸吊在軟硬顎之間，同樣可以增寬口咽部呼吸道，手術效果與 UPPP 相似，而且創傷減小，患者痛苦小。

2）LAUP：這種方法使用雷射切除顎垂和部分軟顎。手術在局部麻醉下進行，約持續 15 分鐘。雖然痛苦，大部分患者都能很好地耐受，併發症較少。但是，LAUP 容易導致吞嚥困難，產生「靜止性的」呼吸中止（無打鼾的）。研究指出，大約 90% 的患者可以減少打鼾。LAUP 治療 OSAS 的成功率為 0～48%。美國睡眠醫學會和大多數外科醫師推薦單純打鼾者採用這種手術方法。射頻組織體積減小，是一種創傷性很小的技術，已經應用於治療鼻甲肥大、縮小舌底部的大小，但是目前仍缺乏長期治療的研究結果。這一術式有可能成為其他外科手術的輔助治療。

3）頷面外科手術：主要手術方式包括下頷前移術和上下頷骨前移術。主要用於小頷發育畸形、下頷後縮、舌基底部阻塞的患者，選擇好適應證，有較好的療效，對單純肥胖者效果較差。手術創傷較大，術前需向患者交代相關手術風險，其對 OSAS 的長期療效還需進一步驗證。主

要透過各種截骨手術，使頜骨整體或部分的連同相應的軟組織前移。透過頦舌肌、頜頦舌骨肌等肌肉的作用，牽引舌根前移，擴大上呼吸道。正頜外科手術能夠有效擴大舌根水平的呼吸道大小，解除上呼吸道下嚥部的狹窄。只要適應證選擇合適，治療效果令人滿意。由於手術操作複雜，有時患者不易接受。

4）頦舌肌前移術（GA）：主要用於顱面部骨性結構異常的患者。手術使骨性結構向前移位（上頜骨、下顎骨、舌骨），增大上呼吸道內徑。這一手術常常與其他的OSAS手術同時使用。聯合使用兩種手術方法成功率為23%～77%。GA的風險包括圍術期氣管切開的準備、下顎骨骨折、感染、血腫和損傷頦舌肌。

5）其他手術：如鼻中隔成形術、鼻竇手術等可以增加呼吸道內徑，從而改善CPAP的依從性。治療鼻阻塞對部分患者有效，可以使這類患者更好地耐受CPAP。最常用的鼻部手術是鼻中隔成形術和鼻甲減容術。這些手術在一定程度上減輕患者的鼻部症狀，並減少經鼻CPAP的應用。

氣管造口術對消除呼吸中止幾乎100%有效，但是這一方法基本改變了患者的生活方式且嚴重影響患者的生活品質。氣管造口術只使用在藥物和外科治療失敗，並且出現嚴重的併發症，如出現昏迷、肺心病、惡性心律失常的嚴重的OSAS患者中。在高危險的擬行手術的患者中，也可以短期氣管切開。

(二)中樞型睡眠呼吸中止低通氣症候群（CSAS）的治療

依據病因和分類的不同，CSAS患者的治療方案也不盡相同。高碳酸血症型CSAS的發生多起源於基礎疾病，應尋找病因，積極治療原發病；而非高碳酸血症型CSAS則應重視對CSAS的治療。依據臨床表現、PSG及其他輔助檢查，積極治療原發病，採用實證醫學證據高的治療

方法。目前 CSAS 的治療方式比較局限，對各種現有的治療方法有較大爭議。

但 CSAS 很少單獨出現，往往合併 OSAS 一起存在，因此在治療 CSAS 占優勢，但合併大量 OSAS 的患者，或者難以確定哪一種呼吸中止為主時，可先試用 OSAS 的治療方式，密切追蹤，隨時調整治療方案。同時戒菸限酒，合理飲食，減輕體重，降低膽固醇等高脂膳食的攝取。

1. 治療原發病

CSAS 病因複雜，應認真尋找病因，積極治療基礎病。神經系統疾病及充血性心力衰竭時對基礎疾病的有效治療能明顯減少 CSAS。對於充血性心力衰竭伴中樞性呼吸睡眠中止（CSR-CSA），需要首先治療心力衰竭，維持體內 PaO_2 和 $PaCO_2$ 的穩定和平衡，穩定呼吸中樞。長期的 CSR-CSA 可能對中樞神經傳導通路造成永久性的損傷，即使心臟移植改善，心功能也不能完全逆轉 CSR-CSA。加強心力衰竭治療後 CSR-CSA 仍然存在，則應考慮採用有效的無創機械通氣的治療方法。鴉片類藥物誘導的 CSAS，應減量服用、停止服用該藥物或改用其他藥物。

2. 氧療

單純夜間低流量氧療可消除低氧對呼吸控制通氣反應不穩定的影響、降低夜間交感神經活性；但氧療會削弱低氧的通氣驅動作用，有可能加重 CO_2 瀦留，出現更嚴重的低通氣和長時間的呼吸中止；合併 OSAS 時則可能加重阻塞性呼吸中止，因此需要採用氧療聯合無創機械通氣的治療方法。

3. CO_2 治療

吸入 CO_2 能有效升高 $PaCO_2$，使其高於呼吸中止閾值，減少 CSAS 的發生次數。此外，吸入 CO_2 還可興奮呼吸中樞，改善通氣和睡眠結

構。夜間吸入 CO_2 的濃度為 2%～3%或者透過留置面罩增加呼吸道無效腔。吸入 CO_2 主要適用於非高碳酸血症型，能減少 CSR-CSA 的發生。

4. 藥物治療

(1)乙醯唑胺：能增加呼吸中樞的驅動力，改善睡眠時的通氣狀況，從而減少 CSAS 的發生次數，促進肺內氣體交換，減輕低氧血症和高碳酸血症。每次 125～250mg，每日 2～4 次，或者每日睡前口服 250mg，1～2 週即可明顯減少 CSAS 次數，長期療效不確定。應注意發生低鉀血症和腎功能損害。

(2)茶鹼：透過抑制腺苷，刺激呼吸中樞，從而增加呼吸驅動力。茶鹼能鬆弛支氣管平滑肌，興奮骨骼肌，增加呼吸肌收縮力，對腦幹損害引起的睡眠呼吸中止可能有效。茶鹼還能增強心肌收縮，顯著減少 CSR，消除低氧，改善睡眠結構，同時消除產生不穩定呼吸的原發誘因，對伴有 CSR 的 CSAS 有效，每次 100～200mg，口服，每日 2～3 次。

(3)阿米三嗪：能興奮外周化學感受器，提高呼吸控制系統的興奮性，對高碳酸血症型 CSAS 伴呼吸功能不全者療效顯著；而對非高碳酸血症型 CSAS 可能會加重呼吸驅動的不穩定，應慎用。每次 50mg，口服，每日 2～3 次。

(4)鎮靜劑：CSAS 患者夜間覺醒次數多，使用鎮靜劑能抑制覺醒、改善睡眠。臨床上應用短效苯二氮䓬類和三唑侖能顯著減少 CSAS 的次數和夜間覺醒，但作用短暫。使用時注意劑量合理，避免加劇白天嗜睡。

(5)甲羥黃體酮：興奮呼吸中樞，改善肺通氣和換氣功能，適用於換氣功能障礙、更年期婦女、甲狀腺功能減退等合併 OSAS、COPD 合併

CSAS 患者。不良反應有影響月經規律，偶見陽痿。每次 20mg，口服，每日 1～3 次。

（6）抗憂鬱藥：透過抑制突觸前膜再攝取去甲腎上腺素和 5 羥色胺（5-HT），減少快動眼睡眠，減輕低氧血症。常用藥物為普羅替林，每日 5～50mg，每晚睡前單次服用。不良反應有口乾、出汗、眩暈、震顫、視力模糊、排尿困難、直立性低血壓、心悸、心律失常、肝損傷、白血球計數減少、遲發運動障礙和癲癇發作等，不推薦兒童使用該藥。

5. 體外膈肌起搏

膈肌起搏採用電神經刺激膈神經，使膈肌週期性收縮，透過調整呼吸頻率和電壓訊號，給予人體足夠的潮氣量，從而獲得充足的通氣和氧合。適用於 CSAS 伴膈肌疲勞或癱瘓的患者，但膈神經同步起搏有導致上呼吸道阻塞可能。單側經靜脈膈神經起搏是一個新型的體外膈肌起搏方法，在 CSAS 特別是 CSR-CSAS 中具有較好的應用前景，但缺少足夠的實證醫學證據。

6. 機械通氣

機械通氣廣泛適用於各種原因引起的慢性高碳酸血症患者，可改善血氣指標，消除嗜睡、晨起頭痛和白天疲勞等症狀。可用於 CSAS 治療的機械通氣方法主要包括持續呼吸道正壓通氣（CPAP）、雙相呼吸道內正壓通氣（BiPAP）、自適應伺服通氣（ASV）及間歇正壓指令通氣（SIMV）等，其他如經氣管切開等有創通氣治療也有一定的效果。

CPAP 主要適用於非高碳酸血症患者，特別是在心力衰竭患者中使用較廣泛。CPAP 能擴張睡眠時萎陷的上呼吸道，消除鼾聲，提高中樞對呼吸的調控。另外，CPAP 可能減少每分通氣量，提高呼吸中止時 $PaCO_2$ 的閾值，還可增加呼氣末肺容量，使血氣和通氣得到穩定。CPAP 已經成

功用於 OSA 患者，療效顯著，對於 CSAS 特別是 CSR-CSAS 患者，根據左心室射血分數、白天症狀及 AHI 的不同，CPAP 的治療效果也不盡相同。CPAP 改善血流動力學的機制比較複雜，可能包括降低心臟前負荷及後負荷。目前的實證醫學證據顯示，CPAP 能改善 CSR-CSAS 患者的夜晚血氧飽和度、左心室射血分數、6 分鐘步行距離（6MWD），並使 AHI 下降達 50% 以上，但對存活率、住院率及生活品質無明顯改善。因此，對於 CSAS 或 CSR-CSAS 是否應該常規使用 CPAP 還存在較大爭議，需要大樣本的實證醫學證據來證明。另外，CPAP 能使少數患者吸氣相胸腔負壓消失，迴心血量減少，肺泡過度充盈，體循環及腦循環瘀血，出現頭痛、胸悶等症狀。因此，CPAP 反應性或耐受性較差的患者可以選用 BiPAP 和 ASV，BiPAP 和 ASV 可能是替代 CPAP 用於 CSR-CSAS 及其餘類型 CSAS 的更好治療方案，BiPAP 已經證明能降低 CSR-CSAS 的 AHI、減少夜間覺醒及提高睡眠品質，而 ASV 治療複雜性 CSAS 效果較好。

八、預後

睡眠呼吸中止症候群的自然病史是不明確的，雖然患者表現輕、中、重度睏倦的不同類型，但是很少有證據顯示患者是按照這種規律從健康發展到重症的。

死亡與睡眠呼吸中止是有關聯的，Pickwickian 症候群患者的早期研究注意到心肺衰竭、肺栓塞和腎衰竭發生率高。有死亡的病例研究指出是由於術前用藥和脊髓麻醉。清醒時的鎮靜仍然存在危險性。除了心腦血管併發症等意外死亡以外，與白天重度睏倦有關的汽車事故的影響也是很大的。

（裴豔麗）

第八章　肺部危急重症

第九節　多器官功能障礙症候群

多器官功能障礙症候群（MODS）是指在嚴重感染、創傷、休克和手術後同時或相繼發生兩個或兩個以上組織器官產生急性器官功能障礙的臨床症候群。該症候群在概念上強調：①原發致病因素是急性的；②致病因素與發生 MODS 必須間隔 24 小時以上，常呈序貫性器官受累；③器官功能障礙是可逆性的，一旦發病機制被阻斷，功能可望恢復。

MODS 的受損器官包括肺、腎、肝、胃腸、心、腦、凝血及代謝功能等，其中以肺最多見，其次是心、胃腸、腦及腎，肝、凝血及代謝障礙等發生相對較少。多臟器功能衰竭發生時間不定，多在外傷、休克、嚴重感染或手術後 5 天發生。MODS 是創傷及感染後最嚴重的併發症。

一、病因與發病機制

（一）病因 MODS 是由感染性因素和非感染性因素誘發全身炎症反應症候群（SIRS）所引起，其誘因主要有以下幾方面。

(1) 嚴重創傷、燒傷或大手術等致組織損傷嚴重或失血失液多。

(2) 感染不僅與創傷有協同作用，還可以作為原發病因誘發 MODS。如敗血症、嚴重膿毒症。

(3) 各種原因的休克或心跳呼吸驟停復甦後。

(4) 其他如出血壞死性胰腺炎、絞窄性腸梗阻、全身凍傷復溫後等。患者如果原有某種疾病，遭受上述急性損害後更易發生 MODS。如慢性器官病變：冠心病、肝硬化、慢性腎病等；免疫功能低下如糖尿病、使用免疫抑制劑（皮質激素、抗癌劑等）、營養不良等。此外，輸血、打點滴、用藥或呼吸器使用等的失誤也是 MODS 的誘因。

疾病篇

(二)發病機制

迄今為止，MODS 的發病機制尚未完全闡明，但某些相關因素是明確的，嚴重創傷、休克、感染等可以啟動全身炎症反應，以不同方式觸發顯著的器官衰竭，一般公認、被廣泛接受的看法主要有以下幾點。

1. 缺血 - 再灌注損傷

創傷、失血等引起休克的過程中，各重要器官發生缺血造成器官功能損傷，復甦治療後有一部分人，尤其是缺血時間較長、延遲復甦的患者，易發生再灌注損傷。缺血 - 再灌注時，透過黃嘌呤氧化酶形成增多、中性粒細胞的呼吸爆發、粒線體的單電子還原增多及兒茶酚胺的自氧化，形成大量氧自由基，後者透過生物膜脂質過氧化、細胞內鈣離子超載、誘導炎症介質產生等機制，導致組織損傷和器官功能障礙。

2.「二次打擊」假說

該假說認為最早的創傷、休克、感染等致病因素為第一打擊，此階段免疫細胞被啟用而處於一種預發狀態。此後，如果病情穩定，炎症反應逐漸消退，損傷的組織得以修復，器官功能恢復。如果病情繼續進展或再次出現致傷因素，則構成第二次打擊。該打擊的突出特點是炎症反應和壓力反應具有放大效應，即使打擊強度不及第一次，也會引起處於預發狀態的免疫細胞產生更為劇烈的反應，形成瀑布樣反應，反應強度遠遠超過第一次打擊。這種失控的炎症反應不斷發展，直至導致組織細胞損傷和器官功能障礙。

3. 腸道細菌、毒素移位假說

該假說認為胃腸道是人體最大的潛伏感染病灶，被視為未引流的膿腫，當處於創傷、休克、感染等壓力狀態時，很短時間內就會造成腸黏膜上皮的損傷，從而導致腸道細菌和毒素的移位，為炎症反應提供豐富

的和不竭的刺激物質，導致炎症反應持續進展，最終導致細胞損傷和器官功能障礙。

4. 代償性抗感染反應症候群（CARS）假說

該假說認為 MODS 是 SIRS 進一步發展的結果，SIRS 是機體對多種細胞因子和炎症介質的反應，引起心血管性休克、內環境失衡、細胞凋亡、器官功能不全和免疫抑制，明顯的也就是 MODS 的表現。SIRS 與 CARS 是機體對立的兩個方面。當內源性抗感染介質釋放多於促炎介質釋放時就會導致代償性抗感染反應症候群。CARS 以免疫抑制為主，可在一定程度上減輕炎症對機體的損傷，但是到晚期常因為免疫功能的嚴重抑制而造成無法控制的感染。

二、臨床表現

（一）肺是多器官功能衰竭時最先累及的器官之一。在 MODS 過程中，最常見的是因肺實質發生急性瀰漫性損傷而導致的急性缺氧性呼吸衰竭，即急性呼吸窘迫症候群（ARDS）。急性呼吸窘迫症候群的臨床表現以持續性呼吸困難和頑固性低氧血症為特徵。常見原因分為兩種：①直接原因可引起肺損傷（ALI），包括誤吸症候群、溺水（淡水、海水）、吸入毒氣或煙霧、肺挫傷、肺炎及機械通氣等；②間接原因包括各類休克、膿毒症、急性胰腺炎、大量輸庫存血、脂肪栓塞及體外循環等。導致 ARDS 的機制尚不明確，一般認為早期階段的肺損傷是全身炎症反應過程的一部分。肺損傷的過程除與基礎疾病的直接損傷有關外，更重要的是炎症細胞及其釋放的介質和細胞因子的作用，最終引起肺微血管損傷，通透性增加和微血栓形成；肺泡上皮損傷，表面活性物質減少或消失，導致肺水腫，肺泡內透明膜形成和微肺不張，從而引起肺的氧合功能障礙，導致頑固性低氧血症。

疾病篇

　　ARDS 的臨床表現：除原發病如外傷、感染、中毒等相應症狀和體徵外，主要表現為突發性呼吸窘迫、氣促、發紺，常伴有煩躁、焦慮、出汗等。其呼吸窘迫的特點為呼吸深而快、用力，伴明顯的發紺，且不能用通常的吸氧療法改善，也不能用其他原發心肺疾病解釋。早期可未見異常體徵，或僅可聞及雙肺少量細溼性喘鳴；後期多可聞及雙肺水泡音，可有管狀呼吸音。

　　ARDS 的診斷標準：嚴重低氧血症、呼吸窘迫（＞ 35 次／分）。需要吸氧（FiO_2 ＞ 50%）並使用人工呼吸器輔助呼吸 2 天以上，$PaCO_2$ ＞ 50mmHg（6.7kPa），吸入純氧肺泡氣 - 動脈血氧分壓差超過 350mmHg（46.7kPa），則表示有嚴重的通氣／血流比例失調。

　　(二) 腎

　　腎臟是另一個容易受累的器官。由多種原因使雙腎功能在短時間內（幾小時至幾日）急遽下降，出現血中氮質代謝產物積聚、水電解質紊亂和酸鹼平衡失調及全身併發症，稱為急性腎衰竭（ARF），是一種嚴重的臨床症候群。引起 ARF 的病因可分為腎前性、腎性和腎後性三類。休克、創傷等致傷因素引起血流在體內重新分布，腎血液灌流量減少，先損害腎皮質造成腎小球缺血，繼而累及髓質造成腎小管缺血；循環中的一些有毒物質（如肌紅蛋白、內毒素等）可損傷已缺血的腎小管，造成急性腎小管壞死。腎功能受損的突出臨床表現是尿量明顯減少，血中尿素氮、血肌酐呈持續性升高，顯示腎衰竭。臨床檢驗可見血漿肌酐持續高於 177μmol/L（2mg/dL），尿素氮＞ 18mmol/L（50mg/mL）。此外，還存在水電解質紊亂，如血鉀濃度常升高，可＞ 5.5mmol/L，少數可正常或偏低；血鈉可正常或偏低；血磷升高，血鈣降低。血 pH 常低於 7.35，血漿 HCO_3^- 濃度多低於 20mmol/L，甚至低於 13.5mmol/L。

(三)壓力性潰瘍

壓力性潰瘍的發病主要與胃腸黏膜缺血和胃酸存在有關。機體受到嚴重打擊時，兒茶酚胺增多，可能引起內臟血管收縮、血流減少，導致胃腸黏膜缺血，黏膜微循環障礙、能量不足、滲透性增加；缺血能使胃黏膜分泌碳酸氫鹽減少，中和胃酸的能力減弱，使 H^+ 容易反向瀰散且不容易被清除，從而造成細胞損傷。這種變化胃底部比胃竇部更明顯，故壓力性潰瘍更多發生在胃底和胃體。本病無明顯胃腸道症狀，重症患者可出現嘔血或排柏油樣大便，反覆、大量出血可導致休克、貧血。如潰瘍發生穿孔，可有腹膜炎表現。

(四)肝

急性肝功能衰竭在 MODS 中出現較早。創傷、休克和全身感染都可引起肝血流量減少，直接影響肝臟細胞的能量代謝；加之各種損傷因素促發內源性細菌與毒素的吸收、遷移，進入血液循環，當細菌或毒素到達肝臟後，可直接損害肝實質細胞或透過肝 Kupffer 細胞合成並釋放 TNF-α、IL-1 等多種活性介質造成對肝細胞的損害，導致肝細胞在短期內大量死亡，肝功能嚴重受損。臨床表現為出現黃疸或肝功能不全，血清總膽紅素＞ 34.2μmol/L（2mg/100mL），血清麩丙轉胺酶、天門冬胺酸胺基轉移酶、乳酸脫氫酶或鹼性磷酸酶在正常值上限的 2 倍以上，有或無肝性腦病。

(五)心

心功能障礙在 MODS 中的發生率較其他器官、系統為最低。當各種原因引起的短時間內心排血量急遽減少，甚至喪失排血功能時，可出現暈厥、休克、急性肺水腫和心跳驟停。急性心功能不全或衰竭的臨床表現因心排血量減少的速度、程度和維持時間，以及代償功能的差異而

不同。臨床上常表現為心臟功能減低以及組織灌注減少所致的一系列表現。表現為突然發生低血壓，心指數＜ 2L/（min·m2），對正性肌力藥物無反應。左心舒張末壓上升，肺小動脈楔壓＞ 10mmHg；血 pH ＜ 7.24 伴 $PaCO_2$ ＜ 49mmHg。

（六）凝血功能

機體在受到創傷、大手術等時，常啟用凝血系統，使血小板和凝血因子因消耗而大量減少。在嚴重感染時，內毒素及嚴重感染時產生的細胞因子使機體凝血功能增強，抗凝及纖溶功能不足，血小板、白血球啟用等，使凝血與抗凝功能平衡紊亂，促進微血栓的形成，導致瀰散性血管內凝血（DIC）的發生、發展。臨床表現：血小板＜ 50×10^9/L；凝血酶原時間延長為正常值的 2 倍以上；纖維蛋白原＜ 200mg/dL；血中出現纖維蛋白降解產物（FDP）等。

（七）腦

在創傷、休克以及感染等情況下，組織因缺血缺氧、電解質紊亂和酸鹼平衡失調等原因均可導致腦功能嚴重受損。其他器官、系統受累時，如心臟、肝臟功能受損時可導致心源性腦缺血發作、肝性腦病等。

（八）代謝功能

壓力狀態下，機體處於高代謝狀態，持續性高代謝，耗能往往大於實際需求，代謝率可達正常的 1.5 倍以上，而且是透過大量分解蛋白，主要是肌蛋白獲得能量，大量支鏈氨基酸被消耗，胰島素抵抗與三羧酸循環障礙導致糖利用障礙。此外，組織缺氧嚴重，氧供與氧需不協調，機體所需的氧耗量與實測氧耗量存在差距，即發生氧債。

三、診斷

感染或創傷情況下誘發全身炎症反應症候群（SIRS），在 SIRS 的基礎上導致 MODS，因此 MODS 的診斷依據應該有三條：誘發因素＋全身炎症反應症候群＋兩個或兩個以上器官功能不全。

（一）存在誘發病因

如嚴重的創傷、休克、感染、延遲復甦以及大量壞死組織存留或凝血功能障礙等誘發病因。

（二）存在 MODS 的早期表現如 SIRS、膿毒血症或免疫功能障礙的表現：①體溫＞ 38℃或＜ 36℃；②心率＞ 90 次／分；③呼吸頻率 20 次／分或 $PaCO_2$ ＜ 32mmHg（4.3kPa）；④血常規白血球＞ $12×10^9$/L，或＜ $10×10^9$/L，或不成熟白血球＞ 10%。

（三）存在兩個以上系統或器官功能障礙

器官功能不全／衰竭的診斷標準如下。

(1)肺：持續性呼吸困難及低氧血症，必須使用機械通氣輔助呼吸 2 天以上或直至死亡。 (2)腎：排除腎前性因素後，肌酐持續 177μmol/L；或有腎病者，肌酐上升超過原有值的 2 倍；尿素氮＞ 18mmol/L。

(3)肝：血清膽紅素＞ 34mmol/L，伴有黃疸，ALT、AST 及 LDH 超過正常值 2 倍以上。在排除肝、膽疾病後，出現血白清蛋白降低、凝血酶原減少以及難治性高血糖改變等症狀。

(4)胃腸道：大量嘔血、便血，需要輸血者；繼發性的胃腸道出血，具有特徵性的急性胃潰瘍；不能耐受飲料及食物、胃腸蠕動消失或壞死性腸炎。

(5)凝血系統：有皮膚瘀斑等出血傾向的臨床表現。實驗室檢查異

常：血小板持續性下降，常＜ $20×10^9/L$ 或 $100×10^9/L$，每日持續性下降30%；血漿纖維蛋白原降低＜ 2g/L；凝血酶時間延長＞ 3s；凝血酶原時間延長＞ 15s；3P 試驗陽性。

(6) 循環系統：心源性休克、心肌梗塞、心臟停止、嚴重心律失常；血壓下降，需升壓藥維持血壓；多巴胺用量≥ 10μg/（kgmin）；低心排量，心排指數＜ 2.5L/（min·m2）；左心室舒張末壓上升＞ 10mmHg。

(7) 腦：意識障礙，僅存在痛覺，格拉斯哥昏迷指數一般＜ 6 分。

四、治療

MODS 的急救原則為祛除病因、控制感染、控制觸發因子、有效地抗休克、改善微循環、重視營養支持、維持機體內環境穩定、增強免疫力、防止併發症、實行嚴密監測，注意臟器間相關性，實行綜合防治。

(一) 改善心臟功能和血液循環

MODS 常發生心功能不全，血壓下降，微循環瘀血，動靜脈短路開放血流分布異常，組織氧利用障礙，故應對心功能及其前、後負荷和有效血容量進行嚴密監測，確定打點滴量、打點滴速度，晶體與膠體、糖液與鹽水、等滲與高滲液的科學分配，血管活性藥合理搭配，在擴容基礎上聯合使用多巴胺、多巴酚丁胺和酚妥拉明加硝酸甘油、異山梨酯或硝普鈉，對血壓很低患者加用阿拉明，老年患者宜加硝酸甘油等擴冠藥。白蛋白、新鮮血漿的使用，不僅補充血容量有利於增加每搏數量，而且對維持血壓、膠體滲透壓，防止肺間質和肺泡水腫，增加免疫功能有益。血管擴張劑使用有利於減輕心臟前、後負荷，增大脈壓，促使微血管管壁黏附白血球脫落，疏通微循環。洋地黃和中藥人參、黃耆等具有強心補氣功效。納洛酮對各類休克均有效，尤其感染性休克更需使用。

(二)加強呼吸支持

ARDS 時肺泡表面活性物質破壞，肺內分流量增大，肺血管阻力增加，肺動脈高壓，肺順應性下降，導致 PaO_2 降低。呼吸器輔助呼吸應儘早使用，PEEP 是較理想模式，但需注意對心臟、血管、淋巴系統的影響，壓力宜漸升緩降。一般不宜超過 $15cmH_2O$。潮氣量宜小，防止氣壓傷和肺部細菌和其他病原體向血液擴散。吸氧濃度不宜超過 60%，否則可發生氧中毒和肺損害。加強呼吸道溼化和肺泡灌洗是清除呼吸道分泌物，防治肺部感染，保護支氣管纖毛運動的一項重要措施。避用呼吸興奮藥，糖皮質激素使用宜大劑量短療程，呼吸道內給地塞米松有利於提高 PaO_2 數值，對 ALI、ARDS 治療有好處。可使用一氧化氮（NO）、液體通氣膜肺（ECMO）和血管內氣體交換（IVOX）等治療。

(三)腎衰竭防治

注意擴容和血壓維持，避免或減少用血管收縮藥，保證和改善腎血流灌注。多巴胺和酚妥拉明、硝普鈉等擴腎血管藥物，具有保護腎臟功能，阻止血液中尿素氮、肌酐上升的作用。床旁血液透析和連續性動靜脈血液透析（CAVHD）及血漿置換內毒素清除具有較好效果。呋塞米等利尿藥對防治急性腎衰竭有一定療效，但注意過大劑量反而有損於腎實質。

(四)胃腸出血與麻痺和肝功能衰竭處理

MODS 的研究焦點轉移至消化道，其困難點是腸源性感染及其衰竭。消化道出血傳統採用西咪替丁、雷尼替丁等 H_2 受體阻滯劑，降低胃酸，反而促使腸道細菌繁殖，黏膜屏障破壞，毒素吸收，細菌移居引起腸源性肺損傷，腸源性膿毒血症加劇 MODS 發展。中藥大黃具有活血止血、保護腸黏膜屏障、清除氧自由基和炎性介質、抑制細菌生長、促進

胃腸蠕動、排出腸道毒素等作用，對胃腸道出血、保護胃腸功能、防治肝功能衰竭均有較好療效。劑量為 3～10g，每日 2～3 次，亦可灌腸。大劑量維生素 C 對保肝和體內氧自由基清除有益。

(五) DIC 防治

一旦血小板持續性下降，有出血傾向，應儘早使用肝素，因 MODS 各器官損害呈序貫性而 DIC 出現高凝期和纖溶期可疊加或混合並存，故肝素不僅用於高凝期，而且亦可在纖溶期使用，但劑量宜小，給藥方法採用打點滴泵控制，靜脈持續滴注，避免血中肝素濃度波動。血小板懸液、新鮮全血或血漿、冷沉澱粉、凝血酶原複合物和各種凝血因子等補充以及活血化瘀中藥均有較好療效。

(六) 營養與代謝管理

營養支持的目的是：①補充蛋白質及能量的過度消耗；②增加機體免疫和抗感染能力；③保護器官功能和創傷組織修復需求。熱量分配為非蛋白熱量 125.52kJ/（kg·d），葡萄糖與脂肪比為 2：1 至 3：1，支鏈氨基酸比例增加，如需加大葡萄糖量必須相應補充胰島素，故救治中需增加胰島素和氨基酸量。最近發現此類患者體內生長激素和促甲狀腺素均減少，適當補充可有較好效果。中長鏈脂肪乳劑可減輕肺栓塞和肝損害，且能提供熱能防治代謝衰竭。重視各類維生素和微量元素補充。深靜脈營養很重要，但不能完全代替胃腸營養，進行腸內營養有利於改善小腸供血，保護腸黏膜屏障。代謝紊亂除與缺乏營養支持有關外，主要與休克、低氧和氧耗／氧供（VO_2/DO_2）失衡關係密切，故要重視酸鹼、水電解質失衡和低氧血症的改善。

(七) 免疫與感染控制

重點在於控制院內感染和增加營養。MODS 患者細胞、體液免疫、補體和吞噬系統受損易產生急性免疫功能不全，增加感染機率。應選用抗革蘭陰性桿菌為主的廣譜抗菌藥，注意真菌防治。全譜標準化血清蛋白和免疫球蛋白使用有利於增強免疫功能。

五、預防

(1) 快速充分復甦，提高血壓與心功能，改善微循環，保證組織供血、供氧。

(2) 清除壞死組織和感染病灶，控制膿毒血症，合理使用抗生素，避免 SIRS 和二重感染發生。

(3) 維持胃腸功能，保證充分供氧，H_2 受體阻滯劑盡量避免使用。

(4) 及時使用機械輔助通氣，做好呼吸道管理，避免「呼吸器相關性肺炎」發生。

(5) 重視營養支持，增強免疫力、抵抗力和臟器功能保護。

(6) 嚴密監測，注意臟器間相關性，實施綜合防治。

（裴豔麗）

疾病篇

第九章　肺部腫瘤

第一節　原發性支氣管肺癌

原發性支氣管肺癌簡稱肺癌，腫瘤細胞源於支氣管黏膜或腺體，常有局部淋巴結和血流轉移，早期常有刺激性咳嗽、痰中帶血等呼吸道症狀，病情進展速度與細胞的生物特性有關。肺癌為當前世界各地最常見的惡性腫瘤之一，是一種嚴重威脅人類健康和生命的疾病。半個世紀以來，世界各國肺癌的發病率和病死率都有明顯增高的趨勢。世界衛生組織（WHO）2000年報告：1997年全世界死於惡性腫瘤的人數共706.5萬人，占死亡人數的12.6%，其中肺癌占惡性腫瘤死亡的19%，居惡性腫瘤死因的第一位。

一、病因

（一）吸菸

吸菸已經被公認為是肺癌的重要危險因素，1999年WHO年報，肺癌患者的發病與吸菸密切相關。吸菸者的肺癌死亡率比不吸菸者死亡率高。紙菸中含有各種致癌物質，其中苯並芘為致癌的主要物質。吸二手菸也容易引起肺癌。

（二）職業致癌因子

已被確認的致人類肺癌的直接因素包括石棉、無機砷化合物、二氯甲醚、鉻及其化合物、鎳、氡、芥子氣、氯乙烯、煤煙、焦油和石油中的多環芳烴、菸草的加熱產物等。

(三)空氣汙染

空氣汙染包括室內小環境和室外大環境汙染。如室內吸二手菸、燃料燃燒和烹調過程中可能產生的致癌物。城市中汽車廢氣、工業廢氣、公路瀝青都有致癌物質存在，其中主要是苯並芘。有數據統計，城市肺癌發病率明顯高於鄉下，大城市高於中、小城市。

(四)電離輻射

大劑量電離輻射可引起肺癌，不同射線產生的效應也不同，如在日本廣島原子彈釋放的是中子和 α 射線，長崎則僅有 α 射線，前者患肺癌的危險性高於後者。

(五)飲食與營養

動物實驗證明，維生素 A 及其衍生物胡蘿蔔素能夠抑制化學致癌物誘發的腫瘤。一些調查報告認為，攝取食物中維生素 A 含量少或血清維生素 A 含量低時，患肺癌的危險性增高。維生素 A 為抗氧化劑，可直接抑制甲基膽蒽、苯並芘、亞硝胺的致癌作用，並抑制某些致癌物和 DNA 的結合，拮抗促癌物的作用，因此可直接干擾癌變過程。

(六)其他

美國癌症學會將結核列為肺癌的發病因素之一。有結核病者患肺癌的危險性是正常人群的 10 倍。其主要組織學類型是腺癌。近年研究顯示，肺癌的發生與某些癌基因的活化及抑癌基因的失活密切相關。已經證明在肺癌中幾個癌基因家族中均有異常，包括引起突變的 ras 族、放大基因的 myc 族、CerB-2 及由野生型變異的抗癌基因 P53、P16 和 Rb 等。

二、病理與分型

(一)按解剖學部位分

1. 中央型肺癌

發生在段支氣管至主支氣管的癌腫稱為中央型肺癌約占 3/4，以鱗狀上皮細胞癌和小細胞未分化癌較多見。

2. 周圍型肺癌

發生在段支氣管以下的癌腫稱為周圍型肺癌，約占 1/4，以腺癌較為多見。

(二)按組織病理學分

肺癌的組織病理學現分為兩大類。

1. 非小細胞肺癌（NSCLC）

(1)鱗狀上皮細胞癌（簡稱鱗癌）：包括梭形細胞癌。典型的鱗癌細胞大，呈多形性，胞質豐富，有角化傾向，核畸形，染色深，細胞間橋多見，常呈鱗狀上皮樣排列。

(2)腺癌：包括腺泡狀腺癌、乳頭狀腺癌、細支氣管-肺泡細胞癌、實體癌黏液形成。腺癌呈腺管或乳頭狀結構，細胞大小比較一致，呈圓形或橢圓形，胞質豐富，常含有核大，染色深，常有核仁，核膜比較清楚。

(3)大細胞癌：包括巨細胞癌、透明細胞癌。可發生在肺門附近或肺邊緣的支氣管。細胞較大，但大小不一，常呈多角形或不規則形，呈實性巢狀排列；癌細胞核大，核仁明顯，核分裂像常見，胞質豐富，可分巨細胞型和透明細胞型。大細胞癌的轉移較小細胞未分化癌晚，手術切除機會較大。

2. 小細胞肺癌（SCLC）

小細胞肺癌包括燕麥細胞型、中間細胞型、複合燕麥細胞型。癌細胞多為類圓形或菱形，胞質少，類似淋巴細胞。燕麥細胞型和中間型可能起源於神經外胚層的 Kulchitsky 細胞或嗜銀細胞。細胞質內含有神經內分泌顆粒，具有內分泌和化學受體功能，能分泌 5-羥色胺、兒茶酚胺、組胺、激肽等肽類物質，可引起類癌症候群。

三、臨床表現

肺癌的臨床表現與其部位、大小、類型、發展階段、有無併發症或轉移有密切關係。有 5%～15% 的患者於發現肺癌時無症狀。主要症狀包括以下幾方面。

(一) 由原發腫瘤引起的症狀和體徵

1. 咳嗽

咳嗽為常見的早期症狀，腫瘤在氣管內可有刺激性乾咳或咳少量黏液痰。細支氣管肺泡細胞癌可有大量黏液痰。

2. 咳血

由於癌腫組織的血管豐富，局部組織壞死常引起咳血。以中央型肺癌多見，多為痰中帶血或間斷血痰，常不易引起患者的重視而延誤早期診斷。

3. 喘鳴

由於腫瘤引起支氣管部分阻塞，約有 2% 的患者可引起局限性喘鳴。

4. 體重下降

消瘦為惡性腫瘤的常見症狀之一。腫瘤發展到晚期，由於腫瘤毒素和消耗的原因，並有感染、疼痛所致的食慾減退，可表現為消瘦或惡病質。

5. 發燒

腫瘤組織壞死可引起發燒，多數發燒的原因是腫瘤引起的繼發性肺炎所致，抗生素治療效果不佳。

(二)腫瘤局部擴展引起的症狀和體徵

1. 胸痛

約有30%的腫瘤直接侵犯胸膜、肋骨和胸壁，可引起不同程度的胸痛。若腫瘤位於胸膜附近，則產生不規則的鈍痛或隱痛，疼痛於呼吸、咳嗽時加重。肋骨、脊柱受侵犯時則有壓痛點，而與呼吸、咳嗽無關。

2. 呼吸困難

腫瘤壓迫大呼吸道，出現呼吸困難。

3. 嚥下困難

癌腫侵犯或壓迫食道，可引起嚥下困難。

4. 聲音嘶啞

癌腫直接壓迫或轉移致縱隔淋巴結壓迫喉返神經（多見左側），可發生聲音嘶啞。

5. 上腔靜脈阻塞症候群

癌腫侵犯縱隔壓迫上腔靜脈時，上腔靜脈迴流受阻，產生頭面部、頸部和上肢水腫以及胸前部瘀血和靜脈曲張，可引起頭痛、頭昏或眩暈。

6. Horner 症候群

位於肺尖部的肺癌稱肺上溝癌（Pancoast 癌），可壓迫頸部交感神經，引起病側眼瞼下垂、瞳孔縮小、眼球內陷、同側額部與胸壁無汗或少汗。

(三)肺外轉移引起的症狀和體徵

1. 轉移至中樞神經系統

可發生頭痛、嘔吐、眩暈、複視、共濟失調、腦神經麻痺、一側肢體無力,甚至偏癱等神經系統表現。嚴重時可出現顱內高壓的症狀。

2. 轉移至骨骼

特別是轉移至肋骨、脊椎、骨盆時,可有局部疼痛和壓痛。

3. 轉移至肝

可有畏食、肝區疼痛、肝大、黃疸和腹腔積液等。

4. 轉移至淋巴結

鎖骨上淋巴結是肺癌轉移的常見部位,可以毫無症狀。多無痛感。淋巴結的大小不一定反映病程的早晚。

(四)癌作用於其他系統引起的肺外表現

包括內分泌、神經肌肉、結締組織、血液系統和血管的異常改變,又稱伴癌症後群。有下列幾種表現。

1. 肥大性肺性骨關節病

常見於肺癌,也見於局限性胸膜間皮瘤和肺轉移癌(胸腺、子宮、前列腺轉移)。多侵犯上、下肢長骨遠端,發生杵狀指(趾)和肥大性骨關節病。前者具有發生快、指端疼痛、甲床周圍環繞紅暈的特點。兩者常同時存在,多見於鱗癌。

2. 分泌促性腺激素

分泌促性腺激素引起男性乳房發育,常同時伴有肥大性肺性骨關節病。

3. 分泌促腎上腺皮質激素樣物

分泌促腎上腺皮質激素樣物可引起 Cushing 症候群。

4. 分泌抗利尿激素

分泌抗利尿激素引起稀釋性低鈉血症，表現為食慾不佳、噁心、嘔吐、乏力、嗜睡、定向障礙等水中毒症狀，稱抗利尿激素分泌失調症候群（SIADHS）。

5. 神經肌肉症候群

神經肌肉症候群包括小腦皮質變性、脊髓小腦變性、周圍神經病變、重症肌無力和肌病等。發生原因不明確。這些症狀與腫瘤的部位和有無轉移無關。可發生於各型肺癌但多見於小細胞未分化癌。

6. 高鈣血症

肺癌骨轉移致骨骼破壞或分泌異生性甲狀旁腺樣激素，導致血鈣升高。多見於鱗癌。高鈣血症可引起噁心、嗜睡、煩渴、多尿和精神紊亂等症狀。手術切除肺癌後，血鈣可恢復正常，腫瘤復發又可引起血鈣增高。

四、輔助檢查

(一)胸部 X 光檢查

該檢查是發現腫瘤最重要的方法之一，可透過透視或正側位胸部 X 光發現肺部陰影。

1. 中央型肺癌

多為一側肺門類圓形陰影，邊緣大多毛糙，有時有分葉表現，或為單側不規則的肺門部腫塊。為肺癌本身與轉移性肺門或縱隔淋巴結融合而成的表現，也可以與肺不張或阻塞性肺炎並存，形成所謂「S」形的典

型 X 光徵象。肺不張、阻塞性肺炎、局限性肺氣腫均為癌腫完全或部分阻塞支氣管所引起的間接徵象。

2. 周圍型肺癌

早期常呈局限性小斑片狀陰影，邊緣不清，密度較淡，易誤診為炎症或結核。如動態觀察，陰影漸增大，密度增高，呈圓形或類圓形，邊緣清楚常呈分葉狀，有切跡或毛刺，尤其是細毛刺或長短不等的毛刺。如發生癌性空洞，其特點為空洞壁較厚，多偏心，內壁不規則，凹凸不平，也可伴有液平面。

3. 細支氣管 - 肺泡細胞癌

有結節型與瀰漫型兩種表現。結節型與周圍型肺癌的圓形病灶不易區別。瀰漫型為兩肺大小不等的結節狀播散病灶，邊界清楚，密度較高，隨病情發展逐漸增多和增大。

(二)電腦斷層掃描（CT）

CT 的優點在於能夠顯示一些普通 X 光檢查所不能發現的病變，包括小病灶和位於心臟後、脊柱旁、肺尖、近膈面及肋骨頭部位的病灶。CT 還可顯示早期肺門和縱隔淋巴結腫大。CT 更易辨識腫瘤有無侵犯鄰近器官。

(三)磁振造影（MRI）

MRI 對肺癌的診斷價值基本與 CT 相似，但又各有特點。如 MRI 在明確腫瘤與大血管之間的關係上明顯優於 CT，而在發現小病灶（＜5mm）方面則不如 CT 敏感。

(四)正子斷層造影（PET）

PET 可探查局部組織細胞代謝有無異常。與正常細胞相比，肺癌細

胞的代謝及增生加快，對葡萄糖的攝取增加，作為反映葡萄糖在腫瘤細胞內代謝的指標物，注入體內的 18 氟 -2- 脫氧 D- 葡萄糖（FDG）相應地在腫瘤細胞內大量積聚，其相對攝取量可以反映腫瘤細胞的侵襲性及生長速度，故 PET 可用於肺癌及淋巴結轉移的定性診斷。

(五)痰脫落細胞檢查

痰細胞學檢查的陽性率取決於標本是否符合要求、病理醫師的專業程度、腫瘤的類型及送檢標本的次數（以 3～4 次為宜）等因素，非小細胞肺癌的陽性率較小細胞肺癌的陽性率高，一般在 70%～80%。

(六)纖維支氣管鏡檢查

可獲取組織供組織學診斷。對位於近端呼吸道內可視的腫瘤，經纖維支氣管鏡刷拭結合鉗夾切片的陽性率為 90%～93%。

(七)經胸壁細針穿刺切片經胸壁、胸腔對可疑的周邊病灶做細胞和組織切片，比纖維支氣管鏡更為可靠。通常在 X 光或超音波引導下進行，如果病灶在大血管附近，在 CT 引導下進行更好。研究指出成功率達 90%。常見的併發症是氣胸。

五、診斷

肺癌的治療效果與肺癌的早期診斷密切相關。一般依靠詳細的病史詢問、體格檢查和有關輔助檢查進行綜合判斷，約 80%～90%的患者可以得到確診。肺癌的早期診斷包括兩方面的重要因素，其一是普及肺癌的防治知識，患者有任何可疑肺癌的症狀時能及時就診；其二是醫護人員應對肺癌的早期徵象提高警覺，避免漏診、誤診。對有高危險因素的族群或對有可疑徵象的族群，宜定期進行防癌或排除癌腫的相關檢查。

六、治療

肺癌的治療是根據患者的機體狀況、腫瘤的病理類型、侵犯的範圍和發展趨向，合理地、有計畫地使用現有的治療方式，以期較大幅度地提高治癒率和患者的生活品質。根據肺癌的生物學特點及預後，大多數臨床腫瘤學家將肺癌分為非小細胞肺癌（包括鱗癌、腺癌、大細胞癌）和小細胞肺癌兩大類。非小細胞肺癌與小細胞肺癌的治療原則不同：①非小細胞肺癌：早期患者以手術治療為主，可切除的局部晚期（Ⅲa）患者可採取新輔助化療＋手術治療＋放療；不可切除的局部晚期（Ⅲb）患者可採取化療與放療聯合治療，遠處轉移的晚期患者以姑息治療為主。②小細胞肺癌：以化療為主，輔以手術或（和）放療。

（一）化學藥物治療（簡稱化療）

常用的化療藥物有依託泊苷（VP-16，足葉乙甙）、順鉑（DDP）、卡鉑（CBP）、環磷醯胺（CTX）、阿黴素（ADM）、異環磷醯胺（IFO）、去甲長春花鹼（NVB）、吉西他濱（GEM）、紫杉醇（TXL）、長春地辛（VDS）。

肺癌聯合化療方案如下。

1. 小細胞肺癌

（1）EP 方案：VP-16 100mg/（$m^2 \cdot d$），靜脈注射，第 1～3 天；DDP 8mg/m^2，靜脈注射，第 1 天。每 3 週為 1 週期。

（2）EC 方案：VP-16 120mg/（$m^2 \cdot d$），靜脈注射，第 1～3 天；CBP（卡鉑）300mg/m^2 或曲線下面積（AUC）為靜脈注射，第 1 天。每 3 週為 1 週期。

2. 非小細胞肺癌

（1）EP方案：VP-16100mg/（m²·d），靜脈注射，第1～3天；DDP100mg/m²，靜脈注射，第1天。每3～4週為1週期。

（2）NP方案：NVB25～30mg/（m²·d），靜脈注射，第1、第8、第15天；DDP80mg/m²，靜脈注射，第1天。每4週為1週期。

（3）TP方案：TXI135～175mg/m2，靜脈注射，第1天；DDP75～80mg/m2 或 CBP［AUC=5～6mg/（mL·min）］，靜脈注射，第1天。每3週為1週期。

(二)手術治療

目的是徹底切除肺部原發癌腫病灶和局部及縱隔淋巴結。肺切除術的範圍取決於病變的部位和大小。常見的手術方式有肺葉切除、全肺切除、支氣管袖狀肺葉切除術等。

(三)放射治療

放射線對癌細胞有殺傷作用。癌細胞受照射後，射線可直接作用於DNA分子，引起斷裂；射線引起的電離物質又可使癌細胞發生變性，被吞噬細胞吞噬，最後被成纖維細胞所代替。但放療的生物效應受細胞群增生動力學的影響。

放療對小細胞肺癌效果較好，其次為鱗癌和腺癌，其放射劑量以腺癌最大，小細胞癌最小。對全身情況太差，有嚴重心、肺、肝、腎功能不全者應列為禁忌。重症阻塞性肺氣腫患者易併發放射性肺炎，使肺功能受損害，宜慎重使用。放射性肺炎可用糖皮質激素治療。

(四)其他局部治療

近幾年來，許多局部治療方法可緩解患者的症狀和控制腫瘤的發

展。如經支氣管動脈灌注加栓塞治療，經纖維支氣管鏡用電刀切割瘤體，雷射燒灼及血卟啉衍生物（HPD）靜脈注射後用 Nd-YAG 雷射局部照射產生光動力反應，使腫瘤組織變性壞死。

(五)生物反應調節劑（BRM）

BRM 為小細胞肺癌提供了一種新的治療方式，如小劑量干擾素。

（裴豔麗）

第二節　肺部良性腫瘤

肺部良性腫瘤相對少見，占肺部腫瘤的 8%～10%，文獻指出最低為 1%，最高為 17%。有文獻指出其占切除的肺部腫瘤的比例不足 1%。雖然發病率低，卻包括了一大組起源複雜、分類方法各有不同的腫瘤。肺部良性腫瘤包括真性腫瘤和瘤樣病變，可發生在支氣管和肺實質的任何部位（表 9-1）。

表 9-1 肺部良性腫瘤與瘤樣病變的分類

1. 上皮源性良性腫瘤
(1) 支氣管乳頭狀瘤
(2) 支氣管與肺內腺瘤：支氣管腺瘤、肺多形性腺瘤、黏蛋白囊腺瘤、Clara 細胞腺瘤（Ⅱ型肺泡乳頭狀腺瘤）、肺泡細胞腺瘤
2. 間葉源性良性腫瘤
(1) 肺錯構瘤
(2) 肺炎症性肌纖維母細胞腫瘤
(3) 肺硬化性血管瘤
(4) 肺平滑肌瘤
(5) 肺血管瘤
(6) 肺脂肪瘤

疾病篇

(7) 肺良性支氣管內纖維組織細胞瘤
(8) 肺內軟骨瘤
(9) 肺內纖維瘤
(10) 淋巴管病變
3. 其他腫瘤
(1) 肺顆粒細胞肌母細胞瘤
(2) 肺透明細胞瘤（糖瘤）
(3) 肺副神經節瘤（化學感受器瘤）
(4) 肺畸胎瘤
(5) 原發性胸肺腺瘤
(6) 肺結節樣澱粉樣變性
(7) 肺透明肉芽腫
(8) 其他更為少見腫瘤
4. 多發性腫瘤
(1) 肺內良性轉移性平滑肌瘤
(2) 肺淋巴管平滑肌瘤病
(3) 囊性纖維組織細胞瘤（間充質囊性錯構瘤）

　　肺部良性腫瘤雖然多樣，但是有許多共同特點。多數腫瘤無臨床症狀，常常在胸部健康體檢或因其他原因行胸部影像學檢查時偶然發現。腫瘤通常為周圍型孤立性病灶，邊緣光滑，呈類圓形，結節狀者可以有淺分葉。肺部良性腫瘤的確診主要根據病理學檢查。手術治療是肺部良性腫瘤的主要治療方式，術式上常常採用局部切除或腫瘤剔除術，以盡可能保留肺功能。胸腔鏡微創外科是近年來的首選術式。肺部良性腫瘤完全切除術後一般預後良好，極少數腫瘤有復發甚至轉移，顯示了其潛在的惡性。臨床常見的肺部良性腫瘤為肺錯構瘤、肺炎症性肌成纖維細胞腫瘤、肺硬化性血管瘤。

一、肺錯構瘤

(一) 臨床特點

肺錯構瘤族群發病率為 0.25%，是最常見的肺部良性腫瘤，占肺內球形孤立性病灶的 4%～8%。肺錯構瘤可以包括多種間葉成分，典型的病理表現為病灶中常包含呼吸上皮。間葉成分包括軟骨、脂肪組織、結締組織、平滑肌組織等。常見的是以軟骨為主要成分。

肺錯構瘤分為腔內型和肺內型，發生在支氣管腔內的腔內型約占 10%。以孤立性病灶為主，偶見多發性。

臨床上通常表現為無症狀的、單發的肺周邊的結節，一般直徑＜4cm。腫瘤多發生於 40 歲以上的族群，其中以 60～70 歲居多，男性較女性發病率高 2～4 倍。該瘤生長緩慢，Hansen（1992 年）等報告平均每年瘤體增大（3.2±2.6）mm。腔內型者可有相應的阻塞改變症狀。

(二) 病理學特點

肺錯構瘤病理，肉眼呈分葉狀，白色或灰白色腫塊，質地硬，與周圍的肺組織界限較明顯。肺內型主要由呈島狀分布的成熟軟骨組成。光鏡下通常主要為成熟的軟骨組織，周圍被帶狀的脂肪、平滑肌、血管和黏液樣纖維結締組織等間葉組織包繞，在間葉組織的不規則裂隙間可見呼吸上皮。軟骨可發生鈣化，有時可在成熟軟骨細胞灶的中央見到骨化。腔內型的肺錯構瘤脂肪組織可呈主要成分，包含的呼吸上皮通常變淺或缺如。位於呼吸道內的腫瘤基底較寬。

軟骨瘤樣錯構瘤的病理診斷主要依據其間包含的間葉成分，而免疫組化或電鏡分析幫助不大。

(三)診斷與鑑別診斷

結合影像和臨床特點，肺錯構瘤的診斷並不困難。通常表現為類圓形淺分葉狀的邊緣光滑的陰影，無毛刺或衛星病灶，大小 1～4cm。10%～30%的病灶內可見鈣化。典型的為「爆玉米花樣」鈣化。在 CT 掃描時發現瘤內脂肪密度對肺錯構瘤的診斷具有更重要的價值。在病理上，肺錯構瘤有別於軟骨瘤等其他良性間葉來源腫瘤，在於其包含兩種以上的間葉組織成分。

(四)治療與預後

肺錯構瘤應行手術治療，腫瘤剜除術或肺楔形切除術是常用的手術方式，現多採用微創手術。腔內型錯構瘤可切開支氣管壁行腫瘤摘除術，但是更常用的是支氣管袖狀切除術和肺葉切除術。

肺錯構瘤切除術後大多可獲治癒，復發或肉瘤樣變極罕見。

二、炎症性肌成纖維細胞腫瘤

(一)臨床特點

肺炎症性肌成纖維細胞腫瘤（IMT）是一種特殊類型的病變，由肌成纖維細胞性梭形細胞和漿細胞、淋巴細胞及嗜酸性粒細胞等炎症細胞構成。最初部分病理學家從形態認為其可能是一種惡性腫瘤。1954 年 Umiker 透過系列臨床病理研究提出了肺部的這種梭形細胞病變是炎症後增生形成的腫瘤樣改變。其後炎性假瘤的名稱被臨床廣泛接受。但是隨著病例數的不斷累積，人們發現身體的其他部位均可發現類似的病變，而且肺外的炎症性肌成纖維細胞腫瘤約有 25%的復發率，部分病灶呈浸潤性生長。所以目前臨床上較一致認為其是一種真性腫瘤。炎症性肌成纖維細胞腫瘤由 Pettinato 等於 1990 年命名。WHO 於 1994 年正式將炎症

性肌成纖維細胞腫瘤納入軟組織腫瘤分類中。

　　炎症性肌成纖維細胞腫瘤以往有許多不同的名稱，包括炎性假瘤、漿細胞肉芽腫、炎症性肌成纖維細胞增生、纖維組織細胞瘤、纖維黃色瘤、假肉瘤性肌成纖維細胞腫瘤、氣管支氣管樹的侵襲性纖維性腫瘤。炎症性肌成纖維細胞腫瘤以兒童及青年多見，多數發生在小於40歲的個體，但患者年齡範圍可為整個成人期，是兒童最常見的支氣管內間葉性病變。性別分布均等。炎症性肌成纖維細胞腫瘤主要見於肺部，也見於肺外各處軟組織、頭頸、上呼吸道、內臟、泌尿生殖道、軀幹及四肢等。

　　IMT生長方式的差異決定了臨床表現的多樣性。總結起來大致可分為三類。第一類表現為周圍性結節。此類患者通常無特異的症狀，結節生長緩慢。胸部X光顯示孤立的腫塊，80%邊界不清。CT顯示不同密度影像，代表不同組織類型混合存在。強化CT還顯示不同類型的靜脈對比劑增強，包括無增強、非單一性增強及外周性增強。較大病變常顯示中心區壞死。還可出現鈣化。第二類是中心型病灶，患者通常有咳嗽、咳血，如果有阻塞性肺炎和肺不張，還可以有發燒、氣短等相對明確的症狀。通常纖維支氣管鏡可以直接觀察到腫瘤。第三類是呈浸潤性生長的腫物，可呈大塊狀，有文獻報告快速進展，並有轉移。臨床症狀通常包括腫瘤壓迫和浸潤相關的表現，容易誤診為惡性縱隔腫瘤或肺癌。

(二)病理學特點

1. 體表所見

　　單個圓形質韌腫塊，有不等量的黃灰色區，反映了組織細胞成分的多少。大小1～36cm，平均3cm。病變無包膜，5%～10%的患者局部肺門軟組織或胸壁有浸潤。偶見砂粒樣鈣化，空洞罕見。

2. 鏡下所見

鏡下所見主要由梭形肌成纖維細胞、成纖維細胞和炎症細胞構成。梭形細胞呈束狀、席紋狀排列，細胞異型性不明顯，核分裂像不常見。淋巴細胞、漿細胞和組織細胞浸潤，與梭形細胞合併可遮蓋腫瘤性細胞。漿細胞可能占主要成分，常伴有淋巴濾泡。

3. 免疫組化特點

梭形細胞表達 SMA 和 Vimentin。少數病例 Desmin 陽性。約 1/3 局灶性角蛋白陽性，ALK 約 40％陽性。MYO、CD117、肌球蛋白和 S-100 陰性。

(三)診斷與鑑別診斷

由於周圍型 IMT 在臨床表現及影像學上缺乏特異性表現，診斷上要與肺癌相鑑別。Kakitsubatay 等認為，周圍型 IMT 從影像特點上很難和肺部的其他病變相鑑別，他認為穿刺切片是非常必要的。對於中心型 IMT，纖維支氣管鏡能夠直接觀察，切片診斷相對容易。對於浸潤性生長型 IMT，臨床上非常容易誤診，切片顯得尤為重要。對於 IMT 的最終確診，有賴於病理切片分析和免疫組化研究。肺 IMT 的診斷除根據前述組織學特點外，需要與多種梭形細胞腫瘤鑑別。炎症性惡性纖維組織細胞瘤：多發生於成人，最常累及四肢、腹膜後、軀幹。核異型性明顯，可有壞死和核分裂。平滑肌肉瘤：肺原發少見，多見於成人。瘤細胞呈長的束狀排列，核常呈雪茄樣。結外濾泡樹突狀細胞肉瘤，瘤細胞表達 CD21、CD23、CD35、actin 和 desmin 陰性。EBER 原位雜交多呈陽性。纖維瘤病：常多發，好發於皮膚，由分化好的成纖維細胞構成，增生細胞之間有數量不等的膠原纖維，細胞成分少，炎症細胞不明顯。

(四)治療與預後

手術切除是目前肺炎症性肌成纖維細胞腫瘤主要的治療方式。大多數病例完全切除預後很好，部分病例可能顯示肺外侵襲、復發或轉移。復發通常發生在不完全切除的病例。局部浸潤、血管侵犯、細胞成分增加、高的核分裂率（＞3個／50HPF）者可能具有更強的侵襲性和壞死可能，與預後有關。局部復發率多數約為25%，復發間隔時間為數月至最長9年，復發一至數次。同時也有學者指出本病比較特殊的病程和治療。Checrallah等報告1例65歲患者，雙肺多發病灶，穿刺病理診斷IMT，雖然病灶起初進展較快，但是很快未經治療而自行完全緩解。Kim等曾採用經氣管鏡摘除腫物，術後無復發。

三、肺硬化性血管瘤

(一)臨床特點

肺硬化性血管瘤（PSH）為一少見的肺部良性腫瘤。儘管已有很多PSH的形態描述，但迄今為止，它的組織發生起源仍存在爭議，主要存在內皮、間皮、肺泡上皮、神經內分泌細胞等學說。目前研究顯示，PSH是來源於原始肺上皮的一種良性上皮性腫瘤，是一種可以發生轉移的良性腫瘤，而不是非特異性炎症反應引起的瘤樣增生。組織學形態上分為四種類型，即實體形、乳頭型、硬化型和血管瘤型。肺硬化性血管瘤好發於女性，多數患者為中年女性。Katzenstein報告的51例，84%的患者為女性。80%無症狀，可發生咳嗽和胸痛，臨床常見症狀為咳嗽、痰中帶血、胸痛，此外可有咳痰、低燒等。少數患者可有反覆肺部感染表現。

(二)病理特點

1. 體表所見

包括界限清楚的肺實質內腫物，無包膜或有假包膜，實性，質軟或韌，灰黃色、灰褐色，有散在紅棕色出血區，偶有囊性變和鈣化。

2. 鏡下所見

光鏡下腫瘤由兩類細胞組成，包括圓形的間質細胞和表面細胞。圓形細胞小，細胞界限清楚，胞質嗜酸。胞核圓或橢圓，位於中心，無明顯異型性。染色質細，核仁不突出，核分裂少（＜1個／10HPF）。表面細胞呈立方形，表現出細支氣管肺泡上皮和活躍的Ⅱ型肺泡細胞的形態，可有分葉核，或者透明、空泡和泡沫狀胞質，以及核內包涵體。兩型細胞局灶都可有明顯異型核的細胞。瘤體主要成分為四種基本結構：乳頭瘤樣區、實性區、血管瘤樣區和硬化區。瘤細胞之間伴有散在肥大細胞。瘤內某些區域小血管明顯增生，管壁透明變性或硬化，呈大小蜂窩狀空隙團塊。某些區域呈局灶性纖維化區、大小不等，不同程度玻璃樣變。瘤組織內很少有炎症細胞浸潤，有局灶性出血區。見含鐵血黃素沉著。

3. 免疫組化染色

圓形細胞表達 TTF-1 和 EMA，但不表達廣譜 CK。表面細胞表達 TTF-1、EMA、SP-A 和廣譜 CK。

(三)診斷與鑑別診斷

影像檢查為肺硬化性血管瘤的主要診斷依據，最終診斷需要病理證實。胸部 X 光表現為圓形、卵圓形、邊界清楚的腫物或結節，如用筆勾畫，大多數無分葉及毛刺。部分病變邊緣呈不規則斑片影，胸部 CT 掃描顯示密度不均的腫物，高密度區為瘤體內血凝塊充填的海綿狀血管瘤

區，等密度為瘤體內的實體部分，低密度區為瘤體內充滿黃色液體的囊性區，囊變的發生率≥20%。部分腫塊有分葉狀，內可見小鈣化點，鈣化約41%。「空氣新月形徵」，薄層掃描的縱隔窗可見形態不規則的高、低兩種密度區，彼此間邊界清晰，稱為「空氣新月形徵」。貼邊血管徵：邊緣明顯強化的點狀血管斷面。尾徵：多位於靠近肺門一側。肺動脈為主徵：患側肺動脈增粗。

典型的肺硬化性血管瘤在臨床上與肺癌容易鑑別。還需要與肺錯構瘤和巨大淋巴結增生等鑑別。

(四)治療與預後

手術切除是目前治療肺硬化性血管瘤的主要治療方法。局部切除是首選的術式。對多發病灶存在微小病變者和瘤體靠近肺門或病灶深在者，也可行肺葉切除術。一般為良性，有淋巴結轉移、胸膜轉移或局部復發的案例，但目前認為並不影響預後，局部復發再次手術仍能取得良好的效果。

（裴豔麗）

第三節　肺部轉移瘤

一、分類

肺轉移瘤是指全身任何部位（包括肺本身）的惡性腫瘤透過各種特殊途徑轉移至肺部的腫瘤，是腫瘤晚期的表現，最常見的來源順序是：乳腺、結腸、胃、胰腺、腎、黑色素瘤、前列腺、肝、甲狀腺、腎上腺、男性生殖器官、女性生殖器官。屍檢時，因肺外實性惡性腫瘤的播散而累及肺者占20%～54%，約15%的病例肺是腫瘤播散的唯一部位。

在肺轉移瘤的原發腫瘤中，癌占80%～85%，肉瘤占15%～

20%。15%～25%的惡性腫瘤患者肺部是唯一的轉移部位。不同惡性腫瘤的轉移傾向不同，轉移至肺的發生率亦不同，其中甲狀腺癌、乳腺癌、腎癌、絨毛膜癌、骨肉瘤的發生率為60%～90%；肺、肝、胃、結直腸、前列腺、子宮癌為35%～55%。以上腫瘤肺轉移特點多為多發性轉移。門脈系統腫瘤發生率為20%，多為孤立性或局限性轉移；骨肉瘤和0～30%軟骨肉瘤，肺往往是其唯一的轉移臟器；兒童腫瘤，如腎母細胞瘤、尤文肉瘤等在治療後可發生肺轉移。肺轉移瘤發生率與原發腫瘤生物學行為和機體的免疫狀態有關。

二、病因

肺有豐富的血管及淋巴管，是接收全部血液和淋巴流動的唯一器官，它具有緻密的微血管網，是腫瘤細胞透過淋巴管進入靜脈血時最先通過的部位，同時胸腔負壓作用、肺內血流速度慢、肺的凝血-纖維活性較高，這些因素共同作用，使腫瘤細胞易在肺部停留、生長、增生，故肺是惡性腫瘤轉移常見的目標器官。正如Paget於1989年提出的種子和土壤學說，腫瘤細胞和肺就相當於種子和土壤的關係。根據這一學說，目前又進行了一系列研究，提出了選擇性侵襲和轉移的概念。目前對腫瘤轉移機制尚未完全清楚，仍需進一步研究證實。

雙重血管的解剖使肺成為惡性腫瘤轉移最常見的器官之一。肺僅次於肝，是各種組織類型腫瘤發生轉移的第二位常見器官。在肺轉移瘤病例中，80%～90%為多發性，10%～20%為孤立性。

因循環系統不同，各臟器腫瘤的肺轉移率亦不同。肺是大循環血流最後必經的過濾器，是全身血液匯入上下腔靜脈後必須流經的臟器，其豐富的微血管形成過濾器，能防止腫瘤細胞通過，使腫瘤細胞在微血管內停留，透過侵襲、增生，形成轉移性腫瘤，因此以肺作為第一過濾器

的原發腫瘤，肺轉移率較高。發生在門脈系統以肝臟為第一過濾器的原發腫瘤，如胃癌、膽囊、胰腺腫瘤，發生肺轉移的比率較低。

肺轉移瘤的轉移途徑包括四種，即血流轉移、淋巴結轉移、直接浸潤、呼吸道種植，這幾種不同轉移途徑可單獨發生，亦可同時發生；轉移途徑與原發腫瘤生物學特性、解剖部位密切相關。肺轉移方式可有腫瘤微栓塞轉移、肺實質轉移、氣管或支氣管內轉移。

(一)血流轉移

血流轉移是腫瘤肺轉移的最常見方式。血流轉移的途徑可分為以下幾種。

(1)腫瘤細胞經上腔或下腔靜脈入右心循環至肺。

(2)腹內臟器腫瘤經門靜脈通過下腔靜脈入肺。

(3)由淋巴循環到胸導管，進入鎖骨下靜脈或頸靜脈，再循環入肺。

(4)肺癌直接侵犯靜脈，入左心循環，通過支氣管動脈入肺。

(5)肝癌由肝部靜脈入下腔靜脈入肺。

(6)結直腸癌雖屬門脈系統引流，但結直腸癌可經直腸靜脈叢、椎骨靜脈叢入下腔靜脈入肺。

(二)淋巴結轉移

腫瘤細胞透過侵襲周圍組織後進入淋巴管內形成瘤栓，經輸入淋巴管進入局部淋巴結，在淋巴結實質肺部脾瘤內生長；少部分腫瘤細胞越過淋巴結，進入輸出淋巴管，可引起第二站淋巴結轉移，或透過淋巴靜脈，經胸導管入血循環，引起肺轉移。有時血流、淋巴結轉移可同時發生。

淋巴結轉移的具體途徑：①腫瘤細胞經腹腔動脈幹淋巴結、腹膜後淋巴結轉移至肺門、縱隔淋巴結，再進入肺內淋巴管而形成轉移灶，這

疾病篇

是淋巴結轉移的常見途徑。②胸腔腫瘤也可透過後縱隔、食道旁淋巴結途徑向肺內轉移。③個別情況也可跳躍或逆行轉移。④極少數情況下，淋巴管內的瘤栓可停留在大支氣管黏膜下的淋巴管內。常引起淋巴結轉移的原發腫瘤有胃、胰腺、卵巢、乳腺、前列腺、甲狀腺腫瘤等。

(三)直接浸潤性肺轉移

鄰近肺的惡性腫瘤可直接浸潤至肺部，是肺轉移較少的一種方式。如胸壁、胸膜、縱隔或膈下的惡性腫瘤、食道癌、惡性淋巴瘤、肝癌、惡性胸腺瘤、乳腺癌等。

(四)呼吸道種植性轉移

多見於支氣管腫瘤，腫瘤由原發部分經支氣管向其餘肺或對側肺種植，形成轉移；還可見於一部分細支氣管肺泡癌，黏液中的癌細胞隨著氣管支氣管內氣體流動而發生腫瘤肺轉移。

三、病理

(一)體表特點和部位

轉移性腫瘤多位於外周，邊緣清楚，纖維支氣管鏡檢查觸之較硬，痰細胞學檢查陽性率較低，通常表現為多發、雙側肺結節，但也可表現為單個腫塊，最常見於下葉。

根據來源部位、組織病理學類型，肉眼形態有所不同。體積上，從小的「粟粒樣」改變（如惡性黑色素瘤、卵巢癌、生殖細胞腫瘤），到大的融合的「砲彈樣」腫塊（如肉瘤、腎細胞癌）。轉移性腺癌通常質硬，色灰褐或灰白伴有壞死和出血區。胃腸道、胰腺、乳腺、卵巢等分泌黏液的腺癌切面溼潤、發亮、黏滑，呈灰褐色，有光澤。轉移性結腸癌常有廣泛的壞死，可有空洞形成。轉移性鱗癌表面灰色、乾燥，伴有點狀壞

死區。腎細胞癌通常為黃色結節。轉移性肉瘤和惡性淋巴瘤質地較硬，表面呈灰色，有光澤的「魚肉樣」。轉移性血管瘤可呈暗紅色，有出血區。惡性黑色素瘤可呈黑色。

(二)病理組織學特點

肺轉移瘤的病理組織學類型，依據原發腫瘤分類，約 80％ 的轉移瘤病理與原發瘤基本相同。轉移性腫瘤在肺內播散形式對於判斷原發腫瘤的起源部位幫助不大。轉移性瘤栓（如肉瘤等）可阻塞肺動脈幹或表現為多個瘤栓（如乳腺、胃等）。轉移性腫瘤也可表現為支氣管腔內單個或多個息肉樣病變（如頭頸部、乳腺、腎等部位）；由淋巴管播散至肺間質導致增厚改變（如肺、乳腺、胃腸等）；可有空洞性病變（如鱗癌、肉瘤、畸胎瘤等）；還可表現為腹膜多發結節或瀰散性肺實變區，類似肺炎（如胰腺、卵巢等）。有些腺癌具有獨特的組織病理學特徵，例如，結腸癌具有篩狀結構，壞死伴有核碎片也是常見特徵。腎細胞癌具有排列成巢的透明細胞。

(三)免疫組化

免疫組化是鑑別轉移瘤與原發瘤最有價值的方式。例如，大約 80％ 的原發肺腺癌表達 TTF-1，甲狀腺腫瘤也表達 TTF-1，但甲狀腺腫瘤胞質內甲狀腺球蛋白高表達，這在原發性肺腫瘤中缺乏，這對於鑑別原發肺腫瘤與甲狀腺瘤肺轉移是有幫助的。原發肺腺癌，常有 CK7 和不等的 CK20（胞質）表達陽性，除非有黏液分泌，而結腸腺癌顯示胞質 CK20 陽性／CK7 陰性及 CDX-2 陰性；乳腺腫瘤 ER 陽性，而原發肺腫瘤常為陰性；腎轉移腫瘤通常 AE1/AE3，CK7 陽性，胞質內 Vimentin 強陽性；卵巢轉移癌通常 CA125、N-cadherin、Vimentin、ER 和抑制素（inhibin）表達陽性，而 CEA 陽性；原始神經外胚葉腫瘤轉移至肺通常表達 CD99。

四、症狀和體徵

大多數肺轉移瘤患者無特異性臨床症狀或症狀輕微，常在胸部體檢或在原發腫瘤治療後複查時發現。約 1/3 的患者發生肺轉移可出現非典型症狀，如咳嗽、咳痰、咳血、胸悶、胸痛及氣短等症狀，後期可有氣短、低燒、清瘦等症狀。

肺轉移瘤的臨床症狀隨轉移部位的不同而各異，若轉移瘤發生在肺間質且為孤立性結節時，常無臨床症狀；少數支氣管腔內轉移者症狀類似原發支氣管肺癌，可致咳嗽、咳血、氣短、阻塞性肺炎等症狀及體徵。有胸膜侵犯的患者，可有胸痛；若同時伴有縱隔淋巴結轉移，患者可表現為聲音嘶啞、上腔靜脈症候群、膈肌麻痺、呼吸困難和進食梗阻等症狀。

不同原發腫瘤生物學特性不同，肺轉移瘤發生的時間亦不同，腫瘤轉移的發生時間多在原發癌治療後的 7 個月到 3 年間，從原發腫瘤診斷到肺部症狀出現時間的主要相關因素有轉移途徑、原發腫瘤性質、患者檢查和確診是否及時等。

五、輔助檢查

(一) 影像學檢查

大多數肺轉移瘤患者無明顯的臨床症狀，檢出肺轉移瘤幾乎完全依賴影像學檢查，X 光、CT 和 MRI 是最常用的方式，目前 PET-CT 的應用也越來越普遍。

胸部 X 光是最常用的腫瘤複查方式，可檢查出 30%～50%的肺轉移瘤。肺轉移瘤 X 光表現為邊緣光滑、清楚的圓形結節，單發或多發，有時亦可表現為邊緣模糊的不規則片狀影。75％以上的肺轉移瘤為多發病

灶，多累及雙肺；82%～92%的病灶位於肺外帶，下葉多於上葉，右肺多於左肺。轉移結節的密集程度、生長速度與原發腫瘤的性質有關，例如甲狀腺可形成大小相仿、瀰漫密集的雙肺轉移結節，但結節增長較慢；而絨癌的肺轉移結節增長快，可以1個月增長1倍。

CT是目前診斷肺轉移瘤最敏感、最有效的方法，CT能發現X光不易觀察到的部位的轉移灶、小轉移灶，CT檢出的雙肺多發結節有73%為轉移瘤。腫瘤細胞經血流轉移至肺間質，表現為邊緣清楚、光滑的結節，但也可侵入肺泡，破壞肺實質，表現為邊緣不規則。CT的形態與原發腫瘤有關。

有的學者將肺轉移瘤進行了X光特點的分型，便於臨床對肺轉移瘤的診斷、鑑別診斷和治療。

1. 結節型

結節型通常是肺小動脈和小靜脈內的瘤栓所致，可為單發或多發結節，臨床常將病灶分為單發型結節和多發型結節，半數以上為多發型結節。某些腫瘤易發生單發結節灶，如結腸癌、骨肉瘤、腎癌、乳腺癌等。X光表現為單個結節，邊界清楚、密度均勻，個別轉移結節有特徵性表現，如腎癌轉移結節可呈「砲彈樣」陰影。有時多發結節可為粟粒型，與粟粒型肺結核、細支氣管肺泡癌類似，有的學者將其定義為粟灶型肺轉移瘤。主要見於血管豐富的腫瘤，如腎癌、甲狀腺癌、肝癌、絨癌、骨肉瘤等。X光表現為瀰漫分布的顆粒狀陰影，多位於中下肺野。

2. 淋巴管型

淋巴管型為淋巴道轉移的特徵，癌性淋巴管炎指腫瘤細胞在肺的淋巴管內生長，占35%～55%。常見於乳腺癌、胃癌、鼻咽癌、胰腺癌、肺癌等。影像表現首先出現肺門濃密陰影，然後向肺野放射性擴散，呈

向心性分布，從肺門至末梢呈網狀陰影，以下肺為多，可見散在顆粒狀影、支氣管肥大、管腔狹窄，可伴有肺門淋巴結腫大、胸腔積液。

3. 肺動脈內瘤栓型

肺動脈內瘤栓型常和淋巴管型混合存在，也可單獨出現，常見於乳腺癌、胃癌和肝癌。影像特點為 X 光正常或僅見肺動脈擴張，右心房擴大，高分辨 CT 或 MRI 有時可觀察到肺動脈瘤栓。

4. 支氣管內型

腫瘤的支氣管內轉移少見，多為晚期表現，可能因腫瘤細胞經支氣管動脈播散至支氣管黏膜所致。影像表現與原發中心型肺癌相仿，可見氣管支氣管狹窄、肺不張等。

5. 胸膜播散型

本型一般不伴有胸內淋巴結轉移，常沿腹膜後向胸腔轉移，影像表現為胸膜結節、胸腔積液。如原發性肺癌胸膜轉移可見肺內、胸內淋巴結轉移。

6. 混合型

上述兩型或兩種以上類型同時存在稱為混合型，通常為淋巴和血流混合轉移的表現。影像表現無一定特徵性，可表現為肺門或縱隔淋巴結腫大、支氣管瀰散、胸腔積液等。

7. 其他少見類型

其他少見類型還有空洞型，主要見於頭頸部、食道和女性生殖系統鱗癌。影像表現為各種形態、大小不一的空洞，洞壁厚薄各異，內面光滑，偶有液平，空洞破裂可產生氣胸。鈣化型較為罕見，多為骨腫瘤轉移。

(二)病理學檢查

1. 細胞學

肺轉移瘤細胞學檢查陽性率遠低於原發性肺癌，痰脫落細胞學檢查的陽性率為5%～21%，且不能明確辨別是原發還是轉移灶的脫落細胞，一般來說，支氣管內膜轉移或X光表現為淋巴管型者陽性率相對較高。肺轉移瘤常伴胸膜轉移和胸腔積液形成，胸腔積液的脫落細胞學陽性率稍高，約為59%。

2. 組織學

纖維支氣管鏡除用於原發性肺癌外，對肺轉移瘤的診斷同樣有很高的價值，對支氣管內膜轉移及瀰散性肺間質轉移的患者陽性率較高，尤其對有肺不張及阻塞性炎症者更為適用。纖維支氣管鏡檢查刷片陽性率可達50%，切片陽性率可達70%～85%。

經皮肺穿刺可在CT引導下或超音波引導下行針吸切片，適用於貼近胸壁的周圍型肺轉移瘤灶，是一項創傷輕微的診斷方式，陽性率可達80%～90%。

目前隨著胸腔鏡的廣泛使用，胸腔鏡肺結節切片術越來越多地使用於肺轉移瘤的診治中。胸腔鏡主要適用於瘤灶位於胸膜或肺外周，具有診斷和治療的雙重目的，陽性率可達100%。胸腔鏡的缺點在於其不能切除深部瘤灶，胸腔黏連嚴重時無法行胸腔鏡。開胸切片並作瘤灶切除，有診斷和治療雙重意義，但損傷較大。

(三)實驗室檢查

當原發腫瘤灶不明時，可進行外周血或胸腔積液腫瘤指標測定，某些腫瘤指標有助於診斷及鑑別診斷。如CYFRA-21-1陽性伴CA50或

CA199 顯示非小細胞肺癌轉移；AFP 升高顯示肝癌、睪丸癌或其他生殖細胞腫瘤；CEA 升高顯示大腸癌、胃癌、胰腺癌、乳腺癌等；β-HCG 升高顯示絨癌和生殖細胞癌；CA199 升高顯示胰腺癌、膽囊癌等；ACP、PSA 顯示前列腺癌；NSE 與小細胞癌有關；SCC 顯示肺、食道和宮頸鱗癌；TTP-1 和 SP-B 是腺癌的特異指標。

六、診斷與鑑別診斷

(一) 診斷

肺轉移瘤的診斷主要依靠 X 光、胸部 CT、MRI 或 PET 等影像學診斷，並結合原發腫瘤的病史，部分患者可透過痰細胞學檢查、肺穿刺、纖維支氣管鏡、剖胸探查獲得細胞學或組織學診斷。

(二) 鑑別診斷

1. 原發性肺癌

單發結節型肺轉移，應與原發肺癌鑑別。若有肺外腫瘤病史，其後出現肺內孤立性結節，應首先懷疑肺轉移瘤。如原發腫瘤是肉瘤或惡性黑色素瘤，肺內結節多為轉移性；如原發腫瘤為鱗癌或腺癌，則需根據檢查進一步鑑別。原發性肺癌痰細胞學 40% 陽性，多為一側單發，可有分葉、毛刺，肺門、縱隔常有淋巴結腫大；肺轉移瘤痰細胞學陽性率極低，常為多發，球形，少有肺門、縱隔淋巴結腫大。

2. 肺結核

轉移性肺癌與粟粒性肺結核有時難以鑑別。肺結核患者可具有明顯的中毒症狀，發燒、咳嗽、盜汗、氣短、乏力、結核菌素試驗陽性；X 光顯示結節分布均勻，大小、形態一致，邊緣清楚。

3.肺部其他良性病變

肺轉移瘤也需與肺真菌感染、肺炎性假瘤及其他良性腫瘤鑑別。肺真菌病可有咳嗽、咳痰等呼吸道症狀，痰細胞學檢查厭氧菌培養可發現致病菌，X光、CT可表現為瀰散性結節，點狀或片狀浸潤，CT可有一些特殊表現，如暈輪徵、新月形、空洞影、真菌球等。

炎性假瘤臨床上多無症狀，也可有發燒、胸痛、痰血等症狀，CT上表現為邊緣光滑、呈球形高密度灶，密度均勻；有的病灶中心部較周邊部密度低，少部分中央可有鈣化，有的炎性假瘤周圍部增強。

其他肺部良性腫瘤，如錯構瘤、軟骨瘤等，特點是病程長、無症狀。X光顯示邊緣光滑、密度均勻，病灶中可有鈣化。

七、外科治療及綜合治療

(一)外科治療

對於經過嚴格選擇且無肺外轉移者，手術切除可延長存活期，對那些廣泛轉移並有臨床症狀者，外科治療可緩解臨床症狀。肺轉移瘤的手術屬於姑息性手術範疇，以局部切除或楔形切除病灶為宜，尤其是雙側轉移。當病灶位於近肺門處時，部分病例可選擇肺葉切除，全肺切除不予考慮。

1.手術適應證

(1)原發灶已得到控制或能夠被控制，沒有肺外其他部位的轉移。

(2)肺轉移瘤無論是單個或多個轉移，單側或雙側肺轉移，經評估可完全切除。

(3)根據原發腫瘤生物學特點無其他有效的治療方法。

(4)引起出血、阻塞性病變等，內科治療無效。

(5) 適當的心肺功能，能耐受擬行的手術方式和切除範圍，手術風險是可以接受的。

(6) 全面考量有無縱隔淋巴結轉移、轉移瘤的數目、轉移範圍、無瘤間期、腫瘤倍增時間、原發灶的組織學類型等影響預後的因素。

2. 手術方式

(1) 開胸手術：肺轉移瘤的手術方式按病灶的部位、大小、範圍而定，以部分切除、楔形切除為主，部分病例可選擇肺葉切除，盡量避免全肺切除。一般在肺轉移瘤手術中並不強調淋巴結清掃，如有可疑轉移的淋巴結應予摘除。切口選擇：對於單側轉移可選擇常規的前外側或後外側切口；對於雙側轉移，可選擇胸骨正中劈開（目前已較少採用），也可考慮同期或分期雙側開胸手術。

(2) 胸腔鏡手術：胸腔鏡手術治療肺轉移瘤較開胸手術有一定的優勢，手術出血少、創傷小、恢復快、對呼吸功能影響小。胸腔鏡手術對於雙肺轉移瘤可行一期手術切除。

(二) 綜合治療

1. 化療

肺轉移瘤患者多數已有微小轉移灶播散全身，化療可將微小病灶消滅，術前化療還可減少術中播散的可能。肺轉移瘤的化療一般多採用聯合化療，用藥原則基本上與各種原發腫瘤相同，應盡量選用對原發腫瘤單藥療效高、不良反應各異、能相互增效、互不拮抗、不產生交叉耐藥的 3～4 種藥物組成聯合化療方案，並選用合適劑量、合理用藥間歇，以獲得最佳療效和最小不良反應。發生肺轉移意味著腫瘤已進入晚期，需要綜合治療，手術治療只是其中一部分，一般來說，手術或放療等局部治療以安排在化療 2 個療程間為佳。對化療敏感的原發性腫瘤，如絨

癌、生殖源性腫瘤、皮膚癌、小細胞癌，某些肉瘤等所致的肺轉移瘤，即使不做手術，化療亦有較好的療效。

2. 放療

肺轉移瘤的放療適應證為：①腫瘤對放射線敏感。②肺轉移灶數為 1～2 個。③不適宜手術或不願手術者。④一般情況良好，無其他部位轉移者。⑤放療還有緩解壓迫、抑制疼痛的作用，可用於氣管、食道受壓或有疼痛的患者。近年來多主張適形放療，而不採用全肺放療。對放療高度敏感的有 Wilms 腫瘤、Ewing 肉瘤、睪丸精原細胞瘤等；乳腺癌、頭頸部腫瘤的肺轉移對放療也有一定敏感性。

3. 介入治療

介入治療主要有支氣管動脈灌注化療、肺動脈灌注化療、支氣管動脈栓塞、肺動脈栓塞及新開展的單側隔離肺灌洗治療。介入治療的適應證包括以下三點，①肺轉移瘤診斷明確。②因各種原因不宜行手術治療。③無介入治療禁忌證。

4. 吸入治療

黑色素瘤和骨肉瘤鼠肺轉移的動物實驗表明，實驗鼠對霧化吸入水溶性 9-硝基喜樹鹼耐受良好，腫瘤生長明顯少於對照組。霧化吸入療法比肌內注射更有效，並對原發灶與轉移灶都有效，為臨床治療提供了一個新的方法。

5. 生物免疫治療

採用干擾素、白介素、胸腺素等免疫治療，對肺轉移瘤均有一定療效，化療聯合生物治療進行肺轉移瘤等晚期腫瘤的治療，正越來越多地應用於臨床。近年來，腫瘤標靶治療有了迅速發展，標靶藥物可特異性地與腫瘤表面某些受體結合，或作用於生長因子受體的蛋白激酶，或可

干擾訊號傳導通路，或可抑制血管生成等，提供了新的腫瘤治療途徑，對一些晚期腫瘤的治療有較好的療效。如曲妥珠單抗（赫賽汀）治療乳腺癌，貝伐珠單抗治療腸癌、乳腺癌，吉非替尼（易瑞沙）治療晚期非小細胞肺癌，索拉非尼治療晚期腎癌等。

八、預後

惡性腫瘤肺轉移表示腫瘤已屬晚期，預後差，但一些腫瘤經積極治療，仍能取得一定的療效，延長患者的生命。外科手術是治療肺轉移瘤的重要方式，但只能發揮姑息治療的作用，手術適應證要根據原發腫瘤的組織學類型及化療是否有效判斷。有些腫瘤發生肺轉移，如食道癌、胃癌、胰腺癌、前列腺癌等，是不適宜手術的。影響肺轉移瘤預後的因素主要有以下幾方面。①原發腫瘤是否已根治；②原發腫瘤的組織學類型對化療敏感的腫瘤預後好；③無病間隔期（DFI）；④是否伴有肺門、縱隔淋巴結轉移；⑤腫瘤的生物學侵襲性，肺轉移灶的大小、數量；⑥其他因素，轉移部位、患者體質等。

肺轉移瘤術後存活率因原發腫瘤組織學類型不同而有顯著差異，Mountain 等提出了 660 例肺轉移瘤手術結果，顯示 5 年存活率為 25%～40%。研究文獻指出，肺轉移瘤手術切除後 5 年存活率分別為：大腸癌 16%～62%、乳腺癌 14%～50.3%、軟組織肉瘤 18%～35%、腎癌 13%～55%、頭頸部腫瘤 41%～43%、黑色素瘤 3%～14%、骨肉瘤 20%～40%。

（程晶娟）

第四節　淋巴瘤和肺部其他惡性腫瘤

儘管多數肺部原發惡性腫瘤起源於支氣管，但是仍有少數其他來源的惡性腫瘤累及肺臟。最常見的是間葉來源的淋巴瘤和肉瘤，類癌和唾液腺來源的黏液性表皮樣癌均是發生於肺部的上皮樣腫瘤，其他少見的非支氣管源性腫瘤還包括黑色素瘤等。

一、胸腔淋巴瘤

(一)定義

淋巴瘤是一種獨特的類型，最初侵犯淋巴結的惡性淋巴系統疾病。淋巴瘤在肺部的表現分為原發性和繼發性兩種，原發性肺淋巴瘤（PPL）很少見，不足惡性淋巴瘤總數的1%，為病理證實的肺部淋巴瘤，無明顯縱隔或肺門淋巴結腫大，也無肺及支氣管以外其他部位受累的證據，大多起源於支氣管黏膜相關的淋巴組織，病理學上分為霍奇金淋巴瘤和非霍奇金淋巴瘤，絕大多數為後者，且多數為黏膜相關淋巴組織淋巴瘤，以B細胞淋巴瘤為主。霍奇金淋巴瘤單獨累及肺臟是非常罕見的，又稱原發性肺霍奇金淋巴瘤，僅見個例。

(二)病因

淋巴瘤的發病機制不明確，可能與遺傳因素、先天性或後天免疫缺乏、輻射或病毒感染（如EB病毒、人T細胞淋巴瘤病毒）等有關。原發性肺霍奇金淋巴瘤起源於遍布全肺的淋巴濾泡或氣管旁淋巴結。

(三)診斷

1. 臨床表現

原發性肺霍奇金淋巴瘤全身症狀，如發燒、盜汗、體重減輕較常見。非霍奇金淋巴瘤臨床症狀不特異且差別較大，表現為肺部實性腫塊

者可能沒有任何症狀，肺部瀰散受累者可表現為咳嗽、呼吸困難或胸痛。累及呼吸道者導致咳嗽、咳血及阻塞性肺炎。全身症狀可出現發燒、盜汗、體重減輕、乏力等。累及胸膜可出現胸腔積液。淋巴瘤的副腫瘤症候群包括搔癢、結節紅斑、自身免疫現象、凝血病、高鈣血症和中樞神經系統異常。

2. 實驗室檢查

血液常規可出現白血病樣反應和血小板升高；血沉增快、乳酸脫氫酶升高等。

3. 影像學檢查

胸部 X 光或 CT 顯示縱隔或肺門淋巴結腫大、融合；肺內可出現小結節、團塊影、瀰漫間質浸潤、空洞等；胸膜受累可出現胸腔積液；心包受累可出現心包積液。咽淋巴環檢查、消化道攝影、頭部 CT、腹部 CT、盆腔 CT 有助於明確分期。

4. 其他檢查

淋巴結切片、開胸切片、胸腔鏡肺切片或經皮肺穿刺切片得到組織標本可明確診斷。細針穿刺細胞學輔以特殊的免疫組化染色也能夠明確診斷。骨髓切片或抹片可明確骨髓轉移情況。骨核素顯像可明確骨轉移情況。

(四)鑑別診斷

如有病理組織學證實即可診斷。主要應與其他原因引起的淋巴結腫大鑑別，包括細菌或病毒感染，尤其是機會菌感染、肺結核或淋巴結結核、其他腫瘤淋巴結轉移、胸腺瘤、結節病、Wegner 肉芽腫等。

(五)治療

根據分期選擇不同的治療方案,具體同淋巴瘤的治療。

二、腺樣囊腺癌

(一)定義

腺樣囊腺癌又稱圓柱瘤。

(二)診斷

1. 病史和臨床表現

緩慢發病,可見於任何年齡,但以 40～50 歲女性多見。位於氣管部位,可出現胸悶、咳嗽、喘憋和持續性加重的呼吸困難;位於主支氣管部位,還可出現阻塞部位的反覆感染。

2. 影像學檢查

胸部 X 光可表現正常或在主支氣管腫瘤者中出現肺炎、肺不張或肺氣腫改變。氣管支氣管體層成像可見管腔內清晰的腫塊影。胸部 CT 也可發現管腔內腫物。

3. 其他

肺功能可出現容量環改變;纖維支氣管鏡可顯示重要依據。

(三)鑑別診斷

主要與氣管或主支氣管的其他惡性腫瘤鑑別。

(四)治療

外科治療為主,不能耐受手術或不願手術者可試用放療或內視鏡下治療。

三、支氣管類癌

(一)定義

起源於正常存在的支氣管黏膜的 Kulchitsky 細胞，是一種低度惡性的原發支氣管腫瘤。

(二)診斷

1. 臨床表現

位於主支氣管的類癌可出現阻塞部位的反覆感染，少數出現咳血；周圍性類癌可無症狀；少數類癌可出現類癌症後群，表現出皮膚潮紅、腹瀉、哮喘和心跳過速；少數可表現出庫興症候群。

2. 影像學檢查

位於主支氣管腔內腫瘤胸部 X 光片可表現正常或遠端出現肺炎、肺不張或肺氣腫改變。氣管支氣管體層成像可見管腔內清晰的腫塊影。周圍型病變可表現為肺內孤立結節。胸部 CT 也可發現管腔內腫物或肺內結節。

3. 其他

肺功能可出現容量環改變；纖維支氣管鏡可判斷腫瘤的部位、外形，並取病理切片。

(三)鑑別診斷

同腺樣囊腺癌。

(四)治療

外科治療為主，術後輔以放療。不能耐受手術或不願手術者可試用化療、放療或內視鏡下治療。

四、黏液表皮癌

(一)定義

多發生在主支氣管、中間支氣管及葉支氣管，呈灰色或粉紅色，表面有黏膜覆蓋。

(二)診斷

同支氣管類癌。

(三)鑑別診斷

同腺樣囊腺癌。

(四)治療

同支氣管類癌，腫瘤惡性程度高於類癌，放療很重要。

（傅佳鵬）

疾病篇

第十章　肺部其他疾病

第一節　結節病

一、概述

　　結節病是一種原因不明的、以非乾酪樣壞死性上皮細胞肉芽腫為病理特徵的、影響肺和肺外多系統的系統性肉芽腫疾病。結節病的臨床表現各式各樣，從無明顯的臨床症狀到少數病例呈進行性進展，晚期呈多器官受累和功能障礙，其臨床表現相當廣泛。部分結節病可自癒或呈慢性進展，但在結節病的過程中肺或胸部的淋巴結多受累。結節病的診斷往往需病理證實有典型病變，並排除其他已知的肉芽腫疾病後才能診斷。

二、定義

　　結節病是一種原因不明的多系統疾病，主要發生在青年人和中年人中，通常表現為雙肺門淋巴結病、肺部浸潤，以及眼部和皮膚等肺外多系統病變。當臨床放射學發現肺門淋巴結腫大，組織學檢查顯示有非乾酪樣壞死性上皮細胞肉芽腫時，則支持結節病的診斷。結節病的病程及預後與疾病發病形式和疾病的範圍相關。

三、流行病學

　　由於部分病例無症狀或可以自然痊癒，所以沒有確切的流行病學數據。結節病發病呈世界性分布。任何年齡、性別及種族均可發病。好發年齡40歲以下，高峰年齡為20～29歲。最近研究指出，發病年齡分布呈雙高峰：第一高峰為青年期，第二高峰為50歲以上的中年期。女性

發病率略高於男性。美國女性患者年發病率為 6.3/10 萬，男性為 5.9/10 萬。由於人種不同，結節病的發病率可能不同，黑種人最高，白種人次之，黃種人較低。瑞典、丹麥及美國黑種人發病率極高，西班牙、葡萄牙、印度、沙烏地阿拉伯及南美洲發病率較低。結節病發病率與地區有關，寒冷地區多發，熱帶較少。遠離赤道、氣候寒冷的地區發病率高。通常在冬季和早春有較多的結節病病例被診斷。

四、病因及病理

(一)病因及發病機制

病因尚不明確。特殊病原體的感染（如分枝桿菌、丙酸桿菌、病毒、衣原體等）、自身免疫、吸入有機（無機）微粒等，均可能是致病因素，也可能是在特殊基因類型的基礎上對致病因素的特殊反應形式。

發病機制尚不明確，細胞免疫功能和體液免疫功能紊亂可能影響了結節病的發病過程。炎症反應的始動、類上皮結節的形成和肺纖維化的過程，與多種炎症細胞的啟用和細胞因子及炎症介質的活化與釋放有關。致病因素可能首先啟用肺泡內吞噬細胞（AM）和 T 輔助細胞（$CD4^+$）。被啟用的上述細胞釋放 IFN-γ、TNF-α 及白血球介素 -1（IL-1）、IL-12、IL-18 等細胞因子和炎症介質，趨化和啟用淋巴細胞，啟動一系列的細胞免疫和體液免疫異常。被啟用的淋巴細胞可以釋放單核細胞趨化因子、白血球抑制因子和吞噬細胞炎症蛋白，促進單核細胞的聚集。隨著病變的發展，肺泡炎的細胞成分不斷減少，而由吞噬細胞衍生的上皮樣細胞逐漸增多，在其合成和分泌的肉芽腫激發因子等的作用下，逐漸形成非乾酪性結節病肉芽腫。後期，吞噬細胞釋放的纖維連接素（Fn）能吸引大量的成纖維細胞（Fb），並使其和細胞外基質黏附，加上其所分泌的成纖維細胞生長因子（FGF），促使成纖維細胞數增加；與此同時，

周圍的炎症和免疫細胞進一步減少以致消失,導致肺的廣泛纖維化。

結節病是致病因素與機體細胞免疫和體液免疫功能相互抗衡的結果,受個體差異(年齡、性別、種族等)、遺傳因素、激素、人類白血球抗原(HLA)和機體免疫反應調節的影響,並視其產生的促炎因子和拮抗因子之間的失衡狀態決定肉芽腫的發展和消退,從而表現出結節病的不同病理過程和自然緩解的趨勢。近年來還證實了HLA-DRB1和HLA-B等位基因、T細胞受體(TCR)、免疫球蛋白(Ig)、血管緊張素轉換酶(ACE)等基因多型性與結節病密切相關。

(二)病理生理

結節病累及多個器官或組織,結節病的病理診斷必須和臨床相結合。肺部結節病一般分為三個階段:肺泡炎階段,以T淋巴細胞為主;非乾酪樣壞死性上皮細胞肉芽腫形成階段以及肺間質纖維化階段。結節病肉芽腫的病理特點:典型的病變分為中心區或細胞結集區和周邊區兩部分。中心區由緊密團狀的細胞形成肉芽腫性結節,其特徵性損傷為一種散在的、緊密的、非乾酪樣壞死性上皮細胞肉芽腫。本病病變可累及多系統,故其臨床表現與受累器官有關。肉芽腫病變累及呼吸道及肺部,可造成阻塞通氣功能障礙或限制性通氣功能障礙,伴(或不伴)瀰散功能障礙。累及心臟傳導系統,可造成傳導阻滯或其他心律失常及心功能不全。累及肝臟,可造成氨基轉移酶升高或膽紅素異常。若肺部病變嚴重,可出現呼吸衰竭,嚴重者伴有肺心病的表現。

五、分型

結節病臨床過程表現多樣,與發病的急緩和臟器受累的不同及肉芽腫的活動性有關,還與種族和地區有關。

第十章　肺部其他疾病

(一)急性結節病

急性結節病表現為雙側肺門淋巴結腫大，關節炎和結節性紅斑，常伴有發燒、肌肉痛不適。85%的患者於1年內自然緩解。

(二)亞急性(慢性)結節病

約50%亞急性(慢性)結節病無症狀，為體檢或胸部X光偶爾發現。

1. 系統症狀

約1/3患者可以有非特異性表現，如發燒、體重減輕、無力、不適和盜汗。

2. 胸內結節病

90%以上結節病累及肺臟。臨床表現隱匿，30%～50%有咳嗽、胸痛或呼吸困難，20%有呼吸道高反應性或伴哮鳴音。

3. 胸外結節病

(1)淋巴結：30%～40%能觸及淋巴結腫大，不融合，可活動，無觸痛，不形成潰瘍和竇道，以頸腋窩肱骨內上髁、腹股溝淋巴結最常受累。

(2)皮膚：25%累及皮膚，表現為皮膚結節性紅斑(多位於下肢伸側，6～8週內消散)、凍瘡樣狼瘡和皮下結節等。

(3)眼：11%～83%累及眼部，以葡萄膜炎最常見。

(4)心臟：屍檢發現30%累及心臟，但臨床只發現5%，主要表現為心律失常、心力衰竭或猝死。

(5)內分泌：2%～10%有高鈣血症、高尿鈣發生率大約是其3倍。高鈣血症與啟用的吞噬細胞和肉芽腫 1,25-$(OH)_2D_3$ 的產生調節障礙有關。

(6)其他系統：肌肉、骨骼、神經、腮腺、肝臟、胃腸、血液、腎臟及生殖系統等都可受累。

六、診斷

(一)問診與查體

1. 問診

應詢問職業史以及藥物等接觸史；呼吸系統常見症狀，如咳嗽、咳痰，活動後呼吸困難、喘息等；皮膚、關節或眼部等其他肺外系統症狀，如皮疹、皮下結節、關節腫痛、視物模糊等。

2. 查體

重點檢查肺、皮膚、眼、肝和心臟等。肺部體徵常不特異，可聞及局限溼性喘鳴，少數患者還可聞及乾性喘鳴。累及心臟者，可有心律失常、心功能不全的體徵，累及肝臟者，可有肝大。此外，還應注意有無皮疹、皮下結節、關節紅腫畸形等。

(二)影像學檢查

1. 胸部影像學 X 光檢查

胸部淋巴結腫大在結節病患者占 75%～90%，胸部 X 光片典型表現為雙肺門及縱隔對稱性淋巴結腫大，可伴有肺內網狀、結節狀或片狀陰影。胸片是發現胸內結節病的主要方式，主要表現在以下幾個方面。

1)胸內淋巴結腫大：包括肺門、縱隔淋巴結腫大。肺門淋巴結腫大以兩側對稱性為特徵，占 90%～95%，僅一側肺門淋巴結腫大者只占 1%～3%。右側肺門腫大一般較左側明顯。多組淋巴結腫大是其特點。增大的各組淋巴結則可以大小接近，也可以某組淋巴結增大更為突出。腫大的淋巴結境界清晰、密度均勻，呈圓形或馬鈴薯形。縱隔淋巴結腫

大在後前位片上，表現為一側或雙側縱隔陰影增寬，約有半數病例伴有右上氣管旁淋巴結腫大。最常侵犯的淋巴結為雙側肺門、右上縱隔和主動脈窗淋巴結。

2) 肺實質改變：可以有多種形態。

3) 間質性改變：最為常見，病變輕微時表現為肺紋理增粗，有時出現粗亂的條索影。有時交織成網。

4) 肺泡型改變：表現為邊緣不清的片、絮狀陰影，呈節段分布。

5) 粟粒樣改變：呈雙肺散在粟粒狀陰影，邊緣清楚，直徑約 1mm。

6) 肺內肉芽腫性病變：表現為肺內多發性大結節，不超過葉間裂。此種變化極為少見。

7) 纖維瘢痕病變：雙肺毛玻璃狀陰影、網狀影、結節狀影，並可夾雜境界不清的浸潤性陰影，是結節病的晚期表現，可併發大肺泡、空洞、囊狀支氣管擴張、氣胸，最後發展為肺動脈高壓和肺心病。

8) 胸膜病變：過去認為結節病一般很少侵犯胸膜，出現胸腔積液者少於 1%；現證實結節病合併胸膜病變並不少見，近年來的統計有積液者可達 10%，但一般不引起大量胸腔積液。

根據胸部 X 光結果對胸內結節病進行分期（表 10-1）。

表 10-1 肺內結節病的分期

0 期：	無異常 X 光所見
I 期：	肺門淋巴結腫大，而肺部無異常
II 期：	肺部網狀、結節狀、片狀浸潤影，同時有肺門淋巴結腫大
III 期：	肺部網狀、結節狀、片狀浸潤影，不伴有肺門淋巴結腫大
IV 期：	肺纖維化、蜂窩肺、大肺泡、肺氣

2. 胸部 CT 或 HRCT

HRCT 的典型表現為沿著支氣管血管束分布的微小結節，可融合成球。其他異常有磨玻璃樣變、條索影、蜂窩肺、牽拉型支氣管擴張以及血管或支氣管的扭曲或變形。病變多侵犯上葉，肺底部相對正常。可見氣管前氣管旁、主動脈旁和隆突下區的淋巴結腫大。

3. ^{67}Ga 核素顯像

肉芽腫活性吞噬細胞攝取 ^{67}Ga 明顯增加，可幫助判斷結節病活動性。

4. 肺功能試驗

80%以上的Ⅰ期結節病肺功能正常。Ⅱ期或Ⅲ期結節病肺功能異常者占 40%～70%，特徵性變化是限制性通氣功能障礙和瀰散量降低及氧合障礙。約 1/3 以上的患者同時有氣流受限。

5. 纖支氣管鏡與支氣管肺泡灌洗

支氣管鏡下可以見到因隆突下淋巴結腫大所致的氣管隆嵴增寬，氣管和支氣管黏膜受累所致的黏膜結節。BALF 檢查主要顯示淋巴細胞增加，CD4＋/CD8＋的比值增加 (3.5)。結節病可以透過支氣管 CD4$^+$/CD8$^+$黏膜切片、TBLB、經支氣管淋巴結針吸和支氣管內超音波引導切片得到診斷，這些檢查診斷率較高，風險較低，成為目前肺結節病的重要確診方式。一般不需要縱隔鏡或外科肺切片。

6. 實驗室檢查

(1)血清 ACE 標準：由結節病肉芽腫的內上皮細胞產生，血清 ACE 標準反應體內肉芽腫負荷，可以輔助判斷疾病活動性，因缺乏足夠的敏感性和特異性，不能作為診斷指標。

(2)結核菌素試驗：對 PPD5TU 的結核菌素皮膚試驗無或弱反應的是結節病特點，可以用來鑑別結核和結節病。

(三)注意事項

(1)眼部檢查，若眼部受累，可查眼底、眼虹膜睫狀體等。

(2)腹部超音波，若有肝脾受累，可進行腹部超音波檢查。

(3)其他實驗室檢查，部分患者血液常規檢查可有貧血、紅血球沉降率升高、C-反應蛋白升高、血鈣可有升高、肝功能可有程度不等升高，均為不特異改變。

七、併發症

結節病合併胸膜病變並不少見，特別指出，腎臟和肝臟損害或心臟異常，可能是由於常見的併發症，而不是結節病本身引起的。眼結節病晚期可併發白內障及繼發性青光眼。

結節病患者併發肺間質纖維化後常合併支氣管擴張，患者有時需要抗菌藥物治療。結節病患者發生支氣管擴張後，一個特別的併發症是肺麴菌球，患者可發生致命咳血，此時，需要進行抗真菌治療（如使用伊曲康唑），個別病例需行外科手術或支氣管動脈栓塞術。

骨質疏鬆症是一個較為複雜的問題，實際上糖皮質激素治療並不增加骨質疏鬆的危險型。相反，在停用糖皮質激素治療後骨質疏鬆症可能會逆轉。骨質疏鬆症的預防治療有補充維生素 D 和鈣劑等。但對結節病患者而言，使用維生素 D 和鈣劑等應特別小心，因為結節病本身內源性維生素 D 增加，就可以導致高尿鈣和高血鈣症。當然，結節病治療後能逆轉高尿鈣和高血鈣症，但如果需補充鈣劑仍然需要做進一步監測。降鈣素和雙磷酸酯治療也可逆轉糖皮質激素所致的骨質疏鬆症。可以導致

高尿鈣和高血鈣症。當然，結節病治療後能逆轉高尿鈣和高血鈣症，但如果需補充鈣劑，仍然需要做進一步監測。降鈣素和雙磷酸酯治療也可逆轉糖皮質激素所致的骨質疏鬆症。

八、診斷標準

病理診斷標準：結節病的病理變化缺乏特異性，因而，病理診斷必須結合臨床。以下特點支持結節病病理診斷。

(1)病變主要為上皮樣細胞組成的肉芽腫性結節，結節體積較小，大小形態比較一致，邊緣清楚。

(2)結節內無乾酪樣壞死，偶見結節中央有小灶性纖維素樣壞死。

(3)結節內常有多核巨細胞及少量散在的淋巴細胞。周圍有較多淋巴細胞浸潤，後期為纖維組織包繞，結節多時可彼此融合，但通常仍保留原有結節輪廓。

(4)巨細胞內出現包涵物舒曼（Schaumann）小體，雙摺光結晶星狀體的機率較結核結節為多，尤其是較多舒曼小體或偏光顯微鏡下見較多雙摺光結節時，顯示結節病。

(5)鍍銀染色可見結節內及結節周圍有大量網狀纖維增生。

(6)特殊染色未見結核菌（油鏡多視野檢查）或真菌等病原微生物。

(7)結節內可偶見薄壁小血管。

結節病是一種病因及發病機制均不明確的肉芽腫性疾病。臨床表現依據受累的器官不同而表現各異。診斷的重點在於排除其他疾病。胸部X光、血清ACE標準及切片是診斷結節病的主要方式。[67]Ga核素掃描對早期發現病變範圍、部位有幫助。

診斷評析：結節病患者中，90％以上有胸部X光片改變，因此胸

部X光是發現結節病的主要途徑。但普通平片敏感性較低，正確率僅50％，CT掃描及HRCT對細支氣管、間質纖維化診斷率較高，可更敏感、更精確地反映病變程度、範圍，三者聯合使用可提高胸內結節病診斷的準確性。

確診結節病最重要的方式是組織病理學檢查。可供切片的部位很多，陽性率分別為：淺表淋巴結65％～81％；前斜角肌脂肪墊40％～75％；經纖維支氣管鏡肺切片陽性率62％，如X光有斑狀結節陽性率為80％～90％，X光無改變陽性率為50％～60％；X光Ⅰ期69％，Ⅱ期80％，Ⅲ期83％。多處切片可提高陽性率，4處為88％；6處（分3期）：Ⅰ期89％，Ⅱ期98％，Ⅲ期88％；10處100％。胸、肺、縱隔切片最有價值，陽性率可達95％～100％，但胸、肺切片創傷大、危險大，縱隔切片技術要求高，臨床較少使用。

九、診斷過程

結節病的診斷過程中應該考慮四個方面的問題：①提供組織學證據以明確診斷；②確定累及器官的範圍和嚴重程度；③評估結節病的活動性是穩定期或進展期；④決定治療對患者是否有益。

(一)初診

(1)完整的病史採集，重點放在職業和環境因素、病史及體檢。結節病好發於20～30歲的成人。由於該病缺乏特徵性的臨床表現，診斷上易誤診、漏診，大多數患者是在發現肺、眼、淋巴結等病變後方得到正確診斷。因此，當有下列情況時需警覺。①發燒、盜汗、食慾缺乏、體重下降、乏力等全身症狀。②反覆多發皮疹、關節痛。③呼吸困難、胸骨後壓迫感、咳嗽等。④淺表淋巴結、肝脾大。⑤眼睛病變雙側葡萄膜炎及各種視網膜病變。⑥其他如腮腺腫大，中樞、末梢神經系統受累

（面神經癱、尿崩症），心臟、腎臟、血管受累、精神症狀等。

(2)體格檢查。重點檢查肺、皮膚、眼、肝和心臟。

(3)切片。確定非乾酪性肉芽腫，特殊染色和病原菌培養。

(4)胸部影像學。包括 X 光，必要時做胸部 HRCT。

(5)肺功能檢查。肺量測定和氣體交換（一氧化碳瀰散功能或動脈血氣分析）。

(6)結核菌素試驗。

(7)生化檢查。包括血清鈣和肝腎功能、尿常規、心電圖。

(8)眼裂隙燈檢查。

(二)回診

(1)監測疾病的消退和進展及新的器官受累。

(2)疾病進展或新器官受累時，需要相關專家會診。

結節病的診斷依賴臨床表現和組織學證實非乾酪性肉芽腫的存在，並排除其他臨床及組織學上與之相似的疾病。單個器官，如皮膚顯示有非乾酪性肉芽腫並不能確診結節病，結節病的診斷應建立以下目標，①組織學證實；②確定器官受損的範圍及程度；③評估疾病的活性程度；④決定是否需要治療。

十、鑑別診斷

1. 肺癌

尤其是中心型肺癌，常伴有肺門淋巴結轉移，導致同側肺門淋巴結增大。胸部 X 光表現出單側肺門影增大，呈腫塊影，有時在同側肺野可發現肺癌原發灶。體層攝影、氣管分叉體層攝影、選擇性支氣管攝影、支氣管鏡檢查、抹片和切片、痰細胞學檢查等均有助於診斷。

2. 肺門淋巴結結核

患者較年輕，常有中毒性症狀，結核菌素試驗多為陽性，肺門淋巴結腫大一般為單側性或不對稱肺門淋巴結腫大、由肺門向外擴張的密度增高影，呈圓形或卵圓形，向肺野內突出，其邊緣模糊，右側肺門多見，有時伴有鈣化，可見肺部原發病灶，CT 可見淋巴結中心區有壞死。

3. 淋巴瘤

如淋巴肉瘤和霍奇金淋巴瘤等。常見的全身症狀有發燒、消瘦、全身乏力、搔癢、貧血等，可有咳嗽、胸痛、上腔靜脈阻塞等症狀，有些患者可併發白血病，約 30% 的患者有中樞神經系統的侵犯。淋巴瘤占縱隔腫瘤的 10%～20%，常發生在前、中縱隔，胸骨後淋巴結常被累及。X 光檢查顯示，以氣管旁淋巴結增大為主，當淋巴結融合時上縱隔向雙側顯著增寬，肺門腫塊輪廓清楚呈波浪狀，密度均勻，常不對稱，並常伴有縱隔陰影增重，肺實質偶有病變，胸膜受累，出現胸腔積液，結合其他檢查及切片可作鑑別。

4. 肺門轉移性腫瘤

由其他原發部位的原發腫瘤或肺內腫瘤經淋巴結轉移所致，肺門和縱隔淋巴結同時受侵犯。原發腫瘤以胃、乳腺、和肺最為常見。有時肺內的未分化小細胞癌，原發灶很小而肺門淋巴結腫大明顯，但多為單側性，而且病變發展快，患者全身情況差。

5. 肺麴菌病

以組織胞質菌病較為常見，其胸部 X 光所見和肺結節病極為相似，痰找真菌及培養有助於鑑別。

6. 心臟疾病

如右向左分流的先天性心臟病，房間隔缺損，室間隔缺損，動脈導管未閉。胸部 X 光表現為雙側肺門對稱性增大，邊緣清楚、密度均勻、透視下心臟衝動明顯，心力衰竭時增大肺門影邊緣模糊、搏動微弱。

7. 肺朗格漢斯細胞組織細胞增多症

多發囊腔，壁較厚，邊緣銳利，有些形狀奇異。雖然病變廣泛，但未見網狀結構和纖維化。

8. 壞死性肉芽腫血管炎

壞死性肉芽腫血管炎和韋格納肉芽腫病均為系統性疾病，但二者的臨床過程和病理有明顯不同。結節病發病溫和且發展緩慢、死亡率低；相反壞死性肉芽腫血管炎死亡率高，病程中可有戲劇性變化，糖皮質激素治療都有反應，經常需加用細胞毒性藥物。壞死性肉芽腫血管炎的發病機制為抗中性粒細胞胞質抗體的產生，而結節病主要是 T 淋巴細胞介導免疫異常所致。

9. 其他肉芽腫病

如外源性過敏性肺泡炎、鈹肺、矽沉著病、感染性、化學性因素所致的肉芽腫，應與結節病相鑑別，結合臨床數據及相關檢查綜合分析判斷。

10. 間質性肺疾病

結節病需與結締組織疾病所致肺部損害鑑別，還應和肺間質纖維化、嗜酸粒細胞增多症和過敏性肺泡炎等鑑別。

十一、治療與預後

結節病在治療開始前要考慮能否先觀察而不予治療，有不少結節病患者不經治療可獲自行緩解，而且治療本身也會帶來一些不良反應。一

般認為，在出現以下情況時可考慮給予治療，並先口服糖皮質激素，包括嚴重的眼、神經或心臟結節病，惡性高鈣血症有症狀的Ⅱ期結節病、進展的Ⅱ期結節病（表現為進行性肺功能下降）及Ⅲ期結節病，治療目標在於控制結節病活動，保護重要臟器功能。

(一)糖皮質激素治療

糖皮質激素仍然是結節病的一個主要的治療藥物，如果沒有立即治療的指徵，可觀察一段時間，但觀察時間應該多長，卻沒有一致的意見，有計畫的回診可提供恰當的干預時機。英國胸腔協會對149例結節病進行研究。33例（22.1%）在6個月的觀察期內需要皮質激素治療，58例（38.9%）在觀察6個月時自行緩解，繼續追蹤只有1例需要皮質激素治療。對剩下的58例分為長程治療組和選擇治療組，這些患者繼續觀察會有更多獲得自行緩解。例如，在選擇治療組，31例中有25例不需要激素治療。長程治療組的治療方案為：潑尼松30mg/d，1個月，然後25mg/d和15mg/d各1個月，10mg/d維持9個月後在6個月內逐漸撤藥，總療程18個月。根據病情變化，劑量有所調整。進入選擇治療組的病例在症狀和肺功能惡化後開始治療，治療目的為改善症狀和肺功能，而不是胸部X光的改善。皮質激素的方法為起始劑量30mg/d，1個月後逐漸減量，療程6～9個月。結果顯示，長程治療組在症狀、肺功能和胸部X光片的改善方面均優於選擇治療組。這項研究顯示，有一半以上的結節病患者可獲自行緩解，自行緩解的預後良好，復發率很低。在症狀、肺功能或胸部X光片進展而需要治療時，長程治療可能會帶來更好的預後。

1. 皮質激素的使用指徵

(1)絕對使用指徵：①眼結節病；②肺部瀰漫性結節病；③中樞神經

系統結節病；④心肌結節病；⑤結節病合併脾功能亢進症；⑥頑固性高鈣血症。

(2)相對適應證：①進行性或有症狀的肺門結節病，特別是6個月內未自動緩解者；②破潰的皮膚和淋巴結病變；③有自覺明顯的全身症狀；④關節、鼻、咽和支氣管黏膜病變；⑤永續性面神經麻痺。

2. 口服皮質激素治療的具體使用方案

皮質激素（潑尼松）的初始劑量為30～40mg/d，很少需要更大的劑量，在最初的3個月內，宜使用15mg/d以上的劑量，3個月後以10mg/d的劑量維持9個月，然後在6個月內逐漸把皮質激素撤完，總療程1.5年。對皮質激素有反應者通常在2～4週即可觀察到病情有改善，如果4～6週後臨床和胸部X光片無進步，主要的病理基礎可能為纖維化，應考慮是否停用皮質激素。使用皮質激素需要注意預防和觀察治療的不良反應。

皮質激素治療的過程中，當皮質激素劑量（潑尼松）＜15mg/d時，結節病可能會復發，此時重新加用原先劑量（20～30mg/d），仍可能達到治療效果。皮質激素的大致使用時間為：Ⅰ期結節病患者約9～12個月，Ⅱ期13～18個月，Ⅲ期19～24個月。停用皮質激素治療後1～2個月內應密切觀察病情變化，防止結節病復發。

3. 吸入皮質激素

為減少長期全身使用皮質激素的不良反應，近年來醫界推出使用低劑量口服皮質激素加吸入皮質激素的治療方案。研究發現，吸入皮質激素可以獲得較高的肺組織局部濃度而減少全身給藥的不良反應。臨床試驗證明對Ⅲ期結節病患者，應用布地奈德1600μg/d，經儲霧器吸入，有10%的藥物沉積到肺泡區域。所有10例患者均獲症狀改善而無不良反

應，其中 3 例胸部 X 光有顯著改善，肺功能無改善。16 週後 BALF 的淋巴細胞計數顯著下降。肺泡吞噬細胞的表型和功能特徵也有改變，吞噬細胞成為自體周圍血單核細胞更好的刺激劑。這些觀察說明吸入皮質激素可調節結節病的免疫反應，緩解症狀，並減少皮質激素的不良反應。臨床研究顯示，布地奈德 1200～1600μg/d 吸入在 8～10 週後胸部 X 光和肺功能改善不顯著，在另一項治療 6 個月的觀察中，症狀和肺功能有顯著改善。這說明吸入皮質激素的生效時間較口服藥慢。與口服皮質激素相比，吸入皮質激素在維持治療中可達到相同效果。

(二)非糖皮質激素藥物治療

現已有不少其他藥物也用於結節病的治療，大部分為非對照研究和觀察。只有個別前瞻性有對照的臨床研究發表。由於結節病總體預後良好，在使用這些藥物時，要考慮到這些藥物潛在的不良反應和可能帶來的益處。在一些結節病的亞型，選擇非腎上腺皮質激素可能更為合適。例如，對結節性紅斑和關節痛，可給予非皮質激素類抗感染藥如萘普生或吲哚美辛。皮膚和黏膜結節病可選用氯喹。結節病神經系統受累時，環磷醯胺和氨甲蝶呤的效果遠比皮質激素好，在 Lower 等研究的一組 71 例的分析中，環磷醯胺、氨甲蝶呤和皮質激素的療效分別為 90%、61% 和 29%。

在這些藥物中，最有前景的是氨甲蝶呤，多用於難治性疾病和不能耐受皮質激素不良反應的患者。氨甲蝶呤主要透過調節肺泡吞噬細胞功能發揮作用，能抑制結節病活化的吞噬細胞釋放 TNF-α 和氧自由基。氨甲蝶呤治療後，BALF 中的淋巴細胞總數，$CD4^+/CD8^+$ 減少，且不再自動釋放 IL-2 等細胞因子。這些藥物常被用於其他炎症性疾病（如類風溼性關節炎）。

(1)氨甲蝶呤（MTX）：MTX 能直接抑制肺泡吞噬細胞（AM）、淋巴細胞的活性，減少 AM 產生 TNF 等炎性介質，有利於控制結節病的活動，對肺泡炎和皮膚損害有效。MTX 常用於結節病皮質激素治療的替代藥物。長期使用皮質激素治療不良反應較大，改用 MTX 或加用 MTX，則可停用或減少皮質激素的使用劑量。MTX 目前都使用每週小劑量療法，第 1 週起始劑量為 5～7.5mg，第 2 週為 7.5～10mg，維持劑量為每週 10mg，連用 6 個月，隨後再根據病情每 6～9 週減量 2.5～5mg。MTX 的主要不良反應為肝毒性。使用期間，每 6～8 週應檢查一次血液常規和肝功能。

(2)硫唑嘌呤：本藥在消化道吸收良好，主要用於口服給藥。一般口服後需經數週或數月後才出現療效。硫唑嘌呤主要抑制 T 淋巴細胞增生和活化，對慢性結節病的療效與皮質激素相當，但不良反應明顯減少。硫唑嘌呤和皮質激素聯合使用，可以減少各自的劑量，達到滿意的療效。一般劑量 100mg/L，服藥時間可達 4～7 個月。孕婦和哺乳期婦女禁用。

(3)環磷醯胺：可抑制細胞免疫和體液免疫，特別是對 B 細胞（體液免疫）作用明顯。常用劑量為 50～150mg/d，分兩次口服，連用 2～4 週。靜脈注射 500～2000mg，2～4 週 1 次。用藥過程中注意血液常規的改變以及肝、腎功能的變化。孕婦和哺乳期婦女禁用。

(4)磷酸氯喹和羥基氯喹：這兩種藥物均為抗瘧疾藥，以後發現對皮膚和黏膜結節病也有較好的療效，近來顯示對肺結節病（特別是肺纖維化期）、神經系統結節病的治療效果也滿意。其機制可能與抑制吞噬細胞和淋巴細胞的抗原遞呈以及 TNF-α，IL-6 的產生有關。常用劑量：氯喹首劑 500～750mg/d，連用 2 月；繼而 500mg/d，連用 2 月；再 250mg/d，連用 2 月。

(5)己酮可可鹼：本藥有很強的抗感染效應，對結節病的治療作用與皮質激素相似，而且對嚴重的肺結節病和皮質激素耐受的結節病患者仍有良好的療效，不良反應較少。

(6)環孢菌素：一般作為治療慢性或重癥結節病的二線藥物，可用於皮質激素的替代用藥治療。

(7)雷公藤多苷：本藥有類似糖皮質激素樣的作用，兼有免疫抑制和抗感染雙重作用。藥效較慢但作用時間較長，有利於結節病的控制。常用劑量為20mg，3次/日。但療效有待於進一步觀察。

此外，對大劑量皮質激素和免疫抑制無效的患者，可嘗試聯合治療。Pia等指出對11例難治性結節病給予環孢菌素（初始劑量5mg/kg），同時給予氟考龍和氨甲蝶呤。治療後，這11例結節病患者的胸內和胸外表現完全消失。

(三)結節病相關併發症的治療

結節病患者併發肺間質纖維化後，常合併支氣管擴張，患者有時需要抗菌藥物治療。結節病患者發生支氣管擴張後，一個特別的併發症是肺麴菌球，患者可發生致命的咳血。此時，需要進行抗真菌治療，如使用伊曲康唑。個別病例需做外科手術或支氣管動脈栓塞術。

骨質疏鬆症是一個較為複雜的問題，實際上皮質激素治療並不會增加骨質疏鬆症的危險性，相反，在停用皮質激素治療後骨質疏鬆症可能會逆轉。地夫可特對骨代謝影響很小，可顯著地減少骨質疏鬆症的發生率。骨質疏鬆症的預防治療有補充維生素D和鈣劑等，但對結節病患者而言，使用維生素D和鈣劑等應該特別小心，因為結節病本身內源性維生素D增加，就可以導致高尿鈣和高血鈣症。當然，結節病治療後能逆轉高尿鈣和高血鈣症，但如果需補充鈣劑仍然需要做進一步監測，降鈣

素和雙磷酸酯治療也可以逆轉皮質激素所致的骨質疏鬆症。

(四)預後

本病可自行緩解或轉為慢性疾病、反覆發作和經治療後緩解。有研究指出，在 5 年追蹤的病例中，34%的患者完全康復、30%的患者改善、20%基本不變、8%病情惡化，另有 8%的患者因發生肺的廣泛纖維化等原因而導致死亡。也有研究指出，大約有一半的患者能夠在 12～36 個月內或者最多 5 年時間，在完全沒有治療或者經過治療的情況下治癒。當心臟受累時，預後較差。結節病的患者患癌症的風險顯著增加，尤其是肺癌、惡性淋巴瘤和一些影響其他器官的結節病的其他類型癌症。在結節病-淋巴瘤症候群中，結節病常導致淋巴組織增生疾病，如非霍奇金淋巴瘤。原因可以歸納於結節病的發病過程中所發生的潛在免疫系統異常。結節病也可以繼發於癌症或同時與癌症發生。研究指出，急性骨髓性白血病與急性粒細胞性白血病都與結節病有關。

十二、注意事項

對於有下列情況時需警覺本病。①發燒、盜汗、食慾缺乏、體重下降、乏力等全身症狀。②反覆多發皮疹、關節痛。③呼吸困難、胸骨後壓迫感、咳嗽等。④淺表淋巴結、肝脾大。⑤眼睛病變：雙側葡萄膜炎及各種視網膜病變。⑥其他如腮腺腫大，中樞、末梢神經系統受累（面神經癱、尿崩症），心臟、腎臟、血管受累，精神症狀等。胸部影像學顯示雙肺門對稱淋巴結腫大，伴或不伴肺內以淋巴道分布為主的小結節影，應考慮到本病的鑑別。此外，對於皮膚有不明原因的皮下結節、虹膜睫狀體炎等改變者，亦應臨床去除本病。

（鄧海燕）

第二節 肺寄生蟲病

一、概述

肺寄生蟲病遠較病毒、細菌及真菌等所致的肺疾病少見，近年來肺部寄生蟲病發病呈增多趨勢，原因主要和各種免疫功能低下族群不斷增多有關，如愛滋病、白血病、淋巴瘤、接受腎上腺糖皮質激素及其他免疫抑制劑治療者等。

肺寄生蟲病或為肺（胸膜）直接侵犯致病或為變態反應。患者可表現為支氣管炎、肺炎、胸腔積液、喘息、ARDS 等。肺部蛔蟲病、類圓線蟲病可合併單純性肺嗜酸粒細胞浸潤症（Loffler 症候群）；阿米巴感染可引起肺膿腫、胸膜支氣管瘻及膿胸等；肺部絲蟲病感染主要引起熱帶肺嗜酸粒細胞增多症（TPE）。

影像學根據寄生蟲不同表現不一，多表現為支氣管炎、病毒性肺炎樣改變。肺豬囊尾蚴病典型的影像是單發的或多發陰影；肺吸蟲病的肺部影像學表現因病程而異；肺鉤蟲病胸部 X 光表現為一過性過敏性浸潤性病變。一般 2 週左右消退。

根據個人史、生活史中是否有寄生蟲接觸史、呼吸道症狀等可初步診斷，寄生蟲的病原學檢查、免疫學檢查對確診有意義。目前肺寄生蟲病治療主要予對症治療，並根據不同種寄生蟲使用相關藥物治療。部分阿米巴肺膿腫或肺豬囊尾蚴病可外科手術治療。

肺部寄生蟲病指許多經血液循環擴散到人體各處的寄生蟲，常經過肺或在肺臟內停留，並引起肺部病變，包括發育過程中幼蟲需要經過肺臟的寄生蟲和成蟲以肺臟為寄居場所的寄生蟲感染。肺寄生蟲病可以是原發性肺部感染（如肺吸蟲病），亦可以是繼發於鄰近器官病變的擴散

疾病篇

（如胸膜肺阿米巴病），後者表現為各種類型（單純性、遷延性、熱帶性）的肺嗜酸細胞浸潤，大多伴隨於蠕蟲移行症。患者可表現為支氣管炎、肺炎、胸腔積液、喘息、ARDS等。影像學根據寄生蟲不同表現不一，多表現為支氣管炎、病毒性肺炎樣改變。根據個人史、生活史中是否有寄生蟲接觸史、呼吸道症狀等可初步診斷，病原學檢查、免疫學檢查對肺寄生蟲病的確診有意義。

二、流行病學

肺寄生蟲病分布廣泛，世界各地均可見到，以貧窮落後、衛生條件差的地區多見，熱帶和亞熱帶地區更多，非洲、亞洲的開發中國家發病較多，感染的族群主要是接觸疫源較多的勞工及免疫力較低的兒童。人食用被阿米巴包囊、弓形蟲卵囊或蛔蟲卵汙染的食物或水後，可感染阿米巴、弓形蟲及蛔蟲病。生食或半生食含並殖吸蟲囊蚴的溪蟹或蝲蛄感染肺吸蟲病。瘧疾和絲蟲病的現疾患者及無症狀的帶蟲者分別為瘧疾及絲蟲病的傳染源，經蚊類叮咬人後，感染人體，夏秋季高發，均以久居流行地區者多見。類圓線蟲幼蟲汙染的土壤被人接觸後，可透過人的皮膚或黏膜而感染。傳染性強，嚴重播散性感染常見於免疫功能缺陷者。豬囊尾蚴病主要流行於畜牧地區，隨狗糞便排出，汙染的食物被人食用後感染。感染者多為牧民。血吸蟲蟲卵入水後孵化成毛蚴，侵入釘螺體內發育成尾蚴並逸出入水，尾蚴透過皮膚或黏膜鑽入人體內而使人體感染血吸蟲。感染者以中青年農民及漁民多見，夏秋季多發，可有小流行。

肺寄生蟲病在疫區多發，但是隨著人口流動，在非寄生蟲流行的地區，也可出現寄生蟲感染肺部的病例，非流行區醫師應該了解相關知識，防止漏診和誤診。特別是對於免疫素質低下的患者，醫師應對弓形蟲、糞類圓形線蟲感染提高警覺。

三、病因及病理

原蟲和蠕蟲是引起肺部疾病的主要兩類寄生蟲。原蟲中弓形蟲、隱孢子蟲和巴比蟲等引起肺寄生蟲病，主要是在免疫功能缺乏患者群中。蠕蟲包括線蟲和扁體動物。線蟲中類圓線蟲在免疫功能缺乏宿主中出現播散性感染，其幼蟲可侵犯肺部致病；蛔蟲、鉤蟲及惡性絲蟲累及肺部時，其肺部症狀為寄生蟲幼蟲肺移行所致。扁體動物中肺吸蟲、血吸蟲和棘球條蟲可以寄生在肺部引起肺部寄生蟲病。

1. 寄生蟲蚴蟲移行機械性損傷時病理改變

類圓線蟲蚴蟲與蛔蟲、蚴蟲在肺部移行時引起一系列機體免疫反應，二者的病理改變相似。肺泡腔內充滿漿液性液體，支氣管周圍嗜酸粒細胞浸潤，支氣管管腔內黏液分泌物增多。肺泡壁、肺泡腔、小支氣管、支氣管等處可見大量的蚴蟲。移行中的蚴蟲周圍組織出血、滲出明顯。

血吸蟲蚴蟲及肺吸蟲早期蟲體在肺內移行時主要的病理改變分別表現為急性肺泡炎、急性氣管炎，二者都伴有肺間質水腫、出血、瘀血、白血球浸潤。後期在血吸蟲蟲卵沉積周圍、肺吸蟲蟲體周圍均有肉芽腫形成。

2. 病變直接侵犯肺部

阿米巴肺膿腫少見。多由阿米巴肝膿腫穿過膈肌直接蔓延至肺部形成，常位於右肺下葉，多單發，腔內含咖啡色、褐色膿樣痰，痰中可查到大量阿米巴滋養體。肺豬囊尾蚴病時，豬囊尾蚴囊腫以每年 1～5cm 的速度增大，壓迫周圍肺組織出現症狀。囊腫周圍早期為大量的吞噬細胞及嗜酸粒細胞浸潤，晚期出現局部壓迫症狀。肺吸蟲成蟲寄生於肺部，後期形成炎性囊腫，蟲體附近可形成局灶性纖維化。絲蟲或微絲蚴

在胸部淋巴管內寄生引起的淋巴管阻塞、引流障礙，肺部主要病理改變為肺泡炎及肉芽腫形成，其中有多量的嗜酸粒細胞、巨核細胞、組織細胞浸潤，並可發現微絲蚴。晚期可有纖維化。

3. 血源性感染

肺弓形蟲病表現為肺間質性肺炎，伴有大量單核細胞浸潤。嚴重者伴肺泡滲出、壞死。在吞噬細胞、肺泡上皮細胞及微血管內皮細胞中可發現弓形蟲包囊，細胞外可發現其滋養體。瘧原蟲血症累及肺，含大量瘧原蟲的紅血球引起肺部血管的阻塞，肺部病理主要為肺泡壁增厚、水腫、炎性細胞浸潤、微血栓形成和局部透明膜形成等。肺微循環血管周圍單核細胞增多，單核細胞內可含有感染瘧原蟲的紅血球。

4. 直接侵犯肺或胸膜致病

如肺吸蟲病時，幼蟲肺部移行、成蟲定居於肺的機械損傷和局部炎症。含有大量瘧原蟲的紅血球隨血流到達肺部，引起肺部血管的阻塞及發生炎症反應。類圓線蟲、蛔蟲、吸蟲幼蟲在肺部移行時的機械性損傷和炎症反應。阿米巴肝膿腫可累及肺引發胸膜、肺阿米巴病。

5. 變態反應

主要表現為各種類型（單純性、遷延性、熱帶性）的肺嗜酸細胞浸潤，大多伴隨於蠕蟲移行症。

四、分型

結合寄生蟲的生活習性和臨床特點，主要分為以下幾種。

（1）以肺臟為主要寄生場所的肺寄生蟲病。如並殖吸蟲的活囊蚴經口途徑進入人小腸，孵化為幼蟲，經腹腔進入肺部並發育為成蟲致肺吸蟲病。

(2)以其他部位為主要寄生場所的寄生蟲有時也可以侵犯肺臟。溶組織阿米巴原蟲主要致阿米巴性肝膿腫，膿腫累及肺部可引起阿米巴肺膿腫；細粒棘球條蟲的幼蟲六鉤蚴主要經門脈系統或淋巴管進入肝臟，引起肝豬囊尾蚴病，但少數六鉤蚴進入肺部引起肺豬囊尾蚴病；豬囊尾蚴偶也可寄生於肺組織，但較少見且症狀不明顯。

(3)有些寄生蟲的幼蟲在其發育過程中需要經過肺或在肺臟內停留並發育，引起肺部疾病（如絲蟲的微絲蚴、豬蛔蟲幼蟲、糞類圓線蟲幼蟲等）。血吸蟲的幼蟲需經過肺部到達腸道，部分蟲卵經血液可沉積在肺部致病。

(4)有的肺部寄生蟲病為寄生蟲在人體內發育時經過血液播散至肺所引起。如瘧原蟲在紅血球中發育的裂殖體、弓形蟲在腸腔內形成的子孢子均可經血液播散到肺部，引起肺部疾病。

五、預防

肺寄生蟲病是一種傳染性疾病，其預防應從傳染源、傳播途徑、易感染族群三個階段共同進行。

1. 管控傳染源

對寄生蟲感染患者、帶蟲者或感染寄生蟲的動物等進行治療和處理，消滅傳染源。犬是豬囊尾蚴病感染的關鍵環節，減少豬囊尾蚴病流行區的流浪狗數量，並定期對搜救犬與警犬進行驅條蟲治療。

2. 切斷傳播途徑

飯前便後勤洗手，接觸過肉類的手、砧板、刀具及接觸過生肉的物品要用洗潔精和清水沖洗，飲水須煮沸，不吃生菜等，以避免進食被寄生蟲蟲卵、包囊或尾蚴汙染的食物或水而感染寄生蟲。鉤蟲病流行區避

免赤腳耕田、以防止鉤蚴鑽入人體。血吸蟲疫區，可採用物理方法或藥物方法消滅釘螺。

3. 加強易感染族群的防範

血吸蟲疫區的居民盡量避免接觸疫水，尤其應嚴禁兒童在疫水中游泳、洗澡。因工作需要必須與疫水接觸時，應加強個人防護。

六、診斷

(一)問診

(1)詢問病史：注意患者生活史及飲食史。如生活環境及經濟狀況、有無吸毒史及長期使用免疫抑制劑病史。特別注意是否到過寄生蟲疫區，有無在疫區耕種、池塘捕魚及赤腳走在田地裡。是否飲用過人畜共飲的水，有無飲用生水、吃生蔬菜和進食未煮熟的肉蛋奶等，是否進食過螃蟹、蝲蛄。

(2)關鍵診斷因素：具有疫區或寄生蟲感染高風險的相關病史，畏寒、發燒、體重下降等全身症狀，咳嗽、氣短或喘息發作、胸悶、胸痛、胸腔積液等呼吸道症狀，食慾不振、腹痛、腹瀉或便祕等消化系統症狀。病原學檢查及影像學表現。

(3)其他診斷因素：肺膿腫、支氣管瘻、營養不良、貧血。肝脾大、皮疹或皮下結節、腹部包塊、象皮腿等體徵。

(二)輔助檢查

1. 血液常規檢查

白血球總數：在急性期變化較明顯。肺部阿米巴病、絲蟲病、蛔蟲病及血吸蟲感染時白血球常升高；瘧疾感染時白血球正常或偏低。

白血球分類：肺部阿米巴病中性粒細胞中度升高；瘧疾感染單核細

胞增多；弓形體感染時淋巴細胞及嗜酸粒細胞增多，可有異常淋巴細胞；絲蟲病、類圓線蟲病、豬囊尾蚴病時有明顯的嗜酸粒細胞增多症。

血沉：多數肺部寄生蟲病感染血沉增快。血紅素下降見於肺部瘧疾感染、鉤蟲病，後者可見小細胞低色素貧血。

2. 病原學檢查

(1)在體液或分泌物中尋找蟲體，不同的寄生蟲感染檢查方法如下。

肺阿米巴病：痰、胸腔積液、糞便中尋找阿米巴滋養體或其包囊。

肺瘧疾病：外周血厚抹片、骨髓穿刺抹片染色檢查瘧原蟲。

肺絲蟲病：周圍血厚抹片，可檢查到微絲蚴。

類圓線蟲感染：可透過糞便、十二指腸引流液、痰、支氣管肺泡灌洗液檢查到類圓線蟲蚴蟲。

肺部蛔蟲感染：檢查患者糞便中可檢查到蛔蟲蟲卵或成蟲。

肺部豬囊尾蚴病：做囊腫內含物檢查，若囊腫破裂，可在痰、胃液及胸腔積液中找到囊腫碎片、子囊及蚴蟲等。

肺吸蟲病：痰、胸腔積液、糞便中檢查可檢出肺吸蟲蟲卵。

肺部鉤蟲病：糞便找鉤蟲卵。主要有直接抹片法、漂浮檢查法、蟲卵計數法及鉤蚴培養法。

肺血吸蟲病：少數患者痰中可檢出蟲卵。近來經支氣管鏡行氣管黏膜切片可提高蟲卵的檢出率。

(2)部分肺寄生蟲病可以做肺切片：如蛔蟲感染肺切片中可檢出幼蟲，肺吸蟲病時經皮或開胸肺切片病理檢查可檢出肺吸蟲蟲卵，類圓線蟲也可進行肺切片病理檢查。

3. 免疫學檢查

常用的方法有皮內試驗和血清免疫試驗。

(1)豬囊尾蚴病的皮內試驗：用囊液抗原做皮內試驗，可出現紅色丘疹等局部反應。臨床意義：用高壓滅活的豬囊尾蚴囊液 0.1～0.2mL 注射於受試者掌側皮內，丘疹大於 20mm 為陽性。皮試陽性說明豬囊尾蚴病。皮試後 5～20 分鐘內出現即時反應，2～24 小時出現延遲反應，兩者均有診斷價值。肝癌和結核病患者偶見假陽性反應。

(2)鉤蟲病：①用鉤蟲成蟲或鉤蚴製成抗原，做皮內試驗，敏感性高，但特異性差。陽性率 60%～90%，假陽性率為 10% 左右；②補體結合試驗，敏感性及特異性均較差，晚期囊腫退化或棘球蚴死亡，抗體效價減低，本試驗可轉陰性，故可用做患者治療後血清學監測；③對流免疫電泳試驗，敏感性高，約 89%，假陽性率低，特異性高；④間接血凝試驗，對豬囊尾蚴病的平均陽性率為 83%，假陽性率為 4%；⑤酶聯免疫吸附試驗，如採用提純抗原，敏感性為 82.5%，特異性達 95.9%；如採用粗製抗原，敏感性為 93%，但假陽性率為 16.4%。

(3)肺部阿米巴病：用間接螢光抗體試驗間接血凝試驗、酶聯免疫吸附試驗等測定阿米巴抗體，陽性率可達 95% 以上，特異性高。但因抗體持續時間長，應結合臨床確定病變的活動性，對流免疫電泳檢測膿液和切片中阿米巴抗原，較檢測抗體更為迅速，有助於診斷和判斷預後。

(4)肺部弓形體的血清學檢查：①染色試驗，只適用於弓形蟲感染血清學抗體檢測的特殊試驗，可用於早期診斷。雙份血清有 ≥4 倍抗體時，表示有活動性感染。單份血清 1：8 以上表示陽性感染，1：1024 以上表示急性感染。②間接血球凝集試驗(IHA)，敏感性、特異性均好，雙份血清 ≥4 倍有診斷意義，單份血清 1：64 以上表示既往感染，

1：256以上表示最近感染，1：1024以上表示活動性感染。③間接免疫螢光試驗（IFA），判斷方法與IHA相同。④雙抗體酶聯免疫吸附夾心法檢測循環抗原（CAg），是一種新的檢測方法，有較高的敏感性及特異性，可作為確診的依據。

（5）肺部瘧原蟲感染：有間接螢光抗體試驗、間接紅血球凝集試驗及酶聯免疫吸附試驗等。陽性者顯示可能有瘧疾，但不能據此做出診斷。

（6）肺部類圓線蟲病：可透過免疫螢光抗體試驗或酶聯免疫吸附試驗等檢測感染者血清中的抗體標準，陽性率高，但和其他絲蟲感染存在交叉反應。

4. 影像學檢查

如超音波檢查、CT檢查。

（1）豬囊尾蚴病：典型的影像是單發的或多發的邊緣清晰、整齊、密度均勻、稍淡的圓形或類圓形或有切跡分葉狀陰影。肺巨大豬囊尾蚴囊腫在透視時隨深呼吸而有縱向伸縮變形，稱為「豬囊尾蚴囊呼吸徵」，由於囊腫增大將肺組織推至周圍，形成所謂「手握球徵」。如囊壁與支氣管相通，可形成「新月徵」及「雙弓徵」。

（2）肺吸蟲病：肺部影像學表現因病程而異。①膿腫期，表現為1～2cm的圓形或類圓形密度不均、邊緣模糊的雲絮狀陰影，多在單側或中下肺野，病灶不固定。②囊腫期，是本病的特徵性徵象，隨纖維組織增生，形成邊界清楚的結節狀陰影，其內可見多個蜂窩狀透亮區，壁厚薄不一、大小不等，周圍可見長短不等的條索狀陰影。③瘢痕期，囊腫纖維化修復，胸部X光片顯示大小不等緻密點狀或條索狀陰影。④胸膜黏連及肥厚。

（3）肺鉤蟲病：胸部X光片表現為一過性過敏性浸潤性病變，可伴肺門陰影增重及肺紋增多。一般2週左右消退。

(4)肺阿米巴病：原發性肺、胸膜阿米巴病 X 光表現有肺紋理增強、肺門周圍有點狀、斑狀、絮狀陰影。病變進展可有胸腔積液及肺膿腫的表現。肝源性阿米巴肺膿腫均在右下肺，胸部 X 光可呈大片化膿型、胸膜炎型、空洞型、膿氣胸型等。

(5)肺弓形體病：胸部 X 光可見肺門增寬，兩肺中下野有邊緣欠清的點狀、斑點狀、條索狀及小片狀影，晚期可融合成片，重者有間質浸潤或有胸腔積液徵象。個別患者可有肺實變影。肺門淋巴結腫大多見。

(6)肺部絲蟲病：可見肺紋理增多，散在粟粒狀、片條狀陰影或有胸腔積液徵象，以中下肺野明顯。在未經治療的慢性患者可發現瀰漫的間質纖維化改變。

七、併發症

多數肺寄生蟲病可併發支氣管炎、肺炎、胸腔積液、哮喘、ARDS 等。肺部蛔蟲病、類圓線蟲病可合併 Loffler 症候群；肺部阿米巴感染可引起肺膿腫、胸膜支氣管瘻及膿胸等；肺部絲蟲病感染主要引起熱帶肺嗜酸粒細胞增多症（TPE）。

八、鑑別診斷

見表 10-2。

表 10-2 常見肺炎鑑別診斷

疾病名	症狀／體徵鑑別	檢驗鑑別
細菌性肺炎	咳嗽、咳痰，可為膿性痰，發燒或原有呼吸道症狀加重，可伴有胸痛，肺實變體徵。一般抗感染治療有效	外周血白血球數和中性粒細胞升高，呼吸道分泌物抹片和培養，可查到病原微生物

疾病名	症狀／體徵鑑別	檢驗鑑別
病毒性肺炎	以小兒或老年人較多見，好發於病毒疾病流行季節，發病較急，發燒、頭痛、全身痠痛、咳嗽、少痰或白色黏液痰、嚴重者可出現呼吸困難、發紺、呼吸衰竭等併發症，體檢肺部可有溼性喘鳴，病程一般為 1～2 週	胸部 X 光檢查肺部炎症呈斑點狀、片狀或均勻的陰影，血液常規檢查白血球總數可正常。呼吸道分泌物或肺切片標本做培養及病毒分離，急性期和恢復期的雙份血清補體結合試驗、中和試驗或血清抑制試驗抗體滴度增高 4 倍或以上有確診意義
真菌性肺炎	具有真菌感染的高危險因素。一般發病急、病情重。持續發燒，經積極的抗感染治療無效或效果不明顯。有咳嗽、咳痰、咳血、胸痛和呼吸困難等胸部症狀以及肺部喘鳴或胸膜摩擦音等體徵。胸部 X 光和 CT 檢查發現肺炎（支氣管炎）或胸膜下密度增高的結節，病灶周圍可出現暈輪徵等表現	微生物學檢查 （1）氣管內吸引物或合格痰標本直接鏡檢發現菌絲，且培養連續 2 次分離到同種真菌； （2）支氣管肺泡灌洗液經直接鏡檢發現菌絲，真菌培養陽性； （3）血清 1,3-β-D- 葡聚糖抗原檢測（G 試驗）連續 2 次陽性，血清半乳甘露聚糖抗原檢測（GM 試驗）連續 2 次陽性

九、治療

引起肺寄生蟲病的種類較多，應根據感染寄生蟲種類確定治療方案。

1. 肺阿米巴病

（1）首選甲硝唑，每次 0.4～0.8g，tid，連服 5～10 天，必要時 2

週後可再重複一次療程，但 0.8g 為大劑量，必須慎用。兒童劑量為 50mg/(kg·d) 開始，之後以 7.5mg/kg，每 6～8 小時重複。重症感染可靜脈給藥。其他藥物如甲硝磺、醯咪唑、吐根鹼類、氯喹、喹諾酮類可有效。

(2) 雙碘喹啉：用於殺滅腸道包囊，口服，劑量為 650mg，每天 3 次，療程 20 天。

2. 肺弓形蟲病

(1) 首選磺胺嘧啶加乙胺嘧啶，劑量前者為 100g/(kg·d)，分 4 次口服，每日最大劑量不超過 8g；後者負荷量 200mg，分兩次口服，之後 75mg/d 維持。免疫功能正常患者療程為 3～4 週，免疫功能低下者應治療至病變消失後 4～6 週。

(2) 其他藥物：螺旋黴素、氯林黴素。

3. 瘧疾

一旦明確診斷為惡性瘧疾應立即給予抗瘧疾藥物治療，可選用硫酸奎寧 650mg，口服或靜脈注射，q8h，連用 3～7 天。

4. 肺絲蟲病

(1) 首選藥物：檸檬酸乙胺嗪，又名二乙碳醯氨嗪，對絲蟲的成蟲及微絲蚴均有作用，成人 1.5g 每晚服用；或 0.75g，每日 1 次，連服 2 天，或連服 3 天。

(2) 其他藥物：左旋咪唑。

5. 類圓線蟲病

(1) 首選藥物：伊維菌素，劑量為單劑 200mg。

(2) 其他藥物：①噻苯達唑，不良反應常見，有時甚至很嚴重；②甲苯達唑和阿苯達唑的抗蟲作用不及噻苯達唑，故不推薦用於治療本病。

6. 蛔蟲病

(1)蛔蟲移行引起的病變常為自限性，本身多無須治療。臨床症狀明顯的患者可給予可待因和激素治療緩解症狀。

(2)驅蟲治療的目的是根除感染，以防復發，藥物可選用阿苯達唑 400mg，一次頓服。也可選用甲苯達唑 500mg，一次頓服或 100mg，每日兩次，連服 3 天。

7. 肺豬囊尾蚴病

首選阿苯噠唑 400mg，bid，30 天為一療程，單獨藥物保守治療時共需治療 4 個療程，每個療程之間間隔 15 天。療程不少於 6 個月，治療結束後仍需密切回診 2 年。在手術切除治療前應藥物治療 6 週，手術後常規治療 3 療程。

8. 肺吸蟲病

(1)首選：吡喹酮，劑量為 25mg/kg，tid，療程為 2 日。臨床治癒率為 95%～100%。

(2)其他藥物：①硫雙二氯酚，成人 3g/d，分 3 次口服，每日或隔日服藥，10～20 個治療日為一個療程，必要時可重複治療；②阿苯達唑，可試用於肺吸蟲病的治療，劑量 400mg/d，連用 7 天為一療程。

9. 肺鉤蟲病

(1)阿苯達唑：成人常用 400mg 頓服，隔 10 天再服 1 次；或每日 200mg，連服 3 天；12 歲以下兒童減半量。

(2)甲苯達唑：劑量為每次 100～200mg，分早晚空腹或半空腹服用，連服 3～4 天。兒童、老年、體弱者劑量和療程酌減。

(3)噻嘧啶：每日 10mg/kg（一般為 500mg），睡前一次頓服，連服 3 天。

疾病篇

十、預後

　　肺寄生蟲病患者預後多與感染寄生蟲種類相關。肺部阿米巴病、肺部蛔蟲病、早期的肺豬囊尾蚴病、肺吸蟲病及合併 TPE 的肺絲蟲病經過及時治療，多數預後良好。肺部弓形蟲病預後不良，尤其免疫功能低下者預後更差。瘧疾合併 ARDS、多臟器功能衰竭、高瘧原蟲血症或 DIC 等或為爆發性瘧疾感染，常預後不佳。播散性類圓線蟲感染常見於免疫功能底下的患者，預後不良，即使給予積極的驅蟲治療，病死率仍很高。

（鄧海燕）

第三節　嗜酸性肺部疾病

一、概述

　　嗜酸粒細胞肺部疾病是指各種外周血或肺組織嗜酸粒細胞增多所致的肺疾病的統稱，又稱肺嗜酸粒細胞浸潤症（PIE），表現為肺實質嗜酸細胞浸潤，伴有組織和外周血嗜酸細胞增多。可分為原因不明的嗜酸粒細胞疾病和原因明確的嗜酸細胞性肺疾病。這類疾病中造成的炎症細胞除嗜酸粒細胞外，還包括肺泡吞噬細胞、淋巴細胞和中性粒細胞。

　　血液和某些組織中的嗜酸粒細胞增多可見於多種不同類型的免疫反應、寄生蟲感染及其他似乎與上述二者無關的疾病。在原發與繼發性系統性嗜酸粒細胞增多症候群、肺肉芽腫病、支氣管哮喘、血管炎、間質性肺病、肺部寄生蟲感染等疾病中，都發現血液、呼吸道分泌物及肺組織中嗜酸粒細胞增多。嗜酸粒細胞透過多種表面受體來辨識液相中的分子及其他細胞，嗜酸粒細胞受到 T 輔助細胞的控制，釋放大量的細胞因子及低分子量介質、PAF、白三烯 C4（LTC4）、15-脂氧化酶通路上的

二十烷及一些神經肽，這些細胞因子和介質在嗜酸性變態反應和炎症反應產生重要作用。

嗜酸粒細胞肺部疾病的病因仍未完全明瞭，既可以是已知原因所致，也可是原因不明引起。大多數認為其發病機制與自身免疫、變態反應有關。嗜酸粒細胞的主要組分蛋白質及過氧化酶輕者可能僅啟用肥大細胞引起短暫的支氣管收縮，重則可能破壞呼吸道上皮細胞。而且其產生脂性介質能夠強而有力地改變呼吸道血管組織以及氣管平滑肌、上皮及腺體的功能。嗜酸粒細胞及相關細胞因子和炎症介質共同參與肺結構和肺組織損傷，疾病的活動性及嚴重程度與嗜酸粒細胞啟用和數量密切相關。

嗜酸粒細胞肺部疾病的臨床表現均有不同程度的喘息、胸悶、氣急、乏力、咳嗽和低燒等症狀，可以是急性、亞急性或慢性發病。嗜酸粒細胞肺疾病大多數的胸部 X 光改變常為短暫性的浸潤影。外周血嗜酸粒細胞均明顯增高，除了 AEP 外周血嗜酸粒細胞增高不明顯。本組疾病多有血清總IgE增高。除了寄生蟲引起外，治療上主要採用糖皮質激素。

二、流行病學

近年來，隨著嗜酸粒細胞生物學的進展，人們對嗜酸粒細胞性肺疾病有更深、更廣泛的了解，單純性肺嗜酸粒細胞浸潤症在某地區呈季節性流行，最常見導致該病的是寄生蟲中蛔蟲感染，其他寄生蟲包括鉤蟲、絲蟲、條蟲等，也有對氨水楊酸、阿斯匹靈、硝基呋喃妥因等藥物引起該病。急性嗜酸粒細胞肺炎多認為與吸入環境中的過敏物質有關。慢性嗜酸粒細胞患者女性多於男性，比例為 2：1，以 30～40 歲族群發病率高。變應反應性支氣管肺麴黴病可見任何年齡，多在 30～40 歲發病，肺變應性肉芽腫與血管炎是 PIE 最嚴重的類型，任何年齡均可發

病，平均年齡為 40 歲，男性與女性發病率無差別。熱帶性肺嗜酸粒細胞浸潤症首先在印度、斯里蘭卡等地發現，後在非洲、拉丁美洲、東南亞及中國南方均有發現，近年來，隨著開發中國家移民的湧入，西方國家也見有少數患者發病，此症與絲蟲感染有密切關係，男性發病多於女性，男女比例為 4：1，多見於 25～40 歲的青壯年。

三、病因及病理

(一)病因

嗜酸性肺部疾病的病因仍未完全明瞭，既可以是已知原因所致，也可是不明原因引起的。可能與自身免疫和變態反應有關。嗜酸粒細胞通常受到 T 輔助細胞控制，它不僅可以釋放很多介質顆粒，而且釋放大量的細胞因子、氧自由基和花生四烯酸代謝產物等，這些都會影響肺組織損傷過程。除此之外，肺泡細胞、淋巴細胞、中性粒細胞和肺部結構細胞都與發病相關。單純性嗜酸粒細胞浸潤症，可能為寄生蟲感染和藥物反應引起的肺泡一過性變態反應，但約 1/3 患者未能查出病因，最常見原因是寄生蟲感染，引起本病還有其他寄生蟲，如鉤蟲、絲蟲、條蟲、薑片蟲、旋毛蟲和阿米巴原蟲。藥物有對氨基氧酸、阿斯匹靈、青黴素、硝基呋喃因、保泰松、磺胺類和氨甲蝶呤等藥物。吸入花粉、真菌孢子也可以發生本病。急性嗜酸粒細胞性肺炎其病因尚未明確，多認為與吸入環境中的過敏物質有關。慢性嗜酸粒細胞性肺炎，病因尚不明確，寄生蟲可引起該病，主要為鉤蟲和蛔蟲，藥物中以呋喃妥因多見，其他病因還有球孢子菌病、布魯桿菌病等。變應性支氣管肺麴黴病，是機體對麴黴抗原的變態反應，是Ⅰ型和Ⅲ型變態反應的聯合作用。肺變應性肉芽腫與血管炎，是 PIE 中最嚴重的類型，該病病因仍不完全明瞭，可能與反覆或大量接觸非特異性的免疫刺激物如哮喘脫敏治療採用

疫苗有關。全身或吸入抗原的反覆刺激可啟動的免疫反應而導致系統性血管炎。熱帶性嗜酸粒細胞浸潤症，又稱 Weingarten 症候群，此症與絲蟲感染有關，寄生於淋巴系統的絲蟲或成蟲產生大量的微絲蚴，部分進入血液循環引起肺部變態反應。

(二)病理解剖

主要表現為肺泡腔及間質內有不同程度的嗜酸細胞浸潤，此外，病因不同，伴隨其他病理改變有所不同。常見的嗜酸細胞肺疾病病理改變如下。

1. 單純性嗜酸粒細胞浸潤症

病理變化主要位於肺間質、肺泡壁及終末細支氣管壁，有不規則的嗜酸粒細胞浸潤灶，肺泡內可見成堆的嗜酸粒細胞，極少累及血管。

2. 急性嗜酸粒細胞性肺炎

主要病理改變為急性瀰漫性肺泡損害。肺泡腔、間質和支氣管壁可見明顯的嗜酸粒細胞浸潤，大部分病例可有透明膜形成，II 型肺泡上皮細胞浸潤，可見間質水腫、炎症細胞大量浸潤和纖維組織增生。沒有血管炎和肺外臟器受損表現。

3. 慢性嗜酸粒細胞性肺炎

病理特點為肺泡腔、肺間質和細支氣管內以嗜酸粒細胞浸潤為主，此外還有吞噬細胞、淋巴細胞、漿細胞和少量組織細胞浸潤。肺泡內可見細胞內含有嗜酸性顆粒和尖酸結晶的多核巨細胞，肺組織微血管內皮局灶性水腫和 II 型上皮細胞增生，嗜酸粒細胞微膿腫形成。此外，肺泡內可出現 IV 型膠原纖維、基底膜破裂和肺泡腔內纖維化。

4. 變應性支氣管肺麴黴病

其病理改變大致可分為兩類，一類是具有嗜酸性肺炎的特點，但嗜酸性肺浸潤更明顯；另一類是呼吸道的黏液栓形成，這些栓子含有大量的煙麴菌菌絲，但真菌並不侵襲支氣管壁及其周圍組織。支氣管腔內也可見嗜酸粒細胞、纖維蛋白、夏科-萊登晶體及庫施曼螺旋狀結構。黏液栓阻塞支氣管可引起遠端肺組織不張、支氣管擴張。黏液栓的遠端肺組織，可能存在嗜酸性浸潤並伴有肉芽腫及多核巨細胞性浸潤等慢性炎性改變。

5. 肺變應性肉芽腫與血管炎

病理改變主要為小血管壞死性巨細胞血管炎，間質和血管周圍有肉芽腫形成，嗜酸粒細胞積聚在血管、間質和肺泡結構中。

6. 熱帶性嗜酸粒細胞浸潤症

熱帶性嗜酸粒細胞浸潤症又稱 Weingarten 症候群，病理學表現與病程有關。急性期可見瀰漫性嗜酸粒細胞浸潤在肺泡、支氣管周圍和血管腔內，並可形成嗜酸性微膿腫和肉芽腫，在微膿腫中心可找到變性的微絲蚴。晚期可見多種炎性細胞浸潤和纖維化。淋巴管、肝臟和肺切片標本可見變性微絲蚴或成蟲，周圍有嗜酸粒細胞及其顆粒產物和巨細胞聚集。

(三)病理生理

嗜酸粒細胞透過多種表面受體來辨識液相中的分子及其他細胞嗜酸粒細胞產生多種細胞因子及低分子量介質、PAF、白三烯C4（LTC4）、15-脂氧化酶通路上的二十烷及一些神經肽。對於變態反應、寄生蟲感染及其他伴有血液、組織嗜酸粒細胞增多性疾病，被啟用的嗜酸粒細胞在形態及生化方面不同於血液中的正常者，其結構變得疏鬆，丟失顆粒性內容物，胞質出現小空泡。嗜酸粒細胞的主要組分蛋白質及過氧化酶，可能僅啟用肥大細胞引起短暫的支氣管收縮，如果嚴重的話，就可能破壞呼吸道上皮細胞。而且其產生脂性介質能夠強而有力地改變呼吸道血

管組織及氣管平滑肌、上皮及腺體的功能。嗜酸粒細胞等啟用和數量的增加，與引起的疾病的活動性及嚴重程度相關。

肺間質嗜酸細胞浸潤多伴有呼吸道高反應，可出現哮喘樣的肺功能異常改變，如阻塞性通氣功能障礙、可逆試驗陽性或呼吸道激發試驗陽性，肺泡病變嚴重者，可出現瀰散功能障礙。可有程度不等的低氧血症。

四、臨床分型

嗜酸性肺部疾病有不同的分類方法，目前分類見表10-3。

表10-3 嗜酸性肺部疾病的分類分型

單純性肺嗜酸粒細胞增多症
慢性嗜酸粒細胞性肺炎
急性嗜酸粒細胞性肺炎
變應反應性支氣管肺麴黴病
肺變應性肉芽腫與血管炎
熱帶性肺嗜酸粒細胞浸潤症
支氣管中心性肉芽腫病
支氣管哮喘
嗜酸粒細胞增多症候群
寄生蟲感染性疾病
藥物及化學製劑反應

五、輔助檢查

1. 單純性肺嗜酸粒細胞浸潤症

血液常規：嗜酸粒細胞計數明顯增高，可達10%～20%或1000～2500mm^3。

胸部 X 光檢查：表現常為密度較淡，邊界不清的片狀陰影，分布於單側或雙側肺部，呈短暫遊走性，多在 1～2 週消失，又可在其他部位出現。

痰液檢查：痰液中常可見較多嗜酸粒細胞，根據該病與蛔蟲感染密切相關，痰液中可能查到蛔蟲卵。

肺功能測定：表現輕中度限制性通氣功能損害，伴有瀰散功能下降。支氣管肺泡灌洗可見嗜酸粒細胞 > 10%。

2. 急性嗜酸粒細胞性肺炎

血液常規：外周血白血球總數明顯升高，而嗜酸粒細胞增高不明顯，血清總 IgE 中度升高。

胸部 DR：表現為密度較淡的斑點狀浸潤影，可有 KerleyB 線，48 小時內可迅速發展為兩肺瀰漫性對稱分布的肺泡和間質浸潤，類似 ARDS 的毛玻璃樣或微結節狀表現。胸部 CT 可見瀰漫性肺實質浸潤。

肺功能測定：瀰散功能障礙的限制性通氣功能損害。支氣管肺泡灌洗中白血球介素 -5 和血管內皮生長因子（VEGF）數值常升高。

3. 慢性嗜酸粒細胞性肺炎

血液常規：外周血嗜酸粒細胞多增高，分類計數達 10%～40%。

胸部 DR：表現與肺葉或肺段無關的滲出陰影，主要分布在兩肺外側和上中肺野，部分患者病灶廣泛，可出現特徵性的「肺水腫反轉徵」，即在正常的肺門區外出現廣泛的實變影。

胸部 CT：外周分布的緻密均勻的肺泡實變影，可見縱隔淋巴結腫大。滲出陰影可在原處復發。

4. 變應性支氣管肺麴黴病

血液常規：外周血嗜酸性粒細胞計數通常呈中度程度升高，介於 $(0.5 \sim 2) \times 10^9/L$ 之間。煙麴黴皮試反應是指用煙麴黴進行皮膚劃痕試驗，10 分鐘內出現最大直徑不少於 3mm 者為陽性，其陽性是診斷 ABPA 的一個必要條件。

胸部 DR 或 CT：表現為中央性支氣管擴張（肺野內側 2/3 的支氣管）和一過性肺浸潤，表現為上葉一過性實變或不張，磨玻璃樣陰影伴馬賽克徵，黏液嵌塞，可發生於雙側。血清煙麴黴 IgG 抗體陽性；血清麴黴特異性 IgE 陽性。

組織學檢查：經支氣管或經皮肺切片標本送檢，最有診斷價值為見到典型的麴黴菌絲。

5. 肺變應性肉芽腫與血管炎

血液常規：外周血嗜酸粒細胞顯著升高，常超過 $1500/mm^3$ 或 > 10%，X 光表現短暫的斑片狀浸潤影。

胸部 CT：可見非特異性的肺實質浸潤與結節影。血清總 IgE 增高。抗中性粒細胞胞質抗體（ANCA）陽性。血沉增快。支氣管肺泡灌洗液中嗜酸粒細胞比例明顯增高。肺切片可見血管外有嗜酸性粒細胞浸潤。

6. 熱帶性肺嗜酸粒細胞浸潤症

血液常規：外周血嗜酸粒細胞顯著升高，常超過 $3000/mm^3$。X 光或 CT 表現境界模糊的網狀結節狀陰影，主要分布於兩肺中下肺野，偶見肺門淋巴結腫大和胸腔積液。血清總 IgE 增高，高於 1000IU/mL。血沉中度增快。痰液檢查中嗜酸粒細胞。支氣管肺泡灌洗液中嗜酸粒細胞比例明顯增高，常大於 25%。20% 患者糞便絲蟲卵陽性。血清絲蟲特異性

IgE 和 IgG 滴度檢測及血清補體結合或凝集試驗有助於本疾病診斷。肺功能早期顯示阻塞性通氣功能受損，晚期則出現限制性通氣功能障礙伴有瀰散功能下降。

六、併發症

本組疾病可出現呼吸衰竭，多為 I 型呼吸衰竭，若為嚴重病例，慢性病程，可出現肺源性心臟病。若為肺血管炎，可出現腎臟或心臟受累，嚴重者出現腎衰竭、心律失常、心功能衰竭等。

七、診斷標準

具體診斷標準見表 10-4。

表 10-4 嗜酸細胞肺部疾病診斷標記

嗜酸細胞肺部疾病	診斷標準
單純性肺嗜酸粒細胞浸潤症（Loffler 症候群）	低燒、乾咳和胸悶，血液常規表現為白血球可正常或稍增高，嗜酸粒細胞計數明顯增高，胸部 X 光檢查常表現為密度較淡，邊界不清的片狀陰影，分布於單側或雙側肺部，呈短暫遊走性，多在 1～2 週消失，又可在其他部位出現。支氣管肺泡灌洗嗜酸粒細胞 > 10%
急性嗜酸粒細胞性肺炎	①急性發熱性疾病；②重度低氧血症；③ X 光表現為雙肺瀰漫性浸潤；④支氣管肺泡灌洗液中嗜酸粒細胞占細胞成分 25% 以上；⑤排除寄生蟲、真菌等病原體所致的肺部感染；⑥排除藥物反應；⑦使用糖皮質激素後很快痊癒；⑧停用激素後不復發

嗜酸細胞肺部疾病	診斷標準
慢性嗜酸粒細胞性肺炎	①發燒、咳嗽或呼吸困難，病程可達數月或數年；②胸部 X 光表現肺遊走性，非肺段性，周圍性肺浸潤影，主要分布在兩肺外側和上中肺野，特別是呈「肺水腫反轉徵」；③咳血、咳痰和 BALF 嗜酸粒細胞增高；④肺切片有以嗜酸粒細胞、吞噬細胞為主的肺泡、肺間質纖維化和嗜酸粒細胞膿腫改變
變應性支氣管肺麴黴病	①反覆哮喘樣發作；②外周血嗜酸粒細胞增高 $\geq 1\times 10^9$/L；③ X 光一過性或遊走性肺部浸潤；④血清總 IgE 濃度 $\geq$ 1000 IU/mL；⑤麴黴抗原皮試出現即刻陽性反應（風團及紅暈）；⑥血清沉澱素抗體陽性；⑦特異性抗麴黴 IgE 和 IgG 滴度升高；⑧中央性支氣管擴張
肺變應性肉芽腫與血管炎	①有支氣管哮喘病史；②血中嗜酸粒細胞＞10%；③存在單神經病或多神經病；④胸部 X 光表現肺浸潤；⑤鼻竇炎；⑥切片見血管外有嗜酸粒細胞浸潤
熱帶性肺嗜酸粒細胞浸潤症	①咳嗽、喘鳴、低燒、體重下降、乏力和畏食；②血液常規表現為外周血嗜酸粒細胞顯著升高，常超過 3000/mm^3；③ X 光或 CT 表現境界模糊的網狀結節狀陰影，主要分布於兩肺中下肺野；④血清總 IgE 增高，高於 1000 IU/mL

八、鑑別診斷

見表 10-5。

表 10-5 嗜酸細胞肺部疾病鑑別診斷

	Loffler症候群	AEP	CEP	ABPA	TPE	CSS
症狀	低燒、乾咳和胸悶、偶有咳血	發燒、咳嗽、胸痛；發紺雙側捻發音，急性呼吸衰竭	輕中度呼吸困難、低燒、胸痛、咳嗽，一些並存哮喘；體徵固定部位、雙側或單側	反覆哮喘發作	咳嗽、喘鳴、低燒、體重下降、乏力和畏食	哮喘
病程	急性	急性	亞急性	急性，亞急性或慢性	急性，亞急性或慢性	急性，亞急性或慢性
致病物	蛔蟲、藥物	不明	不明	麴黴或其他真菌	絲蟲感染	不明
外周嗜酸粒細胞增高程度	高	正常	高	高	高	高
痰／BALF 嗜酸粒細胞增高程度	明顯	顯著	顯著	中等	明顯	明顯

第十章　肺部其他疾病

	Loffler症候群	AEP	CEP	ABPA	TPE	CSS
血清 IgE 數值	不定	中度增高	不定	明顯增高	明顯增高	中度增高
影像學表現	短暫遊走性	瀰散性、雙側間質和肺泡的浸潤	雙側肺、肺段性外周陰影，「肺水腫反轉徵」	短暫反覆肺浸潤陰影，支氣管擴張	瀰漫性網格結節狀，中下肺野	短暫遊走性
肺切片	肺實質、肺泡和終末細支氣管嗜酸粒細胞浸潤	瀰漫性肺泡損傷，水腫和嗜酸粒細胞浸潤	肺實質中嗜酸粒細胞浸潤	支氣管及其周圍組織慢性炎症，支氣管擴張，肉芽腫形成	可見變性微絲蚴或成蟲，周圍有嗜酸粒細胞及其顆粒產物和巨細胞聚集	可見血管外有嗜酸粒細胞浸潤
合併血管炎	沒有	沒有	沒有	沒有	沒有	有，特徵性
肺外表現	罕見	沒有	少見	沒有	沒有	有
治療	驅蛔蟲藥	糖皮質激素	糖皮質激素	糖皮質激素，平喘藥	檸檬酸乙胺嗪	糖皮質激素，其他免疫抑制劑
復發和預後	無，預後佳	無，預後佳	常見，預後佳	少見，預後尚佳	少見，預後尚佳	少見，預後差

九、治療

1. 單純性肺嗜酸粒細胞浸潤症

一般無須治療，懷疑為藥物引起者應立即停藥。寄生蟲感染者，給予驅蟲治療。如果症狀顯著或反覆發作，可使用糖皮質激素治療。

2. 急性嗜酸粒細胞性肺炎糖皮質激素為首先治療，治療數小時內症狀即可緩解，1～2週內肺浸潤可完全消失。預後一般較好。

3. 慢性嗜酸粒細胞性肺炎

糖皮質激素為首選治療，常用潑尼松30～40mg/d，治療1～2天後氣急、喘鳴、咳嗽等症狀即可好轉，所有臨床症狀在治療2～3週後可完全消失，肺部X光異常約在2個月內恢復正常。該病停藥後容易復發，尤其療程短於3個月者，主張糖皮質激素應維持6～12個月。少部分患者需要長期維持治療，一般用潑尼松2.5～10mg/d。該病預後良好，偶可發展為肺纖維化和蜂窩肺。

4. 變應性支氣管肺麴黴病

首選糖皮質激素治療。急性期推薦劑量：潑尼松0.5mg/（kg·d），2週後改為隔日給藥，療程為3個月。減量根據症狀，X光改變和IgE數值酌定，要求總IgE降低35%以上，其後1年內必須密切追蹤，若血清E升高或胸部X光出現浸潤，即使沒有症狀，均按急性方案予以再處理。慢性激素依賴性哮喘期和肺纖維化期需要長期使用激素，但提倡隔日服藥減少不良反應。伊曲康唑200mg，每天2次可以降低血清IgE數值，改善肺功能和運動耐力，降低痰中嗜酸粒細胞數量，減少急性加重期糖皮質激素劑量。該病預後尚佳。肺纖維化是ABPA晚期的併發症，可導致肺動脈高壓及肺心病的發生。

5. 肺變應性肉芽腫與血管炎

口服糖皮質激素治療，潑尼松 40～60mg/d，症狀控制後，逐漸減量維持至少 1 年。對控制哮喘症狀，建議吸入糖皮質激素，並可能減少口服激素劑量。對控制不滿意者，可予大劑量甲潑尼龍衝擊或予硫唑嘌呤、環磷醯胺等免疫抑制劑治療。本病預後大多良好，出現心肌受累及嚴重胃腸道損害（如腸出血和腸穿孔），則預後較差。

6. 熱帶性肺嗜酸粒細胞浸潤症

乙胺嗪（DEC）為本症首選藥物，方案為 (6～8) mg/(kg·d)，分三次口服，持續 3 週。臨床症狀和增高的外周血及 BALF 嗜酸粒細胞計數以及異常的肺部 X 光改變常可在治療開始後 7～10 天內緩解。約 20％病例出現復發，可提高乙胺嗪劑量並適當延長療程，如 (8～12) mg/(kg·d)，持續 3～4 週。部分 DEC 治療無效的患者可選用卡巴砷、亞乙醯拉砷等抗蠕蟲藥物。

十、預後

嗜酸粒細胞肺疾病預後非常不同，根據不同臨床類型，預後情況不一。單純性肺嗜酸粒細胞浸潤症和急性嗜酸粒細胞性肺炎預後佳，無復發；慢性嗜酸粒細胞性肺炎預後佳，但容易復發；變應性支氣管肺麴黴病、熱帶性肺嗜酸粒細胞浸潤症預後尚佳，復發較少見；肺變應性肉芽腫與血管炎預後差，可能隨著病情進展，合併胃腸道出血、心功能衰竭、腎功能不全、單發或多發周圍神經及中樞神經病變，復發較少見。

（鄧海燕）

第四節　纖毛不動症候群

纖毛不動症候群（ICS）是由纖毛結構缺陷引起多發性異常的遺傳病，包括 Kartagener 症候群及其他單基因病，發病率約 1/6 萬～ 1/3 萬。ICS 是一種和遺傳有關的纖毛結構缺陷。主要為纖毛蛋白臂或放射幅的缺陷，從而使纖毛運動異常，黏膜上纖毛清除功能障礙，以致造成反覆感染。精子尾部是一種特殊的纖毛。當其結構異常時，精子失去運動功能，造成不育。胚胎發育過程中，若纖毛結構異常，由於缺乏正常的纖毛擺動，將隨機地發生內臟旋轉；在妊娠 10 ～ 15d 時，內臟發生左旋轉，代替正常的右旋轉，將引起臟器轉位。

一、病因及發病機制

本病為常染色體隱性遺傳。現已證實纖毛軸絲含有 100 多種多肽，任何一種多肽有缺陷，均可造成同樣的病理結果，因此具有明顯的遺傳異質性。有纖毛蛋白臂部分或完全缺失（單純外側或內側纖毛蛋白臂缺失，或雙側均缺失），有放射幅缺陷者、有中央鞘缺失、也有臨床症狀典型而纖毛超微結構正常者。其中以纖毛蛋白臂完全缺失者最為常見，約占 74%。

二、診斷

發病早，往往在新生兒或嬰兒早期發病，出現呼吸道阻塞，呼吸困難。由於纖毛結構缺陷及清除功能障礙，可反覆發生上呼吸道感染、慢性支氣管炎或間質性肺炎，導致肺不張及支氣管擴張。表現為咳嗽、咳膿痰、咳血、呼吸困難等症狀。由於慢性鼻炎、鼻竇炎，引起鼻竇內黏液或膿性分泌物瀦留，鼻孔流膿。尚可有鼻息肉、額竇異常或其他鼻竇發育不全等。中耳和耳咽管纖毛異常，可致慢性復發性中耳炎、鼓膜穿孔、耳流膿。精子尾失去擺動能力可致不孕症。胚胎纖毛細胞的纖毛結

構異常，可致內臟部分或完全轉位。

Kartagener症候群是ICS中的一種，主要表現為支氣管擴張、鼻竇炎及內臟轉位三大特徵。但約半數ICS患者沒有內臟轉位。其他表現還有男性不育、鼻炎、無嗅覺、慢性或復發性中耳炎及鼻竇異常等。由於腦的腦室管膜為纖毛上皮，約2/3的患者有較嚴重的慢性頭痛，可能與腦室管膜的纖毛上皮缺陷有關。頭痛常為患者就診的主訴。

根據患者臨床表現及黏膜切片可以確診。本症應與慢性呼吸道感染、支氣管擴張鑑別。支氣管哮喘也可發生纖毛功能異常，但纖毛結構無特殊缺陷。各種免疫異常也可發生呼吸道感染和纖毛運動障礙，但ICS患者免疫學檢查一般正常。

三、治療

增強體質，防止呼吸道感染。呼吸道反覆感染的治療，可用抗感染及促進痰液排除的藥物。病變局限、有手術適應證者應及時手術治療，切除病灶肺段或肺葉手術治療的相關事項請參見外科相關書籍。同時亦應注意治療鼻竇炎。

（張衛芳）

第五節　吸入毒性氣體時的肺部併發症

一、定義

毒性氣體主要透過呼吸道侵入人體，對呼吸道有明顯的損傷。

二、病因

損傷呼吸道的毒性氣體種類繁多，常見如酸類（硝酸、鹽酸等）、氯

及其化合物（四氯化矽、三氯化銻、三氯化砷、光氣、氯等）、氟化氮、氟代烴光化合物（八氧異丁烯、氟光氣、聚四氟乙烯裂解物等）、氮氧化物、二氧化硫、鹵烴類（溴甲烷等）、酯類（硫酸二甲酯、醋酸甲酯等）、醛類（甲醛、乙醛等）及羰基鎳等，皆可蒸發，昇華及揮發後產生蒸氣、煙霧等刺激呼吸道。其中分為高水溶性氣體，如氨氣、二氧化硫等和低水溶性毒性氣體，如氮氧化物、光氣、硫酸、二甲酯、羰基鎳等。

三、診斷

中水溶性毒性氣體能在眼和上呼吸道潮溼的組織表面快速溶解，產生速發而強烈的刺激症狀。臨床主要表現為刺激症狀，一般症狀較輕，病程亦較短，但如大量吸入，則會導致中毒性肺水腫而常無潛伏期。低水溶性毒性氣體因溶解度小，對上呼吸道刺激性較弱，因而有一定的潛伏期，吸入量較多，易進入呼吸道深部而中毒表現較重。根據吸入及接觸毒性氣體病史、呼吸道症狀及肺部體徵，結合胸部 X 光，排除其他原因引起的支氣管炎、肺炎、肺水腫後即可診斷。

(一)病史

有吸入及接觸毒性氣體病史。吸入高水溶性毒性氣體一般病史較短，而且較易診斷，吸入低水溶性毒性氣體則病史較長，病因有時隱匿。

(二)臨床表現

常見肺部併發症有以下幾類。

(1)中毒性上呼吸道炎症、氣管與支氣管炎：多由吸入高水溶性毒性氣體引起。可表現為鼻炎、咽炎、聲門水腫、支氣管炎、阻塞性細支氣管炎等而有相應症狀。長期反覆吸入低濃度毒性氣體可致慢性支氣管炎、哮喘等。

第十章　肺部其他疾病

(2)中毒性肺炎：為毒性氣體進入呼吸道深部，引起肺實質炎症，症狀較一般肺炎嚴重。除上呼吸道刺激症狀外，主要表現為胸悶、胸痛、劇烈咳嗽、咳痰、痰中帶血等。

(3)中毒性肺水腫：為最嚴重的肺部併發症，往往發生於短期內吸入大量毒性氣體時，最常見氣體為氮氧化物、硫酸二甲酯、有機氟熱解及裂解產物等。病情凶險，大多發病較快。各種有害氣體所致肺水腫臨床表現大致相似。肺水腫前期可有漸進性胸部緊束感、胸悶、氣促、呼吸速率增快等。典型臨床表現可分為四期，①刺激期，吸入毒性氣體後立即發生嗆咳、氣急、胸悶及噁心、頭痛等。可有咽部和眼結膜充血，肺部可聞少量哮鳴音。②誘導期，脫離接觸後，上述症狀可於 1～2 小時內自行緩解，穩定 2～48 小時。此為誘導期，此期間越短病情越嚴重。③肺水腫期，經一段時期緩解，逐漸或突然出現呼吸急促、頻繁咳嗽，咳大量泡沫痰等典型肺水腫表現。④恢復期，肺水腫期經積極搶救可於 2～6 天進入恢復期，症狀逐漸減輕，多無後遺症。

(4)肺間質纖維化：長期吸入毒性氣體可致肺間質纖維化，表現為持續性呼吸困難、低氧血症、肺部爆裂音等相應表現。

(5)往往可併發肺部感染。

(三)實驗室及輔助檢查

(1)中毒性肺炎時血白血球總數及中性粒細胞比例均可升高，2～3 天可恢復正常；如持續升高，表示有繼發感染可能。

(2) X 光表現：①輕度中毒，肺紋理增多、增粗，下肺野較明顯，上肺野較清晰，多為支氣管炎或支氣管周圍炎表現。②中度中毒，肺紋理增多、增粗，雙下肺中帶有沿肺紋理分布規則的斑片或不規則片狀模糊陰影；或雙肺野紋理模糊，有廣泛網狀陰影或散在細顆粒狀陰影，肺

野透亮度降低；也可顯示單個或多個局限性密度增高陰影，多為支氣管肺炎、間質性肺水腫或局限性肺泡性肺水腫表現。③重度中毒，肺內大片均勻密度增高陰影；或呈小及密度不一、邊緣模糊的片狀陰影，廣泛分布於兩肺野，少數呈蝴蝶狀，多為肺炎或肺泡性肺水腫表現。

四、鑑別診斷

應與能引起支氣管炎、肺炎、肺水腫及肺纖維化的其他疾病相鑑別，如感染性疾病、心功能不全等。病史及相應輔助檢查，如病原學、心臟超音波等可鑑別。

五、治療

(1)應立即脫離毒氣現場。在潛伏期密切觀察病情，一般觀察不少於 72 小時。

(2)及早吸氧以加速殘餘毒氣排出，改善缺氧。限制液體入量，謹防誘發肺水腫。

(3)及早使用糖皮質激素，以增強機體刺激感應性、減少肺泡微血管通透性，防治肺水腫。可用地塞米松 30～40mg/d；也可用皮質醇 200～300mg/次靜脈注射，一般使用 3 天左右。

(4)必要時可使用支氣管解痙劑及使用抗生素。

(5)中毒性上呼吸道炎症、氣管與支氣管炎治療原則同一般呼吸道炎症。對酸性氣體中毒可以 2%～4%碳酸氫鈉溶液 3～5mL 霧化吸入，3 次/d。如咳嗽頻繁，有氣急、胸悶等明顯刺激症狀，可用 0.5%腎上腺素 1mL+ 地塞米松 5mg 霧化吸入。

六、臨床路徑

(1) 立即中斷毒性氣體接觸是關鍵。

(2) 應先搶救患者，再去尋找病因。

(3) 潛伏期應密切觀察不少於 72 小時，防止發生中毒性肺水腫。

(4) 注意限制液體入量，謹防誘發肺水腫。

(5) 胸部 X 光檢查可大致評估病情。

(6) 應早期、足量和短程使用糖皮質激素。

(7) 必要時始用抗生素治療。

（張衛芳）

疾病篇

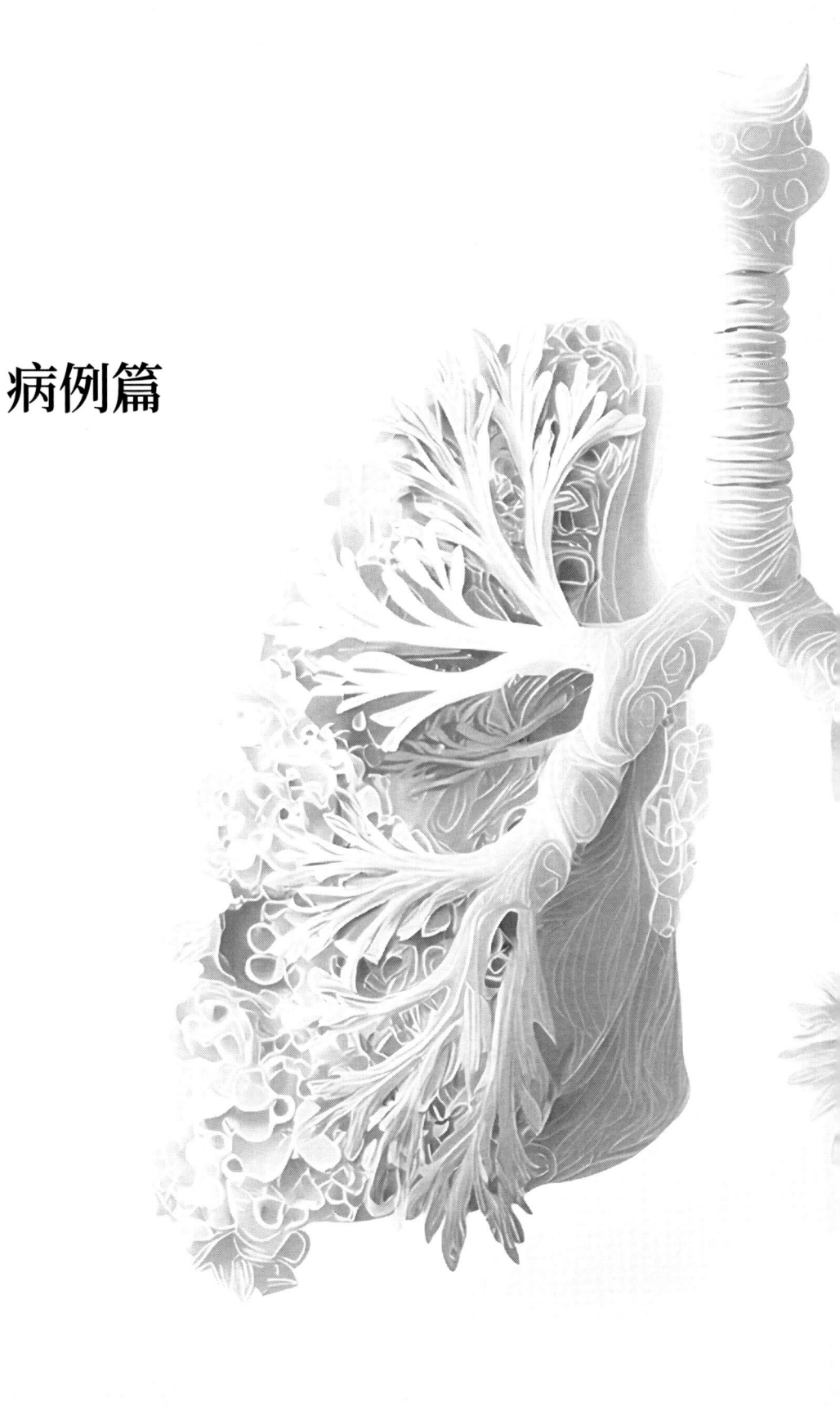

病例篇

病例篇

支氣管擴張合併感染

一、基本資料

患者男，76歲。

過敏史：無。

主訴：咳嗽、咳痰10餘年，加重伴發燒3天。

現病史：患者10餘年前無明顯誘因出現咳嗽、咳痰，為白色黏痰，無咳血絲痰及咳血，無發燒、胸悶、氣促，無頭暈、頭痛，無噁心、嘔吐等。咳嗽加重時於附近醫院就診，給予對症處理可好轉。1年前因心肌梗塞於本院心臟內科住院，查胸部CT顯示，雙肺多發支氣管擴張伴感染，左上肺結節。當時患者有痰中帶血，心臟內科給予抗感染治療後症狀好轉。出院後曾懷疑瀰漫性泛細支氣管炎可能，予口服阿奇黴素0.25g，qd，共3個月治療，咳嗽、咳痰症狀未完全緩解，複查胸部CT病灶無進一步吸收，後停藥。3天前患者無誘因出現發燒，體溫最高達39°C，伴畏寒，無寒顫，咳嗽、咳痰加重，咳黃色膿痰，夜晚明顯，伴呼吸困難，活動後頭暈、氣促，偶有噁心，無嘔吐，無腹痛、腹瀉，無尿頻、尿急、尿痛等，2022年3月6日於本院急診就診，胸部CT顯示雙肺多發支氣管擴張合併感染，較前進展。急診予「哌拉西林-他唑巴坦、左氧氟沙星」抗感染、「氨溴索」祛痰、「布地奈德、異丙託溴銨」平喘後，患者仍有發燒、咳嗽、喘息，現為進一步診治，急診擬「肺部感染、低氧血症」收入本科。自發病以來，精神、食慾、睡眠欠佳，二便正常，近期體重未見明顯下降。

既往史：有糖尿病病史30年，長期規律使用優泌樂10U，bid降糖，

未監測血糖；冠心病病史 1 年，規律服用吲哚布芬、阿託伐他汀、美託洛爾等治療；有鼻竇炎、過敏性鼻炎病史 20 餘年，未規律治療。

二、查體

體格檢查：T36.4℃，P94 次／分，R24 次／分，BP136/70mmHg，血氧飽和度 88%。神志清楚，呼吸稍促，口唇無發紺，全身淺表淋巴結未觸及腫大，咽部充血，雙側扁桃體無腫大。雙肺呼吸音粗，可聞及較多溼性喘鳴，未聞及乾性喘鳴及胸膜摩擦音。HR94 次／分，律齊，各瓣膜區未聞及雜音。腹平軟，肝脾肋下未觸及。雙下肢無浮腫。

輔助檢查：2022-03-03 超敏 C- 反應蛋白 163mg/mL，降鈣素原 0.950ng/mL，血液常規未見明顯異常，血氣分析結果示，pH7.42，Pa-$CO_2$39.5mmHg，$PaO_2$63.3mmHg。

三、診斷

初步診斷：①支氣管擴張合併感染；②低氧血症；③冠狀動脈粥狀硬化性心臟病；④第 2 型糖尿病；⑤鼻竇炎；⑥過敏性鼻炎。

鑑別診斷：①瀰漫性泛細支氣管炎？支持點如下，持續咳嗽、咳痰及活動時呼吸困難；合併有慢性鼻旁竇炎或有既往史；胸部 X 光片顯示兩肺瀰漫性散在分布的顆粒樣結節狀陰影或胸部 CT 顯示兩肺瀰漫性小葉中心性顆粒樣結節狀陰影。胸部聽診有斷續性溼性喘鳴。不支持點如下，患者既往曾予小劑量阿奇黴素治療 3 個月，症狀及影像學均緩解不明顯。②分枝桿菌感染？反覆咳嗽、咳痰，呼吸道症狀不能緩解，肺部影像學逐漸加重，表現為瀰漫性結節樣改變，血沉增快。需要病原學依據以確定診斷。

病例篇

　　最終診斷：①支氣管擴張伴感染；②肺部真菌病（熱帶假絲酵母菌）；③低氧血症；④第 2 型糖尿病；⑤左肺上葉結節；⑥鼻竇炎；⑦冠心病，心功能不全；⑧低蛋白血症；⑨輕度貧血；⑩電解質紊亂；雙腎結石。

　　診斷依據：慢性咳嗽、咳痰，近 1 年症狀及影像學持續性加重，病原學檢查顯示熱帶假絲酵母菌，灌洗液 GM 試驗陽性，抗真菌治療後症狀緩解，影像學明顯吸收改善。

四、診療經過

　　入院後完善相關檢查：2022-03-07 血液常規檢查示，白血球 7.91×10^9/L，單核細胞比例 12.4 % ↑，紅血球 3.13×10^{12}/L ↓，Hb98.0g/L ↓，血小板 153.0×10^9/L，單核細胞計數 0.98×10^9/L ↑。尿液常規檢查示，尿蛋白 1＋↑，尿糖檢查弱陽性↑；降鈣素原 0.440ng/mL ↑，超敏 C- 反應蛋白 136.00mg/L ↑；生化檢查示，肌酐 108.1μmol/L，鉀 3.56mmol/L，葡萄糖 2.20mmol/L，直接膽紅素 2.6μmol/L，間接膽紅素 3.2μmol/L，麩丙轉胺酶 49.0U/L；急診凝血四項＋急診 D- 二聚體檢查示，D- 二聚體 1.93mg/L ↑；糖化血紅素 9.6%↑；血沉 104mm/h ↑；超敏肌鈣蛋白 I0.050ng/mL ↑，N- 末端腦鈉肽前體 1730pg/mL ↑。痰一般細菌培養及鑑定檢查示，草綠色鏈球菌生長，口腔球菌生長，真菌生長菌量（＋），2022-03-06 血氣乳酸＋體溫／吸氧檢查示，酸鹼度 7.41，二氧化碳分壓 40.4mmHg，氧分壓 120.0mmHg ↑，實際碳酸氫根 24.9mmol/L。風溼免疫相關指標檢查示，抗核抗體（ANA）滴度呈陽性（1：100）↑；癌胚抗原＋肺部腫瘤指標四項檢查示，促胃液素釋放肽前體 167.00pg/mL ↑。GM 試驗結果示，麴黴菌半乳甘露聚糖 1.10μg/L ↑；隱球菌抗原、G 試驗、血培養未見明顯異常。心臟超音波示，左

支氣管擴張合併感染

室舒張功能減退、收縮功能正常。下肢深靜脈超音波檢查示，雙側下肢靜脈未見明顯異常。鼻旁竇平掃 CT 檢查顯示，全組鼻竇炎症。纖維支氣管鏡檢查（2022-03-15）結果示，氣管及支氣管黏膜充血，表面光滑、管腔通暢，各級支氣管內見大量黏稠分泌物，未見占位及其他異常病變。

入院後予哌拉西林他唑巴坦 4.5g，q8h（3 月 6 日至 3 月 16 日）、布地奈德鼻噴劑、螺內酯、阿卡波糖、祛痰、營養支持、補鉀、調脂、護胃、減輕黏膜水腫、改善胃腸動力等對症治療後，患者症狀較前緩解，於 2022 年 3 月 17 日出院。相關影像學檢查見圖 11-1 至圖 11-3。

出院診斷為支氣管擴張症伴感染，瀰漫性泛細支氣管炎。出院帶藥如下，阿奇黴素 0.25，qd，布地奈德鼻噴劑，鼻腔沖洗。

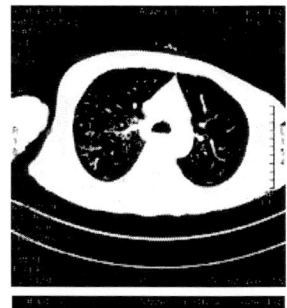

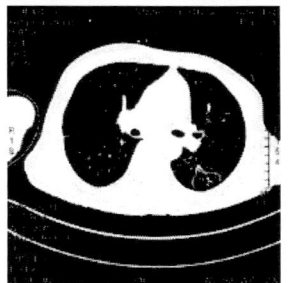

圖 11-1 胸部 CT（2020-12-19）

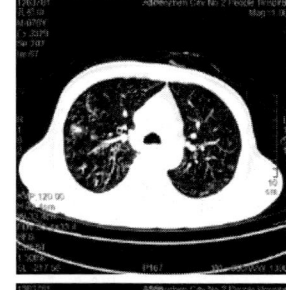

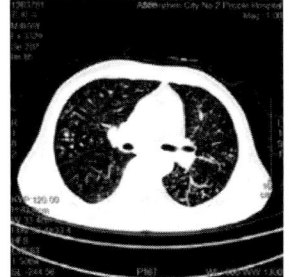

圖 11-2 胸部 CT（2022-03-05）

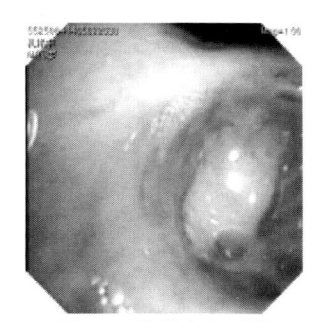

圖 11-3 纖維支氣管鏡（2022-03-15）

五、治療效果

2022-03-17 宏碁因組二代測序（mNGS）示熱帶假絲酵母菌，未予特殊處理，兩天後灌洗液培養顯示有熱帶假絲酵母菌生長，於 2022-03-31 回診，患者仍有較多痰液，難以咳出，停用阿奇黴素，開始口服伏立康唑 200mg，bid，用藥過程中有視覺改變，出現幻覺，持續約 2 週後逐漸改善，繼續使用伏立康唑。2022-04-30 複查胸部 CT 示病灶較前明顯吸收。治療 3 個月後複查胸部 CT 病灶進一步吸收好轉，患者咳嗽、咳痰症狀大致消失。相關影像學檢查見圖 11-4。

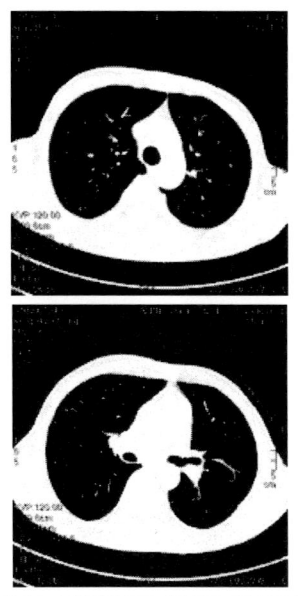

圖 11-4 胸部 CT（2022-07-09）

六、討論

該患者為慢性咳嗽、咳痰患者，影像學表現為瀰漫性支氣管擴張，伴有樹芽徵、瀰漫性中心性小結節表現，近 1 年肺內病灶增加，雙肺聞及溼

性喘鳴，全組鼻旁竇炎症。血沉明顯增快。臨床上不能去除瀰漫性泛細支氣管炎及分枝桿菌感染可能。病史中曾經持續3個月口服小劑量阿奇黴素抗感染治療，症狀曾有所緩解，但緩解不完全，因此瀰漫性泛細支氣管炎的診斷難以確定。經過纖維支氣管鏡檢查發現呼吸道內大量黏稠分泌物，灌洗液 GM 試驗陽性，培養出真菌，灌洗液 mNGS 找到真菌，未找到分枝桿菌，灌洗液抹片也未找到抗酸桿菌。抗真菌治療後症狀緩解明顯，複查影像學有明顯吸收，血沉下降。最後確診為肺部真菌病（念珠菌病）。

肺念珠菌病為白念珠菌感染所引起。該菌在健康人的口腔、咽、上呼吸道等處均有存在。本病的急性期在肺內形成多發性小膿腫，病灶鄰近的肺泡及支氣管內也有急性炎性細胞浸潤。慢性期時肺組織發生灶狀壞死，並形成結節狀肉芽腫相關。

有研究認為，肺念珠菌病的 CT 表現缺乏特異性，主要表現為肺葉或肺段的磨玻璃樣改變或實變影，多分布在兩肺，伴隨有支氣管壁增厚、「樹芽徵」及兩下肺結節影等影像改變。其中磨玻璃與實變影最常見。該例患者在影像上表現同上述，與肺念珠菌病慢性期時肺組織發生灶狀壞死，並形成結節狀肉芽腫相關。臨床上需與形成肉芽腫性慢性炎症相鑑別，如結核或非結核分枝桿菌、瀰漫性泛細支氣管炎。臨床上難以鑑別時，反覆病原學檢測、病理學證據的尋找尤為重要。經過治療可以有效支持診斷。

七、參考文獻

[1] Sole A, Salavert M · Fungal infections after lung transplantation [J]. Curt Opin Pulm Med. 2009, 15（3）.

（鄧海燕）

病例篇

慢性阻塞性肺疾病急性加重期 1

一、基本資料

患者男，67 歲。

過敏史：無。

主訴：反覆咳嗽、氣促 6 年，加重伴昏迷 2 小時。

現病史：患者 6 年前每於感冒或著涼後出現咳嗽、氣促，咳白色泡沫樣痰，活動後氣促加重，曾多次在其他醫院住院治療，診斷慢性阻塞性肺疾病，予無創呼吸器治療及吸入噻託溴銨等治療。2 小時前患者在家中突然氣促加重，並出現昏迷，無畏寒發燒，無咳血，無嘔吐及肢體抽搐，無二便失禁，家屬呼叫 119 送來本院急診，急診測不出血氧飽和度，遂行氣管插管、呼吸器輔助呼吸等，並以呼吸衰竭收入院。自發病以來，患者處於昏迷狀態，未進食，體重無明顯變化，體力下降。

既往史：無肺結核病史，無原發性高血壓史，長期吸菸。

二、查體

體格檢查：T36.2℃，P130 次／分，R25 次／分，BP117/73mmHg，慢性病容，昏迷，無法配合查體，氣管插管呼吸器輔助呼吸狀態，全身皮膚未見黃染，淺表淋巴結未及腫大，口唇發紺，桶狀胸，雙肺呼吸音粗，可聞及哮鳴音及少許溼性喘鳴，心律齊，未及明顯雜音。腹平軟，肝脾肋下未觸及，雙下肢無水腫。

專科檢查：口唇發紺，桶狀胸，雙肺叩診過清音，雙肺呼吸音粗，

可聞及哮鳴音及少許溼性喘鳴。

輔助檢查：2021-12-02 於本院胸部 CT 掃描結果顯示，右側氣胸，右肺壓縮約 45%～50%；雙肺肺氣腫並多發慢性陳舊性病灶，建議追蹤；右肺下葉部分慢性感染灶，結合臨床相關檢查；胸主動脈及冠狀動脈硬化；右肺門鈣化灶。顱腦 CT 顯示老年性腦萎縮。

三、診斷

初步診斷：①慢性阻塞性肺病急性加重期；②Ⅱ型呼吸衰竭；③右側氣胸。

鑑別診斷：①支氣管哮喘；②支氣管擴張；③充血性心力衰竭；④肺結核。

最終診斷：①慢性阻塞性肺病急性加重期；②Ⅱ型呼吸衰竭；③右側氣胸。

四、診療經過

2021-12-19 夜間由急診收入 ICU 治療，入院後急查血氣分析示，（吸氧濃度 70%）pH7.16，$PaCO_2$107mmHg，$PaO_2$73mmHg。血液常規檢查顯示白血球總數 18.81×10^9/L，中性粒細胞比值 92.8%；血紅素 137g/L，電解質檢查顯示血鉀 4.89mmol/L，N 端腦鈉肽前體 299pg/mL，高敏肌鈣蛋白 I397.3ng/L，腎功能正常。入院後予右側胸腔閉式引流術，右頸內靜脈置管，並呼吸器輔助通氣，導尿，留置鼻胃管，並頭孢哌酮舒巴坦 3.0g，q12h，靜脈注射抗感染，祛痰平喘、營養支持等治療。12 月 22 日複查胸部 CT 示（圖 11-5），右側氣胸已吸收消失，右肺組織復張。遂拔除右側胸腔引流管及氣管插管，改無創呼吸器輔助通氣，複查血氣分

析示，pH7.42，PaCO$_2$58mmHg。於 12 月 24 日轉普通病房繼續抗感染、祛痰、平喘、無創呼吸器輔助通氣，並予吸入劑吸入治療。12 月 29 日複查血液常規白血球 10.06×10^9/L，血紅素 118g/L；電解質血鉀 3.76mmol/L，C- 反應蛋白 4.1mg/L。

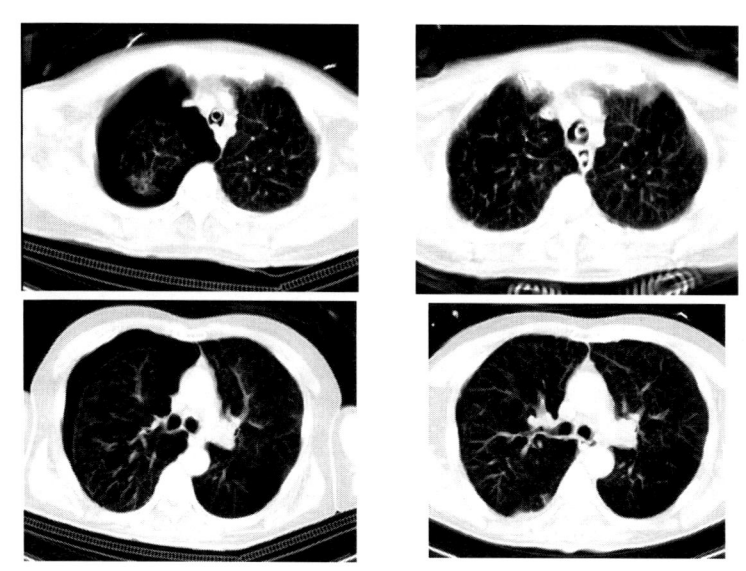

圖 11-5 胸部 CT（2021-12-22）

五、治療效果

患者感覺咳嗽氣促減輕，精神可，BP135/80mmHg，神志清楚，雙肺呼吸音低，未及明顯乾、溼性喘鳴，HR88 次／分，律齊，腹軟，無壓痛。雙下肢無水腫。囑患者出院後注意休息及保暖，戒菸，繼續居家無創通氣治療，繼續吸入氣霧劑每日 2 次，吸入治療。

六、討論

慢性阻塞性肺疾病是一種常見的、可預防和治療的慢性呼吸道疾病，其特徵是持續存在的氣流受限和相應的呼吸系統症狀；其病理學改變主要是呼吸道或（和）肺泡異常，通常與顯著暴露於有害顆粒或氣體相關。慢性阻塞性肺疾病是一種嚴重危害人類健康的常見疾病，嚴重影響患者的生活品質，是導致死亡的重要病因，並帶給患者與其家庭及社會沉重負擔。引起慢性阻塞性肺疾病的危險因素具有多樣性的特點，包括個體易感因素和環境因素，如遺傳因素、年齡、性別、肺生長發育、低體重指數、菸草、燃料煙霧、空氣汙染、職業粉塵、呼吸道感染等。對於有慢性阻塞性肺疾病患病危險因素的人群可定期行肺功能檢查早期發現高危險患者，提早治療，延緩肺功能下降。

此患者曾多次在其他醫院就診，診斷「慢性阻塞性肺疾病」，並予居家無創通氣及吸入支氣管舒張劑治療。此次突然呼吸困難加重，並出現意識障礙，考量因患者基礎肺功能差，呼吸衰竭，突然出現氣胸，導致二氧化碳瀦留加重，呼吸衰竭加重，病情惡化導致意識障礙。對於此類出現急性加重的患者盡快行氣管插管，有創機械通氣，並行胸腔閉式引流促進肺組織復張。同時加強抗感染、祛痰、營養支持治療，待肺組織復張及二氧化碳瀦留好轉後，拔除氣管插管，改為無創通氣序貫治療。考量患者既往曾先後使用長效抗M膽鹼受體藥物（LAMA）及吸入性糖皮質激素（ICS）＋長效的β-受體激動劑（LABA）吸入療效欠佳，予ICS＋LABA＋LAMA三聯藥物吸入治療。對於慢性阻塞性肺疾病患者需要注意幫助患者戒菸，平時注意防止感冒，促進痰液引流，吸入支氣管舒張劑，氧療和居家無創通氣治療，防治相關併發症，如心力衰竭、房顫、骨質疏鬆、焦慮憂鬱等，以及避免穩定期治療不規律或治療中斷等導致

> 病例篇

急性加重的因素。可考慮接種流感疫苗和肺炎鏈球菌疫苗。待病情穩定後，可進行以規律的運動訓練為核心的呼吸康復治療，改善肺功能，防止肌肉萎縮，提高生活品質。部分患者可考慮內科介入治療，如經支氣管鏡肺減容術或外科肺減容術。經過充分的內科治療（包括戒菸、充分的支氣管舒張劑及激素吸入、康復鍛鍊、長期氧療等）仍無法阻止疾病進展，不適合肺減容術或肺減容術後疾病進展時，可考慮行肺移植手術。

（程晶娟）

慢性阻塞性肺疾病急性加重期 2

一、基本資料

老年男性患者，急性發病。

主訴：因反覆咳痰喘 10 年，加重 5 天入院。現病史：患者於 10 年前，無明顯誘因出現反覆咳嗽、咳痰、氣喘，咳少量的白痰，發作時伴有胸悶、呼吸困難，多次住院治療。2021 年 1 月在外院診斷為「慢性阻塞性肺疾病、慢性腎功能不全、原發性高血壓、肺動脈高壓、心律失常頻發心室早期收縮等」，給予對症處理後，好轉出院。此次入院前 5 天，患者著涼後出現鼻塞、流鼻涕，後出現咳嗽，咳黃黏痰，伴有喘息，端坐呼吸，不能平臥，患者緊急就診。胸部 CT 顯示，左肺舌葉慢性炎症，部分灶區支氣管擴張，右中葉少許纖維灶，雙肺肺氣腫，雙側胸悶局限性增厚，主動脈及冠狀動脈粥狀硬化，左腎囊腫。白血球 $11.56 \times 10^9/L$，中性粒細胞 93.4%，降鈣素原 0.27ng/mL，給予頭孢哌酮他唑巴坦及甲強龍等對症處理，患者喘息無明顯緩解，昨日轉入本院，轉入本院後，給予甲強龍 80mg，靜脈注射，頭孢哌酮他唑巴坦抗感染治療，泮托拉唑抑酸處理。胸腔科會診後，考量患者病情嚴重，急診以慢性阻塞性肺疾病急性加重收入胸腔科。自發病以來，神志清楚，精神較差，喘息明顯，飲食睡眠較差，二便未見異常，體重無明顯改變。

二、查體

體格檢查：T37.0℃，P143 次／分，R35 次／分，BP143/80mmHg，端坐呼吸，喘息貌，雙眼白內障，視物模糊，桶狀胸，雙肺叩診過清

音，雙肺聽診可聞及明顯的溼性喘鳴及哮鳴音。心腹部查體未見明顯異常。

輔助檢查：12月28日外院胸部CT示，左肺舌葉慢性炎症，部分病灶區支氣管擴張，右中葉少許纖維灶，雙肺肺氣腫，雙側胸膜局限性增厚，主動脈及冠狀動脈粥狀硬化，左腎囊腫。12月31日實驗室檢查結果示，白血球12.56×10^9/L，中性粒細胞比例94.5%，紅血球4.61×10^{12}/L，血小板182×10^9/L，血紅素140g/L，紅血球比容43%；C-反應蛋白7mg/L；降鈣素原0.2ng/mL；鉀3.8mmol/L，鈉137mmol/L，氯97mmol/L；腎功能檢查結果示，血尿素氮10.4mmol/L，肌酐108μmol/L，血尿酸317μmol/L；肝功能檢查示，總蛋白70.5g/L，白蛋白38.0g/L，球蛋白32.5g/L，白／球蛋白比值1.17，轉氨酶及膽紅素正常；血氣分析（FiO_2：37%）檢查示，pH7.36，$PCO_2$47mmHg，$PO_2$79mmHg，HCO_3^-26.0mmol/L，氧合指數214，血乳酸4.4mmol/L。1月8日血液常規檢查示，白血球14.56×10^9/L，中性粒細胞比例93.0%，紅血球3.94×10^{12}/L，血小板129×10^9/L，血紅素121g/L，紅血球比容36.5%；C-反應蛋白88mg/L；降鈣素原0.05ng/mL。鉀4.3mmol/L，鈉144mmol/L，氯106mmol/L。腎功能檢查示，血尿素氮10.8mmol/L，肌酐70μmol/L，血尿酸130μmol/L。肝功能檢查示，總蛋白49.5g/L，白蛋白25.6g/L，轉氨酶及膽紅素正常，凝血四項基本正常。血氣分析（FiO_2：37%）檢查示，pH7.45，$PCO_2$45mmHg，$PO_2$87.0mmHg，HCO_3^-31mmol/L，鹼剩餘6mmol/L，氧合指數235，血乳酸1.0mmol/L。1月8日胸部CT檢查結果示，①雙肺多發感染性病變，右側胸腔少量積液，治療後複查；②胸主動脈粥狀硬化性改變，顯示冠狀動脈粥狀硬化；③雙側胸膜肥厚黏連；④可能為雙腎囊腫，膽囊結石。

三、診斷

　　最終診斷：①慢性阻塞性肺疾病急性加重；②肺部感染；③肺動脈高壓；④原發性高血壓第三期，高危險；⑤慢性腎功能不全；⑥心律失常，房顫，頻發心室早期收縮；⑦腎囊腫；⑧雙眼白內障；⑨低蛋白血症；⑩營養不良。

　　鑑別診斷：①左心衰，左心衰患者多發生於有原發性高血壓、冠心病等心血管基礎疾病患者，表現為勞動性呼吸困難、夜間陣發性呼吸困難甚至咳粉紅色泡沫痰，查體多有雙下肺溼性喘鳴，奔馬律，結合患者特點及 N 端腦鈉肽前體檢查結果，暫不考慮此病；②肺癌，肺癌多發生於長期重度吸菸患者，表現為刺激性咳嗽、咳血、呼吸困難、體重減輕，查體可有淺表淋巴結腫大，影像學可表現為分葉、毛刺徵，結合患者胸部 X 光片，暫不考慮此病；③支氣管哮喘，多為兒童或青少年發病，以發作性喘息為特點，夜間和清晨症狀明顯，發作時肺部可聞及大量哮鳴音，可有過敏史、鼻炎或溼疹史，可有哮喘家族史，支氣管舒張試驗陽性可鑑別。

四、診療經過

　　入 ICU 後完成相關輔助檢查，並予鼻導管吸氧、哌拉西林舒巴坦＋莫西沙星聯合抗感染、甲強龍抗感染、鹽酸氨溴索祛痰、氨茶鹼解痙、霧化平喘、抑酸護胃、控制血壓、維持水電解質穩定及營養支持等治療。患者喘息反覆發作，氧合無法維持，於入院當天晚上改為無創呼吸器輔助呼吸，小劑量右美託咪定鎮靜等處理，並加強霧化解痙平喘等處理，經上述治療，患者反覆喘息逐漸緩解。1 月 3 日改高流量呼吸溼化吸氧，1 月 5 日停莫西沙星，並改鼻導管吸氧，隨後甲強龍逐漸

病例篇

減量至 40mg，qd，目前整體病情穩定，會診後轉胸腔科進一步診治。2022-01-09 離子組合檢查示，鈣 1.91mmol/L ↓，磷 0.80mmol/L ↓，鉀 4.5mmol/L，鈉 142mmol/L。血糖測定結果示，葡萄糖 5.3mmol/L。總膽固醇 3.60mmol/L，三酸甘油酯 1.07mmol/L。腎功能檢查示，血尿素氮 10.4mmol/L ↑，血尿酸 153μmol/L ↓，腎絲球濾過率 82.7mL/min ↓。肝功能檢查示，總蛋白 48.6g/L ↓，天門冬胺酸胺基轉移酶 14U/L ↓，白蛋白 25.6g/L ↓，白／球蛋白比值 1.11 ↓，γ-麩胺酸氨基轉移酶 66U/L ↑，糖化血紅素 6.2％↑，降鈣素原 0.10ng/mL，N-末端腦鈉肽前體 367pg/mL，血沉 35.0mm/h。2022-01-09 超敏 C-反應蛋白 86mg/L，白血球 13.86×10^9/L ↑，血小板 138×10^9/L，血紅素 119g/L ↓，中性粒細胞 93.8％。胸部 CT ＋三維成像檢查示，①雙肺多發感染性病變，右側胸腔少量積液，請治療後複查；②胸主動脈粥狀硬化性改變，顯示冠狀動脈粥狀硬化；③雙側胸膜肥厚黏連；④附見膽囊結石。相關影像學檢查見圖 11-6。給予美平＋替加環素抗感染、平喘、化痰、營養支持等綜合治療。現患者病情好轉，詢問主治醫師後，同意患者辦理出院。

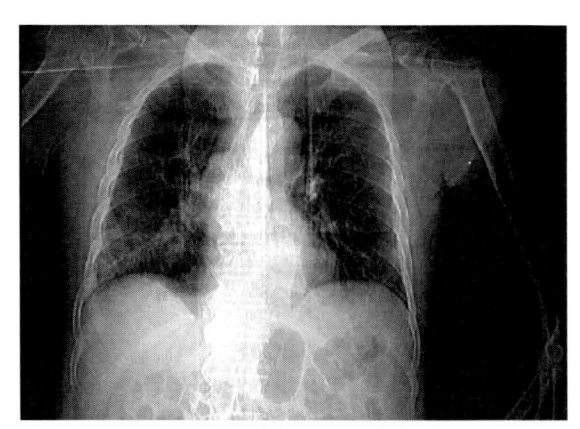

圖 11-6 胸部影像學檢查

五、治療效果

患者訴咳嗽、咳痰減輕，痰色白，不容易咳出，量不多。未再訴喘息、氣促，無心悸、胸痛、呼吸困難、頭暈、頭痛、噁心、嘔吐等不適，精神、飲食、睡眠欠佳，二便通暢。查體示，T36.6℃，P88次／分，R20次／分，BP90/56mmHg，血氧飽和度98％；神志清楚，雙眼白內障，視物模糊，桶狀胸，雙肺叩診過清音，雙下肺聽診可聞及吸氣相的溼性喘鳴，未聞及哮鳴音及胸膜摩擦。HR88次／分，心律齊，未聞及額外心音。腹軟，無壓痛，無反跳痛，無包塊，腸鳴音正常。四肢無水腫。巴賓斯基徵(-)，腦膜刺激徵(-)。

六、討論

重症慢性阻塞性肺疾病急性加重，多由於肺部感染引起，早期可給予藥物治療，當治療效果不佳時，可給予無創輔助通氣，最後給予機器插管輔助通氣，患者經給予無創序貫人工鼻和呼吸溼化治療儀（AIRVO）輔助通氣後，並給予抗感染、祛痰、平喘等藥物治療後，病情好轉，轉出ICU。

（張衛芳）

病例篇

除蟲菊酯類農藥中毒（溴氰菊酯中毒）

一、基本資料

患者女，86歲。

主訴：意識模糊2小時餘。

現病史：患者於2小時餘前被家人發現意識模糊，2022年6月4日13：24收入本院。呼之不應，伴嘔吐白色胃內容物，無四肢抽搐，無二便失禁，無煩躁不安，無呼吸困難，旁邊有瓶「高效氯氟氰菊酯」農藥，家人遂呼叫救護車送至本院急診，立即予清洗衣物、洗胃、補液處理。血液常規檢查示，白血球 $14.81×10^9$/L，血紅素92g/L，紅血球比容83％，血小板 $192×10^9$/L；鉀2.8mmol/L，鈉143mmol/L，氯 10^9mmol/L，鈣1.26mmol/L。腎功能檢查示，血尿素氮13.7mmol/L，肌酐149μmol/L。考量患者病情嚴重，收住ICU。原發性高血壓20餘年，平素口服硝苯地平控制片，有帕金森氏症15年左右，平素口服美多芭治療。

二、查體

體格檢查：T36℃，P80次／分，R22次／分，BP136/60mmHg，血氧飽和度98％。神志淺昏迷狀態，呼之不應，可聞及農藥味道，雙側瞳孔等圓等大，對光反射消失。呼吸稍促，雙肺呼吸音粗，對稱，未聞及乾、溼性喘鳴。HR80次／分，心律整齊，各瓣膜聽診區未聞及病理性雜音。腹平軟，全腹未觸及異常包塊，肝脾肋下未觸及。雙下肢無水腫，無法配合四肢肌力檢查，肌張力正常。病理徵陰性，腦膜刺激徵陰性。

輔助檢查：2022年6月4日本院血液常規檢查示，白血球 14.81×10^9/L，血紅素92g/L，紅血球比容83%，血小板 192×10^9/L。鉀2.8mmol/L，鈉143mmol/L，氯109mmol/L，鈣1.26mmol/L。腎功能檢查示，血尿素氮13.7mmol/L，肌酐149μmol/L。

三、診斷

初步診斷：①除蟲菊酯類農藥中毒；②腎功能不全；③帕金森氏症；④原發性高血壓。

鑑別診斷：①有機磷農藥中毒，患者無明確有機磷農藥中毒攝取，暫可排除；②百草枯中毒，患者無明確百草枯攝取，暫可排除。

最終診斷：①溴氰菊酯中毒（除蟲菊酯類農藥中毒）；②重症肺炎，呼吸衰竭；③肺出血；④腎功能不全；⑤外周血紅血球、白血球及血小板減少；⑥原發性高血壓第三期（高危險）；⑦低鉀血症；⑧帕金森氏症；⑨腦萎縮（老年性）；⑩腔隙性腦梗塞。

四、診療經過

入院後進行相關檢查，患者入院後給予洗胃，胃腸減壓，抑酸處理，並給予肌酐常規檢查灌流治療，清除血液中的毒物，患者氧合下降，給予氣管插管，呼吸器輔助呼吸，並給予特治星抗感染治療，患者血壓下降，給予去甲腎上腺素維持血壓，患者外周血紅血球、白血球及血小板減少，給予輸同型懸浮紅，血漿，血小板對症支持治療，經積極治療後患者循環穩定，紅血球、白血球及血小板減少好轉，但肺部感染嚴重，間斷纖維支氣管鏡協助排痰治療。6月5日血液常規檢查示，白血球 2.24×10^9/L，紅血球 2.91×10^{12}/L，血小板 23×10^9/L，血

> 病例篇

紅素 84g/L，紅血球比容 26%，中性粒細胞比例 81.8%；C- 反應蛋白 41mg/L；降鈣素原 1.68ng/mL，N 端腦鈉肽前體 10^8pg/mL；鉀 4.7mmol/L，鈉 139mmol/L，氯 10^8mmol/L。腎功能檢查示，血尿素氮 4.6mmol/L，肌酐 57μmol/L，血尿酸 57μmol/L；凝血功能檢查示，凝血酶時間 31.4s，活化部分凝血活酶時間 34.2s。血氣分析（FiO_2：60%）檢查結果如下，pH7.34，$PCO_2$45mmHg，$PO_2$154mmHg，HCO_3^-24mmol/L，鹼剩餘 -2mmol/L，陰離子間隙 18mmol/L，$PO_2/FiO_2$238，乳酸 2.3mmol/L。6 月 6 日頭部＋胸部 CT 檢查示，①雙側額頂葉腦組織腫脹，請結合臨床，必要時進一步 MRI 檢查；②左側基底核區腔隙性腦梗塞，腦白質脫髓鞘病灶，建議 MRI 進一步檢查；③老年性腦萎縮；④雙肺多發炎症，雙肺下葉膨脹不全，雙側胸腔積液；⑤胸主動脈、冠狀動脈粥狀硬化；⑥胸 11、12 椎體壓縮變扁，腰 1 椎體術後改變；⑦附見雙側鼻旁竇炎症，腹腔少量積液，左腎小結石可能，右腎鈣化灶可能。2022-06-08 床旁血管超音波檢查結果示，雙側下肢動脈硬化並斑塊形成（多發），雙側下肢深靜脈未見栓塞及異常反流。患者鏡下見有肺出血，可能與農藥損傷有關，給予止血對症處理，6 月 13 —— 15 日給予俯臥位通氣，2022-06-13 血液常規示，白血球 12.97×10^9/L ↑，紅血球計數 2.65×10^{12}/L ↓，血小板 72×10^9/L ↓，血紅素 81g/L ↓，紅血球比容 24.3% ↓，中性粒細胞比值 94.4% ↑，C- 反應蛋白 113mg/L ↑。鉀 3.5mmol/L，鈉 146mmol/L，氯 99mmol/L。降鈣素原 1.44ng/mL ↑。N- 末端腦鈉肽前體 2118pg/mL ↑。纖維蛋白原 4.56g/L ↑，凝血酶時間 15.7s，凝血酶原時間 11.6s，國際標準化比值 0.97，活化部分凝血活酶時間 25.5s，凝血酶原活動度 105%。總蛋白 57.3g/L ↓，白蛋白 34.9g/L ↓，球蛋白 22.4g/L，白／球蛋白比值 1.56。腎功能檢查（血尿素氮／肌酐 EA ／血尿酸）示，血尿素氮 27.2mmol/L ↑，肌酐 187μmol/L ↑，血尿酸 291μmol/L。

血氣分析結果示，pH7.45，PCO$_2$48mmHg↑，PO$_2$53mmHg↓，HCO$_3^-$ 33mmol/L↑，鹼剩餘 8mmol/L↑，陰離子間隙 5mmol/L↓，氧合指數 61↓，乳酸 2.2mmol/L↑，FiO$_2$90％。2022-06-15 實驗室檢查結果示，紅血球 2.28×10^{12}/L↓，血小板 71×10^9/L↓，血紅素 67g/L↓，紅血球比容 21.2％↓，中性粒細胞比例 89.8％↑，白血球 6.03×10^9/L，C-反應蛋白 206mg/L↑。降鈣素原 1.10ng/mL↑。白-球蛋白測定結果示，總蛋白 54.1g/L↓，球蛋白 17.0g/L↓，白蛋白 37.1g/L，白／球蛋白比值 2.18。鉀 4.3mmol/L，鈉 146mmol/L，氯 106mmol/L。腎功能檢查（血尿素氮／肌酐 EA／血尿酸）示，血尿素氮 32.0mmol/L↑，肌酐 167μmol/L↑，血尿酸 335μmol/L。血氣分析結果示，pH7.38，PCO$_2$51mmHg↑，PO$_2$194mmHg↑，HCO$_3^-$29mmol/L↑，鹼剩餘（BE）4mmol/L↑，陰離子間隙（AG）3mmol/L↓，氧合指數 256↓，乳酸 2.2mmol/L↑，FiO$_2$75％。6 月 15 日頭部＋胸部 CT 檢查示，①雙側額頂葉腦組織腫脹可能，較前有所減輕，請結合臨床，必要時進一步 MRI 檢查；②左側基底核區腔隙性腦梗塞，腦白質脫髓鞘改變，建議 MRI 進一步檢查；③老年性腦萎縮；④雙肺多發炎症，雙側胸腔少量積液；⑤胸主動脈、冠狀動脈粥狀硬化；⑥胸 11、12 椎體壓縮變扁，腰 1 椎體術後改變；⑦附見雙側鼻旁竇炎症；腹腔少量積液；右腎鈣化灶可能。與 202206-06 CT 比較，兩肺炎症及胸腔積液較前增多，原雙腎小結石未掃及，餘大致同前。202206-16 床旁心臟超音波檢查＋心功能測定檢查示，靜息狀態下未見明顯室壁運動異常。主動脈硬化、主動脈瓣鈣化並輕度反流。二尖瓣、三尖瓣輕度反流。肺動脈壓輕度升高。左室舒張功能減低，收縮功能正常。通氣後患者氧合好轉，予積極抗感染治療。6 月 21 日頭部＋胸部＋肺 CTA 檢查示，對比 2022-06-15 CT 檢查示，①雙肺多發炎症，較前部分吸收減少，雙側胸腔少量積液，較前相仿，需追蹤；②胸主動脈、

冠狀動脈粥狀硬化；③胸11、12椎體壓縮變扁，腰1椎體術後改變；④附見腹腔少量積液，較前略減少；右腎鈣化灶可能，同前；⑤肺動脈CTA未見明顯異常。於6月24日拔除氣管插管，但患者氧合仍差，神志清楚，無創呼吸器輔助通氣過渡後予文丘里高流量吸氧，複查肺部感染仍重，期間氧合差。6月24日實驗室檢查結果示，白血球 10.39×10^9/L↑，紅血球 3.08×10^{12}/L↓，血紅素97g/L↓，紅血球比容30.2%↓，中性粒細胞比例88.5%↑，淋巴細胞比值4.5%↓，血小板 253×10^9/L，C-反應蛋白27mg/L↑。降鈣素原0.18ng/mL。腎功能檢查（血尿素氮／肌酐EA／血尿酸）示，血尿素氮20.0mmol/L↑，肌酐111μmol/L↑，血尿酸205μmol/L。鉀3.1mmol/L↓，鈉149mmol/L↑，氯106mmol/L。肝功能檢查示，天門冬胺酸胺基轉移酶58U/L↑，直接膽紅素8.1μmol/L↑，麩丙轉胺酶44U/L↑，總膽紅素16.8μmol/L，間接膽紅素8.7μmol/L。白-球蛋白測定結果示，總蛋白53.4g/L↓，白蛋白29.3g/L↓，球蛋白24.1g/L，白／球蛋白比值1.22。凝血四項檢查示，纖維蛋白原1.24g/L↓，凝血酶時間18.3s，凝血酶原時間11.3s，國際標準化比值0.95，活化部分凝血活酶時間25.0s，凝血酶原活動度108%。血氣分析結果示，pH7.52↑，HCO_3^- 33mmol/L↑，鹼剩餘（BE）10mmol/L↑，氧合指數190↓，乳酸3.9mmol/L↑，PCO_2 41mmHg，PO_2 95mmHg，FiO_2 50%。相關影像學檢查見圖11-7。右室舒張、收縮功能正常。2022-06-28頭顱＋胸部CT檢查與2022-06-15頭顱CT及2022-06-21胸部CT檢查比較結果示，①雙側額頂葉腦組織腫脹可能，較前相仿，請結合臨床，必要時進一步MRI檢查；②左側基底核區腔隙性腦梗塞，腦白質脫髓鞘改變，建議行MRI進一步檢查；③老年性腦萎縮；④雙肺多發炎症，雙側胸腔少量積液，均較前增多；⑤胸主動脈、冠狀動脈粥狀硬化；⑥胸11、12椎體壓縮變扁，腰1椎體術後改變；⑦附見腹腔少量

積液，右腎鈣化灶可能，同前；雙側篩竇及左側上頜竇炎症。202207-02 血液常規檢查示，白血球 12.62×10^9/L ↑，紅血球 2.44×10^{12}/L ↓，血紅素 79g/L ↓，紅血球比容 24.2% ↓，中性粒細胞比例 92.4% ↑，淋巴細胞比值 3.0% ↓，中性粒細胞絕對數 11.66×10^9/L ↑，淋巴細胞絕對數 0.38×10^9/L ↓，血小板 188×10^9/L，C- 反應蛋白 117mg/L ↑。尿液常規＋尿液分析結果示，蛋白質 PRO ＋↑，尿隱血＋＋↑，紅血球（鏡下）3～5/HP ↑，白血球陰性，清亮，白血球（鏡下）1～3/HP。腎功能檢查（血尿素氮／肌酐 EA ／血尿酸）示，血尿素氮 14.7mmol/L ↑，腎絲球濾過率 58.7mL/min ↓，肌酐 79μmol/L，血尿酸 158μmol/L。氯 113mmol/L ↑，鈉 146mmol/L，鉀 3.9mmol/L。白 - 球蛋白測定結果示，總蛋白 43.5g/L ↓，白蛋白 26.1g/L ↓，球蛋白 17.4g/L ↓，白／球蛋白比值 1.50。降鈣素原 0.29ng/mL。血氣分析結果示，氧合指數 158 ↓，pH7.38，$PCO_2$40mmHg，$PO_2$80mmHg，HCO_3^-24mmol/L，鹼剩餘（B）- 1mmol/L，$FiO_2$50%，乳酸 0.9mmol/L。2022-06-27 肺泡灌洗液檢查示，耐碳氫黴烯類鮑曼不動桿菌＋銅綠假單胞菌。患者神志呈昏睡狀，再次予無創呼吸器輔助通氣，與患者家屬溝通後患者家屬要求出院回家，反覆告知有生命風險後家屬仍堅持回家，並予簽字。

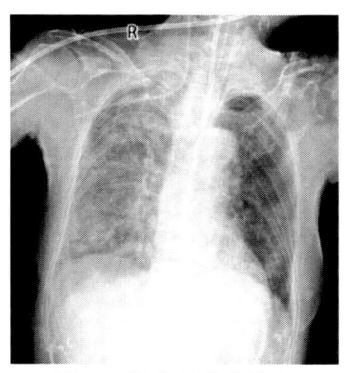

圖 11-7 胸部影像學檢查

五、討論

　　患者為農藥中毒，當患者昏迷狀態下，容易發生誤吸，此患者誤吸後，農藥灼傷肺部，肺出血，食物殘渣引起吸入性肺炎，患者氧合差，在抗感染治療的同時，給予呼吸器輔助呼吸，並俯臥位通氣，經積極治療後，患者氧合好轉，進行拔管，但患者仍神志不清，雖最後自動出院，但在診治過程中，為防止誤吸，在胃鏡下置入鼻空腸管，並給予俯臥位通氣，患者病情一度好轉，值得臨床借鑑學習。

（張衛芳）

瀰漫性泛細支氣管炎

一、基本資料

患者男，69歲。

過敏史：無。

主訴：反覆咳嗽、咳痰2年餘，間斷發燒5個月。

現病史：患者2年前開始無明顯誘因出現咳嗽、咳痰，痰呈白色，量少，易咳出，夜間明顯，流清鼻涕，無咽痛，無鼻後滴流，無咳血，無胸悶、胸痛，無呼吸困難，口服抗生素治療後有所緩解，但症狀反覆。10個月前於胸腔科住院，胸部CT顯示肺部感染，肺泡灌洗液示，大腸埃希菌、細環病毒、人類皰疹病毒。肺功能檢查示，中度混合性通氣功能障礙，支氣管舒張試驗陽性，瀰散功能正常。於2022-07-02入院，入院後予哌拉西林他唑巴坦抗感染，咳嗽、咳痰較前好轉後出院，出院後仍有反覆咳嗽、咳痰，性質同前，不定期於胸腔科門診就診予抗生素（莫西沙星、左氧氟沙星等）及對症治療。5個月前無明顯誘因咳嗽、咳痰，較前加重，痰量多，呈白色黏痰，流鼻涕，間斷出現發燒，大約每15～20天發燒1次，最高體溫波動在38～39℃，於夜間明顯，每次持續1～2天。2個月前再次至胸腔科住院治療，肺泡灌洗液顯示有肺炎克雷柏桿菌。瀰散功能重度下降。予以哌拉西林他唑巴坦抗感染治療10天好轉後出院。出院後口服阿莫西林克拉維酸鉀2週治療，患者仍有咳嗽、咳痰，間斷發燒，遂再次就診。發病以來，精神、食慾、飲食尚可，二便正常，近期體重無明顯下降。

既往史：糖尿病10餘年，予西格列汀、達格列淨、甘精諾和銳特控

制血糖，血糖控制尚可。陳舊性腦梗塞 1 年餘，未遺留肢體活動不良。1 年前行腦血管攝影術＋左鎖骨下動脈支架置入術＋左側椎動脈支置入術，長期服用辛伐他汀片、艾地苯醌、阿斯匹靈腸溶片治療；有鼻竇炎病史；1 年前診斷結締組織病，自身免疫性肝病。近半年未特殊處理。

其他病史：吸菸 30 餘年，平均 1 包／天，已戒菸 1 年，無酗酒。

二、查體

體格檢查：T36.2℃，P75 次／分，R20 次／分，BP106/65mmHg。神志清楚，呼吸稍粗，全身淺表淋巴結未觸及腫大，咽部充血，雙側扁桃體無腫大。雙肺呼吸音粗，右肺可聞及溼性喘鳴，未聞及胸膜摩擦音。

輔助檢查：胸部 CT（2022-06-29）結果示，雙肺可見多發點片狀密度增高影，部分邊緣模糊，病灶較前稍減少，以雙肺下葉為著，部分支氣管擴張。氣管、支氣管通暢，右肺多發細支氣管壁增厚，雙側肺門不大。縱隔未見占位病變，氣管旁、隆突下、血管前及腔靜脈後未見腫大淋巴結。雙側胸腔未見積液。

三、診斷

初步診斷：肺部感染（大腸埃希菌？肺炎克雷伯菌？非結核分枝桿菌感染？）；支氣管哮喘？第 2 型糖尿病；左椎動脈支架介入術後；左鎖骨下動脈支架介入術後；陳舊性腦梗塞；結締組織病；乾燥症候群？自身免疫性肝病。

鑑別診斷：瀰漫性泛細支氣管炎？結締組織病相關肺部損害？支持點為患者反覆發燒，肺部瀰漫性病變，既往有可疑乾燥症後群病史。最終診斷：①瀰漫性泛細支氣管炎；②肺部感染，低氧血症；③支氣管哮喘；

④鼻竇炎；⑤第 2 型糖尿病；⑥左椎動脈支架介入術後；⑦左鎖骨下動脈支架介入術後；⑧結締組織病，乾燥症候群；⑨陳舊性腦梗塞。

四、診療經過

2022-06-29 胸部 CT（圖 11-8）檢查示，雙肺可見多發點片狀密度增高影，部分邊緣模糊，病灶較前稍減少，以雙肺下葉為著，部分支氣管擴張。氣管、支氣管通暢，右肺多發細支氣管壁增厚，雙側肺門不大。入院後血液常規檢查（2022-07-03）示，白血球 10.66×10^9/L ↑，$N8.08\times10^9$/L ↑，單核細胞計數 0.61×10^9/L ↑，中性粒細胞比例 0.758 ↑；降鈣素原 < 0.072ng/mL，C- 反應蛋白 10.94mg/L ↑；血沉 31mm/h ↑；肌酐 119.3μmol/L ↑，葡萄糖 6.72mmol/L ↑；尿糖 4 ＋ ↑；肝功能無異常。血 G 試驗（1，3-β-D 葡聚糖試驗）、GM 試驗（半乳甘露聚糖檢測）陰性，結核分枝桿菌斑點試驗陰性，結締組織病相關檢查結果示，粒線體 2 型 3 ＋，餘陰性。血氣分析結果示，FiO_2：21％，pH7.365，$PaO_2$68mmHg，$PaCO_2$35.1mmHg，實際鹼剩餘 -4.6。肺功能檢查結果示，重度混合性通氣功能障礙，FVC 為 63％，FEV1 為 58％，FEV1/FVC 值為 0.71，支氣管舒張試驗陽性，瀰散功能重度下降。心電圖檢查示，竇性心律；完全性右束支阻滯；QTC 間期延長。

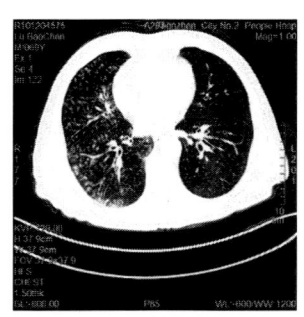

圖 11-8 胸部 CT 檢查（2022-06-29）

病例篇

　　治療措施：哌拉西林他唑巴坦 4.5g，q8h，靜脈注射抗感染，祛痰、解痙平喘，降血糖、抗血小板聚集等對症治療。患者體溫曾降至正常，7月 11 日再次發燒，聯合阿奇黴素 0.5g，qd，靜脈注射，並完善纖維支氣管鏡檢查。患者體溫變化情況見圖 11-9 至圖 11-11。

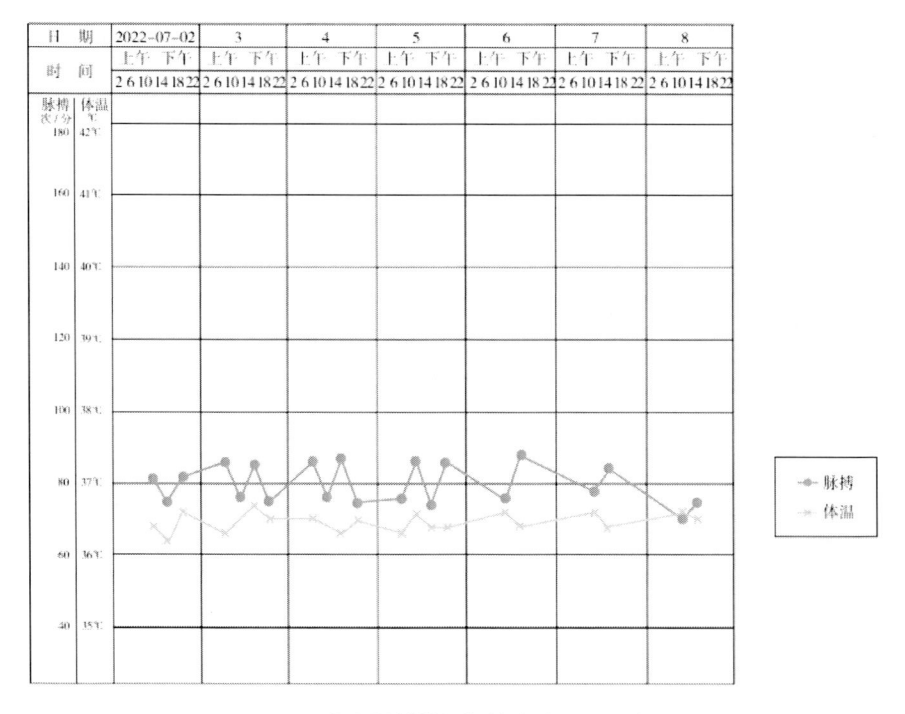

圖 11-9 患者脈搏體溫記錄表（7月 2日）

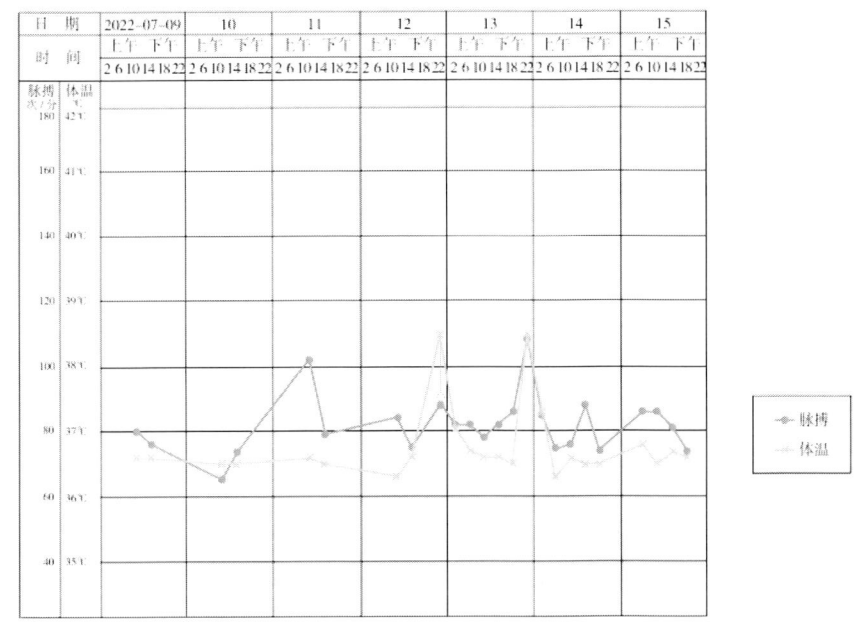

圖 11-10 患者脈搏體溫記錄表（7月9日）

2022-07-11 纖維支氣管鏡檢查（圖 11-11）示，雙側支氣管黏膜充血、表面光滑、管腔通暢，各級支氣管內見中量白色黏稠分泌物，未見占位及其他異常病變。

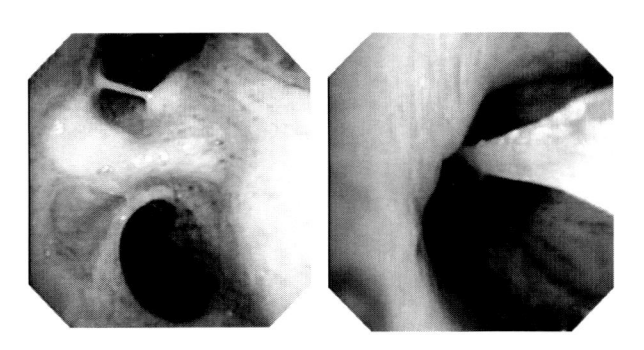

圖 11-11 纖維支氣管鏡檢查（2022-07-11）

五、治療效果

　　患者體溫正常 5 天以上，咳嗽咳痰症狀有明顯緩解，於 2022-07-21 出院。繼續口服阿奇黴素 0.25g，qd。布地奈德福莫特羅 160/4.5μg，bid，吸入，布地奈德鼻噴劑吸入，鼻腔沖洗。患者咳嗽、咳痰及氣短症狀明顯緩解，出院後未再發燒。2022-12-19 胸部 CT 檢查（圖 11-12）示，雙肺見散在條索灶，雙肺尖見小的囊狀透亮灶，部分支氣管擴張，較前明顯吸收好轉。

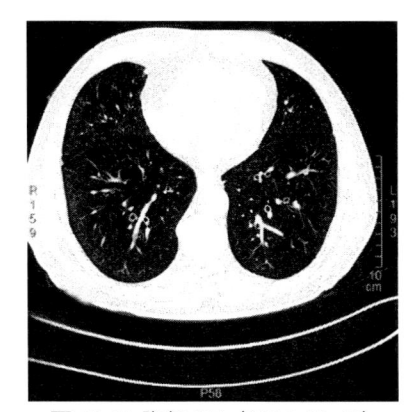

圖 11-12 胸部 CT（2022-12-19）

六、討論

　　瀰漫性泛細支氣管炎診斷是否成立需參考日本厚生省 1998 年第二次修訂的臨床診斷標準。必要項目包括以下三項，①持續咳嗽、咳痰及活動時呼吸困難；②合併有慢性鼻旁竇炎或有既往史；③胸部 X 光片示兩肺瀰漫性散在分布的顆粒樣結節狀陰影，或胸部 CT 示兩肺瀰漫性小葉中心性顆粒樣結節狀陰影。參考項目包括以下 3 項，①胸部聽診有斷續性溼性喘鳴；② FEV1 ＜ 70％及低氧血症（PaO$_2$ ＜ 80mmHg）；③血清

冷凝集試驗效價增高（＞1/64）。確診依據需符合3項必需項目＋2項及以上參考項目。一般診斷需符合必需項目中的3項條件；可疑診斷需符合必需項目中的2項，病理切片有利於本病確診。典型病例經X光片和HRCT即可診斷，臨床和影像學改變非典型者，須進行肺組織切片。該例患者缺乏血清冷凝集試驗，但其他指標均符合，因此，臨床上診斷瀰漫性泛細支氣管炎。

  本病分為三個臨床階段。第一階段顯示支氣管痙攣及低氧血症的臨床症狀，表現為慢性咳嗽、勞累性呼吸困難、喘鳴；第二階段顯示支氣管痙攣、肺部感染、低氧血症，發燒、黃痰變得明顯；第三階段即終末期顯示支氣管痙攣、源於銅綠桿菌的肺部感染、低氧血症及高碳酸血症、右心衰竭，表現大量膿痰、呼吸困難，累及鄰近的終末端支氣管擴張。該患者反覆發燒，懷疑與合併多種病原微生物相關。一項含有81例DPB患者的研究顯示，44％患者痰培養顯示流感嗜血桿菌、22％患者痰培養顯示銅綠假單胞菌，在診斷本病4年之後，60％的患者痰培養可檢測到銅綠假單胞菌。日本的研究多認為痰培養銅綠假單胞菌陽性多與DPB病情已進展至較晚階段有關。

  本患者分類出大腸埃希菌，儘管抗感染後體溫有下降，但反覆發燒，在使用長時間阿奇黴素後患者影像學明顯改善後體溫下降，與患者肺部結構性改變後病原微生物的定植及感染機會減少有關。

七、參考文獻

  [1] NAKATA K．Revision of clinical guidelines for DPB．Annuricl report of the study ofdiffuse lung disease in 1998［C］．Tokyo，Japan：Ministry of Health and Welfare of Japan，1999：109-111．

病例篇

[2]] KADOTA J,SAKITO O,KOHNO S,et al．A mechanism of erythromycin treatment inpatients with diffuse panbronchiolitis ［J］．Am Rev Respir Dis,1993,147（1）：153-159．

（鄧海燕）

肺炎支原體性肺炎

一、基本資料

患者男，16歲。

主訴：發燒11天。

現病史：患者入院11天前淋雨後出現發燒，測體溫40℃，伴頭暈，無頭痛、肌肉痠痛、咳嗽、咳痰、胸痛等不適，自行口服羅紅黴素、布洛芬片2天，效果不佳，仍反覆發燒、發燒無明顯規律，無畏寒、寒顫、咽喉痛、鼻塞、流鼻涕、打噴嚏等不適，後於7月2日就診於本院急診，點滴施打阿奇黴素、同時口服阿莫西林克拉維酸鉀5天，效果不佳，體溫波動於37～40℃。7月7日出現咳嗽、咳少量白痰、不易咳出，再次就診於本院急診，行胸部X光顯示左肺肺炎，點滴施打頭孢美唑鈉1g，bid，氨溴索注射液，體溫波動於37～39℃，每次發燒均伴有頭暈、體溫下降後頭暈好轉，入院前1日體溫波動於37～38℃，入院當天體溫再次升至38.5℃，為進一步治療就診於本院急診，行胸部CT顯示左肺肺炎，採集新型冠狀病毒核酸檢測後以發燒、肺炎收入胸腔科。發病以來，患者精神食慾尚可，二便正常。

既往史：無高血壓、冠心病、糖尿病、腦梗病史，無肝炎、結核病史，無手術、外傷、輸血史，無食物、藥物過敏史。按時預防接種，新型冠狀病毒疫苗已接種2劑。近期無外出旅遊史，無家禽類接觸史。高一學生。無吸菸、飲酒史。

病例篇

二、查體

體格檢查：T36.6℃，P86次／分，R20次／分，BP106/66mmHg，身高180cm，體重68.5kg。患者自行步入病房，神清語利，查體配合，口唇無明顯發紺，雙肺呼吸音粗，可聞及溼性喘鳴、左肺為主。心音有力，心律齊，HP86次／分，各瓣膜聽診區未聞及病理性雜音。腹部平坦，全腹無壓痛、反跳痛及肌緊張，肝、脾肋下未觸及腫大，雙下肢無水腫，生理反射存在，病理反射未引出。

輔助檢查（入院前）：經皮血氧飽和度94％（未吸氧），胸部CT（2022-07-10）檢查結果示，左肺下葉炎性病變，部分肺實變。相關影像學檢查見圖11-13。

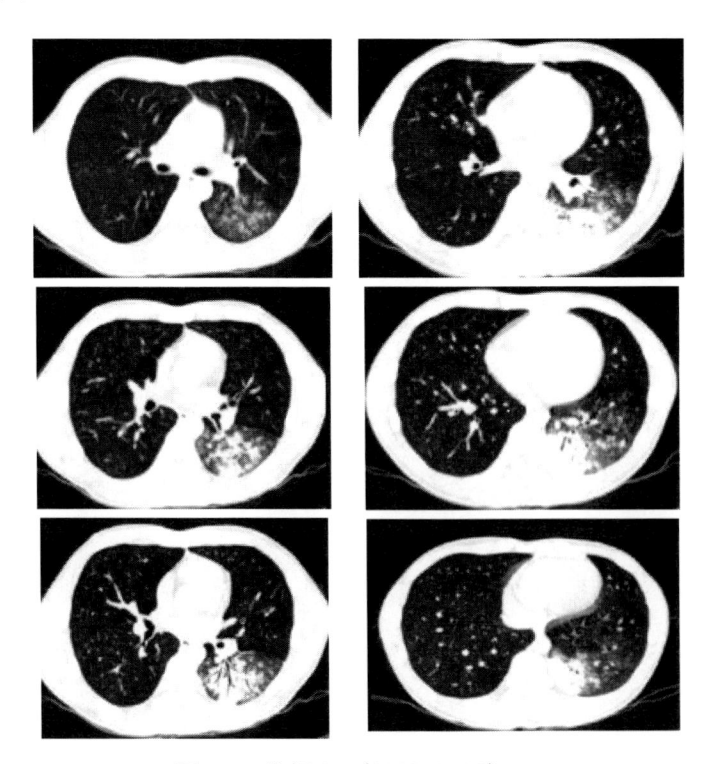

圖11-13 胸部CT（2022-07-10）

三、診斷

初步診斷：社區型肺炎，非重症。

鑑別診斷：①上呼吸道感染，患者多有著涼、勞累史，有鼻塞、流鼻涕、咳嗽、咳痰，全身乏力，肌肉痠痛等症狀，亦有部分患者有發燒症狀，此病多為病毒感染，血液常規多為正常，淋巴結細胞比例高，X光無明顯異常。此病多為自限性疾病，一週左右可逐漸恢復。此患者胸部CT示左肺肺炎，病程一週仍未見明顯好轉，可不考慮此病。②肺結核，可有午後低燒、乏力、盜汗等結核中毒症狀，痰檢可發現結核分枝桿菌、胸部X光片檢查可發現病灶，待完善檢查後進一步鑑別。③特殊病原體感染，此病多有樹林、水邊活動史，蚊蟲叮咬史或近期內進食牛、羊肉等病史，化驗利什曼原蟲症抗體、流行性出血熱、萊特試驗、肥達試驗、外斐試驗等有助於明確診斷。該患者無上述活動史，可進一步完成相關化驗及檢查去除可能性。

最終診斷：肺炎支原體性肺炎。

四、診療經過

入院後完成冷凝集試驗、肺炎支原體抗體半定量檢測及補液、氣管鏡檢查等相關檢查及化驗。並予多西環素聯合阿莫西林克拉維酸鉀抗感染治療，及補液等對症治療。血氣分析結果示，血液pH7.36，動脈二氧化碳分壓43.50mmHg，乳酸2.50mmol/L，動脈氧分壓109.00mmHg。全血細胞分析＋C-反應蛋白＋SAA測定結果示，白血球計數$12.78×10^9$/L，嗜中性粒細胞絕對值$8.82×10^9$/L，淋巴細胞百分比18%，單核細胞絕對值$1.28×10^9$/L，血紅素151g/L，血小板計數$471×10^9$/L，平均血小

板體積9.0fL，C-反應蛋白24.3mg/L，血清澱粉樣蛋白85.7mg/L。鉀4.09mmol/L，鈉142.20mmol/L，葡萄糖6.32mmol/L，血清尿素4.30mmol/L，血清肌酐76μmol/L，肌酸激酶333U/L，肌酸激酶同工酶34U/L，D-二聚體1.29mg/L，高敏肌鈣蛋白I10.00ng/L，紅血球沉降率24mm/h。肝功能檢查示，麩丙轉胺酶18U/L。總蛋白66.5g/L，白蛋白36.2g/L，前白蛋白0.19g/L，降鈣素原0.07ng/mL，膽鹼酯酶5046U/L，尿液乾化學分析，尿液有形成分分析結果示，尿液顏色為稻黃色，尿糖(-)，尿蛋白(-)，紅血球1.96個／HP，白血球0.14個／HP，平均紅血球體積81.9fL，紅血球血紅素濃度371g/L，紅血球體積分布寬度SD34fL。肺炎支原體抗體半定量檢測結果示，肺炎支原體抗體陽性1：320，冷凝集試驗陽性1：64。肺泡灌洗液檢查示，可見肺炎支原體，少量支氣管黏膜上皮細胞、鱗狀上皮細胞，較多吞噬細胞，大量嗜中性粒細胞、淋巴細胞、漿細胞及部分退變，未見明確瘤細胞。左肺下葉刷片可見支氣管黏膜上皮細胞，紅血球，急、慢性炎細胞及較多退變細胞，未見明確瘤細胞。痰培養＋藥敏檢查示，無流感嗜血桿菌生長，無致病菌生長。呼吸道病毒檢測結果為陰性。直接抹片革蘭染色鏡檢結果為陰性。結核分枝桿菌與利福平耐藥檢測為陰性，後患者體溫逐漸好轉，患者體溫變化情況見圖11-14。

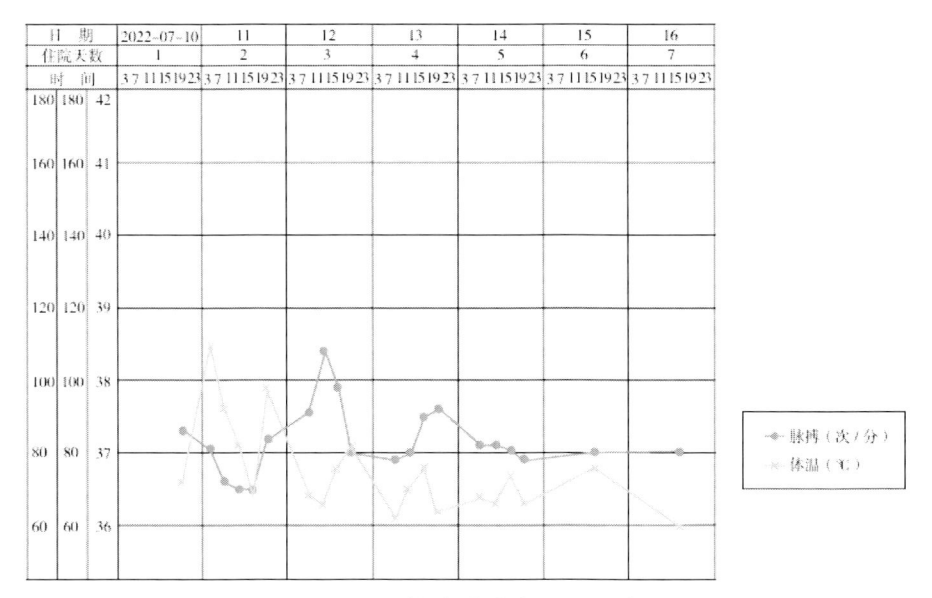

圖 11-14 體溫記錄表 (7 月 10 日)

五、治療效果

患者未再出現發燒現象，咳嗽、咳痰不明顯，無其他明顯不適症狀，精神飲食睡眠尚可，二便正常，神清語利，查體配合，口唇無發紺，雙肺呼吸音清，未聞及乾、溼性喘鳴音，心音有力，律齊，HP76次／分，各瓣膜聽診區未聞及病理性雜音，腹部平坦，全腹無壓痛、反跳痛及肌緊張，肝、脾肋下未觸及腫大，雙下肢無水腫。2022-07-27 複查胸部 CT 與 2022-07-10 胸部 CT 對比，左肺下葉炎性病變較前明顯好轉，請結合臨床。相關影像學檢查見圖 11-15。

病例篇

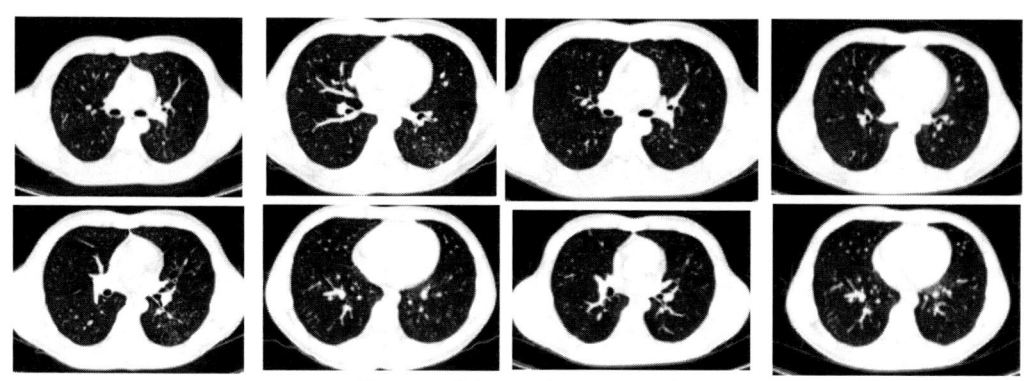

圖 11-15 胸部 CT（2022-07-27）

六、討論

　　該患者為青少年男性，此次因發燒入院，院外使用阿奇黴素、口服阿莫西林克拉維酸鉀後效果不佳，入院後化驗示肺炎支原體抗體陽性、冷凝集試驗 1：64，肺泡灌洗液送 NGS 檢查示肺炎支原體，因此診斷基本明確。

　　肺炎支原體屬於支原體屬，革蘭染色陽性，直徑約 2～5μm。多數呈球形，沒有細胞壁，其廣泛存在於全球，多為散發病例，約 3～6 年發生 1 次地區性流行，可經飛沫和直接接觸傳播，潛伏期 2～3 週，潛伏期內至症狀緩解期數週都有傳染性。肺部影像學表現多為邊緣模糊、密度較低的雲霧毛片狀浸潤影，從肺門向外周肺野反射，肺實質受累也可呈大片實變影。部分病例表現為節段性肺部或雙肺瀰漫分布的網狀及結節狀間質浸潤影，吸收過程較慢，需 2～3 週吸收，部分患者甚至延遲至 4～6 週才能完全吸收。用於治療肺炎支原體肺炎的常用藥物有大環內酯類、氟喹諾酮類和四環素類。

（吳倩佳）

肺膿腫合併肺炎

一、基本資料

患者男，37歲。

主訴：咳嗽、咳痰8天。

現病史：患者入院8天前無明顯誘因出現咳嗽、咳痰，咳咖啡色、腥臭味痰，量大，易咳出，夜間咳嗽較劇烈，影響夜間睡眠，入院前1天夜間出現咳嗽後左側胸痛，疼痛可自行緩解，伴鼻塞、流鼻涕，伴氣緊，咳嗽後氣緊症狀明顯，伴腹痛、腹瀉，其間有間斷發燒，體溫最高37.7℃，未口服藥物體溫可降至正常，無畏寒、寒顫、噁心、嘔吐、心慌、心悸、腹脹、尿痛等不適症狀，曾就診於診所，給予中藥治療（具體不詳），自行口服1天頭孢氨苄膠囊（具體不詳）2粒，2次／日，效果欠佳。為求進一步診療，就診於本院門診，門診胸部CT顯示肺部感染，後以肺部感染伴空洞形成收住胸腔科。自發病以來，精神欠佳，睡眠、食慾差，小便量少，大便正常。

既往史：患者平素身體健康，無高血壓、心臟病史，無糖尿病、腦血管疾病、精神疾病史，無肝炎、結核病史及接觸史，無手術史、外傷史，無輸血史，無食物、藥物過敏史。吸菸10餘年，1包／日，未戒菸，飲酒10餘年，未戒酒，入院近7天無飲酒。

病例篇

二、查體

體格檢查：T36.4℃，P110 次／分，R20 次／分，BP111/76mmHg，身高 178cm，體重 57kg，患者步入病房，神志清楚，問話可答，言語流利，口唇微紺，全身皮膚未見黃染及出血點，右側呼吸音清晰，左側呼吸音低，未聞及明顯乾、溼性喘鳴，心率 110 次／分，律齊，未聞及明顯雜音，腹軟，無壓痛、反跳痛、肌緊張，肝脾肋下未觸及，雙下肢無水腫，四肢肌力正常，病理徵未引出。

輔助檢查：指脈氧飽和度（2022-03-10）93％（未吸氧），胸部 CT（2022-03-09）示慢性支氣管炎、肺氣腫，顯示左肺下葉肺膿腫，結合臨床及相關檢查，建議治療中複查，顯示右肺上葉局部支氣管肺炎。相關影像學檢查見圖 11-16。

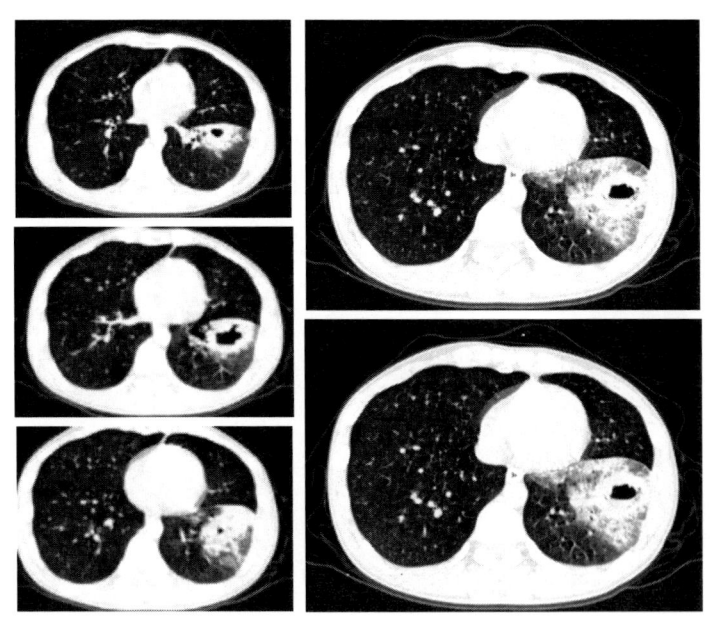

圖 11-16 胸部 CT（2022-03-09）

三、診斷

診斷：肺膿腫伴肺炎。

鑑別診斷：①空洞型肺結核，發病緩慢，病程長，可有午後低燒、乏力、盜汗等結核中毒症狀，痰檢可發現結核分枝桿菌，胸部 X 光片檢查可發現厚壁空洞。該患者急性發病，無結核接觸史，既往體健，咳膿臭痰，需進一步相關檢查排除；②侵襲性肺麴黴病，多發生於免疫抑制人群，可有咳血等症狀，CT 影像可為斑片影、肺葉、肺段實變影，結節或腫塊影，可有暈徵，「空氣新月徵」為麴黴感染特徵性影像改變，該患者無基礎疾病，進一步進行痰培養、痰抹片等相關檢查以排除該診斷；③支氣管肺癌，腫瘤阻塞支氣管引起遠端肺部阻塞性肺炎，呈肺炎、段分布。癌灶壞死液化形成癌性空洞。胸部 X 光片示空洞常呈偏心、比較厚、內壁凹凸不平，一般無液平，空洞周圍無炎症反應，常可見肺門淋巴結增大，該患者不能完全排除，進一步進行氣管鏡、病理切片以明確診斷。

四、診療經過

入院後予三代頭孢抗感染治療，及化痰、增強免疫、體位引流痰液等治療，並完成相關化驗及氣管鏡檢查；反覆氣管鏡下灌洗及局部用藥。D- 二聚體 1.56mg/L，肝功能檢查＋降鈣素原結果示，總蛋白 59.5g/L，白蛋白 29.1g/L，白／球蛋白比值 1.0，前白蛋白 0.04g/L，降鈣素原 0.54ng/mL，膽鹼酯酶 3478U/L。白血球計數 10.74×10^9/L，嗜中性粒細胞百分比 0.76，嗜中性粒細胞絕對值 8.16×10^9/L，淋巴細胞百分比 0.10，淋巴細胞絕對值 1.07×10^9/L，單核細胞百分比 0.14，單核細胞絕對值 1.50×10^9/L，紅血球 4.09×10^{12}/L，血紅素 121g/L，紅血球比容

0.361，C- 反應蛋白 256.5mg/L，血清澱粉樣蛋白＞ 300.00mg/L。痰培養＋藥敏檢測結果示，無流感嗜血桿菌生長，無致病菌生長。結核分枝桿菌與利福平耐藥檢測結果為陰性。支氣管鏡檢查示，左肺下葉基底段化膿性改變，氣管、支氣管炎性改變。肺灌洗液示，可見少量支氣管黏膜上皮細胞，較多吞噬細胞、嗜中性粒細胞、淋巴細胞、紫細胞及部分退變細胞，未見明確瘤細胞。

五、治療效果

經積極治療，患者咳嗽症狀較前明顯改善，雙肺聽診左側呼吸音同右側，無明顯減弱，顯示左肺通氣改善。患者蛋白較前改善，顯示患者無感染所致消耗，近期飲食較前好轉，恢復可。綜上所述，患者症狀、體徵及輔助檢查較前均有好轉。複查胸部 CT（202206-13）結果示，原左肺下葉肺膿腫複查，與 2022-03-09 胸部 CT 片對比，左肺下葉病灶較前明顯吸收、好轉，餘未見明顯變化。相關影像學檢查見圖 11-17。

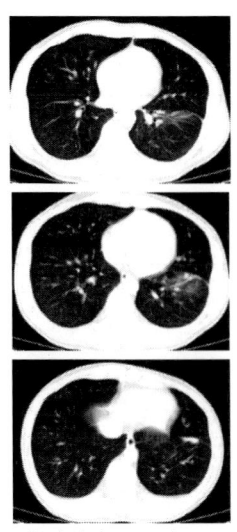

圖 11-17 複查胸部 CT（2022-06-13）

六、討論

該患者為中青年男性,既往體健,無基礎疾病,此次急性發病,胸部 CT 示左肺下葉空洞性病變,內可見液平,肺泡灌洗培養示星座鏈球菌,肺泡灌洗液 X-pert 陰性,病理未見腫瘤細胞,可診斷為肺膿腫(星座鏈球菌感染)。

肺膿腫是多種病原菌感染所引起的肺組織化膿性炎症,多發生於壯年,男多於女,可分為吸入性肺膿腫、血源性肺膿腫、繼發性肺膿腫,以吸入性肺膿腫多見,病原菌以厭氧菌、球菌多見。此例患者為星座鏈球菌引起的肺膿腫。星座鏈球菌為機會致病菌,是一組革蘭陽性球菌,常定位於上呼吸道、消化道、生殖道,當機體免疫力下降或與其他細菌共同感染時,星座鏈球菌可引起肺膿腫、肝膿腫、縱隔膿腫、腹腔或皮膚感染等全身各組織器官化膿性感染。

(吳倩佳)

病例篇

膿毒血症

一、基本資料

患者女，64 歲。

主訴：腹瀉、嘔吐伴意識模糊 1 天。

現病史：患者於入院 1 天前無明顯誘因下出現腹瀉、嘔吐，伴有意識模糊，呼叫簡單應答，腹瀉時大便失禁，共 3 次黃稀便，無血便，嘔吐少許胃內容物，非噴射性，伴有乏力、食慾不振、氣促等表現，未測體溫。此後患者意識狀態逐步加深。家屬遂送至本院急診就診，測體溫 39.7℃，心電圖顯示，心率 136 次／分，血壓 136/91mmHg，血氧飽和度 98%。給予補液、補鉀等處理後於 10 月 4 日收入重症醫學科。

既往史：10 餘年前外傷後有右側第 5、6 前肋陳舊性骨折；10 餘年前曾行甲狀腺切除術，術後甲狀腺功能減退服用左甲狀腺素鈉 100μg，qd；有原發性高血壓史 1 年餘，服用硝苯地平 30mg，qd，控制血壓，具體控制不詳；1 年前曾在本院診斷為右肺浸潤性腺癌肋骨及腦轉移（IV 期），曾在本院行化療治療（具體不詳），9 月 9 日至 9 月 30 日在外院住院治療，9 月 12 日行貝伐珠單抗 900mg 標靶治療，9 月 22 日行放療治療，9 月 27 日行培美曲塞 850mg 化療，並給予護肝、護胃、升白血球、升血小板等處理。

二、查體

體格檢查：T38.5℃，P127 次／分，R22 次／分，BP158/97mmHg，血氧飽和度 99%。神志處於昏睡狀態，呼叫可睜眼，可簡單點頭示意，

無法配合檢查及言語交流。雙側瞳孔直徑等圓等大，直徑約為 2.5mm，對光反射靈敏。無頸椎僵直。雙肺呼吸音粗，雙肺未聞及明顯乾、溼性喘鳴。心率 127 次／分，律齊，心臟各瓣膜聽診區未聞及雜音及額外心音。腹部檢查無異常。雙側下肢無水腫。四肢肌力無法配合檢查，肌張力基本正常。

輔助檢查：白血球 0.40×10^9/L，紅血球 2.83×10^{12}/L，血小板 22×10^9/L，血紅素 101g/L，紅血球比容 0.287，中性粒細胞比例 25%；C 反應蛋白 77mg/L，降鈣素原 1.44ng/mL。血尿素氮 15.8mmol/L，肌酐 142μmol/L，血尿酸 160μmol/L；肝功能檢查結果示，天門冬胺酸胺基轉移酶 227U/L，血清總膽紅素 25.5μmol/L，直接膽紅素 18.1μmol/L，麩丙轉胺酶 325U/L，鈣 1.91mmol/L，鉀 3.4mmol/L，鈉 129mmol/L，氯 96mmol/L，心肌指標檢查示，肌鈣蛋白 0.018ng/mL，肌紅蛋白 505ng/mL，N 端腦鈉肽前體 429pg/mL。心肌酶檢查示，肌酸激酶 456U/L，肌酸激酶同工酶 34U/L，乳酸脫氫酶 452U/L，乳酸脫氫酶-191U/L，羥丁酸脫氫酶 273U/L。凝血功能檢查示，凝血酶時間 15.8 秒，凝血酶原時間 11.6 秒，國際標準化比值 0.97，活化部分凝血酶時間 28.3 秒，凝血酶原活動度 97%，D- 二聚體 3.95mg/L。

胸部＋顱腦＋腹部 CT 結果示，符合右肺下葉背段肺癌並周圍阻塞性肺炎，病灶較前縮小、實性成分減少，雙肺多發微、小結節，原部分結節未見明確顯示，不排除呼吸假影影響所致，餘較前未見明顯變化，雙肺下葉炎症（新發），胸主動脈及冠狀動脈粥狀硬化性改變，胸 1 椎體及其附件、右側第 6 肋骨腋段骨質破壞，顯示轉移瘤，右側第 5、6 前肋陳舊性骨折，脂肪肝（新發），結合既往檢查，懷疑肝臟左外葉海綿狀血管瘤，肝臟右前葉小鈣化灶，較前未見明顯變化，膽囊結石併慢性膽囊炎，較前未見明顯變化；顯示左腎小血管平滑肌脂肪瘤，較前未見明

顯變化；左側腎周滲出性改變（新發），原腹腔脂膜炎未見明確顯示，原子宮肌瘤顯示欠清，建議必要時增強掃描複查，附見腰 5 椎弓左側峽部裂，腰 3、4 椎融合，懷疑發育變異，腰 4、5 椎輕度前滑脫，右側額葉病灶，結合既往 MRI 檢查，懷疑腦轉移瘤可能，建議 MRI 增強掃描，附見左側上頜竇炎症。

三、診斷

初步診斷：①急性胃腸炎；②肺部感染；③膿毒症；④右肺浸潤性腺癌肋骨及腦轉移（IV期）；⑤化療後骨髓抑制期；⑥肝功能不全；⑦腎功能不全；⑧電解質紊亂，低鉀、低鈉、低氯血症；⑨貧血；⑩膽囊結石併慢性膽囊炎；⑪原發性高血壓；⑫甲狀腺切除後功能減退；⑬雙肺多發結節；⑭肝臟海綿狀血管瘤；⑮左側腎周滲出。

最終診斷：①膿毒血症；②肺惡性腫瘤（IV期）；③多發性骨轉移；④腦繼發惡性腫瘤；⑤化療後骨髓抑制；⑥肺部感染；⑦呼吸衰竭；⑧急性胃腸炎；⑨肝功能損害；⑩腎功能不全；⑪電解質紊亂（低鉀、低鈉、低氯血症）；⑫原發性高血壓第一期（中度危險）；⑬繼發性甲狀腺功能減退症（甲狀腺切除術後）；⑭貧血；⑮膽囊結石伴慢性膽囊炎；⑯肝血管瘤；⑰肺腫物（雙肺多發結節）。

四、診療經過

患者入 ICU 後發病危通知，密切監測生命體徵變化，治療上給予哌拉西林鈉他唑巴坦鈉 4.5g，q8h，抗感染、鼻導管吸氧、補液、穩定內環境、升白血球、進行血小板輸注、抑酸護胃等處理。10 月 4 日血液常規檢查示，白血球 $0.30\times10^9/L$，血小板 $19\times10^9/L$，血紅素 91g/L，C- 反

應蛋白 94mg/L；降鈣素原 4.65ng/mL，N 端腦鈉肽前體 539pg/mL；鉀 3.3mmol/L，鈉 126mmol/L，氯 96mmol/L，鈣 1.83mmol/L。腎功能檢查示，血尿素氮 15.2mmol/L，肌酐 140μmol/L，血尿酸 150μmol/L。肝功能檢查示，麩丙轉胺酶 174U/L，天門冬胺酸胺基轉移酶 283U/L，血清總膽紅素 23.7μmol/L，直接膽紅素 16.1μmol/L，間接膽紅素 7.6μmol/L。血氣分析結果示，pH7.44，$PaCO_2$ 20.2mmHg，PaO_2 75.0mmHg，HCO3- 13.0mmol/L，鹼剩餘 -9mmol/L，陰離子間隙 33mmol/L，氧合指數 203，血乳酸 1.6mmol/L。10 月 4 日加用萬古黴素抗感染。10 月 5 日血培養生長革蘭陽性桿菌，予加用複方磺胺甲惡唑片，首劑 1.92，維持 0.96g，q12h 抗感染。10 月 6 日血培養生長單核細胞增生李斯特菌。10 月 6 日停用萬古黴素。10 月 11 日複查血液常規結果示，白血球計數 $3.26×10^9$/L，血小板計數 $23×10^9$/L，血紅素濃度 74g/L，中性粒細胞絕對數 $2.09×10^9$/L。10 月 11 日轉胸腔科，繼續予拜新同降壓、甘草酸二銨膠囊護肝、補充甲狀腺素治療。予停用抗生素，使用粒細胞集落刺激因子（G-CSF）升高白血球、白血球介素 -11 提升血小板治療。現白血球恢復正常，血小板回升至 $23×10^9$/L，無出血傾向。患者要求出院，主治醫師同意後予簽署自動出院同意書，囑門診繼續使用白血球介素 -11 升血小板治療，關注出血傾向，病情變化及時門急診就診。

五、治療效果

患者神志清楚，精神可，未見出血傾向，仍有頭暈，未訴頭痛，訴鼻塞，無發燒，偶有乾咳，無腹痛、腹瀉，無嘔吐，自主進食，食量不多，二便可。

CD3、CD4、CD8 細胞免疫報告見表 11-1。

表 11-1 細胞免疫報告

檢查項目	測定值	參考值	結果
CD3 細胞絕對計數（個／微升）	368	770～2860	低
CD4 細胞絕對計數（個／微升）	196	500～1440	低
CD8 細胞絕對計數（個／微升）	148	238～1250	低
CD4/CD8	1.32	1.0～2.47	正常

六、討論

　　單核細胞增生李斯特菌，為革蘭陽性小桿菌，為兼性厭氧菌，常見於土壤、汙水以及受汙染的蔬菜、水果、肉類等食品。最主要傳播途徑為食源性消化道傳播，當免疫功能低下時可發生血流感染、顱內感染。根據細菌特點首選氨苄西林＋慶大黴素聯合治療，次選複方磺胺甲唑片或美羅培南。因此，該患者治療期間需要注意以下幾點：①再次與患者及家屬溝通病史，詢問近期是否有不潔飲食病史；②患者發病後有神志意識改變，需注意是否存在顱內感染情況，查體時需密切關注是否存在頸椎僵直、腦膜刺激情況；③排除顱內感染，僅有血流感染時，抗感染療程須足夠；④加強提升患者自身免疫力，使其早日度過骨髓抑制期。

（張衛芳）

社區型肺炎（肺炎克雷伯桿菌感染）

一、基本資料

患者男，62 歲。

過敏史：無。

主訴：咳嗽、咳痰、右胸痛 5 天。

現病史：患者 5 天前無明顯誘因出現咳嗽、咳痰，咳嗽晨起多見，痰呈黃白色，痰液黏稠，並感右胸痛，未測體溫，無咳血，無心悸及氣促，無腹痛，病後曾在外院就診，行胸部 CT 檢查顯示右上肺感染，診斷肺炎，予莫西沙星片 0.4g，每日 1 次，口服治療 3 天，無好轉，仍有咳嗽、咳痰及右胸痛。今為求進一步診治遂來本院就診，門診以肺炎收入院。自發病以來，患者精神狀態一般，體力情況較差，食慾食量較差，睡眠情況一般，體重無明顯減輕，二便正常。

既往史：有腦梗塞病史，遺留右上肢肌力減退。無高血壓、糖尿病及肺結核病史。

二、查體

體格檢查：T36.6℃，P90 次／分，R20 次／分，BP120/84mmHg，血氧飽和度 96％，神志清楚，慢性病容，全身皮膚黏膜無黃染，全身淺表淋巴結未及腫大，雙肺呼吸音低，雙肺未及乾、溼性喘鳴，腹部檢查無異常。左側肢體肌力正常，右下肢肌力正常，右上肢肌力 5- 級。

專科檢查：胸廓無畸形，觸診雙側呼吸動度對稱，右上肺叩診濁音，

聽診雙肺呼吸音低，未及明顯乾、溼性喘鳴。

輔助檢查：2019年10月31日於院外門診胸部CT顯示右上肺感染，建議治療後複查排除肺結核。入院後，本院泌尿系統超音波顯示右腎實質內強回聲，錯構瘤？建議複查；右腎小結石，左腎、膀胱、前列腺未見明顯異常，雙側輸尿管未見擴張。肝膽胰脾超音波顯示，肝內實性占位，性質待定，建議進一步檢查；膽囊、胰腺脾臟未見明顯異常。顱腦MRI結果示，雙側基底核-放射冠區及腦橋多發腔隙性腦梗塞（慢性期），伴部分膠質增生；雙側半卵圓中心腦白質少許脫髓鞘改變，腦萎縮。腹上區MRI＋增強結果示，肝S1段占位，懷疑良性可能（肝膽管錯構瘤？肝腺瘤？），亦不排除其他；左腎小囊腫；右腎小錯構瘤。血液常規顯示，白血球總數 $17.24×10^9/L$，中性粒細胞比值85.9%，血紅素103g/L，C-反應蛋白128.4mg/L，血沉86mm/h，肝功能白蛋白33.1g/L。D-二聚體1215ng/mL（FEU），血氣分析（吸氧濃度29%）：pH7.5，$PaO_2$93mmHg，$PaCO_2$31mmHg。腎功能、降鈣素原、肌鈣蛋白、血脂、血糖均正常，腫瘤指標檢查示，甲胎蛋白、癌胚抗原、神經元特異性烯醇化酶、細胞角蛋白19均正常。輸血前八項陰性。

三、診斷

初步診斷：右上肺炎。

鑑別診斷：①肺結核；②肺癌；③肺栓塞。

最終診斷：①社區型肺炎（肺炎克雷伯桿菌感染）；②肝膽管錯構瘤？肝腺瘤？③腦梗塞後遺症。

四、診療經過

患者 2019 年 11 月 1 日入院，結合病史和查體及外院 CT 結果，初步診斷疑似社區型肺炎。血液常規顯示白血球總數 17.24×109/L，中性粒細胞比值 85.9%，血紅素 103g/L，考量患者血液常規白血球總數明顯升高，遂予抗感染（頭孢他啶 2g，q12h 靜脈注射聯合阿奇黴素片 0.5g，qd 口服）、祛痰治療。11 月 2 日患者出現發燒，最高體溫 38.5℃，繼續頭孢他啶聯合阿奇黴素抗感染並補液治療。11 月 3 日仍有發燒，最高體溫 37.8℃。患者入院後在使用抗生素之前即行痰培養，11 月 3 日痰培養＋藥敏結果示，肺炎克雷伯桿菌生長，對頭孢他啶、頭孢曲松、頭孢吡肟、阿米卡星、氨曲南、環丙沙星、左氧氟沙星、亞胺培南、美羅培南均敏感，對氨苄西林、頭孢呋辛、頭孢唑啉、頭孢西丁均耐藥。結核分枝桿菌斑點試驗陽性。痰結核分枝桿菌及利福平耐藥基因檢測陰性。痰檢抗酸桿菌 3 次均陰性。11 月 4 日患者最高體溫 37.2℃。11 月 5 日開始未再發燒。考量患者體溫恢復正常，咳嗽減輕，結合痰培養藥敏結果，繼續原方案抗感染治療。11 月 11 日複查胸部 CT 示，右肺病灶部分較前吸收減少，疑似感染，建議治療後複查，胸主動脈及冠狀動脈硬化。11 月 13 日複查血液常規白血球 6.35×10^9/L，中性粒細胞比值 63.0%，血紅素 119g/L，C- 反應蛋白 7.6mg/L，血沉 34mm/h，D- 二聚體 802ng/mL（FEU），於 11 月 13 日出院。

五、治療效果

患者咳嗽、咳痰明顯減輕，無胸痛，未再發燒，神志清楚，精神好轉，食慾好轉，右上肺呼吸音稍減弱，左肺呼吸音清晰，雙肺未及明顯

病例篇

喘鳴，心率 80 次／分，律齊，腹軟，無壓痛反跳痛，下肢無水腫。左側肢體肌力正常，右下肢肌力正常，右上肢肌力 5- 級。囑患者出院後 2～4 週門診複查胸部 CT 或胸部 X 光。

六、討論

　　成人社區型肺炎病原體常見是肺炎鏈球菌、肺炎支原體、流感嗜血桿菌、肺炎衣原體、退伍軍人桿菌、病毒等，還包括肺炎克雷伯桿菌、金黃色葡萄球菌、副流感嗜血桿菌等。對於特殊族群如高齡或有基礎疾病的患者（如充血性心力衰竭、心腦血管疾病、慢性呼吸系統疾病、腎衰竭、糖尿病等），肺炎克雷伯桿菌及大腸埃希菌等革蘭陰性菌更加常見。此患者為 62 歲男性，急性發病，有咳嗽、咳痰、發燒、胸痛症狀，既往有腦梗塞後遺症，血液常規白血球總數及中性粒百分比明顯升高，C- 反應蛋白亦明顯升高，外院門診胸部 CT 顯示右上肺感染，入院後經診斷有社區型肺炎可能，因在外院口服莫西沙星治療無好轉，入院後在使用抗生素前即行痰培養，並予第三代頭孢菌素頭孢他啶，聯合阿奇黴素經驗性治療。治療 72 小時後評估患者有好轉，痰培養結果顯示肺炎克雷伯桿菌生長，對頭孢他啶等抗生素敏感，繼續原方案抗感染治療。對此類患者，需注意病灶在上肺，需與肺結核及肺癌等疾病相鑑別。患者抗感染治療後體溫正常，症狀明顯好轉，實驗室檢查結果血液常規、C- 反應蛋白、血沉等明顯好轉，多次痰檢未見抗酸桿菌，腫瘤指標正常，複查胸部 CT 病灶有所吸收，考量社區型肺炎可能性較高，肺癌及肺結核可能性小，建議出院後追蹤複查 CT 或胸部 X 光。對於診斷疑似肺炎的患者如經驗性治療無效，需懷疑藥物未覆蓋致病菌或為其他病原體感

染如真菌（隱球菌、麴黴菌等）、病毒、結核，或非感染性疾病如肺癌、淋巴瘤、肺栓塞、血管炎、過敏性肺炎等疾病，可行支氣管鏡檢查，必要時可行宏基因組二代測序，或者經皮肺穿刺明確診斷。

（程晶娟）

病例篇

肺栓塞

一、基本資料

患者男，69 歲。

過敏史：無。

主訴：胸悶、心悸、氣促 10 餘天，加重伴暈厥 6 小時。

現病史：患者 10 餘天前無明顯誘因出現胸悶、心悸，並有氣促，約行走 50 公尺後出現氣促，無發燒，無咳嗽，無胸背痛，無黑矇，曾到本院門診就診，測血壓為 180/100mmHg，門診予降壓、改善循環等治療（具體不詳）後患者感胸悶氣促減輕。6 小時前患者清晨起床後突感胸悶、心悸加重，並出現暈厥，約持續 2～3 分鐘後恢復意識，無嘔吐、抽搐，無二便失禁，為求診治遂至本院急診就診，急診行心電圖示竇性心律，電軸右偏，V1、V2、V3 導聯 r 波振幅不足，ST-T 改變，並行顱腦 CT 顯示右側放射冠區可疑小片稍低密度影，老年性腦萎縮，急診遂以暈厥待查收入胸腔科，患者發病以來，精神可，近期睡眠可，食慾正常，二便正常，體重無明顯改變。

既往史：有原發性高血壓史 1 年，最高血壓曾達 180/110mmHg，未服用降血壓藥物治療，未監測血壓。無糖尿病病史及下肢靜脈血栓病史。

二、查體

體格檢查：T36.7℃，P75 次／分，R20 次／分，BP130/69mmHg，神志清楚，精神可，全身皮膚黏膜未見黃染，全身淺表淋巴結未及腫

大，雙肺呼吸音清晰，腹部檢查無異常。四肢肌力肌張力正常。

專科檢查：胸廓無畸形，呼吸動度對稱，叩診清音，雙肺呼吸音清晰，未及明顯乾、溼性喘鳴。心率 75 次／分，律齊，各瓣膜區未及明顯雜音。雙下肢無水腫。

輔助檢查：2021 年 10 月 12 日急診檢查結果示，高敏肌鈣蛋白 26.9ng/L，腎功能、電解質正常。竇性心律，電軸右偏，V1、V2、V3 導聯 r 波振幅不足，ST-T 改變。顱腦 CT 示右側放射冠區可疑小片稍低密度影，建議 MRI 及擴散加權成像（DWI）進一步檢查，老年性腦萎縮。10 月 12 日心臟超音波示肺動脈增寬，輕度三尖瓣反流，輕度肺動脈高壓，建議追蹤複查。節段性左室壁運動異常，請結合臨床。左室壁稍增厚。心包少量積液。左室舒張功能減退，輕度二尖瓣反流。雙下肢靜脈超音波未見血栓。

三、診斷

初步診斷：肺栓塞。

鑑別診斷：①主動脈夾層；②急性心肌梗塞；③心律失常；④腦血管性暈厥。

最終診斷：①肺栓塞；②原發性高血壓第三級，極高危險。

四、診療經過

患者入院後急查 N 末端腦鈉肽前體 2636.0pg/mL，D- 二聚體＞10mg/L，血氣分析（不吸氧狀態下）結果示 pH7.45，$PaCO_2$23mmHg，$PaO_2$70mmHg，動脈氧分壓比肺泡氧分壓結果示 58.7%。考量患者有胸悶氣促症狀，並出現暈厥，D- 二聚體顯著升高，高度懷疑肺栓塞可能，

病例篇

同時考量需鑑別主動脈夾層，立即行主動脈＋肺動脈 CTA 檢查。主動脈＋肺動脈 CTA（圖 11-18）顯示：①雙側肺動脈主幹及其多處分支栓塞，請結合臨床治療後複查；②肺動脈高壓；③左鎖骨下動脈起始部附壁血栓並鈣化；④心包少量積液。診斷肺血栓栓塞症（PTE）明確。考量患者雖血流動力學穩定，但 N 端腦鈉肽前體升高，心電圖亦有 ST 段改變，為中度危險（次大面積）PTE。10 月 12 日在局部麻醉下行經皮選擇性肺動脈攝影術＋經皮肺動脈碎栓術＋經皮肺動脈內溶栓術。術中所見：右肺中下動脈閉塞，左肺上動脈閉塞。將貫穿冠狀動脈導絲送入左右肺動脈各個分支，送入右心導管反覆透過左右各肺動脈主幹分支碎栓，再次攝影見左右肺動脈血流恢復，再分別透過導管在左、右肺動脈內各注射 5mg 的重組人替奈普酶（TNK）組織型纖溶酶原啟用劑溶栓。再次肺動脈攝影顯示閉塞血管明顯好轉。術後予加壓包紮右下肢穿刺處，嚴密監測生命體徵，觀察穿刺處有無滲血滲液。術後予抗凝（依諾肝素）、補液等治療。10 月 19 日複查 D- 二聚體 3.3mg/L。腫瘤指標中，甲胎蛋白、癌胚抗原、糖蛋白 19-9、癌抗原 125 顯示正常。超音波檢查示：前列腺鈣化灶，雙腎、雙側輸尿管、膀胱未見明顯異常，肝臟、膽囊、胰腺、脾臟未見明顯異常。顱腦 MRI 檢查示：①雙側額葉皮層下缺血灶；②右側半卵圓中心區腔隙性腦梗塞；③左側胚胎型大腦後動脈。10 月 24 日複查 N 端腦鈉肽前體 417.8pg/mL，D- 二聚體 2.34mg/L，複查血氣分析（不吸氧狀態下）結果示，pH7.37，PaCO$_2$40mmHg，PaO$_2$92mmHg，動脈氧分壓比肺泡氧分壓檢查示 92.4%。10 月 24 日複查肺動脈 CTA 檢查（圖 11-19），對比 2021 年 10 月 12 日結果示：①原所見雙側肺動脈主幹及分支充盈缺損大致消失；②肺動脈高壓；③心包少量積液，同前；④右肺上葉微小結節影，建議追蹤。

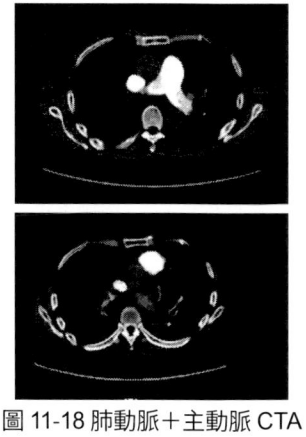

圖 11-18 肺動脈＋主動脈 CTA（10 月 12 日）

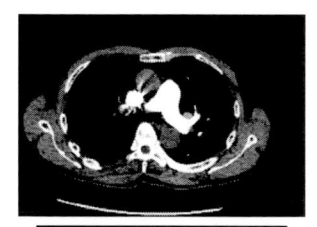

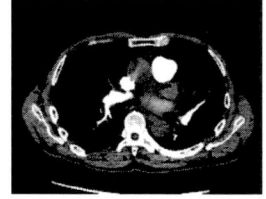

11-19 複查肺動脈 CTA（10 月 24 日）

五、治療效果

　　患者無胸悶氣促，精神可，血壓 135/73mmHg，神志清楚，雙肺呼吸音清晰，未聞及溼性喘鳴，心率 66 次／分，律齊，雙下肢無水腫。囑患者出院後繼續口服降血壓藥物及抗凝藥物（利伐沙班）治療，並戒菸戒酒，低鹽低脂飲食，適當運動，避免勞累。定期複查，門診追蹤。

六、討論

　　肺栓塞是以各種栓子阻塞肺動脈或其分支為病因的一組疾病或臨床症後群的總稱，包括肺血栓栓塞症（PTE）、脂肪栓塞症後群、羊水栓塞、空氣栓塞、腫瘤栓塞等，其中 PTE 為肺栓塞的最常見類型。引起 PTE 的血栓主要來源於下肢的深靜脈血栓形成（DVT）。PTE 的發病率和病死率都很高。CT 肺動脈攝影（CTPA）目前已成為確診 PTE 的首選檢查方法。此患者出現氣促、暈厥，D-二聚體顯著升高，動脈血氣分析表現為低氧血症、低碳酸血症、肺泡-動脈血氧分壓差增大，遂行肺動脈

> 病例篇

CTA明確診斷。肺動脈CTA顯示，雙側肺動脈主幹及其多處分支栓塞，診斷肺血栓栓塞症明確，分型為中度危險（次大面積）PTE。予經皮選擇性肺動脈攝影術＋經皮肺動脈碎栓術＋經皮肺動脈內溶栓術治療，再次肺動脈攝影顯示閉塞血管明顯好轉。術後予低分子肝素抗凝治療。後複查肺動脈CTA顯示原雙側肺動脈主幹及分支充盈缺損基本消失，複查D-二聚體明顯下降，出院後予口服利伐沙班抗凝治療（抗凝治療的標準療程為至少3個月）。對於急性PTE患者，建議積極尋找相關的危險因素，尤其是某些可逆的危險因素（如手術、創傷、骨折、急性內科疾病等）。對不存在可逆誘發因素的患者，注意尋找潛在疾病，如惡性腫瘤、抗磷脂症候群、炎性腸病、腎病症候群、風溼免疫性疾病等。育齡期女性應注意長期口服避孕藥和雌激素藥物相關病史。

（程晶娟）

嗜酸性肉芽腫性多血管炎

一、基本資料

患者女，30 歲。

主訴：咳嗽、喘息 2 年，加重 19 天。

現病史：2 年前無明顯誘因咳嗽、喘息，呈陣發性，當時診斷為「過敏性咳嗽」，未規律治療，平素間有咳嗽，症狀反覆。19 天前於外院行「試管嬰兒胚胎植入術」後出現陣發性咳嗽，伴白痰，睡前、平躺時加重，坐起可緩解，無發燒。外院予「頭孢他啶、異丙託溴銨、布地奈德」治療無緩解。3 天前喘息加重，可聞及哮鳴音，稍動則喘，不能平臥，咳嗽及喘息時感胸痛。無發燒，有少許白色痰液，無胸痛及咳血，無泛酸及胸骨後燒灼感。於 2018 年 2 月 22 日門診擬「支氣管哮喘、早孕」收入胸腔科。近日睡眠差，難以平臥，食慾稍差，二便無異常。

既往史：有反覆顏面皮疹史，有慢性鼻竇炎史，無高血壓及糖尿病病史。家人中無類似疾病患者。

其他病史：近 1 年有 3 次試管嬰兒術史。

二、查體

體格檢查：T36.7℃，P98 次／分，R25 次／分，BP110/70mmHg，血氧飽和度 92%。坐位，呼吸較急促，講話難以成句，口唇無發紺，顏面、軀幹多發散在紅色丘疹，淺表淋巴結未觸及腫大。胸廓對稱，雙肺呼吸音粗，雙上肺、右下肺可聞及吸氣相哮鳴音，未聞及溼性囉音。心

率 98 次／分。律齊，未聞及雜音，雙下肢無凹陷性水腫。

輔助檢查：2018-02-22 行血液常規檢查示，白血球 21.49×10^9/L，中性粒細胞 8.16×10^9/L，嗜酸性粒細胞 10.27×10^9/L，比例 0.478。二便檢查無異常。降鈣素原正常。

三、診斷

初步診斷：①支氣管哮喘急性發作（中度）；②早孕；③嗜酸粒細胞增多查因，原發性？繼發性？④蕁麻疹。

鑑別診斷：變應性支氣管肺麴黴病（ABPA）？過敏性肺泡炎？嗜酸粒細胞增多症？

最終診斷：①嗜酸性肉芽腫性多血管炎（EGPA）；②早孕。

診斷依據：①哮喘樣症狀（或喘息發作）；②嗜酸粒細胞增多（≥10% 或絕對值≥ 1.5×10^9/L）；③單發或多發性神經病變；④非固定性肺浸潤；⑤鼻竇炎；⑥血管外嗜酸粒細胞浸潤符合，4 條或以上者可診斷 EGPA。該患者符合①、②、④、⑤及皮膚表現。

四、診療經過

考量患者目前處於早期妊娠狀態，暫時不宜進行肺部影像學檢查及骨髓穿刺術，其他感染指標相關檢查，痰抹片找抗酸桿菌、痰細菌及真菌培養，病原學檢查均為陰性，予吸氧、頭孢曲松抗感染、特布他林＋布地奈德抗感染，請婦產科會診後予黃體酮促胚胎著床治療。患者咳嗽、氣促無緩解，予改用阿奇黴素抗感染。患者呼吸困難逐漸加重，端坐呼吸，血氣分析結果示，pH7.39，$FiO_2$29%，氧分壓 53.5mmHg↓，氧飽和度 87.6%↓，白血球 38.71×10^9/L，血小板 475.0×10^9/L，嗜酸性

粒細胞 23.79×10⁹/L，痰抹片未找到抗酸桿菌，痰培養陰性。結核免疫三項陰性。胸腔、心臟超音波無明顯異常。超音波檢查示，宮內妊娠，胚胎存活。根據生物學測量，估計孕齡約為 6 週＋1 天。血沉 49mm/h，D- 二聚體 0.72mg/L。風溼免疫全套（可提取的核抗原多肽、抗髓過氧化物酶抗體、抗 MPO 抗體，抗中性粒細胞胞質抗體胞質型、抗核抗體、類風溼因子）陰性，總 IgE302IU/mL。與患者及家屬溝通病情，接受胸部 CT 檢查及激素治療。胸部 CT（3 月 9 日）檢查（圖 11-20）示，雙肺散在多發炎症，縱隔稍大淋巴結。骨髓細胞學：嗜酸性粒細胞增多症骨髓像。修正診斷為嗜酸粒細胞增多症，嗜酸粒細胞性肺炎，支氣管哮喘急性發作，Ⅰ型呼吸衰竭，肺部感染，蕁麻疹。予甲潑尼龍 60mg，qd，靜脈注射，黃體酮及絨毛膜促性腺激素肌內注射，1 週後甲潑尼龍減量至 40mg，qd。

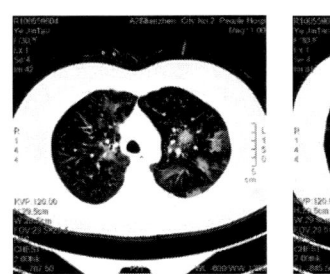

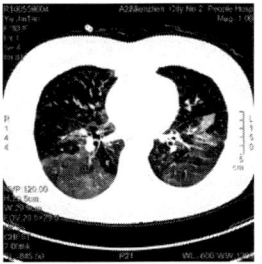

圖 11-20 胸部 CT 檢查（3 月 9 日）

五、治療效果

患者呼吸困難逐漸好轉，複查（3 月 19 日）嗜酸性粒細胞計數 1.10×10⁹/L，比例 0.060，氧分壓 70.2mmHg，氧飽和度 95.6%。於 3 月 20 日出院。出院後定期門診、血液科及婦產科回診，口服潑尼松片並逐漸減量至潑尼松 10mg，qd，後難以繼續減量，繼續減量後患者氣促加

病例篇

重，血液常規示嗜酸粒細胞計數上升，加量至潑尼松片 10mg，qd，後症狀穩定，血液常規各指標正常範圍。妊娠後 5 個月予潑尼松片 10mg，qd，維持，過程中密切監測胎兒情況，超音波示胎兒發育正常，至 2018 年 10 月剖腹產下一健康女嬰。複查血液常規無異常，無咳嗽氣促，產後複查胸部 CT（圖 11-21）示雙肺病灶完全吸收。

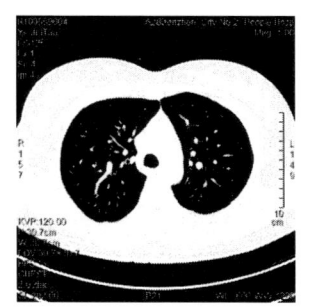

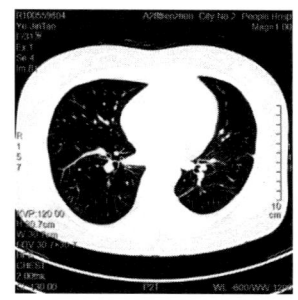

圖 11-21 複查胸部 CT（2018-12-14）

六、討論

患者為 30 歲女性，多次試管嬰兒術後成功早期妊娠。病情重，呼吸衰竭，進展快，有生命危險可能，但患者及家屬要求保胎。臨床懷疑支氣管哮喘，合併血嗜酸粒細胞增多，患者症狀發生及嗜酸粒細胞增多與試管嬰兒胚胎植入有時間前後關係，不能排除與近期生殖相關處理措施有關。呼吸困難、呼吸衰竭首先懷疑嗜酸粒細胞性肺炎，需要使用大劑量糖皮質激素，但臨床不排除嚴重肺部感染，也不能排除血液系統疾病、寄生蟲、肺結核等疾病可能。病情考量應該完成影像學及骨髓檢查。超音波及 MRI 對胎兒無損傷，但對肺部感染性疾病的診斷不敏銳，儘管最新的研究認為 X 光對早期妊娠的胎兒並無致畸的作用，但多數人對此仍然難以接受，需要與患者及家屬充分溝通病情。患者病情重，需要多科協同治療。後請風溼科、血液科、生殖中心、ICU、放射科、

嗜酸性肉芽腫性多血管炎

皮膚科及院外專家共同協商，評估胸部 CT 檢查及後續治療對胎兒可能的風險。權衡利弊，一致認為在目前病重狀況下胸部 CT 及骨穿必須完成，前提是必須與患者及家屬充分溝通病情。基於原子彈爆炸倖存者的研究數據，孕 8～15 週時的 X 光暴露對於胎兒中樞神經的影響最大。雖然有其他意見認為，造成智力障礙的最小 X 光輻射閾值範圍為 60～310mGy（1Gy=1000mGy），但臨床上有記錄的此類患者最低暴露劑量都在 610mGy 以上。美國 2016 年《妊娠和哺乳期診斷性影像學指南》認為，CT 也屬於 X 光檢查，如果有明確的檢查指徵，無須刻意迴避，但應仔細評估其風險／效益比。CT 檢查的輻射暴露量因掃描層數、部位、曝光參數的不同而有明顯差異。研究認為，胸部 CT 檢查中胎兒所接受的劑量平均約為 0.06mGy，最大劑量 1.0mGy，遠小於造成智力障礙的最小 X 光輻射閾值。

該例早期妊娠患者合併支氣管哮喘、呼吸衰竭、血嗜酸粒細胞增多，既要治療患者疾病，又要盡可能保障胎兒的健康發育，經過多科會診協商，並充分與患者及家屬溝通病情，在綜合考量患者情況並充分溝通後完成胸部 CT 檢查，為患者的最終診斷及治療方案選擇提供了關鍵依據。給予相應的處理後患者症狀迅速緩解，呼吸衰竭得到改善，後期密切追蹤胎兒情況，既保障了患者安全，同時也使得胎兒繼續生長。最終也證實，患者所產下的嬰兒健康。目前，嗜酸性肉芽腫性多血管炎（ECPA）的診斷標準主要參考 1990 年美國風溼病學會提出的分類標準，包括臨床表現、實驗室檢查、影像學檢查及病理切片等。6 條分類標準如下：①哮喘樣症狀（或喘息發作）；②嗜酸粒細胞增多（≥ 10%或絕對值 ≥ 1.5×109/L）；③單發或多發性神經病變；④非固定性肺浸潤；⑤鼻竇炎；⑥血管外嗜酸粒細胞浸潤符合，4 條或以上者可診斷 ECPA。本共識特別

提出，該標準中的第 1 條「哮喘」的真正含義是指哮喘樣表現。EGPA 一旦確診，需詳細評估呼吸系統、腎、心臟、胃腸道或（和）外周神經等多器官受累情況。該患者符合①、②、④、⑤及皮膚表現，符合 EGPA 診斷，有呼吸系統受累及皮膚受累，懷疑全身型 EGPA。

七、參考文獻

[1] JENNETTE JC，FALK RJ，BACON PA，etal．2012 revised International Chapel Hill Consensus Conference Nomenclature of Vasculitides [J]．Arthritis Rheum，2013，65（1）：1-11．

（鄧海燕）

間質性肺病

一、基本資料

患者男，85歲。

主訴：活動後氣緊20餘天，加重4天。

現病史：患者入院20餘天前無明顯誘因出現活動後氣緊，伴咳嗽，無痰，無發燒、盜汗、咳血，無胸痛、心悸、頭痛、頭暈，無腹痛、腹瀉等症狀。入院4天前受涼後出現氣緊加重，休息後略好轉，活動耐量明顯下降，無發燒、咳痰、咳血、胸痛等不適症狀。就診於本院急診，胸部CT顯示肺間質性改變，患者自發病以來，精神、飲食尚可，二便正常。

既往史：第2型糖尿病30餘年，平素口服二甲雙胍，血糖控制良好。無高血壓、冠心病、腦血管疾病史，無肝炎、結核病史，無食物、藥物過敏史，無吸菸、飲酒史，無有毒金屬及粉塵吸入，未養寵物、禽類。

二、查體

體格檢查：T36.2℃，P90次／分，R24次／分，BP119/91mmHg。血氧飽和度81%患者步入病房，神清語利，查體配合，口唇發紺，全身皮膚無瘀斑、黃染、出血點等，無杵狀指，雙肺呼吸音低，雙下肺可聞及Velcro喘鳴，腹部檢查無異常。

輔助檢查：複查白血球$10.51×10^9$/L，中性粒細胞78%，血紅素121g/L，血小板$261×10^9$/L。肝功能檢查示，麩丙轉胺酶8U/L，天門冬

病例篇

胺酸胺基轉移酶21.8U/L，γ-谷氨醯轉移酶15U/L、乳酸脫氫酶435U/L。尿液常規檢查示，尿蛋白（＋-）、隱血(-)。血氣分析結果示，pH7.41，$PaO_2$62.9mmHg，$PaCO_2$28.2mmHg，$FiO_2$41％，氧合指數153mmHg；肌酐118μmol/L，D-二聚體3.15mg/L，N端腦鈉肽前體1074ng/L；降鈣素原0.08ng/mL；紅血球沉降率56mm/h。痰抹片結果示，結核分枝桿菌陰性，直接抹片革蘭染色，可見革蘭陰性桿菌、革蘭陽性球菌。痰培養陰性。呼吸道病毒檢測結果示，流感病毒A型、流感病毒B型、腺病毒、副流感病毒1型、呼吸道融合病毒、副流感病毒2型、副流感病毒3型陰性，免疫球蛋白G21.55g/L↑，免疫球蛋白A5.62g/L↑。雙下肢血管超音波檢查示，右下肢小隱靜脈血栓、左小腿肌間靜脈血栓，涎液化糖鏈抗原（KL-6）3068U/mL，肌炎抗體譜陰性，ANCA二項（抗中性粒細胞胞質抗體pANCA、cANCA）、血管炎二項（抗蛋白酶3抗體、抗髓過氧化物酶抗體）陰性。ANA1：80顆粒型，自身免疫12項陰性，抗腎絲球基底膜抗體陰性，類風溼因子$12.7×10^3$IU/L。複查胸部CT（2022-08-06）結果與2022-01-25胸部CT對比，兩肺間質纖維化及兩肺間質性炎性病變較前加重，右肺上葉前段胸膜下局部實變，原右肺下葉背段實性結節較前未見明顯變化，結合臨床建議治療中複查。相關影像學檢查見圖11-22。

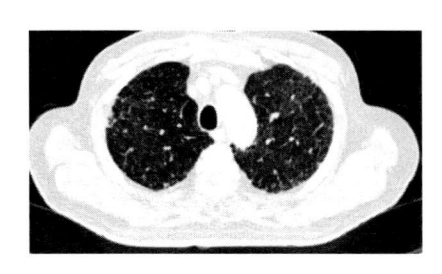

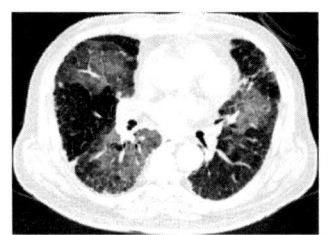

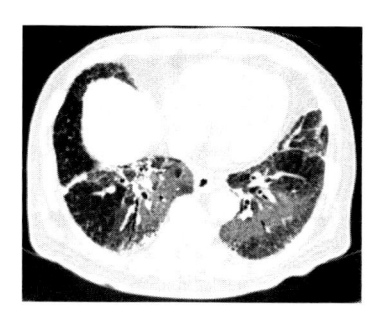

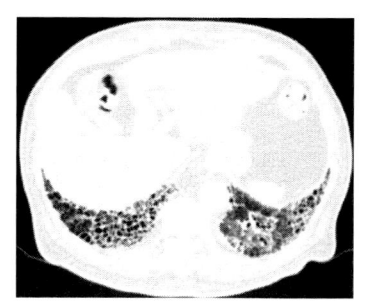

圖 11-22 胸部 CT（2022-08-06）

三、診斷

初步診斷：①間質性肺病；②第 2 型糖尿病；③Ⅰ型呼吸衰竭。

鑑別診斷：①結締組織相關性間質性肺病，患者有結締組織基礎疾病，多為類風溼性關節炎、系統性紅斑狼瘡、乾燥症候群、系統性硬化症、肌炎／皮肌炎等基礎病，累及肺部出現間質性改變，該患者無相應陽性症狀及體徵，需進一步複查相關化驗、完成病理切片以明確診斷；②病毒性肺炎，可出現發燒、全身肌肉痠痛等症狀，CT 胸部可出現間質性病變，可見磨玻璃影、小片狀或大片狀實變影、支氣管充氣徵、小結節影、胸膜下網狀影等；該患者入院無發燒等症狀，以氣促為主要表現，且病毒相關化驗陰性，暫可排除；③急性左心衰，多有心血管基礎疾病，夜間需端坐呼吸、咳粉紅色泡沫痰，可有雙下肢水腫，雙肺可聞及溼性喘鳴，BNP 或 N 端腦鈉肽前體升高，該患者暫不考慮此可能性。

最終診斷：①間質性肺病，進行性肺纖維化；②Ⅰ型呼吸衰竭；③第 2 型糖尿病；④下肢靜脈血栓形成；⑤輕度貧血；⑥腎功能不全。

病例篇

四、診療經過

①抗感染：甲強龍 160mg，靜脈注射（4 天），逐漸減量至甲潑尼龍片 24mg，口服；②抗纖維化，吡非尼酮；③經鼻高流量氧療，無創呼吸器輔助通氣；④抗感染，左氧氟沙星→哌拉西林鈉他唑巴坦鈉＋氟康唑；⑤抑酸、護胃、控制血糖等對症治療。

五、治療效果

經治療後氧合指數明顯升高，鼻導管吸氧 2L/min，血氧飽和度維持於 90％以上，仍後活動後氣促。血氣分析結果示，pH7.41，$PO_2$83.7mmHg，$PCO_2$36.1mmHg，$FiO_2$29％，氧合指數 288mmHg。

出院複查 CT 見圖 11-29。

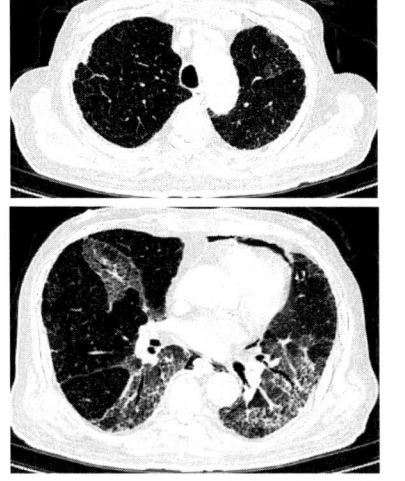

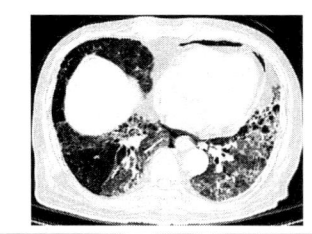

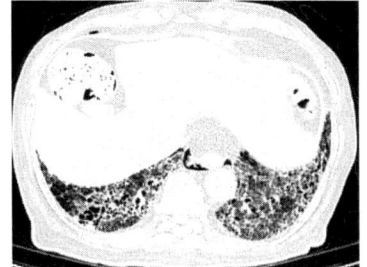

圖 11-23 複查胸部 CT（2022-09-10）

六、討論

2022 年 5 月，《成人特發性肺纖維化和進行性肺纖維化：ATS/ERS/JRS/ALAT 官方臨床實踐指南》提出，進行性肺纖維化 (PPF) 的概念，替代進行性纖維化性間質性肺病 (PF-ILD)。定義為已知或未知病因、有肺纖維化影像學證據的間質性肺疾病 (ILD) 患者，並在既往 1 年內發生表 11-2 中的 3 項標準中至少 2 項，且不能用其他原因解釋。

該患者診斷結締組織病 (CTD) - 間質性肺疾病 (ILD) 證據不足，根據 PPF 的概念，可診斷進行性肺纖維化，若患者病情允許，可進一步行外科胸腔鏡下肺組織切片，明確其病理類型，以助診斷，相關診斷標準見表 11-2。

表 11-2 診斷標準

1. 呼吸道症狀惡化	
2. 疾病進展的生理學證據（符合以下 1 點或更多）	a. 在 1 年追蹤中 FVC 絕對下降 ≥ 5%
	b. 在 1 年追蹤中一氧化碳瀰散量（經血紅素校正）絕對下降 ≥ 10%
3. 疾病進展的影像學證據（符合以下 1 點或更多）	a. 牽拉性支氣管擴張和支氣管擴張的程度或嚴重性增加
	b. 新發毛玻璃影伴牽拉性支氣管擴張
	c. 新發細網狀結構
	d. 網狀異常的範圍擴大或粗化增加
	e. 新發或增多的蜂窩樣改變
	f. 肺容積進一步縮小

（吳倩佳）

病例篇

縱隔膿腫

一、基本資料

患者男，61歲。

主訴：咳嗽、氣促1週，發燒1天。

現病史：患者自訴1週前無明顯誘因出現咳嗽，連聲咳嗽，喉中有痰，不易咳出，咳黃色黏痰，伴胸悶、氣促，活動時明顯，喘不上氣。喜半臥位，伴胸痛，右側胸部為主，咳嗽劇烈時明顯，無咳血，無消瘦，無潮熱、盜汗等不適，於診所診治，給予頭孢、青黴素對症處理，症狀有所緩解，但易反覆。今晨開始出現發燒，最高體溫38.5℃，伴畏寒、寒顫，仍有咳嗽，伴喉中有痰，活動後氣促不適，無咳血，無頭痛、頭暈，無噁心、嘔吐，無腹痛、腹瀉，無尿頻、尿急、尿痛，皮膚無皮疹及出血點，關節無腫痛，遂於本院門診就診。於2021年1月10日擬肺部感染、新型冠狀病毒感染篩檢收入胸腔科作進一步診治。自發病以來，患者精神、睡眠一般，食慾欠佳，二便如常，體重無明顯改變。

既往史：有支氣管炎病史多年，有原發性高血壓史，最高140/90mmHg，曾口服藥物治療，自訴停藥半年。無冠心病、腎病、糖尿病等慢性病史，無結核病、病毒性肝炎、肝吸蟲病等傳染病史，無重大外傷及手術、輸血史，無食物藥物過敏史。

二、查體

體格檢查：T37.0℃，P113次／分，R26次／分，BP123/73mmHg，神志清楚，氣管居中，胸廓對稱無畸形，呈桶狀胸，雙肺叩診清音，雙肺呼吸音稍粗，雙下肺可聞及溼性喘鳴，可聞及少許哮鳴音，未聞及胸膜摩擦音。

輔助檢查：血糖11.2mmol/L。2021-01-10於本院門診行血液常規檢查結果示，白血球26.90×10^9/L，血紅素123g/L，中性粒細胞比例95.7％，淋巴細胞百分比1.6％，C-反應蛋白326mg/L；胸部CT＋三維成像結果示：①雙肺上、下葉多發炎症；②雙側胸腔少量積液；③兩側肺門與縱隔內多發小淋巴結、部分鈣化；④食道壁全程瀰漫性明顯增厚，建議進一步相關檢查；⑤附見脂肪肝，膽囊結石，脾臟邊緣鈣化。胸部X光檢查（2020-01-10外院）結果示，雙肺陳舊性結核、胸膜增厚、黏連，以右側為著。右下肺少許炎症可能，右肺門增濃，縱隔稍增寬。

三、診斷

初步診斷：①社區型肺炎；②新型冠狀病毒感染篩檢；③慢性支氣管炎；④陳舊性肺結核？⑤原發性高血壓第一期，中度危險。

鑑別診斷：①肺結核，肺結核多慢性發病，有消耗症狀，有較明顯結核中毒症狀，如午後低燒、乏力、盜汗、食慾不振等表現，結合該患者特點，可能性不大；②急性肺膿腫，早期肺膿腫表現與肺炎相似，但隨著病程進展，咳出大量膿臭痰，胸部X光可見膿腔及氣液平，可與肺炎鑑別。

最終診斷：①縱隔膿腫；②社區型肺炎；③胸腔少量積液；④慢性

支氣管炎；⑤全身炎症反應症候群；⑥原發性高血壓第一期，高危險；⑦心功能不全，心功能Ⅱ級；⑧低蛋白血症；⑨慢性淺表性胃炎伴糜爛；⑩脂肪肝；⑪膽囊結石。

四、診療經過

　　入院後予完整相關輔助檢查。心肌酶檢查（2021-01-10）結果示，乳酸脫氫酶 273U/L，白蛋白 23.6g/L，凝血酶原時間 14.7s，國際標準化比值 1.27，纖維蛋白原 6.73g/L，凝血酶原活動度 62％，栓溶二聚體定量 2.66mg/L，FEU，降鈣素原 19.60ng/mL。肌紅蛋白 27ng/mL，B型鈉尿肽前體測定 2483pg/mL。尿液分析示，蛋白質（＋），葡萄糖（＋-），上皮細胞 14.2/μL，結晶 0.300/μL；肝功能檢查結果示，直接膽紅素 15.4μmol/L；血氣分析示，酸鹼度 7.49，氧分壓 117.4mmHg，血氧飽和度 98.1％，呼吸指數 0.40，氧分壓 117.4mmHg，氧合血紅素 97.3％，緩衝鹼 3.6mmol/L，剩餘鹼 3.7mmol/L，血紅素氧容量 17.2mL/L，鉀離子 3.1mmol/L，游離鈣 1.06mmol/L，葡萄糖 11.40mmol/L，腎功能、離子結果正常。肺癌組合檢查（2021-01-11）結果示，鐵蛋白 1183.0ng/mL，血脂檢查示，高密度脂蛋白膽固醇 0.46mmol/L，結核分枝桿菌 IgG 抗體檢測結果示，38kDa 蛋白質抗原陽性，抹片尋找抗酸桿菌＋抹片查真菌＋抹片查細菌結果示，白血球（＋），扁平上皮細胞（＋＋＋），口腔常居菌（＋），未檢見真菌、抗酸桿菌。空腹血糖、糖化血紅素未見明顯異常。予頭孢曲松抗感染、氨溴索化痰及霧化、白蛋白營養支持治療。患者現咳嗽、咳痰仍明顯，進一步治療後，患者仍有發燒情況，且感染指標較高，後予頭孢哌酮他唑巴坦 2.0g，q8h 抗感染治療，於1月14日再次複查胸部 CT，顯示縱隔膿腫，且患者病情惡化，有急診手術指徵，於

2021-01-15 在全身麻醉氣管插管下行胸腔鏡輔助右側開胸縱隔膿腫清除術＋右下肺部分切除術＋胸膜黏連烙斷術＋心包開窗術，術後帶氣管插管轉入 ICU。患者轉入 ICU 後，予以舒普深 3.0g，q8h＋克林黴素 0.6g，q6h 聯合抗感染，隨後加用利奈唑胺聯合抗感染。術後患者呼吸器輔助呼吸氧合正常，麻醉清醒後予以患者拔除氣管插管，目前予以鼻導管吸氧；患者血壓需去甲腎上腺素維持血壓，予以輸血懸浮紅血球及積極補液治療後逐漸停用腎上腺素。平穩後轉入胸腔科，予以抗感染、胸腔引流、縱隔引流、化痰及對症等治療處理，患者胸腔及縱隔引流量漸減少，複查胸部 X 光及胸部 CT 顯示恢復良好。相關影像學檢查見圖 11-24 和圖 11-25。現患者病情好轉，考量患者意願及詢問主治醫師後，同意患者辦理出院。

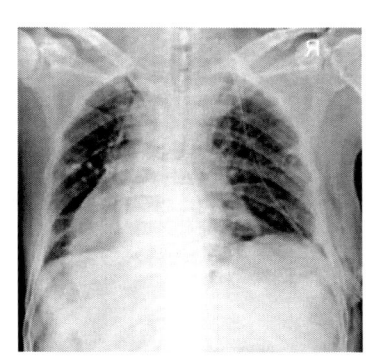

圖 11-24 複查胸部影像學檢查 (2021-01-15)

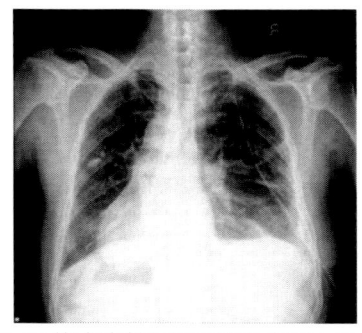

圖 11-25 複查胸部影像學檢查 (2021-02-06)

五、治療效果

　　患者偶有咳嗽、咳痰，無發燒、咳血、無胸痛、胸悶、無呼吸困難，精神、睡眠、食慾尚可，二便如常。胸部切口癒合良好，引流管口稍紅腫，無明顯滲出，右肺呼吸音弱，左肺呼吸音清，未聞及明顯乾、溼性喘鳴。

六、討論

　　縱隔膿腫，多由金黃色葡萄球菌侵入縱隔組織和血管內，使組織壞死、液化，形成膿液聚集的急性結締組織化膿性感染，可分為自發性和繼發性兩類。一般需要手術治療，並配合抗感染治療，此患者在經過抗感染治療後，好轉出院。

（張衛芳）

繼發性肺結核 1

一、基本資料

患者男，30 歲。

主訴：被人發現不慎觸電 2 小時餘。

現病史：患者同事代訴。2 小時餘前，在工作中不慎觸電，持續時間約 2 分鐘，電壓為 380V，呼之不應，碰觸時有觸電麻木感，立即給予心肺復甦術，同時呼叫救護車，復甦時間約 10 分鐘，患者有自主呼吸，救護車到達後監測有生命體徵，緊急送往本院，查生命體徵平穩，患者能發單音，四肢躁動明顯，給予力月西鎮靜，頭＋胸部 CT 結果示：①腦幹內高密度灶，微小出血灶待檢查，建議短期複查或 MRI ＋ SWI 檢查；②右肺上葉尖段多發病灶，肺結核待檢查，請結合臨床相關檢查複查。

二、查體

體格檢查：T36.6℃，P80 次／分，R26 次／分，BP116/73mmHg，患者入胸腔科時，為鎮靜、鎮痛狀態，SAS 評分 2 分，雙側瞳孔等大等圓，左右均 3.5mm，對光反射遲鈍，左側腋窩有大片瘀紫，左下肢有兩處皮損，分別為 5cm×5cm、4cm×8cm，心腹部查體未見明顯異常。雙肺呼吸音粗，可聞及溼性喘鳴。

輔助檢查：頭＋胸部 CT 結果示，①腦幹內高密度灶，微小出血灶待檢查，建議短期複查或 MRI ＋ SWI 檢查；②右肺上葉尖段多發病灶，肺結核待檢查，請結合臨床相關檢查複查；③雙肺下葉斑片影，懷疑間

病例篇

質性改變或墜積效應所致，請複查。心電圖檢查示，竇性心跳過速，心率 108 次／分，P 波增寬。心肌梗塞相關指標檢查結果示，超敏肌鈣蛋白 0.001ng/mL，肌酸激酶同工酶雜化型 5.30ng/mL，D- 二聚體＞ 5.0μg/mL，血氣分析結果示，pH7.31、$PaCO_2$39.3mmHg、$PaO_2$110mmHg、乳酸 5.79mmol/L。

三、診斷

初步診斷：①電擊傷；②心跳呼吸驟停，心肺復甦術後；③腦幹出血待檢查；④腦水腫；⑤肺結核待檢查；⑥肺部感染；⑦代謝性酸中毒。

最終診斷：①電擊傷；②心跳呼吸驟停，心肺復甦術後；③腦水腫；④繼發性肺結核；⑤肺部感染；⑥代謝性酸中毒。

四、診療經過

患者入院後完成相關檢查。血氣分析結果示，pH7.31、$PaCO_2$39.3mmHg、$PaO_2$110mmHg、乳酸 5.79mmol/L。血液常規檢查示，白血球 $6.91×10^9$/L、血紅素 127g/L、紅血球比容 38.8％、血小板 $126×10^9$/L、C- 反應蛋白 54mg/L，降鈣素原 0.07ng/mL；電解質檢查示，鉀 4.1mmol/L、鈉 141mmol/L、氯 10^6mmol/L；肝功能檢查示，白蛋白 35.2g/L；凝血功能檢查示，凝血酶時間 14.1s，凝血酶原時間 12.2s，國際標準化比值 1.00，凝血酶時間 23.8s，凝血酶原時間 79％；D- 二聚體 3.41mg/L。肌酸激酶同工酶雜化型 16U/L，肌酸激酶 803U/L；血氣分析（FiO_2：50％）結果示，pH7.40、$PCO_2$48mmHg、$PO_2$180mmHg、HCO_3^-26mmol/L，鹼剩餘 2mmol/L，氧合指數 360，血乳酸 1.3mmol/L；結核分枝桿菌 IgG 抗體檢測（2021-08-31）結果示，脂阿拉伯甘露聚糖陰

性，38kDa 蛋白質抗原陰性，蛋白質抗原陰性。結核分枝桿菌基因（TB-DNA）定性檢測結果示，結核分枝桿菌 DNA 定性測定低於檢測標準。CT 胸部＋三維成像（2021-09-01）結果示，①顱腦 CT 未見明顯異常；②頂部頭皮軟組織腫脹；③右肺上葉尖段多發病灶，肺結核待檢查，與 2021-08-27 胸部 CT 比較病灶稍增多，請結合臨床相關檢查複查；④新見雙側胸腔少量積液；⑤附見雙側上頜竇、篩竇及蝶竇炎症。患者入院前有心跳呼吸驟停，經心肺復甦後，患者循環穩定，期間使用磷酸肌酸鈉營養心肌，繼續嚴密監測；患者心跳驟停，行心肺復甦術，複查頭顱 CT 未見異常，神志方面給予亞低溫治療、腦保護、促醒對症治療之後，神志恢復，對答合理，四肢可自行行走；患者明確存在肺部感染，起初給予特治星抗感染後過渡到莫西沙星口服抗感染治療，結合患者肺部 CT，診斷繼發性肺部結核，在本院複查兩次肺部 CT，結核影未見減小；入院時氣管插管，經治療後拔除氣管插管，患者神志恢復可；維持內環境穩定；肝腎功能檢查示，患者目前肝酶平穩，動態複查相關指標；患者尿量可，肌酐正常；繼續 PPI 預防壓力性潰瘍，初期鼻胃管後過渡至經口進食。

患者兩次肺部 CT 可見肺部結核，診斷繼發性肺部結核，活動性？建議患者儘早進一步診療；建議患者出院後 1 個月、3 個月、6 個月、12 個月複查血液常規、生化常規、心臟超音波、腹部超音波、肺部 CT，頭部 CT 檢查，密切監測病情情況。

五、治療效果

患者目前神志清楚，對答切題，肢體活動無障礙，鼻導管吸氧，氧合正常，昨日體溫無發燒，無四肢抽搐，24 小時液體總入量 2080mL，

總出量1750mL（尿量1750mL），液體＋330mL。T36.5℃，P70次／分，R14次／分，BP115/70mmHg，神志清楚，雙側瞳孔等大等圓，雙側瞳孔對光反射靈敏，左側腋窩有大片瘀紫，左下肢有兩處皮損，分別為5cm×5cm、4cm×8cm，表面可見結痂，心腹部查體未見明顯異常。雙肺呼吸音清，未聞及溼性喘鳴。

六、討論

　　患者為青年男性，因電擊傷發生呼吸心跳驟停，但患者經心肺復甦術後，並給予冰帽冰毯降溫，亞低溫治療，氣管插管呼吸器輔助呼吸，抗感染治療後，患者整體病情好轉。但患者右上肺尖後段見有多發病灶，肺結核待檢查，患者完成結核分枝桿菌IgG抗體陰性，TB-DNA低於正常檢測值，最終病情好轉，轉院進一步治療。肺結核多發生於上葉尖後段及下葉背段，有些人無症狀，包括午後低燒，消瘦等，且完整檢查均陰性，需進一步行結核分枝桿菌培養或NGS等進一步治療，也可以經驗性用藥，觀察患者影像學改變。結核的治療，目前仍維持原有的治療原則。

（張衛芳）

繼發性肺結核 2

一、基本資料

患者男，28 歲。

主訴：反覆咳嗽半年餘，胸悶 2 週。

現病史：患者半年餘前無明顯誘因出現咳嗽，偶咳少許白色痰，無畏寒、發燒，無胸痛、胸悶，無氣喘、呼吸困難，無盜汗、咳血，無鼻塞、流鼻涕，無心悸、心慌，無頭痛、頭暈，無噁心、嘔吐，在外院診斷肺結核，予異福膠囊抗結核治療，感覺咳嗽、咳痰較前有緩解，此後患者堅持服用抗結核藥物，未定期複查胸部影像學。2 週前患者感覺咳嗽較前加重，無明顯咳痰，活動後感胸悶，無氣喘、呼吸困難，無畏寒、發燒，無胸痛、咳血，無鼻塞、流鼻涕，無心悸、心慌，無頭痛、頭暈，無噁心、嘔吐，到外院就診，胸部 X 光顯示左側胸腔大量積液，左側肺不張，建議到本院診治。現為進一步診治，於 2018-08-26 到本院就診，門診以肺結核收入院。發病以來，患者精神稍疲倦，食慾不振、睡眠一般，二便正常，體重未見明顯變化。

二、查體

體格檢查：T36.7℃，P88 次／分，R20 次／分，BP17/69mmHg，$SPO_2$95%。神志清楚，精神稍疲倦，體形消瘦，左肺呼吸音低，右肺呼吸音稍粗，未聞及乾、溼性喘鳴。腹部檢查無異常，腦膜刺激徵陰性。

輔助檢查：2018-08-24 外院胸部 X 光顯示左肺野滿布高密度陰影，

> 病例篇

氣管明顯向左側移位，懷疑左側胸腔大量積液，左側肺不張可能。血液常規檢查示，白血球計數 5.90×10^9/L、中性粒細胞絕對值 4.28×10^9/L、淋巴細胞絕對值 1.13×10^9/L、紅血球計數 4.92×10^{12}/L、血紅素濃度 152g/L、血小板計數 187×10^9/L、鉀 3.43mmol/L，T 淋巴細胞亞群檢查示，T 淋巴細胞 55.6%、輔助性 T 淋巴細胞 31.9%、輔助性 T 淋巴細胞絕對計數 373 個 /μL。結核特異抗原 112，血液常規、肝功能、腎功能、心功能、凝血功能、血糖、尿酸、(1-3)-β-D 葡聚糖、G- 脂多糖、血沉、超敏 C- 反應蛋白、降鈣素原、癌胚抗原、呼吸道腫瘤指標、T 淋巴細胞亞群未見明顯異常。隱球菌莢膜抗原陰性，麴黴菌抗原陰性，梅毒兩項陰性，抗 HIV 陰性，HBsAb 陽性，HCV-Ab 陰性。肺炎支原體、衣原體抗體 IgM、IgG 陰性。入院胸部 CT 檢查結果示，左肺病變，懷疑繼發性肺結核伴支氣管結核可能，左肺肺不張；右肺病變，懷疑繼發性肺結核可能。支氣管鏡顯示左主支氣管瘢痕閉鎖，肺泡灌洗液抗酸桿菌（AFB）、TB-RNA 陰性；肺泡灌洗液結果示，結核分枝桿菌基因檢測陽性（低），結核分枝桿菌＋利福平藥敏 rpoB 基因陰性，結核分枝桿菌 DNA783.147Copies/mL。胸部 CT 結果示，①左主支氣管明顯狹窄，左肺上葉支氣管未見顯示，伴左肺上葉不張；②懷疑雙肺繼發型肺結核可能。相關影像學檢查見圖 11-26 和圖 11-27。

繼發性肺結核 2

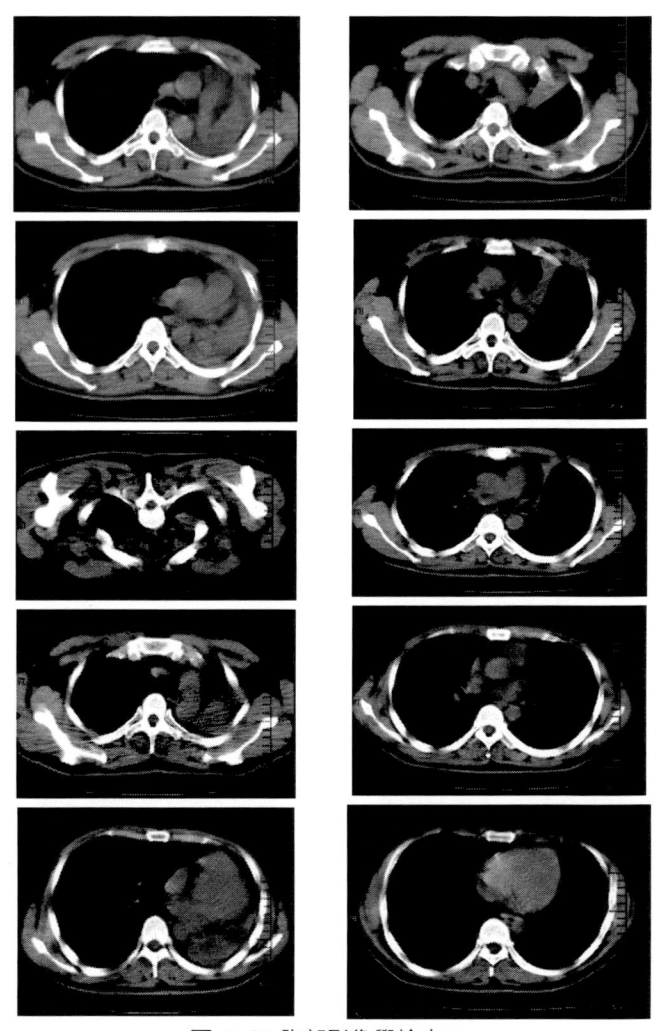

圖 11-26 胸部影像學檢查 1

病例篇

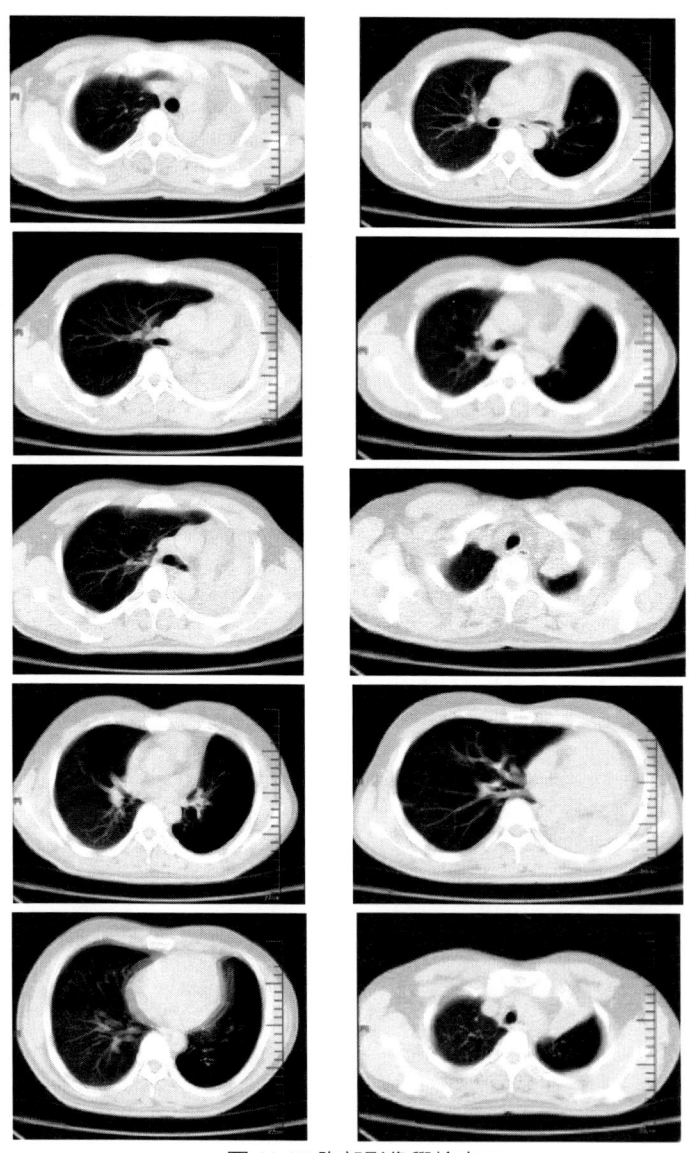

圖 11-27 胸部影像學檢查 2

三、診斷

①繼發性肺結核；②左支氣管結核併肺不張。

四、診療經過

入院後予異煙肼、利福平、乙胺丁醇、吡嗪醯胺、左氧氟沙星抗結核，異煙肼霧化吸入及對症治療，定期行支氣管鏡下凍融治療、球囊擴張、局部藥物注入等綜合介入治療。

五、治療效果

因患者支氣管鏡顯示左主支氣管瘢痕閉鎖，時間超過 6 個月，再通價值不大，予積極抗結核治療，定期複查胸部 CT，動態觀察肺病病灶變化。

六、討論

肺不張，一側肺不張導致肺完全實變或受累胸腔泛白。支氣管管腔內阻塞後引起肺完全或部分無氣，不能膨脹。肺體積縮小。原因支氣管異物、血塊、痰栓、支氣管肺癌、炎性肉芽腫、支氣管內膜結核等。患側肺體積顯著縮小，對側肺組織代償性膨脹越過中線。胸腔積液和大量氣胸、液氣胸、大腫物（肺內或肺外）、膈肌抬高（大量腹腔積液、腹腔巨大腫塊）、胸廓塌陷等可導致壓縮性肺不張，肺被壓縮致肺體積減小。X 光表現為胸腔內病變，肺組織受壓至肺門區，胸廓不對稱，體積增大，縱隔偏向健側，膈肌下移。CT 顯示為胸腔內病變，即肺組織受壓成團狀緻密影，壓縮至肺門區，縱隔偏向健側。肺不張有時候會和胸腔

積液混淆,並且,肺不張可以和胸腔積液同時存在。支氣管阻塞,要高度懷疑腫瘤,其次是結核等,最關鍵的是行氣管鏡檢查,是結核則抗結核,如是腫瘤則很可能是晚期腫瘤。肺不張的主要 X 光表現為受累肺葉的密度增加和體積變小,後者可以透過直接或間接徵象推斷。體積縮小的直接徵像是葉間裂、肺血管和支氣管的移位,而間接徵象包括鄰近結構的代償性移位,如其他肺葉的過度充氣。肺葉不張往往對緊鄰結構影響最大,如上葉的不張導致上縱隔的移位,下葉不張常顯示膈肌後部分的異常抬高。

肺體積縮小的直接徵象如下。葉間裂的移位是肺葉不張的可靠徵象,具體取決於受累肺葉。當肺體積縮小時,不張肺葉血管和支氣管聚集,這可能是肺葉不張最早出現的徵象之一。胸部後前位片上出現的肺門抬高是上葉肺不張的表現,在充氣肺組織的襯托下,同側葉間和下葉動脈輪廓仍可顯現。「肺門下移」被認為是下葉不張的徵象,但由於下葉不張時不透明,不張的肺葉掩蓋了其內的下肺動脈,並且葉間動脈通常發生扭轉而邊緣顯示不清,肺門下移不易辨識,「肺門變小」可能更合適。如同血管位置的改變一樣,無論是上葉或下葉不張,相應主支氣管位置都會發生特徵性改變。

肺體積縮小的間接徵象如下。

當肺葉不張時,鄰近肺組織代償性過度膨脹,單位體積肺血管量減少,表現為局部肺紋理稀疏,通常比透亮度的輕度增高更易觀察。另外,這個徵象並不僅僅由肺葉不張引起,診斷不張之前尚需尋找其他原因。通常肺葉不張的程度越重,鄰近正常肺實質膨脹越明顯,以代償相應肺不張。

正位胸部 X 光上奇靜脈 - 食道線和後聯合線的移位,表明了對側

繼發性肺結核 2

肺組織分別透過食道與脊柱間隙、心後間隙的薄弱區突向患側，這可能（較前交叉線的移位）更難以辨識。過度膨脹可能導致肺部病變位置改變，如「肉芽腫移位徵」。氣管支氣管結核作為肺結核的特殊臨床類型，其治療的重點還在於預防、治癒由結核引起的中心呼吸道狹窄、閉塞、軟化，以及因此而導致的呼吸道引流不暢、肺不張等，還需要改善肺通氣功能不良、呼吸衰竭等。氣管支氣管鏡結核綜合治療包括非介入治療及介入治療。非介入治療主要包括抗結核藥物化學治療、糖皮質激素使用、外科手術及營養支持等。介入治療主要包括局部給藥術、機械清除術、球囊擴張術、冷凍術、熱消融術及支架置入術等。

抗結核藥物化學治療是治療結核病的根本原則，包括全身用藥及呼吸道內局部應用。①全身用藥：抗結核藥物全身化學治療方案依據患者是初治還是復治病例、耐藥與否及耐藥類型（如耐多藥、廣泛耐藥、利福平耐藥等）以及臨床分型分期而定。需要介入治療中心呼吸道狹窄、閉塞、軟化的患者，無論其抗結核藥物全身化學治療是否完成療程，均應適當延長抗結核藥物使用時間，介入治療後的抗結核藥物全身化學治療原則上應不少於 6 個月，以防止休眠的結核分枝桿菌復燃。肉芽增生型、淋巴結瘻型等鏡下活動期呼吸道結核，在抗結核藥物全身化學治療療程結束前，均需複查支氣管鏡，以確定呼吸道內局部病灶是否消失，病情是否好轉，從而判定是否停止抗結核藥物全身化學治療；②霧化吸入：抗結核藥物呼吸道內局部應用包括霧化吸入、經支氣管鏡呼吸道內給藥術。既往的指南、共識未述及氣道霧化吸入療法，是基於當時部分學者認為「氣道霧化吸入抗生素或抗菌藥物具有局部藥物濃度相對較低、單獨長期呼吸道內局部應用易誘使細菌產生耐藥性、臨床實證醫學證據不足等」觀點。一方面，結核病臨床治療有其特點，是全身正在使

病例篇

用抗結核藥物，局部抗結核藥物霧化吸入是建立在全身抗結核藥物應用基礎上的局部應用，是必要的補充，而非單純局部低濃度用藥；另一方面，隨著臨床實證醫學證據不斷增多，經霧化吸入抗結核藥物、糖皮質激素、祛痰藥等藥物的臨床療效是肯定的。無論是霧化吸入還是呼吸道內局部給予抗結核藥物，藥物種類都必須與抗結核藥物全身化學治療方案所用藥物相一致。介入治療必須在抗結核藥物全身化學治療的基礎上實施。呼吸道結核分期分型不同，介入治療方式的選擇也不盡相同，臨床上多採用多種方式相結合的綜合介入治療。

鏡下活動期：①肉芽增生型及淋巴結瘻型，消融術及局部給藥術。消融術主要是藉助於支氣管鏡利用機械清除術（直接吸引或剷除、鉗夾及微型清創器切吸等）、冷凍（凍融、凍切等）術及熱消融（高頻電、雷射、氫等離子凝固、微波等）術等措施清除呼吸道過多內分泌物、壞死物、增生肉芽腫、淋巴結瘻等，旨在消融中心呼吸道內新生物並通暢呼吸道。局部給藥術主要是經支氣管鏡呼吸道內病灶表面噴灑、病灶內加壓注射抗結核藥物，旨在使抗結核藥物直接到達病灶局部區域、增加局部藥物濃度，局部給藥原則參見霧化吸入。②炎症浸潤型及潰瘍壞死型，局部給藥術。局部給予抗結核藥物及糖皮質激素，旨在盡快殺滅結核分枝桿菌，預防或延緩呼吸道局部炎症修復而轉變為其他能引起中心呼吸道狹窄的呼吸道結核類型。鏡下非活動期：①瘢痕狹窄型、管腔閉塞型及反覆回縮型，擴張狹窄呼吸道、開放閉塞呼吸道、維持呼吸道開放、防止呼吸道回縮。主要選擇球囊擴張術、冷凍術、熱消融術、支架置入術等單一或多種介入措施聯合使用的綜合介入治療，處理中心呼吸道的瘢痕性狹窄、閉塞及反覆回縮性再狹窄，最大限度地恢復病變段呼吸道開放、通暢和引流，其中重點及困難點在於呼吸道開放的維持以及

呼吸道回縮的防治；②管壁軟化型，支撐塌陷、重塑呼吸道。主要選擇矽酮支架、覆膜支架等支架置入，支撐軟化塌陷呼吸道，促呼吸道重構並塑形，旨在保持呼吸道開放、通暢及引流管腔閉塞。

管腔閉塞型既有組織結構解剖學改變，也有閉塞後Ⅱ型肺泡表面活性物質喪失病理生理學改變，一般認為閉塞超過 6 個月以上則再通價值不大。管腔閉塞型的介入治療為先打通閉塞，再行擴張及維持呼吸道開放。目前打通閉塞呼吸道的介入措施主要是藉助於熱消融術、冷凍術等，臨床上多採用熱消融術聯合冷凍術綜合介入來打通閉塞。病變呼吸道一旦閉塞合併肺不張，原正常呼吸道走形發生改變，如盲目使用熱消融術打通閉塞，勢必承擔呼吸道穿孔及血管破裂等巨大風險；凍切術針對含水量豐富的肉芽腫阻塞的閉塞呼吸道效果明顯，但易發生大出血；凍融術針對閉塞呼吸道的瘢痕組織有一定作用，但顯效較慢。若胸部 CT 呼吸道重建顯示呼吸道近端閉塞且閉塞段較短，閉塞處遠端呼吸道未閉塞且走形明確，可直接使用熱消融術（推薦使用針形雷射刀或高頻針形電刀）小心打通閉塞段呼吸道；若胸部 CT 呼吸道重建顯示閉塞呼吸道走形不明確，可在穿刺針穿刺抽吸引導下、呼吸道內超音波探查引導下，慎重選用熱消融術切割閉塞處瘢痕組織，然後聯合凍切及凍融術打通呼吸道閉塞。若成功打通呼吸道閉塞並行擴張術後呼吸道開放並增寬，術後要加強複查、追蹤，防止呼吸道回縮且再次閉塞；若打通並擴張後仍反覆回縮者按反覆回縮型狹窄處理原則處理。

（傅佳鵬）

病例篇

急性血行性播散型肺結核

一、基本資料

患者男，21 歲。

主訴：咳嗽半月，發燒伴氣促 10 天。

現病史：患者半月前無明顯誘因出現咳嗽，無痰，自覺咽喉痛，無流鼻涕，無其他不適，2020 年 12 月 30 日就診於外院，行耳鼻喉鏡檢查顯示咽喉炎，給予口服消炎、止咳等藥物對症治療未見好轉。10 天前患者自覺出現發燒，具體體溫未測，午後有畏寒，伴活動後氣促，無明顯夜間盜汗，當日再次就診外院，檢查血液常規不高，炎症指標升高（白血球 6.5×10^9/L，C- 反應蛋白 128.57mg/L），予抗感染治療，氣促症狀持續性加重，1 月 12 日再次到外院就診，查胸部 CT 顯示雙肺瀰漫性磨玻璃密度影，多發結節及斑片影，較前增多，病灶進展明顯，左側胸腔少量積液，建議轉本院診治，本院急診以發燒，肺部感染？HIV 感染待確定收入胸腔科。病程中無頭暈頭痛，噁心嘔吐，近期有便不成形，1～2 次／日，食慾欠佳，睡眠差，體重較前略減輕。

二、查體

體格檢查：T39.4℃，P152 次／分，R38 次／分，BP106/61mmHg。一般狀況欠佳，急性病容，神志清楚，胸廓對稱，呼吸急促，雙肺呼吸音粗，左下肺可聞及少量溼性喘鳴。無胸膜摩擦音。腹部未見明顯異常。

輔助檢查：A 型和 B 型流感病毒抗原檢測（膠體金法），A 型、

急性血行性播散型肺結核

B 型流感病毒抗原檢查（2021-01-13）為陰性；急診心生化檢驗四項，肌鈣蛋白 I ＜ 0.012μg/L，肌紅蛋白 MYO252.4ng/mL，N 端腦利鈉肽 78.2pg/mL，肌酸激酶同工酶 2.44ng/mL，（急性人類免疫缺乏病毒抗體）人類免疫缺乏病毒 1 或 2 型抗體陰性；外院化驗結果如下，耳鼻喉鏡（2020-12-030）示咽喉炎；血液常規檢查（2021-01-04）結果示，白血球計數 $6.5×10^9$/L，中性粒細胞比值 79.1％，C- 反應蛋白 128.57mg/L；心電圖檢查（2021-01-12）示，竇性心跳過速；胸部 CT 示雙肺瀰漫磨玻璃密度影，多發結節及斑片影，較前增多，病灶進展明顯，左側胸腔少量積液。入院後血氣電解質檢查結果如下，酸鹼度 7.32，二氧化碳分壓 25.9mmHg，氧分壓 97.3mmHg，實際碳酸氫根 13.4mmol/L，標準碳酸氫根 15.7mmol/L，細胞外液鹼剩餘 -12.7mmol/L，全血鹼剩餘 -11.1mmol/L，血氧飽和度 97.6％，吸氧濃度分數 50.0％；白血球計數 $12.23×10^9$/L，中性粒細胞百分比 93.70％，淋巴細胞百分比 3.10％，紅血球計數 $4.41×10^{12}$/L，血紅素濃度 125g/L，血細胞比容 37.4％，血小板計數 $114×10^9$/L；尿素 20.40mmol/L，肌酐 273μmol/L，腎絲球濾過率 27.41mL/min，胱抑素 3.658mg/L，β2 微球蛋白 21.25mg/L；總膽紅素 8.6μmol/L，麩丙轉胺酶 302U/L，天門冬胺酸胺基轉移酶 658U/L，γ 丙麩氨轉肽酶 302U/L，鹼性磷酸酶 320U/L，5- 核苷酸酶 86U/L；N 端腦利鈉肽 2020pg/mL。（T 淋巴細胞亞群）T 淋巴細胞 57.2％，T 淋巴細胞絕對計數 172 個 /μL，輔助性 T 淋巴細胞 24.5％，輔助性 T 淋巴細胞絕對計數 74 個 /μL，殺傷性 T 淋巴細胞 21.4％；血沉 60mm/h，超敏 C- 反應蛋白定量 128.94mg/L，降鈣素原 38.2ng/mL，白介素 -6 測定 15pg/mL；結核特異抗原（ESAT-6，CFP-10，Rv3615c）陰性；隱球菌莢膜抗原陰性，麴黴菌抗原陰性，梅毒抗體陰性，咽拭子呼吸道融合病毒 PCR 陰性，咽拭子呼吸道腺病毒核酸檢測陰性，抗 HIV 陰性，HBV-M 陰性，

HCV-Ab 陰性；痰 AFB（＋＋），痰 GeneXpert 陽性，結核分枝桿菌利福平藥敏 rpoB 基因陰性；痰 TB-RNA、TB-DNA 陽性，痰培養顯示分枝桿菌生長，痰培養未見細菌、真菌生長。血培養未見致病菌生長。腦脊液常規、生化未見明顯異常，腦脊液隱球菌莢膜抗原陰性，抹片未見隱球菌、抗酸桿菌。超音波顯示肝實質回聲稍增粗，膽囊壁毛糙，脾臟輕度腫大。胰腺、腎臟、輸尿管未見明顯異常聲像。心臟形態結構及瓣膜活動未見明顯異常，靜息狀態下未見明顯室壁運動異常；左心收縮功能正常低值。雙下肢靜脈未見明顯異常聲像。左側胸腔少量積液；右側胸腔未見積液。胸部 CT 結果如下，①雙肺瀰漫性粟粒樣病灶伴散在少量小片狀實變，疑似兩肺感染，結核與真菌鑑別；②左側胸膜肥厚，左側微少量胸腔積液。電子支氣管鏡檢查結果如下，氣管、雙側支氣管黏膜炎性改變，肺泡灌洗液 GeneXpert 陽性，結核分枝桿菌利福平藥敏 rpoB 基因陰性，結核分枝桿菌 DNA、RNA 陰性，晶芯呼吸道病原菌 13 種核酸檢測陰性；六胺銀染色陰性；相關影像學檢查見圖 11-28 ～圖 11-30。

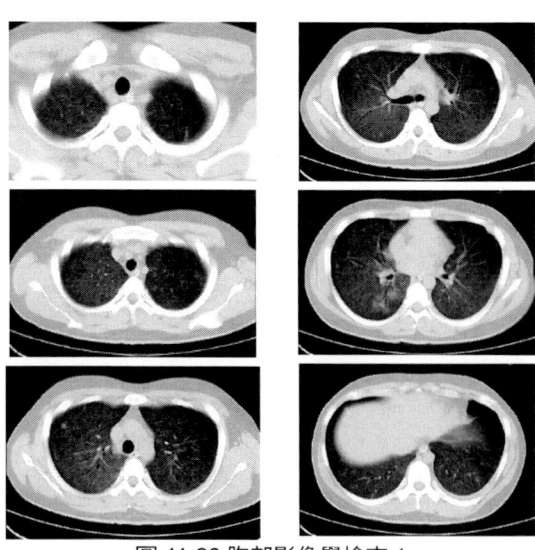

圖 11-28 胸部影像學檢查 1

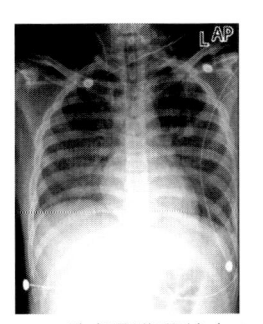

图 11-29 胸部影像學檢查 2

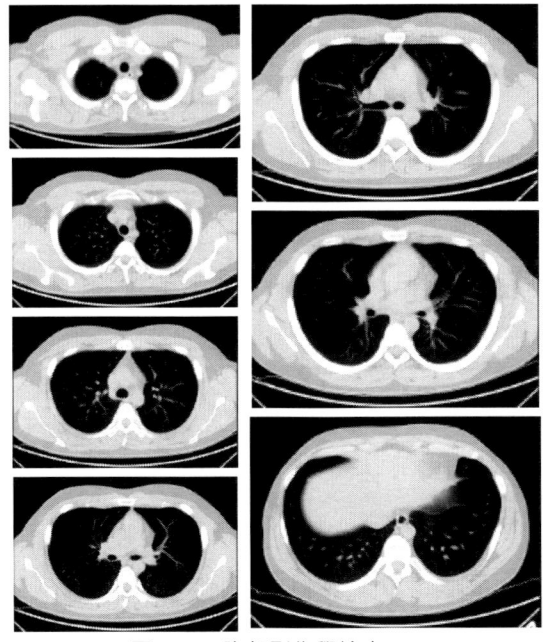

图 11-30 胸部影像學檢查 3

三、診斷

①急性血行性播散型肺結核；②急性呼吸窘迫症候群，重度；③多器官功能障礙症候群（MODS）；④左側少量胸腔積液。

四、診療經過

入院後予「左氧氟沙星聯合亞胺培南西司他丁鈉」，加用「異煙肼、利福平、乙胺丁醇、吡嗪醯胺」抗結核治療。患者呼吸急促，氧合差，予無創呼吸器輔助通氣，效果欠佳，予氣管插管接呼吸器輔助呼吸，入加護病房，密切監測生命體徵。患者抗結核治療過程中，出現肝損，予調整為「異煙肼、利福噴汀、乙胺丁醇、左氧氟沙星」抗結核治療。患者反覆發燒，經檢查後，懷疑結核相關，予加用激素抑制炎症治療，發燒症狀緩解。

五、治療效果

患者症狀緩解，病情好轉，撤機拔管，生活自理，予出院。

六、討論

血行性播散型肺結核是指結核分枝桿菌一次或多次進入血液循環，並造成肺部瀰漫病變以及相應的病理生理改變和臨床表現。進入血液循環的結核分枝桿菌可能源於肺部原發病灶、氣管支氣管及縱隔淋巴結結核破潰，也可能源於其他臟器或骨關節結核病灶的乾酪樣壞死物質破潰進入血管。

急性血行性播散型肺結核又稱為急性粟粒型肺結核，此型多見於兒童和青少年，老年也可患此型結核病，但較少見。發病原因係機體抵抗力降低時，大量結核菌一次或在極短時間內、多次侵入血液循環而引起，此時機體對結核菌的變應反應性增高，血管壁的通透性增強，結核菌經血管壁進入肺同質進而侵及肺實質形成粟粒大小的結節。急性血行

急性血行性播散型肺結核

性播散型肺結核多數發病急驟，臨床常有較嚴重的中毒症狀。

(1)發燒：患者高燒39℃以上，呈稽留或弛張熱型，也有的患者呈規則或不規則低燒，下午發燒較多，多為大量出汗後燒退。發燒持續數週乃至數月，常見有寒顫、全身不適等菌血症表現。

(2)盜汗：盜汗是由於毒血症所致自主神經功能紊亂的表現，患者常於睡覺醒來時，衣服溼透，出汗多見於前胸、後背、手心、腳心，出汗冷、黏，燒退後伴全身疲乏無力。

(3)咳嗽：患者常有咳嗽，在無合併感染的情況下僅咳少量白色黏液痰，偶爾可痰中帶血，出現中等量或大量咳血者少見，這主要是由於病變多發生在肺邊緣侵犯肺間質，極少損害較大血管，故僅出現痰中帶血。

(4)呼吸困難：急性血行性播散型肺結核部分病例可有氣短，極少發生呼吸困難，發紺少見。這一點可與肺泡細胞癌鑑別。血行性播散型肺結核其病變主要發生於肺間質，肺泡細胞癌病變發生於肺泡Ⅱ型上皮 - 終末呼吸細支氣管 - 肺泡，直接影響著氣體交換，故而發生呼吸困難，且隨癌性病變的進展，呼吸困難加重，血行性播散型肺結核患者無明顯呼吸困難，亦無 CO_2 潴留，故而發紺少見。

(5)胸痛：如果病變波及胸膜或引起胸膜反應時，可出現胸痛，並與呼吸有關。胸部X光檢查時，可出現少量葉間積液或肋膈角變淺。

(6)胃腸道症狀：部分患者可出現胃腸道症狀，表現為食慾缺乏、腹脹、腹瀉、便祕等。

(7)併發症：67.7％的血行性播散型肺結核患者可併發結核性腦膜炎，患者可出現頭痛、噁心、嘔吐、畏光等腦膜刺激症狀。部分病例常以上述腦膜刺激症狀就診，而發現血行性播散型肺結核。少數可併發急

病例篇

性呼吸窘迫症候群，患者可在寒顫、高燒之後 1～3 天逐漸出現呼吸困難，呼吸頻率＞35 次／分，常有呼吸性鹼中毒，發紺加重，吸入純氧，甚至正壓給氧也不能改善，雙肺可聽到溼性喘鳴。急性粟粒性肺結核在普通的 X 光片上可能顯示正常或僅僅表現為肺紋理增多、模糊、肺野透過度降低，呈現出臨床較重、X 光表現輕的特點。在發病 2～3 週後，可出現兩肺迷茫分布的細小結節狀陰影，直徑多在 1～3mm，稱為粟粒樣結節，形態基本一致，呈圓形或類圓形，密度較均勻，兩肺分布較均勻或上中肺野較密集，當病變進展時病灶可逐漸增大，達 3～5mm。在胸部 X 光上呈現出雙肺野透過度降低，呈磨玻璃樣改變，可部分掩蓋肺紋理而顯示不清晰。經過專業完善的抗結核治療，2～10 週開始逐漸吸收，6～7 個月可完全吸收，少部分可融合向浸潤性肺結核發展。

多層螺旋 CT 與 HRCT 技術具有高空間分辨力和高密度分辨力等優勢，在急性粟粒性肺結核的早期發現和及時診斷方面明顯優於 X 光，因此，當懷疑急性粟粒性肺結核時應進行胸部 CT 掃描，應以肺窗觀察為主，在該病的早期階段，胸部 X 光上僅顯示磨玻璃密度影時，CT 肺窗影像上即可清晰顯示瀰漫的微小結節病灶及不同程度的肺間質改變，檢出率高達 90％以上。典型的急性粟粒性肺結核的 CT 表現為「三均勻」特點，即從雙肺尖到肺底的瀰漫性均勻分布、病灶大小較均勻，呈 1～3mm 粟粒樣結節影，病灶密度均勻，薄層或 HRCT 顯示更為清晰，但在縱隔窗 CT 影像上一般不能顯示肺內粟粒樣結節影，有時可見縱隔淋巴結略增大。急性粟粒性肺結核的結節具有隨機分布的特點，在血管束、細支氣管分支、小葉間隔、葉間裂及胸膜下均能檢出小結節的存在。早期的急性粟粒性肺結核一般不合併小呼吸道損害，但隨著病情的進展可引起小呼吸道病變，導致支氣管內播散。有時臨床中也發現部分病例的

急性血行性播散型肺結核

結節病灶雖呈隨機分布，但並不具備「三均勻」特點，部分結節病灶可融合呈斑片狀，須密切結合臨床才能作出正確診斷。急性血行性播散型肺結核強化期 3 個月，採用異煙肼（H）、利福平（R）、吡嗪醯胺（Z）及鏈黴素（S）或乙胺丁醇（E）；鞏固期 9 個月，採用異煙肼（H）、利福平（R）或加用乙胺丁醇，即 3HRZS（E）/9HR（E）方案。若合併結核性腦膜炎或重要臟器的肺外結核、糖尿病、免疫功能嚴重損害的患者，應適當延長化療總療程。

血行性播散型肺結核臨床表現非典型，容易誤診。對於發現肺內粟粒結節的患者，以下情況者應高度警覺血行性播散型肺結核的可能。①反覆發燒，抗生素治療效果欠佳；②高危險族群出現結核中毒症狀或發燒或（和）呼吸道症狀；③頭痛、嘔吐伴或不伴呼吸道症狀；④發燒伴全身多組淋巴結腫大；⑤不明原因的肝脾大；⑥老年患者不明原因的乏力、消瘦。血行性播散型肺結核診斷後要規律地抗結核治療，療程至少 12 個月，合併肺外結核者，療程至少 18 個月。在醫師指導下治療用藥要足量、療程完整，不能過早停藥。要了解抗結核藥物的不良反應。抗結核治療期間，每月要複查血液常規和肝腎功能，2～3 個月行胸部 X 光檢查或 CT 檢查。抗結核治療期間出現不適要隨時就診。

（傅佳鵬）

病例篇

亞急性血行性播散型肺結核

一、基本資料

患者女，65歲。

主訴：反覆發燒1個多月。

現病史：患者1個多月前無明顯誘因出現發燒，最高體溫39.5℃，感畏寒，發燒無明顯規律性，發燒持續3～4小時，可自行消退，無胸悶、胸痛，無氣促、氣喘，無咳血、盜汗，無鼻塞、流鼻涕，無心悸、心慌，無腹脹、腹痛，無噁心、嘔吐，無頭痛、頭暈，未及時診治。2021-06-16到外院住院，入院後查結核分枝桿菌特異性細胞免疫反應陽性，2021-07-10患者到外院查PET-CT顯示雙肺瀰漫性粟粒灶，懷疑為結核，建議轉本院收入院。發病以來，患者精神疲倦，食慾、睡眠稍差，大小便正常，體重無明顯變化。

既往史：30餘年前發現HBsAg陽性，未診治。2005年因「左側乳腺癌」行左乳切除，術後予化療。7年前因甲狀腺結節，行部分切除術。

二、查體

體格檢查：T36℃，P75次／分，R20次／分，BP94/64mmHg，SPO_2 98%。神志清楚，精神疲倦，口唇無發紺，鞏膜無黃染。腹部檢查無異常。

輔助檢查：CT顯示雙肺清晰，未見異常組織密度影及占位性病變。左側乳腺術後改變，主動脈壁鈣化，L4～L5椎間盤膨出並突出，L5～

亞急性血行性播散型肺結核

S1 椎間盤輕度突出，腰椎退行性改變。糖化血紅素 7.3%，血沉 80mm/h，登革病毒 NS1 抗原陰性，血液抹片未見瘧原蟲。TORCH 組合、風溼三項、甲狀腺功能、C 肝抗體、梅毒抗體、HIV 抗體、肥達試驗、外斐試驗未見異常。結核抗體陰性，結核分枝桿菌特異性細胞免疫反應陽性，PPD 皮試陰性，HBV-DNA 定量 351IU/mL，超音波顯示甲狀腺部分切除術後，甲狀腺右側葉混合型結節，TI-RADS3 類。胃鏡顯示胃多發息肉？慢性胃炎。腸鏡顯示結腸鏡未見明顯異常。全腹部 CT 未見明顯異常。2021-07-10 在外院查 PET-CT 顯示雙肺瀰漫性粟粒灶，放射性攝取輕度增高，雙肺門及縱隔多發稍大淋巴結，放射性攝取異常增高，左側骶髂關節異常伴骨質破壞，放射性攝取異常增高，結合病史懷疑結核可能。甲狀腺右側葉低密度灶，放射性攝取異常增高，肝臟放射性攝取瀰漫性增高，建議 MRI 進一步檢查。左側乳腺癌術後複查，術區放射性攝取未見異常增高灶。入院後，查血液常規白血球計數 6.54×10^9/L，中性粒細胞百分比 67.90%，淋巴細胞百分比 19.40%，紅血球計數 3.88×10^{12}/L，血紅素濃度 102g/L，血細胞比容 31.2%，平均紅血球體積 80.40fL，血小板計數 356×10^9/L，D- 二聚體 2.30μg/mL。（呼吸道腫瘤指標）細胞角蛋白 19 片段 2.79μg/L，神經元特異性烯醇化酶 25.70μg/L，總蛋白 60.6g/L，白蛋白 32.6g/L，前白蛋白 88mg/L，總膽紅素 12.0μmol/L，麩丙轉胺酶 41U/L，天門冬胺酸胺基轉移酶 53U/L，膽鹼酯酶 4050U/L，葡萄糖 6.39mmol/L，鈉 136mmol/L，氯 98.6mmol/L，超敏 C- 反應蛋白 123.29mg/L，降鈣素原 0.05ng/mL，白介素 -6 測定 40.00pg/mL，血沉 115mm/h，T 淋巴細胞 28.1%，輔助性 T 淋巴細胞 18.1%，輔助性 T 淋巴細胞絕對計數 202 個 /μL，殺傷性 T 淋巴細胞 8.9%，殺傷性 T 淋巴細胞絕對計數 100 個 /μL。結核特異抗原 236。麴黴菌抗原陰性，B 肝病毒表面抗原陽性，B 肝病毒 E 抗體陽性，B 肝病毒核心抗體陽性，

病例篇

抗核抗體譜陰性。腎功能、心功能、尿酸、癌胚抗原、鱗狀上皮細胞癌抗原、體液免疫、(1-3)-β-D 葡聚糖、G- 脂多糖未見明顯異常。胸部 CT 結果示，①雙肺瀰漫性粟粒灶，感染性病變可能性大；②縱隔及雙肺門淋巴結腫大；③左側乳腺術後。電子支氣管鏡顯示氣管、雙側支氣管黏膜炎性改變，肺泡灌洗液隱球菌莢膜抗原、麴黴菌抗原檢測陰性，肺泡灌洗液結核分枝桿菌 GeneXpert 檢測陽性（極低），結核分枝桿菌利福平藥敏 rpoB 基因陰性。結核分枝桿菌核酸基因（TB-RNA）檢測陽性，抹片未檢出抗酸桿菌，結核分枝桿菌核酸檢測基因（TB-DNA）陰性。晶芯呼吸道病原菌 13 種核酸檢測、呼吸道病原微生物 3 項陰性。血液培養未見致病菌生長。相關影像學檢查見圖 11-31 ～圖 11-33。

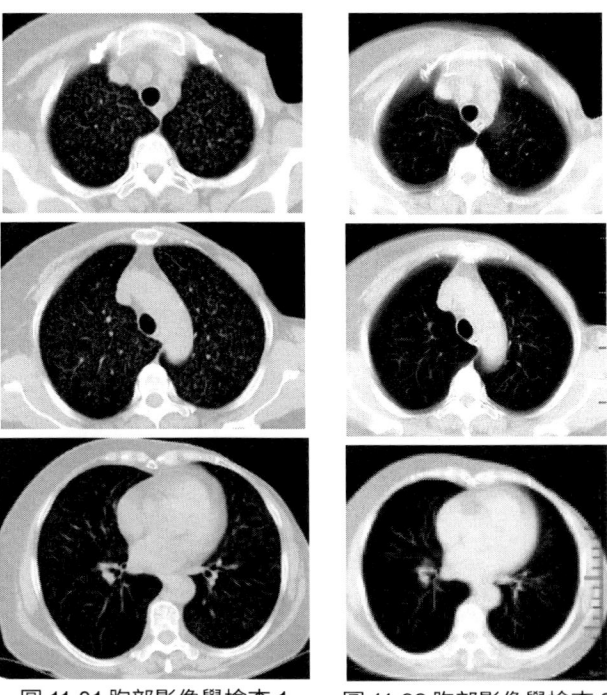

圖 11-31 胸部影像學檢查 1　　圖 11-32 胸部影像學檢查 2

666

亞急性血行性播散型肺結核

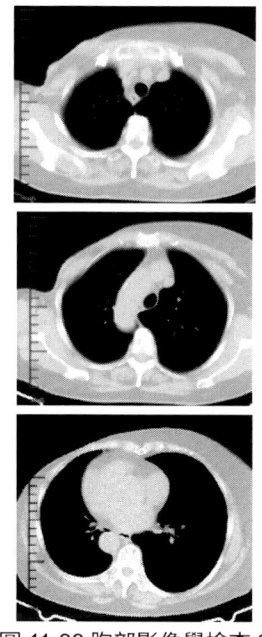

圖 11-33 胸部影像學檢查 3

三、診斷

①亞急性血行性播散型肺結核；②肺門、縱隔淋巴結腫大；③慢性 HBV 攜帶；④輕度貧血。

四、診療經過

入院後予「異煙肼、利福平、乙胺丁醇、吡嗪醯胺、莫西沙星」抗結核及對症支持治療。

五、治療效果

經治療後，症狀緩解，肺病病灶吸收，遺留少許纖維灶。

六、討論

　　亞急性血行性播散型肺結核是結核分枝桿菌一次或反覆多次進入血液循環，造成肺部病變，其病變比較瀰漫，大小、分布及密度不均勻。代表粟粒性肺結核由間質到肺實質的演變過程。亞急性血型性播散型肺結核發病緩慢，其臨床表現視病情輕重及疾病進展而不同，具體如下。①發燒：主要為階段性低燒，亞急性及慢性血行性播散型肺結核發病機制是少量結核菌多次反覆侵入血液循環而發病，故這種低燒，可隨細菌進入血流而加重或反覆發燒；②全身症狀：部分患者可有盜汗、乏力、消瘦、食慾缺乏和失眠；③呼吸道症狀：可有咳嗽，咳少許白色黏液痰，偶可痰中帶血；④胸痛：常伴隨呼吸運動而出現胸痛。

　　患者既往有乳腺癌病史，雙肺瀰漫性粟粒影，需與肺泡細胞癌相鑑別。肺泡細胞癌多無結核中毒症狀，胸悶、氣短症狀明顯，可以有較多泡沫樣痰液，病灶多發生於雙肺中下肺野，且分布不均勻，某些部位病變密集，而某些部位則較稀疏，有時可見較大的結節，痰中檢查可查到癌細胞，經皮肺切片、經支氣管鏡肺切片常能確診。

（傅佳鵬）

空洞性肺結核

一、基本資料

患者男，57歲。

主訴：全身關節疼痛2年餘，乏力伴食慾不振1個月，發燒6小時。

現病史：患者於2019年9月無明顯誘因出現右上肢疼痛，無麻木，就診當地診所，診斷為「五十肩」，予口服藥物治療數10天，疼痛無改善。後逐漸出現全身多關節疼痛，累及雙手遠端指間關節、近端指間關節、掌指關節、雙腕關節、雙肩關節、雙膝關節、雙距小腿關節，部分關節腫脹，因疼痛雙上肢抬舉受限，伴有晨僵，持續時間＞2小時，自行口服消炎藥（100mg，2次／日）治療，效果欠佳。為進一步診治於2020年1月就診於外院，化驗血沉24mm/h，C-反應蛋白10.53mg/L，抗鏈球菌溶血素O24IU/mL，類風溼因子24.9U/mL，抗環瓜氨酸肽抗體＜7.00U/mL，自身抗體顯示抗核抗體陰性、抗U1-RNP抗體陽性（+），雙手X光顯示未見明顯骨質異常，胸部CT顯示兩上肺肺氣腫、兩肺間質性肺炎，右上肺環形小結節，兩肺多發小結節，診斷「未分化結締組織病、類風溼性關節炎」，予激素（醋酸潑尼松片30mg，1次／日）聯合免疫抑制劑（來氟米特片10mg，1次／日）控制病情，患者未遵囑用藥，口服來氟米特片數10天後自行停藥，關節疼痛稍改善。病情反覆，時輕時重，2020年10月就診於外院，行胸部CT檢查顯示雙肺間質炎症、間質纖維化改變，雙肺微結節及結節，左側胸膜輕度局限增厚，診斷為「類風溼性關節炎、肺間質纖維化」，予激素（醋酸潑尼松片30mg，1次／日）聯合免疫抑制劑（雷公藤多苷片，4粒，3次／日）控制病情，中草

> 病例篇

藥治療，關節疼痛略改善。口服藥物治療3個月後自行停用雷公藤多苷片，激素逐漸減量。2021年1月全身多關節疼痛再次加重就診於外院，化驗血液常規顯示紅血球數$3.25×10^{12}$/L、血紅素120g/L，血小板數$279×10^9$/L，血沉70mm/h，類風溼因子785.90IU/mL，抗RA33抗體＜25，抗環瓜氨酸肽抗體14.10mU/mL，雙手X光顯示雙手諸骨骨質疏鬆，胸部CT顯示兩肺間質性病變，診斷為類風溼性關節炎、間質性肺病、巨幼細胞性貧血，予激素（醋酸潑尼松片10mg，1次／日）聯合免疫抑制劑（雷公藤多苷片20mg，3次／日，注射用環磷醯胺0.2g，一次性）控制病情，改善貧血等對症治療，關節疼痛較前稍好轉。院外未規律用藥，自行停用雷公藤多苷片。2021年6月初，因雙膝關節疼痛加重伴活動受限就診胸腔科收入院，化驗類風溼因子$178.3×10^3$IU/L，抗環瓜氨酸抗體31.04U/mL，紅血球沉降率84mm/h，C-反應蛋白76.7mg/L，關節X光顯示雙手骨質改變，符合類風溼性關節炎表現。雙膝關節退行性變，胸部CT顯示慢性支氣管炎、肺氣腫、兩肺間質纖維化，肺功能顯示肺瀰散功能中度障礙，診斷「類風溼性關節炎、骨性關節炎（雙膝）、肺間質纖維化」，予消炎止痛（氟比洛芬凝膠貼膏40mg，外用，2次／日），激素（注射用甲潑尼龍琥珀酸鈉40mg，1次／日，靜脈注射，2021年6月16日至6月19日，6月24日至6月27日，6月20日調整為口服激素醋酸潑尼松片10mg，1次／日）聯合免疫抑制劑（來氟米特片10mg，1次／日、雷公藤多苷片20mg，3次／日）控制病情，補鈣（骨化三醇軟膠囊0.25μg／晚），保護胃黏膜（注射用泮托拉唑鈉40mg，1次／日、膠體果膠鉍膠囊200mg，3次／日），改善肺間質纖維化（環磷醯胺，0.4g，靜脈注射，一次性，2021年6月20日使用），局部關節腔穿刺注藥（雙膝關節分別注入複方倍他米松0.5mL，玻璃酸鈉20mg，益賽普25mg）等對症治療，多關節腫痛好轉後出院。院外規律用藥，定期門診回診，因

口服雷公藤多苷片出現雙手麻木停用該藥，激素逐漸減量至醋酸潑尼松龍片（5mg，1次／日），規律注射環磷醯胺（0.4g，每21天1次，目前共靜脈注射4.8g）抗肺間質病變，病情控制尚可。入院1個月前無明顯誘因出現乏力伴食慾不振，無噁心、嘔吐，無反酸、燒心，無呃逆、厭油膩，無腹痛、腹瀉，未診治，且逐漸加重。入院6小時前無明顯誘因出現發燒，體溫最高39.5℃，無畏寒、寒顫，無盜汗，有消瘦，有咳嗽、咳痰，無胸憋、氣緊，無胸痛，無尿頻、尿急、尿痛，於本院門診就診，完整血液常規顯示白血球計數3.06×10^9/L，嗜中性粒細胞0.83%，淋巴細胞絕對值0.28×10^9/L，紅血球計數3.35×10^{12}/L，血紅素96g/L，血小板計數135×10^9/L，C-反應蛋白132.3mg/L，新型冠狀病毒核酸檢測陰性，詳細詢問患者流行病學史，排除新型冠狀病毒感染，予退燒治療，為進一步診治就診於胸腔科，門診以「類風溼性關節炎」收入院。自發病以來，患者精神欠佳，食慾不振，睡眠尚可，二便正常。

既往史：無肝炎、結核病史，無高血壓、糖尿病、冠心病病史，無食物、藥物過敏史。2021年6月曾在本院行胃鏡檢查示：胃竇糜爛性胃炎。2020年1月於外院診斷為類風溼性關節炎，後長期口服激素。

二、查體

體格檢查：T35℃，P82次／分，R20次／分，BP97/74mmHg、身高176cm，體重65kg。神志清楚，查體合作。全身淺表淋巴結未觸及腫大。雙肺呼吸音正常，雙下肺可聞及少許溼性喘鳴。

輔助檢查：雙手及雙膝關節X光示雙手骨質改變，符合類風溼性關節炎表現。雙膝關節退行性變（雙膝關節緣骨質增生硬化，脛骨髁間棘增生變尖，關節間隙稍變窄）。胸部CT檢查示，慢性支氣管炎、肺

> 病例篇

氣腫、兩肺間質纖維化、兩肺多發實性結節，左肺下葉外側基底段結節（IM276）為著（大小約 13mm×10mm），建議 3 個月後複查。肺功能檢查顯示支氣管舒張試驗陰性（透過吸入沙丁胺醇氣霧劑 400μg，20 分鐘後，FEV1 和 FVC 較基線增加小於 12％，且絕對值增加小於 200mL）。結論如下：①肺通氣功能在正常範圍；②肺瀰散功能中度障礙。腹部超音波顯示脾臟增大（脾臟厚度 43mm，長約 142mm）。心臟超音波示二尖瓣輕度返流、左室舒張功能降低，射血分數 62％。（2022-05-02）全血細胞分析＋C-反應蛋白測定結果示，白血球計數 3.06×10^9/L，嗜中性粒細胞 0.83％，嗜中性粒細胞絕對值 2.54×10^9/L，淋巴細胞絕對值 0.28×10^9/L，紅血球計數 3.35×10^{12}/L，血紅素 96g/L，血小板計數 135×10^9/L，C-反應蛋白 132.3mg/L。鉀 4.18mmol/L，鈉 126.4mmol/L，氯 88.0mmol/L，二氧化碳結合力 23.4mmol/L，葡萄糖 6.81mmol/L，血清尿素 7.6mmol/L，血清肌酐 112μmol/L。

　　結核分枝桿菌與利福平耐藥檢測（2022-05-06）結果示，結核分枝桿菌複合群（＋），利福平耐藥基因（-）；直接抹片抗酸染色鏡檢示，結核分枝桿菌抹片顯示抗酸菌（＋＋＋）；胸腹 CT（2022-05-05）與 2021-06-16 胸部 CT 對比，左肺多發炎性病變、實變及部分空洞形成，以左肺下葉為主，疑似肺膿腫；雙側胸腔積液較前增多，建議積極抗感染治療後複查，腹腔內大部腸管不同程度擴張、積氣增多，結合病史，膀胱-直腸陷窩區少量積液。心臟腹部超音波（2022-05-03）檢查結果示，二尖瓣、三尖瓣輕度反流、左室舒張功能減低、脾臟增大、脾門旁等回聲結節，副脾可能。相關影像學檢查見圖 11-34。

空洞性肺結核

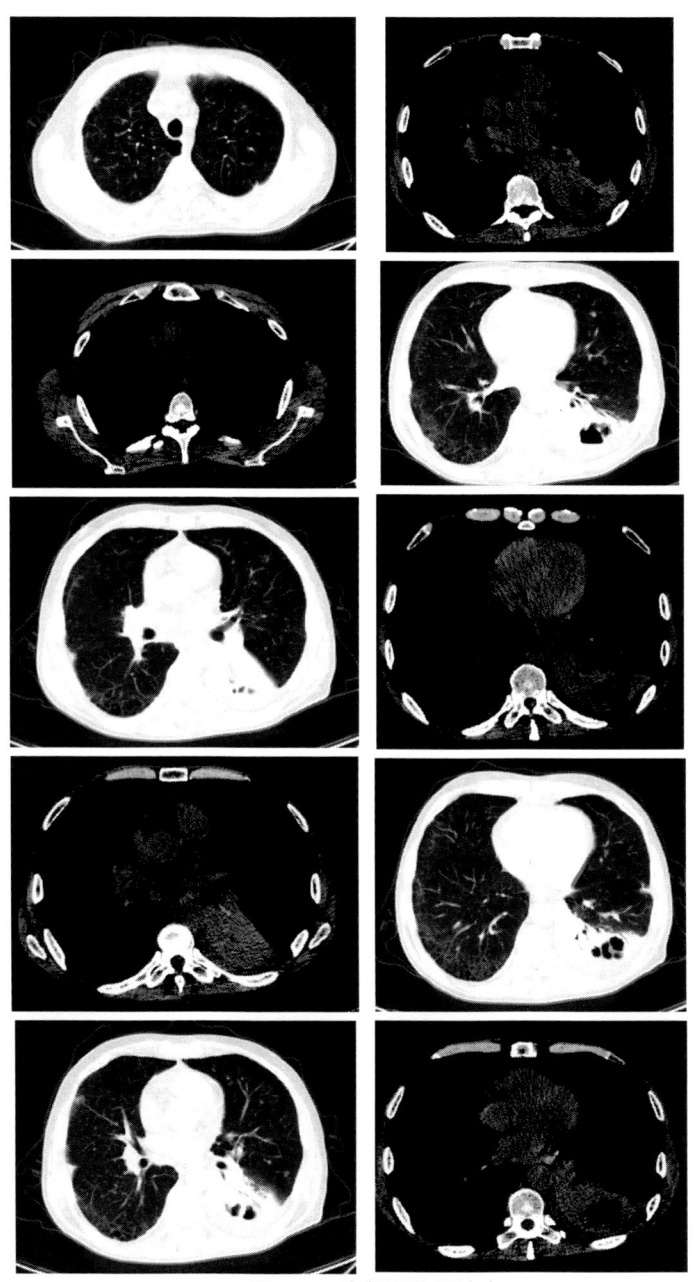

圖 11-34 胸部影像學檢查

三、診斷

初步診斷：①類風溼性關節炎；②雙側膝關節骨性關節病；③肺間質纖維化；④慢性支氣管炎；⑤肺氣腫；⑥脾大（輕度）；⑦白血球減少；⑧輕度貧血；⑨發燒原因待查？⑩胃竇糜爛性胃炎；⑪急性腎功能不全。

鑑別診斷：①肺炎，多有著涼，臨床表現為高燒、咳嗽、咳痰，可伴胸悶、氣緊、胸痛；②流行性出血熱，有流行病學史，臨床以發燒、休克、充血、出血、急性腎衰竭為主要表現，發燒期有全身痠痛、頭痛，少數患者出現眼眶痛，化驗血液常規示白血球計數升高，出現異型淋巴細胞，血小板減少，可有血紅素升高等血液濃縮現象，尿液常規尿蛋白陽性，流行性出血熱 IgM 抗體陽性，或 IgG 抗體 1 週內上升 4 倍以上可明確診斷，此患者臨床特點不符，不考慮該病；③乾燥症候群，是一種以侵蝕外分泌腺，尤其是唾液腺和淚腺為主的慢性自身免疫性疾病，臨床可表現為口乾、吞嚥乾性食物時需飲水幫助，嚴重時可有猖獗性齲齒，眼乾，有成年後腮腺反覆或持續腫大，有抗 SSA 抗體、抗 SSB 抗體陽性，該患者無口乾、眼乾、牙齒塊狀脫落，無反覆口腔潰瘍，無猖獗性齲齒，無脫髮，無光過敏，既往化驗自身抗體顯示抗核抗體為陽性，1：160，非典型，餘均陰性，暫排除此診斷，必要時進行唇腺切片；④侵襲性肺麴黴病，患者為免疫抑制族群，短期內出現左肺下葉背段空洞性病變，且空洞內有分隔，但無咳血等症狀，該診斷不排除；⑤肺癌，此次為消耗性疾病過程，有食慾不振、乏力症狀，左肺下葉厚壁空洞，但空洞為短期內形成，暫不考慮癌性病變；⑥肺膿腫，空洞內有液平、短期內消瘦、左肺下葉背段膿性痰液，均顯示肺膿腫可能，該診斷不排除。

最終診斷：①空洞性肺結核；②膿毒性休克；③重症肺炎；④類風溼性關節炎；⑤結締組織相關性間質性肺病；⑥慢性支氣管炎；⑦肺氣腫；⑧白血球減少；⑨中度貧血；⑩血小板減少；⑪急性腎功能不全；⑫胃竇糜爛性胃炎；⑬低蛋白血症；⑭雙膝關節骨性關節炎；⑮肝功能不全。

四、診療經過

低蛋白血症；雙膝關節骨性關節患者入院後積極進行相關檢查，入院第 2 日晨起出現輕度頭暈及出冷汗，監測血壓偏低，且化驗結果回報顯示全血細胞減少（白血球減少、中度貧血、血小板減少）、中性粒細胞偏高、淋巴細胞百分比及絕對值均偏低、低蛋白血症，相關急性炎症指標均偏高（紅血球沉降率 84mm/h、C-反應蛋白 118.2mg/L、降鈣素原 2.38ng/mL），顯示合併肺部感染，懷疑合併低血容量性休克及感染中毒性休克；且合併電解質紊亂。

給予如下治療，①發病危通知，心電監護、血氧飽和度監測、中心給氧等對症治療；②予積極補液（葡萄糖氯化鈉注射液 500mL、複方氨基酸注射液 500mL）、補充血容量（羥乙基澱粉 40 氯化鈉注射液 500mL）、泵入去甲腎上腺素（8mg，以 4mL/h 泵入）、保護胃黏膜、補鉀（氯化鉀緩釋片 1g，2 次／日、氯化鉀注射液 20mL 稀釋後分次口服）、補充鈉、氯（精氨酸注射液 10mg 及濃氯化鈉注射液）、補充白蛋白（人血白蛋白注射液 10g）、升高白血球、改善貧血等對症治療；③合併感染，予積極抗感染（左氧氟沙星聯合頭孢哌酮鈉舒巴坦鈉）、氧化霧化祛痰（乙醯半胱氨酸溶液）治療。④嚴密監測患者生命體徵，根據其血壓監測值調整泵去甲腎上腺素泵速。⑤囑其嚴格臥床休息，少食多餐，勿飽餐，保持大便通暢。需 24 小時照護。避免情緒激動。規律用藥，勿隨意

增減藥量。減少探視。進行氣管鏡檢查，並送檢肺泡灌洗液 X-Pert、痰抗酸抹片等相關化驗。根據各項輔助檢查結果，診斷空洞性肺結核。調整治療方案為抗結核、補液、改善休克、保肝等對症支持治療。

五、治療效果

患者神志清楚，咳嗽、咳痰好轉，體溫正常。查體示各項生命體徵平穩，口唇無發紺，雙肺呼吸音粗，未聞及乾、溼性喘鳴，心率 90 次／分，腹軟，雙下肢無水腫。長期口服以下藥物，異煙肼 0.3g，qd，po；吡嗪醯胺 0.5g，tid，po；乙胺丁醇 0.75g，qd，po；左氧氟沙星 0.4g，qd，po。

六、討論

患者為老年男性，2020 年診斷為類風溼性關節炎，後長期口服激素及免疫抑制劑；此次入院主要症狀為乏力、食慾不振、體重減輕、發燒。胸部 CT 顯示雙肺散在結節及左肺下葉空洞性病變，氣管鏡顯示左肺下葉背段大量黃色膿痰，考量患者長期使用激素及免疫抑制劑，存在免疫抑制狀態，結合症狀及左下肺空洞性病變，肺結核、侵襲性真菌病可能性較大。進行相關化驗、檢查，根據其肺泡灌洗液 X-pert 陽性，痰抗酸染色（＋＋＋），可診斷空洞型肺結核，予抗結核治療後症狀明顯好轉。

（吳倩佳）

重症肺炎 1

一、基本資料

患者女，86 歲。

主訴：氣促 1 天餘，意識障礙 12 小時。

現病史：患者因全身浮腫、氣促於 2021 年 8 月 20 日入住外院，後給予舒普深抗感染、鹽酸氨溴索祛痰、抑酸護胃、吸氧等治療措施。8 月 21 日早晨 8：20 左右患者氣促症狀加重，並伴有呼吸困難、意識障礙，呼吸頻率約為 24 次／分，血氧約為 86%，遂立即給予無創呼吸器輔助呼吸、霧化解痙等處理措施。11：00 左右患者出現血壓間斷下降，最低值 86/61mmHg，血氧飽和度進一步降低至 66%，神志仍處昏迷狀態，當時立即給予多巴胺維持血壓、適當補液擴容等處理。15：00 完成患者血氣分析結果示，pH6.92，PCO_2 > 130mmHg，$PO_2$35mmHg。考量患者病情嚴重和患者家屬溝通後，給予氣管插管轉入本院急診科。入本院急診科時神志處昏迷狀態，呼吸器輔助呼吸下血氧約為 90% 左右，血壓低，需大劑量多巴胺維持，給予碳酸氫鈉糾酸、多巴胺升壓、補液擴容、呼吸器輔助呼吸等處理。於 2021 年 8 月 21 日 20：07 收入 ICU。

既往史：既往持續性房顫 10 餘年。2021 年 8 月 17 日因黑便 3 天入外院 ICU，診斷為消化道出血（抗板藥物相關性）；病毒性肝炎；肝硬化待檢查；後循環缺血；腦白質疏鬆；腦微出血；心律失常：持續性心房顫動，不完全性右束支傳導阻滯；肺動脈高壓輕 - 中度；高尿酸血症；高同型半胱氨酸血症；雙側下肢動脈粥狀硬化形成；下肢深靜脈瓣膜功能不全；

下肢靜脈曲張，下肢靜脈血栓；三尖瓣關閉不全，輕 - 中度；主動脈瓣關閉不全輕度。經治療後於 8 月 19 日出院。

二、查體

體格檢查：T36.2 ℃，P92 次／分，R15 次／分，BP88/60mmHg（多巴胺維持下）。神志處昏迷狀態，疼痛刺激有反應。左側瞳孔直徑 3.5mm，右側瞳孔直徑 3mm，對光反射遲鈍。頸動脈搏動較弱，頸靜脈無明顯搏動。雙肺呼吸音粗，雙肺可聞及明顯溼性喘鳴。

心尖衝動位於第 5 肋間左鎖骨中線外側 1.5cm，心率 92 次／分，房顫律，第一心音強弱不等，未聞及額外心音。腹部膨隆，腹軟，肝臟未觸及，膽囊未觸及，其餘腹部查體無法配合，腸鳴音約為 2 次／分。四肢末梢冰涼，雙下肢浮腫。四肢肌力無法配合檢查，肌張力正常，生理反射存在，病理反射未引出。

輔助檢查：本院急診 CT 檢查結果示，①左側頂、顳、枕部頭皮軟組織腫脹；②腦白質脫髓鞘病灶，請追蹤及進一步 MRI 檢查；③老年性腦萎縮；④懷疑雙肺炎症，雙側胸腔積液伴雙肺下葉膨脹不全，請追蹤複查；⑤兩肺多發陳舊性病灶，兩側胸膜增厚，請結合臨床病史及追蹤；⑥肺動脈增寬，請結合臨床排除肺動脈高壓；右心房增大，請結合超音波檢查；⑦胸主動脈、冠狀動脈粥狀硬化；⑧腹腔積液；下腔靜脈稍增寬，請結合臨床；⑨所示部分腸管積氣、稍擴張，請追蹤；⑩左側胸、腹壁軟組織腫脹。本院急診抽血結果如下。行血液常規檢查示，白血球 10.9×10^9/L，中性粒細胞比例 91.4%，紅血球 3.47×10^{12}/L，血紅素 110g/L，紅血球比容 35.9%，血小板 197×10^9/L，C- 反應蛋白 22mg/L。肝功能檢查示，總膽紅素（TB）18.4μmol/L，間接膽紅素（IB）6.8μmol/

重症肺炎 1

L，直接膽紅素（DB）11.6μmol/L，麩丙轉胺酶 19U/L，天門冬胺酸胺基轉移酶 59U/L。鉀 5.7mmol/L，鈉 138mmol/L，氯 103mmol/L，鈣 1.11mmol/L，葡萄糖 10.2μmol/L，血尿素氮 11mmol/L，肌酐 218μmol/L，乳酸 1.69mmol/L，pH7.16，$PCO_2$82.5mmHg，$PO_2$62mmHg，HCO_3^- 29.1mmol/L。心肺指標結果示，D-二聚體 1.53mg/L（FEU）超敏肌鈣蛋白 0.025ng/mL，肌酸激酶同工酶 7.46ng/mL，N端腦鈉肽前體 13622pg/mL，肌紅蛋白 335ng/mL。相關影像學檢查見圖 11-35。

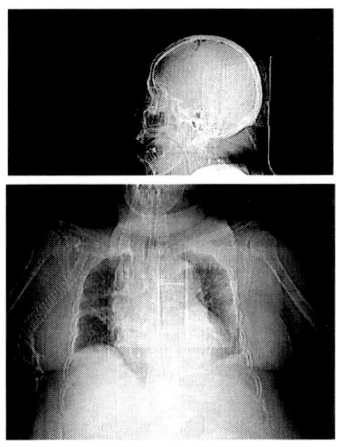

圖 11-35 頭部＋胸部影像學檢查

三、診斷

初步診斷：①Ⅱ型呼吸衰竭；②休克查因，感染性休克？心源性休克？③重症肺炎；④心功能不全；⑤腎功能不全；⑥肝硬化待檢查；⑦肺栓塞待檢查；⑧胸腔積液；⑨心律失常，持續性心房顫動，不完全性右束支傳導阻滯；⑩肺動脈高壓；下肢靜脈血栓。

鑑別診斷：①急性心功能不全，是由於心臟的收縮功能或舒張功能發生障礙，不能將靜脈迴心血量充分排出心臟，導致靜脈系統血液淤

> 病例篇

積、動脈系統血液灌注不足從而引起的心臟循環障礙症候群，臨床表現可有咳嗽、胸悶、呼吸困難，咳粉紅色泡沫痰、端坐呼吸、大汗淋漓不適等。結合患者急診心肌酶學及心電圖，懷疑患者有心肌梗塞導致患者心臟功能不全而出現氣促。②肺栓塞，體循環的各種栓子脫落，阻塞肺動脈及其分支所引起的肺循環障礙的臨床病理生理症候群，最常見的肺栓子為血栓，由血栓所引起的肺栓塞也稱為肺血栓栓塞，臨床表現可有咳嗽、胸痛、咳血、呼吸困難等相應症狀，完整肺動脈 CTA 可明確診斷。③膿毒症休克，多數有原發感染灶，多伴隨發燒，感染指標升高，嚴重感染致感染性休克時，患者亦可有口乾、思飲、皮膚乾燥、尿量減少等表現，輔助檢查多伴隨乳酸明顯升高，經積極補液擴容效果欠佳，血壓需依賴血管活性藥物維持。此患者應高度懷疑此症，目前感染來源不明確，需進一步診斷。④低血容量性休克，患者多有明確急性血液或體液喪失過程，多伴隨有口乾、思飲、皮膚乾燥、尿量減少等表現，嚴重時血壓可下降，經去除液體喪失因素、積極補液擴容治療有效，患者症狀可明顯改善，血壓可逐漸穩定。此患者有明確液體喪失過程，休克血壓，可能因低血容量因素導致，但經積極補液擴容後血壓難以維持，排除低血容量性休克，此外患者感染指標及乳酸明顯升高，懷疑合併膿毒症休克。⑤心源性休克，常有心臟基礎疾病，常見於急性心肌梗塞、心臟壓塞等，患者多有胸悶胸痛、氣促等不適，查體可有心音低鈍、遙遠或頸靜脈充盈等體徵，心電圖及心肌酶有動態改變。此患者無相應臨床表現及體徵，心肌酶及心電圖無動態改變，心臟超音波可協助診斷，暫不能排除心源性休克。

最終診斷：①重症肺炎；②Ⅱ型呼吸衰竭；③肺栓塞；④梗阻性休克；⑤上消化道出血；⑥心功能不全；⑦腎功能不全；⑧肝硬化待檢查；

⑨胸腔積液；⑩心律失常，持續性心房顫動，不完全性右束支傳導阻滯；⑪肺動脈高壓；⑫雙下肢肌間靜脈血栓；⑬腸道菌群失調。

四、診療經過

入 ICU 後完成相關檢查。血管超音波檢查（2021-08-21）示，雙下肢動靜脈、雙側下肢動脈未見明顯異常聲像；右側腓靜脈、左側肌間靜脈血栓形成。心臟超音波檢查＋心功能測定檢查示，右心大，左房大；三尖瓣重度反流（因三尖瓣大量反流超音波易低估肺動脈壓），左室壁運動稍減低，左室收縮功能正常低限，右室整體收縮功能正常。

肺動脈 CTA 檢查（2021-08-23）結果示，右下肺動脈栓塞。胸部 CT（2021-0823）＋三維成像檢查結果對比 2021-08-21 頭部＋胸部 CT 影像檢查示，①腦萎縮，腦白質脫髓鞘病灶，建議行 MRI 進一步檢查；②右側顳部及左側頂枕部頭皮軟組織腫脹；③兩肺多發纖維、鈣化灶，懷疑陳舊性病灶，大致相仿；④雙肺炎症，右肺下葉後基底段病灶可見肺梗死（結合 CTA 檢查）；⑤雙側胸腔少量積液，同前相仿，請追蹤；⑥兩側胸膜增厚，請追蹤；⑦心臟增大；⑧肺動脈增寬，顯示肺動脈高壓，請結合臨床，胸主動脈、冠狀動脈粥狀硬化；⑨胸腹部皮下軟組織腫脹；⑩附見全組鼻旁竇炎症，腹腔積液，肝臟體積縮小，脾門區血管迂曲增多。

2021-09-01 肺動脈 CTA 檢查示，①肺動脈 CTA 未見明確栓塞徵象，原右肺下葉後基底段病灶肺梗死灶較前已消失，請追蹤；②兩肺多發纖維、鈣化灶，懷疑陳舊性病灶，大致相仿；③雙肺炎症，較前吸收減少，請追蹤；④雙側胸腔少量積液，同前相仿，請追蹤；⑤兩側胸膜增厚，請追蹤；⑥心臟增大，肺動脈增寬，顯示肺動脈高壓，請結合臨床，胸

病例篇

主動脈、冠狀動脈粥狀硬化；⑦胸腹部皮下軟組織腫脹；⑧附見腹腔積液，肝臟體積縮小，脾門區血管迂曲增多，較前相仿，請結合臨床。2021-09-01 心臟超音波檢查＋心功能測定示，右心增大，左房大，三尖瓣重度反流，二尖瓣及主、肺動脈輕度反流；肺動脈壓中度升高（據三尖瓣反流估測）；左、右室整體收縮功能正常；懷疑肺動脈栓塞可能，請結合臨床。

2021-09-06 心臟超音波檢查＋心功能測定檢查示，升主動脈、肺動脈增寬；右心增大，左房大，三尖瓣重度反流，二尖瓣及主動脈輕度反流；肺動脈壓輕度升高（據三尖瓣反流估測）；左、右室整體收縮功能正常；懷疑肺動脈栓塞可能，請結合臨床；2021-09-25 行胸部 CT ＋三維成像結果示：①兩肺多發纖維、鈣化灶，懷疑陳舊性病灶，大致相仿；②雙肺多發炎症，右肺下葉病灶較前增多，餘較前相仿，請追蹤；③雙側胸腔少量積液，較前減少，請追蹤；④右肺上葉斜裂不規則增厚，包裹性積液？較前大致相仿，建議複查、對比；⑤顯示雙肺慢性支氣管炎，兩側胸膜增厚，請追蹤；⑥心臟增大，心包少量積液、較前稍增多，肺動脈增寬併雙肺門血管增多增粗，顯示肺動脈高壓，建議心臟超音波檢查，胸主動脈、冠狀動脈粥狀硬化；⑦附見腹腔積液較前吸收，肝臟體積縮小，脾門區血管迂曲增多，較前相仿，建議進一步 CT 增強檢查。2021-09-23 心臟超音波檢查＋心功能測定結果示，升主動脈、肺動脈增寬；右心增大，左房大，三尖瓣重度反流，二尖瓣及主動脈輕度反流；肺動脈壓輕度升高（據三尖瓣反流估測）；左、右室整體收縮功能正常；懷疑肺動脈栓塞，請結合臨床。血管超音波結果示，雙側下肢動脈硬化並多發細小斑塊形成（多發）；左側腓靜脈血栓形成；雙側小腿部多發肌間靜脈血栓形成；雙側下肢深靜脈未見栓塞及異常反流。

入本院急診時神志處昏迷狀態，呼吸器輔助呼吸下血氧約為 90％ 左右，血壓低需大劑量多巴胺維持，給予碳酸氫鈉糾酸、多巴胺升壓、補液擴容、呼吸器輔助呼吸等處理。患者入重症醫學科後積極給予抗感染、升壓、補液等對症治療，於 8 月 23 日循環穩定，已停用血管活性藥物，同日完成肺部 CTA 明確有右肺下葉肺動脈血栓栓塞，給予患者肝素鈉 625～1000 單位／小時進行抗凝，依據凝血酶時間數值調節，9 月 1 日複查肺部動脈 CTA 陰性，患者兩次拔管，目前已脫離呼吸器，鼻導管吸氧，氧合指數可。患者起初血氧下降，給予氣管插管呼吸器輔助通氣治療，依據血氣情況，調節呼吸器參數，加強呼吸道溼化、化痰、吸痰等處理，患者兩次拔管後改為鼻導管吸氧，目前氧合可。患者目前心率血壓穩定，未用血管活性藥物，間斷呋塞米干預。患者入院時有肌酐升高，懷疑是腎前性腎功能不全，給予補液和肌酐常規後肌酐降至正常範圍，患者於 9 月 18 日最後一次血液透析治療，目前間斷呋塞米干預。肝功能檢查示，患者肝功能正常，間斷複查，患者蛋白較低，給予輸注白蛋白，提高膠體滲透壓。

患者生命體徵平穩，於 9 月 27 日轉入胸腔科進一步治療，2021-12-25 胸部正位（心臟正位）與 2021-09-14DR 檢查結果比較顯示，①兩肺多發陳舊性病灶，較前相仿，雙下肺野少量炎症可能，較前稍增多，請結合臨床及 CT 檢查；②兩側少量胸腔積液，較前稍增多；③臥位心影增大，胸主動脈粥狀硬化；④左側 PICC 管置入術後改變；⑤腹部 X 光未見明顯異常改變；⑥胃管留置。2021-12-29 糞便形態學分析＋輪狀病毒＋隱血未見明顯異常。現患者病情穩定，經患者要求及詢問主治醫師後，同意患者辦理出院。

病例篇

五、治療效果

患者無明顯咳嗽、咳痰，無發燒、咳血、胸痛、胸悶、呼吸困難，精神、睡眠、食慾尚可，二便如常。生命體徵平穩，咽部無充血，扁桃體無明顯腫大，肺叩診清音，雙肺呼吸音稍粗，未聞及明顯乾、溼性喘鳴和胸膜摩擦音。雙下肢無水腫。

心臟超音波（8月21日）示，升主動脈不寬，主動脈前後壁回聲增強，重搏波低平，肺動脈內徑正常。右心大，左房擴大，左室不大（右房橫徑約64mm，左房橫徑約46mm，右室橫徑約52mm，左室橫徑約46mm）。左室橫切面呈「D」字形結構。房間隔及室間隔未見明顯連續性中斷。左室壁不厚，室壁運動稍減低。各瓣膜形態及活動未見明顯異常。心包腔未見明顯液性暗區。下腔靜脈呼氣末內徑＜21mm，塌陷指數＜50%，估測RAP=8mmHg。左心射血分數為52%，左心室短軸縮短率為27%。都卜勒檢查結果示，三尖瓣見大量反流訊號，三尖瓣反流峰值壓差約21mmHg，估測肺動脈收縮壓約29mmHg。右室收縮功能評估結果為，三尖瓣環收縮期位移（TAPSE）為2.4cm（正常參考值TAPSE＞1.6cm），三尖瓣環組織都卜勒S波為14cm/s（正常參考值S波＞10cm/s）。超音波檢查顯示，右心大，左房大，三尖瓣重度反流，（因三尖瓣大量反流超音波易低估肺動脈壓）左室壁運動稍減低，左室收縮功能正常低限，右室整體收縮功能正常。頭部＋胸部CT（8月23日）結果對比2021-08-21頭部＋胸部CT影像結果示，①腦萎縮，腦白質脫髓鞘病灶，建議行MRI進一步檢查；②右側顳部及左側頂枕部頭皮軟組織腫脹；③兩肺多發纖維、鈣化灶，懷疑陳舊性病灶，大致相仿；④雙肺炎症，右肺下葉後基底段病灶可見肺梗死（結合CTA檢查結果）；⑤雙側胸腔少量積液，同前相仿，請追蹤；⑥兩側胸膜增厚，請追蹤；⑦心臟增大；⑧

肺動脈增寬，顯示肺動脈高壓，請結合臨床，胸主動脈、冠狀動脈粥狀硬化；⑨胸腹部皮下軟組織腫脹；⑩附見全組鼻旁竇炎症，腹腔積液，肝臟體積縮小，脾門區血管迂曲增多。

六、討論

　　針對有慢性房顫病史，臥床，雙下肢有血管超音波顯示有靜脈血栓，要考慮肺栓塞的可能，如明確診斷為肺栓塞，應給予抗凝對症處理，重症肺栓塞因必須加強抗凝，溶栓治療，且有可能影響呼吸循環，應視需求盡速插管上機。患者心臟功能差，容量空間窄，拔管失敗，經肌酐 RT 脫水、減輕心臟負荷後順利離線，轉出 ICU，經積極治療，好轉出院。

（張衛芳）

病例篇

重症肺炎 2

一、基本資料

患者男，30 歲。

主訴：鼻塞、流鼻涕、咳嗽、發燒 5 天，腹瀉 1 天。

現病史：患者自述約入院前 5 天著涼後出現鼻塞流鼻涕，伴咳嗽，以乾咳為主，偶有咳痰，痰色白，高燒，自測體溫均超過 39℃，有肌肉關節痠痛，無皮下瘀斑、瘀點，無咽喉乾澀疼痛、胸悶心悸等不適，在附近就診，給予口服抗生素＋退燒藥藥物治療，服用退燒藥後 1 小時內體溫下降至 38℃左右，再次升高，維持在 39℃以上。入院前 1 天開始出現腹瀉，解水樣便，無黏液性血便，每日 7～8 次，無腹痛，為進一步治療今日來本院就診，胸部 X 光顯示肺紋理增粗，C-反應蛋白為 72mg/L，急診以發燒、腹瀉收住院，自發病以來精神、食慾不佳，肌肉關節痠痛，近期體重無明顯增減。既往體健。

二、查體

體格檢查：T39.9℃，P108 次／分，R20 次／分，BP132/82mmHg，神清，急性焦慮面容，口唇無發紺，咽部充血，可見淋巴濾泡，雙肺呼吸音清。

輔助檢查：查血液常規（2017-09-08）顯示，白血球 6.59×10^9/L，中性粒細胞比例 82.6%，淋巴細胞比例 13.8%，嗜酸性粒細胞比例 0，紅血球 4.93×10^{12}/L，血紅素 152g/L，血小板 266×10^9/L，C-反應蛋白

72mg/L。本院影像學（胸部正位片）檢查（2017-09-08）結果示，雙肺紋理增粗。相關影像學檢查見圖 11-36 至圖 11-46。

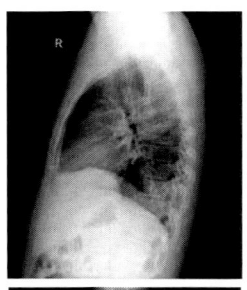

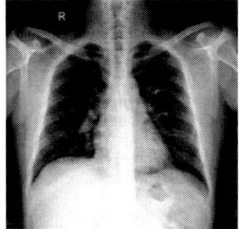

圖 11-36 胸部影像學檢查
（2017-09-08）

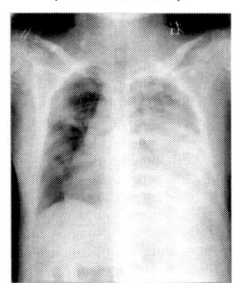

圖 11-37 胸部影像學檢查
（2017-09-14）

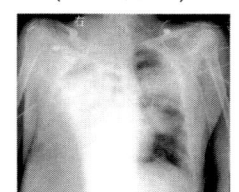

圖 11-38 胸部影像學檢查
（2017-09-17）

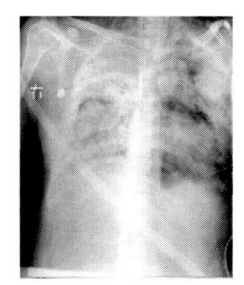

圖 11-39 胸部影像學檢查
（2017-09-19）

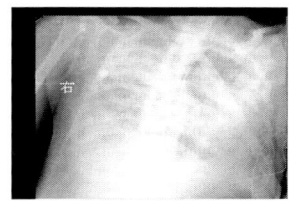

圖 11-40 胸部影像學檢查
（2017-09-20）

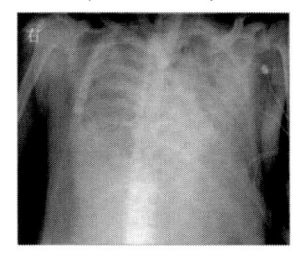

圖 11-41 胸部影像學檢查
（2017-09-21）

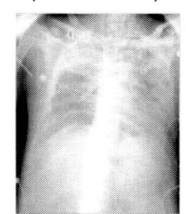

圖 11-42 胸部影像學檢查
（2017-09-24）

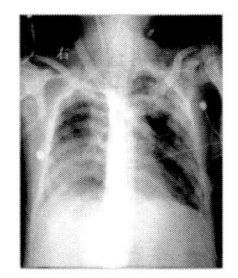

圖 11-43 胸部影像學檢查（2017-09-27）

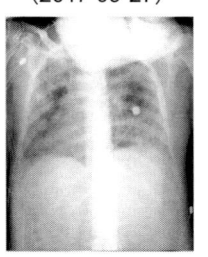

11-44 胸部影像學檢查（2017-09-30）

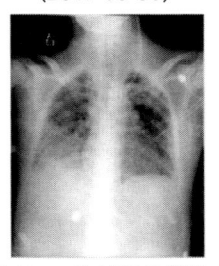

圖 11-45 胸部影像學檢查（2017-12-05）

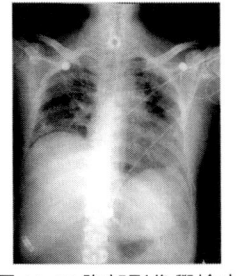

圖 11-46 胸部影像學檢查（2017-12-19）

三、診斷圖

初步診斷：發燒、腹瀉查因，急性上呼吸道感染？感染性腹瀉？

最終診斷：①重症肺炎；②急性呼吸窘迫症候群；③胸腔積液；④腎功能不全；⑤感染性腹瀉；⑥肝功能不全；⑦心臟功能不全；⑧消化道出血；⑨低 T3 症候群；⑩右側頸內靜脈血栓形成；⑪中度貧血。

四、診療經過

轉入胸腔科後完成相關檢查，予阿莫西林克拉維酸鉀抗感染治療 2 天，患者持續高燒，糞便檢查見革蘭陽性球菌與革蘭陰性桿菌，懷疑為感染性腹瀉，9 月 11 日調整為莫西沙星 0.4g，qd，抗感染治療，同時懷疑病毒感染，加用達菲口服（75mg，bid）抗病毒。9 月 12 日查肺部 CT 示，雙肺多發炎症，右側胸腔少量積液，對比患者 2 天前胸部 X 光，肺部感染病灶迅速進展加重，考量感染嚴重，遂聯合頭孢哌酮他唑巴坦鈉抗感染治療，觀察治療 48 小時，患者仍持續高燒，複查臟器指標見患者肝功能受損，患者呼吸急促、窘迫表現明顯，血氧飽和度難以有效維持，結合影像學檢查懷疑為重症肺炎，於 9 月 14 日調整為美羅培南＋萬古黴素抗感染治療，當日因呼吸衰竭請

ICU 會診後，轉入 ICU 治療，入 ICU 後繼續完成相關各項檢查，AIRVO 高流量氧療及無創呼吸支持下患者呼吸窘迫無法改善，血氧及氧合難以維持，遂緊急氣管插管呼吸器輔助呼吸；留取病原學標本的基礎上給予美平（2g，q8h）＋萬古黴素（1g，q12h）＋多西環素（0.1g，q12h）＋達菲（75mg，bid）廣覆蓋抗感染治療，同時輔助抑制炎症反應、抑酸護胃、解痙平喘、護肝、鎮痛鎮靜、維持水電解質穩定及營養支持治療。期間患者氧合需依賴高度 PEEP 及純氧支持，相關輔助檢查顯示 2 次呼吸道病毒九項（A 型＋B 型流感病毒、副流感、肺炎支原體、肺炎衣原體、腺病毒、腎吸道融合病毒、嗜肺性退伍軍人桿菌、Q 熱立克次體）等抗體均陰性；肥達氏 - 外斐試驗陰性；結核分枝桿菌 IgG 抗體陰性；登革熱 NS1 抗原陰性；（13）-β-D 葡聚糖正常範圍；痰抹片未見細菌及抗酸桿菌；血培養陰性；降鈣素原 9 月 9 日至 11 日＜ 0.5ng/mL，9 月 12 日開始升高，波動於 1.38～2.46ng/mL。為穩定內環境及清理炎症介質，於 9 月 15 日晚開始行床邊肌酐 RT 治療；17 日開始氧合進一步惡化，予甲強龍衝擊、加用免疫球蛋白提高免疫力，在 9 月 19 日經綜合評估後置管行靜脈 - 靜脈 ECMO 支持，9 月 19 日患者出現消化道出血，予胃腸減壓、調整抗凝藥物劑量、加強抑酸護胃治療。9 月 20 日胃鏡結果顯示上消化道出血，賁門口滲出，胃竇部潰瘍（A1 期），內視鏡下止血，加用更昔洛韋抗病毒治療。9 月 22 日肺泡灌洗液 NGS 檢出腺病毒，調整抗感染方案為利奈唑胺＋美羅培南＋卡泊芬淨＋利巴韋林＋干擾素，9 月 25 日停用利奈唑胺，9 月 28 日停用利巴韋林，9 月 30 日成功撤離 ECMO，10 月 2 日結束肌酐 RT 治療，10 月 6 日複查胸部 CT 後離線拔除經口氣管插管，10 月 9 日因呼吸衰竭再次氣管插管，10 月 11 日行氣管切開機械通氣治療。後續繼續根據病原學結果、輔助檢查、肺部影像學及臨床表現調整抗感染方案，並繼續加強營養支持、肢體及肺康復等綜合治療，患者成功

離線，感染逐漸得到控制，綜合評估病情穩定，並於 11 月 4 日轉胸腔內科繼續治療，複查肺部影像學顯示感染病灶疾病吸收。11 月 27 日康復出院，門診回診三個月，患者臟器功能均恢復正常，未遺留後遺症。

五、治療效果

出院複查結果如下。肺部影像學檢查，肺 CT（9 月 12 日）檢查示，①雙肺多發炎症；右側胸腔少量積液，請對比複查；②胸主動脈粥狀硬化。胸部 X 光檢查（9 月 14 日）結果示，雙肺炎症，右側胸腔積液，建議 CT 檢查。10 月 1 日行 CT 檢查結果示，①顯示輕度腦萎縮，請結合臨床；②附見鼻旁竇炎伴積液，懷疑鼻咽腔積液，雙側乳突炎；③雙肺多發炎症，對比 2017-09-12 的 CT 檢查結果，範圍較前明顯增大，右側胸腔積液較前稍增多，左側胸腔新見少量積液，請對比複查；④胸主動脈粥狀硬化；⑤氣管插管，深靜脈管及胃管留置。10 月 16 日行 CT 檢查示，①雙肺多發炎症，對比之前影像明顯吸收減少；②右側胸腔積液部分吸收；③胸主動脈粥狀硬化；④氣管插管及胃管留置。

六、討論

患者開始為肺炎，進展迅速，很快變成白肺，經積極呼吸器輔助通氣，效果不佳，最終經肌酐 RT 聯合 ECMO 治療後，患者恢復，並確診為腺病毒感染。患者病毒感染時，肺部影像學進展很快，且激素衝擊治療，抗感染治療效果差，在診斷不明確，臨床症狀無好轉時，可使用 ECMO 治療，心肺替代，等待肺部感染的吸收與好轉，經積極治療後，好轉出院。

（張衛芳）

重症肺炎 3

一、基本資料

患者男，48 歲。

過敏史：無。

主訴：發燒伴咳嗽 4 天，呼吸困難 2 天。

現病史：患者 4 天前工作淋雨後出現咳嗽、咳金黃色痰，自覺發燒（未測體溫），無畏寒、寒顫，伴盜汗、頭暈、頭脹痛、乏力，皮膚逐漸變黃。就診於診所查血液常規白血球 13.2×10^9/L，中性粒細胞 11.09×10^9/L。2 天前出現呼吸困難，表現為氣促、活動後氣短。

二、查體

體格檢查：T38.6℃，P130 次／分，R33 次／分，BP112/63mmHg，(8L/min)血氧飽和度97%，自主體位，查體合作。皮膚輕度黃染，鞏膜輕度黃染。雙側肺呼吸音清晰，左肺聞及雙側肺部有喘鳴。

專科檢查：(8L/min)血氧飽和度97%，神清，對答切題，咽稍充血，扁桃體無腫大，咽後壁少許淋巴濾泡。

輔助檢查：8 月 30 日就診胸腔科門診，胸部 X 光示左肺大量滲出、實變。

三、診斷

初步診斷：①支氣管哮喘？②重症肺炎；③痛風；④痔瘡。

> 病例篇

　　鑑別診斷：①肺結核，支持點為患者為中年男性，臨床表現為發燒、咳嗽，影像顯示左肺大片高密度影；不支持點為發病急，無消瘦、盜汗、咳血等表現，目前無病原學證據。完整抗酸桿菌抹片、痰結核 DNA、結核分枝桿菌斑點試驗等檢查明確。②肺癌，支持點為患者是中年男性，既往有吸菸史，臨床表現為發燒、咳嗽、呼吸困難，胸部 X 光顯示左肺大量滲出、實變，需排除肺炎型肺癌可能；不支持點為發病急，無咳大量白色泡沫痰表現。③支氣管哮喘急性發作，支持點為臨床表現咳嗽、喘息；不支持點為夜間及早晨症狀明顯，查體雙肺滿布哮鳴音，呼氣相為主。結論為可能性不大。

　　最終診斷：①重症肺炎；②Ⅰ型呼吸衰竭；③多臟器功能不全（肝、腎、凝血系統）；④膽紅素升高（感染性可能大）；⑤多發性骨髓瘤？⑥（左側少量）胸腔積液；⑦低蛋白血症；⑧低鉀血症；⑨低鈉血症；⑩痛風急性發作；⑪支氣管哮喘（待檢查）；⑫痔瘡。

四、診療經過

　　入院後完成相關檢查。血氣分析檢查結果如下，pH7.40，PCO_2 3.72kPa，PO_2 10.09kPa，乳酸 1.80mmol/L。血液常規檢查示，白血球 20.88×10^9/L，血紅素 92g/L，血小板 295×10^9/L，C- 反應蛋白 277.77mg/L，降鈣素原 4.88ng/mL。隱球菌抗原為陰性（NEG），肺炎支原體為陰性。凝血酶原時間 16.0s，凝血酶原時間 - 國際標準化比值 1.30，凝血酶時間 47.8s，纖維蛋白原 11.40g/L，D- 二聚體 6.68μg/mL。肝功能檢查示，白蛋白 26.3g/L，麩丙轉胺酶 41.8U/L，鹼性磷酸酶 326U/L，天門冬胺酸胺基轉移酶 57.7U/L，血清總膽紅素 92.5μmol/L，直接膽紅素 92.8μmol/L。腎功能七項：肌酐 214μmol/L。乳酸脫氫

酶 353U/L，羥丁酸脫氫酶 205U/L，肌鈣蛋白 0.010ng/mL，肌酸激酶 40U/L，N 末端 B 型鈉尿肽前體（NT-BNP）889pg/mL，呼吸道病毒七項檢測結果為陰性，肺腫瘤指標正常。免疫功能五項正常，九項呼吸道感染病原體 IgM 抗體檢測結果為陰性，降鈣素原 10.38ng/mL，EB 病毒初感染（病毒衣殼抗原 IgG/IgM，抗核心抗原 IgG）陽性，卡氏肺孢子菌陰性。自免肝譜正常。寄生蟲抗體陰性。14 項細胞因子檢測結果示，γ- 干擾素 10.60pg/mL，白血球介素 -1β4.11pg/mL，白血球介素 -61258.10pg/mL，白血球介素 -854.41pg/mL，白血球介素 -1017.94pg/mL，白血球介素 -17A5.70pg/mL。葡糖糖六磷酸脫氫酶（G-6-PD）1573U/L，血栓彈力圖試驗 77.2°，血培養陰性，貧血三項大致正常，真菌抹片／培養為陰性，本 - 周氏蛋白檢測陰性。β- 膠原特殊序列檢測結果示，B- 肌酐 1729pg/mL，血 β2- 微球蛋白（MG）5.05μg/mL，尿 MG2.49μg/mL，鈣 2.51mmol/L，無機磷（急）1.33mmol/L，總維生素 26.57ng/mL，骨鈣素 56.10ng/mL。胸部＋全腹部增強 CT 檢查結果示，①左肺及右肺下葉多發滲出、實變，縱隔及左肺門多發腫大淋巴結，左側胸腔少量積液，以上懷疑雙肺多發感染灶可能，建議治療後複查；②左側第 3 前肋骨質破壞伴軟組織腫塊形成，性質待定。痰培養／藥敏正常。磁共振胰膽管水成像結果示，肝內外膽管未見明顯擴張。胰管未見擴張。行膽道胰管磁振造影術（MRCP）檢查示，肝總管局限性低訊號，懷疑外壓性改變可能。支氣管肺泡灌洗液（BALF）基因測序顯示退伍軍人菌陽性。

患者入院查白血球及炎症指標明顯升高，予哌拉西林鈉他唑巴坦（8 月 30 日至 8 月 31 日）抗感染，並予高流量吸氧、補液、改善電解質紊亂、化痰、質子泵抑制劑（PPI）抑酸護胃、腸外營養等對症及支持治療。患者高燒、呼吸困難無明顯改善，血氣分析顯示 I 型呼吸衰竭，氧

合情況差，同時轉氨酶及膽紅素升高，肌酐升高，凝血功能障礙，懷疑肺部重症感染，急性呼吸窘迫症候群，併發多臟器功能不全（肝、腎、凝血系統）。8月31日升級抗生素方案為美羅培南，繼續抗感染治療。為明確病因，8月31日行支氣管鏡下黏膜切片及肺泡灌洗，術後BALF基因測序顯示退伍軍人菌陽性。9月3日停用美羅培南（8月31日至9月3日），開始予莫西沙星0.4g靜脈點滴，qd抗感染治療，並予護肝降酶、退黃對症治療。患者D-二聚體動態升高，9月3日查D-二聚體12.32μg/mL，下肢血管超音波未見血栓形成，且重症感染多臟器功能不全，存在血栓形成風險，有使用預防抗凝藥物指徵，綜合評估出血風險後9月3日予依諾肝素4000～6000U，qd預防血栓形成。患者用莫西沙星後夜間仍有發燒，體溫最高39.0℃，密切觀察患者最高體溫，均夜間及晨起體溫升高，BALF基因測序僅顯示退伍軍人菌，且患者重症感染，細菌毒力強，9月6日開始莫西沙星（9月3日至9月27日）聯合阿奇黴素（9月6日至9月27日）抗感染治療，9月10日後患者無發燒，呼吸困難好轉，複查血液常規及炎症指標下降，9月12日停用高流量氧療，鼻導管吸氧狀態SO_2波動在96%～100%。患者CT顯示左側第3前肋骨質破壞伴軟組織腫塊形成，各科會診後於9月19日行CT引導下骨與軟組織腫瘤穿刺切片術，術後病理未見明顯骨母細胞被覆，未見骨小梁結構，未見破骨巨細胞，未見高級別病變。形態顯示骨纖維結構不良。胸腔外科會診建議可待病情穩定後擇期考慮手術切除病變肋骨。

　　為進一步明確左側肋骨破壞原因，根據內分泌會診建議完成相關檢查，紅血球沉降率39mm/h，血清免疫固定電泳（IgA、IgG、IgM、κ），瓊脂糖凝膠電泳法為陽性（＋），尿本周氏蛋白陰性。$β_2$微球蛋白放免測定（尿）結果顯示，$β_2$-MG2.49μg/mL；$β_2$微球蛋白放免測定（血清）結果示，$β_2$-MG5.05μg/mL。β-膠原特殊序列檢查示，B-肌酐1729pg/mL，骨

性鹼性磷酸酶 14.11μg/L，24h 尿鈣磷均正常。血液科會診懷疑多發骨髓瘤，建議進行骨穿等檢查。現患者無發燒、無明顯咳嗽、咳痰、呼吸困難，抗感染療程已完成，複查血液常規、炎症指標、肝功能、凝血功能恢復正常，複查胸部 X 光可見肺部炎症性病灶部分吸收。

五、治療效果

患者神志清楚，精神可，無明顯咳嗽、咳痰，無發燒、咳血、呼吸困難。雙肺呼吸音清，未聞及明顯乾、溼性喘鳴。心臟及腹部無陽性體徵，雙下肢無水腫。複查 T37℃，P79 次／分，R18 次／分，血氧飽和度 99％，BP109/75mmHg。雙側肺呼吸音略粗，右肺無明顯乾、溼性喘鳴，左肺散在溼性喘鳴，雙下肢無水腫。9月24日複查血液常規結果示，白血球 $6.14×10^9$/L，血紅素 104g/L，血小板 $333×10^9$/L；凝血四項檢查示，凝血酶原時間 13.2s，活化部分凝血酶時間 31.9s，纖維蛋白原 2.85g/L，凝血酶時間 17.9s；C- 反應蛋白 0.71mg/L，降鈣素原 0.10ng/mL。肝功能八項檢查示，總蛋白 74.4g/L，白蛋白 42.4g/L，麩丙轉胺酶 24.6U/L，天門冬胺酸胺基轉移酶 16.0U/L，鹼性磷酸酶 12U/L，血清總膽紅素 12.5μmol/L，直接膽紅素 9.8μmol/L，丙麩氨轉肽酶 76.9U/L。腎功能七項檢查示，肌酐 128μmol/L，血尿酸 608.9μmol/L，鉀 4.33mmol/L，鈉 137mmol/L，N 末端 B 型鈉尿肽前體 62pg/mL。心肌酶譜五項檢查示，肌鈣蛋白 0.010ng/mL，肌酸激酶 40U/L，乳酸脫氫酶 122U/L，羥丁酸脫氫酶 90U/L。

六、討論

這是一例退伍軍人菌感染引起的重症肺炎。這類重症感染大部分需

病例篇

氣管插管進入 ICU 治療。本例患者急性發病初期，未氣管插管／給予高流量溼化氧療。此外，檢索文獻報告，退伍軍人菌也可暴露於土壤盆栽傳染給園藝作業人員。退伍軍人菌透過細胞器執行缺失／細胞內繁殖發揮作用，具有免疫沉默、高毒性和致死性。本例患者為清道夫，在工作過程中淋雨後發病，工作環境髒亂應是發病主要因素。本例患者發病較重，進展快，部分細胞因子無明顯變化，免疫不足等特點與相關文獻報告具有一致性。最後，文獻指出，以老鼠模型研究退伍軍人菌很少引起肝腎功能受損。本例患者出現顯著的肝臟受累，皮膚鞏膜黃疸，金黃色痰液，BALF 呈橘黃色，疑似重症感染累及肝臟系統出現肺黃疸樣改變，機制可能與腸-肺軸相互作用有關。本例患者莫西沙星聯合阿奇黴素抗感染治療，療程 3 週。

（裴豔麗）

肺結節病

一、基本資料

患者女，31歲。

過敏史：無。

主訴：發現肺病灶2個月。

現病史：患者2022年7月身體檢查胸部CT顯示雙肺上葉斑片影，廣泛樹芽徵，無發燒、盜汗、咳嗽、咳痰，無咳血、呼吸困難，無鼻塞、流鼻涕，無關節腫脹、疼痛、口乾、眼乾等不適，於外院住院治療，進行血液常規（白血球、中性粒細胞、淋巴細胞、嗜酸性粒細胞正常）、肺炎支原體抗體、麴黴菌抗原、隱球菌抗原、結核分枝桿菌Gene Xpert、呼吸道病原菌13種核酸檢測、抗核抗體譜、血管炎抗體等未見異常。8月4日行氣管鏡檢查，並行右下葉支氣管刷檢術＋灌洗術，術後病理未見明顯異常，無結核感染證據。氣管鏡檢查後有咳嗽不適，後至外院進行支氣管冷凝集檢查陰性，仍有反覆咳嗽不適，乾咳為主，自行服藥治療。8月20日就診於本院，予以阿奇黴素、複方甲氧那明治療，自覺咳嗽較前明顯改善。2週後再次就診胸腔科門診，查胸部CT結果示，①雙肺細支氣管炎可能性大，請結合臨床；②縱隔多發稍大淋巴結，建議追蹤；③附見肝內多發低密度影，懷疑囊腫可能，必要時進一步檢查。今患者為進一步診治，再次就診胸腔科門診，擬診「肺病灶」收住院。病程以來，患者精神、睡眠可，食慾可，二便正常，體重無明顯變化。

病例篇

二、查體

體格檢查：T37.7℃，P93次／分，R19次／分，BP135/80mmHg，自主體位，查體合作。鞏膜無黃染。全身淺表淋巴結無觸及腫大。腹部檢查無異常。

輔助檢查：9月3日CT結果如下。①雙肺細支氣管炎可能性大，請結合臨床；②縱隔多發稍大淋巴結，建議追蹤；③附見肝內多發低密度影，懷疑囊腫可能，必要時進一步檢查。

三、診斷

初步診斷：①瀰漫性泛細支氣管炎可能性大；②篩竇炎；③雙肺多發結節；④縱隔淋巴結腫大；⑤肝多發囊腫；⑥慢性B型肝炎病毒感染。

鑑別診斷：①肺結核，支持點為患者為年輕女性，屬於結核好發族群，CT顯示雙肺上葉斑片影，廣泛樹芽徵，縱隔多發稍大淋巴結；不支持點為無發燒、盜汗、咳嗽、咳痰等不適，外院檢查無結核證據。結論為可能性較小，尚不能完全排除。②細支氣管炎，支持點為年輕女性，CT顯示雙肺中上葉瀰漫斑片影，廣泛結節、樹芽徵，縱隔多發稍大淋巴結；不支持點為無咳嗽、咳痰、呼吸困難等呼吸道症狀，並且胸部CT可見肺部瀰漫結節性病灶沿著血管、間質分布。結論為不能排除，應完成鼻竇CT、肺功能、纖維支氣管鏡肺組織切片等檢查進一步明確。

最終診斷：肺結節病。

四、診療經過

入院後完善檢查，結果如下。血液常規檢查示，白血球5.51×10^9/

L，血紅素 143g/L，血小板 269×10⁹/L，中性粒細胞 3.14×10⁹/L。尿液常規、血氣分析、肝功能、腎功能、凝血功能、D-二聚體、心肌酶、C-反應蛋白、降鈣素原、癌胚抗原、肺癌抗原二項、鱗癌細胞抗原，均未見明顯異常。隱球菌抗原（金標）陰性，肺炎鏈球菌抗原測定陰性。呼吸道病毒七項陰性，總 IgE17.21IU/mL。術前四項檢查結果示，HBsAg209.98IU/mL。肺瀰散功能檢查、強迫震盪肺功能檢查、支氣管舒張試驗、撥出氣一氧化氮檢測均未見異常。

胸部增強 CT 檢查結果示，①雙肺細支氣管炎可能性大，雙肺多發實性小結節，炎性結節可能性大；②縱隔多發稍大淋巴結，建議追蹤；③附見肝內多發囊腫。鼻竇 CT 檢查結果示，①雙側篩竇輕度炎症；②左中、下鼻甲肥厚。患者病因不明，目前結核等病原學檢測方面無陽性發現。完成術前準備後，於 9 月 9 日行支氣管鏡下組織切片術＋肺泡灌洗術，術後複查胸部 X 光無氣胸，病理顯示非乾酪樣肉芽腫性病變（傾向結節病）。

五、治療效果

患者神志清楚，精神可，無明顯咳嗽、咳痰，無發燒、咳血、呼吸困難。生命體徵平穩，雙肺未聞及乾、溼性喘鳴。心臟及腹部查體無陽性體徵，雙下肢無水腫。

六、討論

結節病是一種多系統炎症性疾病，以非乾酪性上皮細胞肉芽腫形成和組織結構改變為特點。結節病肺部的浸潤和縱隔及肺門淋巴結的腫大十分常見，但以多發小結節為肺內表現時與肺結核肺內瀰漫播散結節表

現類似，使兩者在診斷與鑑別診斷時容易出現錯誤。其特點如下：兩側肺門對稱性淋巴結腫大，是結節病CT徵象典型表現，可合併其他區域縱隔淋巴結腫大，常見於右側氣管旁、主動脈弓旁、隆突下、氣管前腔靜脈後間隙。本例患者出現肺門及縱隔淋巴結腫大，沿著淋巴管分布，邊界清楚。淋巴管位於支氣管血管束、小葉間隔、胸膜區域，結節病的結節是以支氣管血管束、葉裂分布為病理基礎的。結節病中磨玻璃影是許多微小肉芽腫在肺泡間隔或小血管周圍累積的結果，導致呼吸道壓迫、狹窄，肺腔氣量減少，CT表現為斑片模糊影中支氣管血管束清。本組結節病未出現該類表現。病理上結節病肉芽腫沒有乾酪樣壞死。

原發性氣管支氣管肺澱粉樣變性

一、基本資料

患者男，47歲。

過敏史：無。

主訴：反覆咳嗽、咳痰、氣促1年，加重1天。

現病史：患者1年餘前無明顯誘因出現反覆咳嗽，咳少量白色痰，咳嗽劇烈，無明顯晝夜規律，活動後氣短，無畏寒、發燒，無咳血、盜汗，無胸悶、心悸，無端坐呼吸、雙下肢水腫、疼痛，發病初未予重視，未行診治。2017-12-11就診於本院門診，查血液常規示白血球$11.19×10^9$/L，中性粒細胞比例72.6%，嗜酸性粒細胞比例1.6%，胸部X光未見異常。肺功能檢查示混合性通氣功能障礙、重度阻塞性通氣功能障礙伴有輕度限制性通氣功能障礙。$FEV_1$37.74%，FVC67.12%，FEV_1/FVC46.49%，舒張功能陰性。經診斷認為「慢性阻塞性肺疾病」可能性高，予以茚達特羅、噻託溴銨吸入治療後自覺症狀無明顯好轉，後再次就診於本院門診，門診擬呼吸道狹窄收入院。

二、查體

體格檢查：T36.9℃，P84次／分，R18次／分，BP116/85mmHg，自主體位，查體合作。鞏膜無黃染。全身淺表淋巴結未觸及腫大。

專科檢查：雙肺呼吸音減弱，未聞及散在喘鳴。

輔助檢查：血液常規檢查結果示，白血球$11.19×10^9$/L，中性粒細

胞比例72.6%，嗜酸性粒細胞比例1.6%，胸部X光未見異常。肺功能檢查結果示，混合性通氣功能障礙、重度阻塞性通氣功能障礙伴有輕度限制性通氣功能障礙。$FEV_1$37.74%，FVC67.12%，FEV_1/FVC46.49%，舒張功能陰性。查胸部CT結果示，①氣管、左右主支氣管、各葉段支氣管管腔不同程度增厚，沿管壁走行明顯鈣化，管腔不同程度狹窄；②右肺上葉及雙肺下葉少許感染。

三、診斷

初步診斷：呼吸道狹窄，待查因。

鑑別診斷：①呼吸道腫瘤，支持點為患者是47歲男性，咳嗽、咳痰伴有氣短，胸部CT顯示呼吸道狹窄。但是胸部未見腫瘤性病灶，結論為可能性不大。②支氣管軟化，支持點為患者是47歲男性，咳嗽、咳痰伴有氣短，胸部CT顯示呼吸道不同程度狹窄。結論為可能性大。③多發性軟骨炎，支持點為臨床表現為咳嗽、咳痰伴有氣短，胸部CT顯示呼吸道不同程度狹窄。但是患者無鼻腔及外耳廓病變，結論為可能性不大。

最終診斷：原發性氣管支氣管肺澱粉樣變性。

四、診療經過

為進一步明確患者氣管、支氣管病變性質，於2018-06-25入胸腔科住院診治。入院後查血液常規結果示，白血球$6.29×10^9$/L，血紅素142g/L，血小板$339×10^9$/L，中性粒細胞比例57.6%。Ro-52抗體為陽性（＋），著絲點B抗體為陽性（＋），抗核抗體1：100，結核DNA定性、抗酸桿菌抹片、紅血球沉降率、降鈣素原、C-反應蛋白、呼吸道病

毒七項、IgE、類風溼因子三項、男性腫瘤指標五項、肝功能七項、腎功能四項、大便常規、尿液常規未見異常。2018-06-26行支氣管鏡檢查，術中見氣管、支氣管管腔狹窄，右上葉支氣管閉塞，黏膜多發增生性病變，並於左下葉支氣管開口、右上葉支氣管開口行組織切片，術後肺組織病理顯示支氣管澱粉樣變性。

五、治療效果

患者咳嗽、咳痰、氣短，無發燒，生命體徵平穩，雙肺未聞及乾、溼性喘鳴。

六、討論

該患者臨床特點，以反覆咳嗽、咳痰、氣促為主要表現，肺功能檢查顯示重度阻塞性通氣功能障礙，診斷慢性阻塞性肺疾病，給予吸入雙支氣管擴張劑，之後治療無效。臨床上對於咳嗽、咳痰、呼吸困難的患者，不能僅僅依靠肺功能檢查想當然地判斷為「慢性阻塞性肺疾病或哮喘」等慢性呼吸道性病變，需要完整胸部影像學檢查，以及其他臟器功能比如心腎功能情況，臨床上蒐集更多病例特點綜合分析患者的病情。反覆呼吸道症狀，慢性病程，胸部影像學閱片氣管、左右主支氣管、各葉段支氣管管腔不同程度增厚伴沿管壁走行明顯鈣化、管腔不同程度狹窄。結合患者影像學特點，為明確病因，纖維支氣管鏡檢查絕對有必要。

術中見氣管、支氣管管腔狹窄，右上葉支氣管閉塞，黏膜多發增生性病變，結合以上臨床資訊特點我們需要考慮以下幾個方面。①多軟骨炎，是一種軟骨組織退化性炎症，表現為耳、鼻、喉、氣管、關節等多

病例篇

器官多系統及血管等結締組織受累。但是該患者風溼免疫相關指標未見異常，耳、鼻等部位未見明顯異常，臨床證據不充足。②肺澱粉樣變性，是澱粉樣物質沉積呼吸系統各部位包括呼吸道，導致換氣功能障礙，沉積胸膜可引起呼吸肌無力引起Ⅱ型呼吸衰竭，累及氣管、支氣管和肺實質可以多發也可單發，結合患者，需要判斷該疾病的可能性，纖維支氣管鏡肺組織病理也證實該疾病。③懷疑結核、非結核分枝桿菌、真菌等病原學感染的可能，支氣管內膜結核纖維支氣管鏡下多表現為炎症浸潤充血水腫，局部邊緣不整、深淺不一的潰瘍壞死，潰瘍表面灰白色乾酪樣壞死物覆蓋等多形性改變，但患者呼吸道多以黏膜增生性改變為主。澱粉樣變性可侵犯多種組織器官，也可以局限，具體病因不明。最常累及腎臟、肝臟、心臟，其次呼吸系統根據病因可分為原發和繼發，原發性系統性澱粉樣變性多發生於與免疫細胞或漿細胞有關的疾病比如多發骨髓瘤，完整相關檢查，血清蛋白電泳＋血清游離 κ、λ 鏈定量 (-)，尿本-周氏蛋白(-)均為陰性。繼發性多發生於慢性感染、結核、腫瘤、風溼結締組織疾病等。患者入院後相關檢查均為陰性。臨床上需要警覺是否存在其他臟器受累，盡可能地尋找可能的病因，對於短期不能明確病因者需要追蹤觀察病情演變。該患者目前診斷為原發性氣管支氣管肺澱粉樣變性。

（裴豔麗）

變應性支氣管肺麴黴病

一、基本資料

患者男，86歲。

過敏史：對磺胺類、利巴韋林過敏。

主訴：反覆咳嗽、咳痰、喘息50餘年，加重5天。

現病史：患者50餘年前無明顯誘因開始反覆咳嗽，間斷咳黃、白色黏液痰，劇烈活動後、聞及刺激性氣味、氣溫下降時伴氣促、胸悶，當時無咳血，無乏力、盜汗、食慾不振，咳嗽、咳痰、氣促反覆發作，曾多次於外院及本院就診，診斷為「支氣管哮喘」，抗感染、化痰、解痙平喘治療後能緩解，平素規律吸入布地奈德福莫特羅320/9μg，病情控制可。2年前開始症狀發作較既往頻繁，多次住院，胸部CT顯示肺部感染，痰培養有煙麴黴菌感染，予伏立康唑抗真菌治療後症狀可以緩解，但頻繁發作，1年前曾口服甲潑尼龍＋伏立康唑治療共6個月，症狀可以持續緩解，於半年前停藥。5天前患者著涼後氣促較前明顯加重，伴咳嗽，咳白黏液痰，易咳出，每天咳痰2～3次，連續平地走200餘公尺、爬2樓時氣促加重，吸入噻託溴銨、布地奈德、福莫特羅320μg不能緩解，無發燒、鼻塞、流鼻涕，無咳血、盜汗，無顏面及雙下肢水腫，於2022年4月20日在本院門診就診，門診擬支氣管哮喘急性發作收入胸腔科進一步治療。發病以來，精神、睡眠稍差，食慾可，二便如常，體重較前無明顯下降。

既往史：原發性高血壓史30餘年，最高血壓180/80mmHg，規律服用氨氯地平2.5mg，qd降血壓治療，血壓控制尚可；有痛風病史10餘年，

平素規律服用非布司他治療；有腔隙性腦梗病史數年，長期口服阿斯匹靈、阿託伐他汀鈣片；有甲狀腺功能減退，予左甲狀腺素片 12.5μg，qd 口服。

二、查體

體格檢查：T36.6℃，P97 次／分，R22 次／分，BP141/69mmHg，血氧飽和度 97％。神志清楚，全身淺表淋巴結未觸及腫大，雙肺呼吸音粗，雙肺滿布呼氣相哮鳴音，未聞及溼性喘鳴。腹部檢查無異常。

輔助檢查：肺功能檢查（2022-04-19）示，FVC1.85L，FVC ％=66.83％，FEV11.11L，FEV1 ％=59.89％，FEV1/FVC=59.92％，支氣管舒張試驗陽性。胸部 CT 示雙肺感染，部分為慢性間質性炎症可能；主動脈及冠狀動脈硬化；雙側胸膜增厚。

三、診斷初步

診斷：①變應性支氣管肺麴黴病（ABPA）；②肺部感染。

鑑別診斷：①慢性阻塞性肺疾病；②慢性心功能不全。

最終診斷：①變應性支氣管肺麴黴病（ABPA）；②支氣管哮喘；③肺部感染；④高血壓第三期，高危險；⑤痛風；⑥雙髖關節退行性骨關節病；⑦慢性腎功能不全；⑧鼻竇炎；⑨心律失常，心房顫動。

診斷依據：反覆發作性氣喘 50 餘年，可以自行緩解或經治療後緩解，既往在吸入中等劑量 ICS/LABA 後症狀控制穩定。近 2 年症狀反覆發作，胸部 CT 顯示不固定性肺部陰影，血清煙麴黴 sIgE 升高，總 IgE 增高，外周血嗜酸粒細胞計數增高，影像學檢查見遊走性滲出病灶。肺功能顯示阻塞性通氣功能障礙，舒張試驗陽性。

變應性支氣管肺麴黴病

四、診療經過

　　入院後行輔助檢查（2022-04-21）結果示，凝血酶原時間 12.5s，活化部分凝血活酶時間 23.70s，D-二聚體 2.41mg/L，血漿纖維蛋白原測定 4.12g/L。血液常規檢查示，白血球計數 $7.87×10^9$/L，血紅素 98.0g/L，血小板計數 $259.0×10^9$/L，嗜酸粒細胞計數 $0.57×10^9$/L、比例 7.24%，特異性煙麴黴 sIgE7.26kU/L，總 IgE1019U/mL。血液生化檢查示，尿素氮 8.8mmol/L，肌酐 125.2μmol/L，三酸甘油酯 1.82mmol/L，高密度脂蛋白膽固醇 0.86mmol/L，低密度脂蛋白膽固醇 1.40mmol/L；血沉 48mm/h；超敏 C-反應蛋白 5.95mg/L。入院時檢查心肌指標未見明顯異常，腦鈉肽（BNP）221pg/mL。心電圖（十五導心電圖）檢查示，①竇性心律不齊；②部分導聯 ST 段改變；③左心房異常。血氣分析未見明顯異常。血 GM 試驗陰性。痰真菌抹片、抗酸桿菌抹片陰性。

　　入院後予哌拉西林／他唑巴坦 4.5g，q8h 抗感染；氨茶鹼 0.25g，qd 靜脈滴注解痙平喘；甲潑尼龍 40mg，qd 靜脈注射抗感染；霧化沙丁胺醇＋布地奈德減輕呼吸道反應性等對症治療。患者呼吸困難症狀不能緩解。3 天後改為甲潑尼龍 40mg，bid 靜脈注射抗感染治療，患者呼吸困難症狀有所緩解，雙肺哮鳴音減少，用藥 5 天後甲潑尼龍減量至 40mg，qd 靜脈注射。痰真菌抹片檢查（2022-04-27）檢出少量酵母樣真菌孢子及假菌絲，痰一般細菌培養（2022-04-29）及鑑定顯示煙麴黴菌生長，真菌培養及鑑定顯示煙麴黴菌生長。加用伏立康唑 200mg，q12h 口服抗真菌治療。

　　治療過程中患者再次出現氣短不適，雙下肢浮腫，雙肺溼性喘鳴明顯增加，體重逐漸增加，最重時增加 6kg，BNP（2022-05-05）持續性升高，最高為 6450pg/mL。心電圖／床旁（十五導心電圖）檢查示，①心

房顫動；② T 波改變。考量患者在使用甲潑尼龍後出現水鈉瀦留、心功能不全及心房顫動，根據心臟內科多次會診建議，予地高辛 0.125mg，qd；口服強心苷類；呋塞米＋螺內酯利尿；硝酸甘油擴張冠狀動脈等對症治療，患者呼吸困難逐漸緩解。

五、治療效果

複查 BNP 為 1025ng/mL，仍升高，但較高峰期有明顯下降，體重較高峰期下降 3kg，活動後氣促症狀有所緩解，雙肺哮鳴音減少，於 2022 年 5 月 11 日出院。出院後口服甲潑尼龍 30mg，qd ＋伏立康唑 200mg，q12h，甲潑尼龍逐漸減量。

六、討論

ABPA 診斷依據及鑑別診斷如下。①哮喘，特別是難治性哮喘或重症哮喘；②其他疾病，支氣管擴張症、慢性阻塞性肺疾病、肺囊性纖維化等。必需條件如下，需同時具備以下兩項：①血清煙麴黴 sIgE 數值升高（＞ 0.35kU/L）或煙麴黴皮膚試驗速發反應陽性；②血清總 IgE 數值升高，通常＞ 1000U/mL，但如果滿足其他條件，≤ 1000U/mL 也可考慮診斷。其他條件如下：①外周血嗜酸性粒細胞＞ 0.5×10^9 個 /L，使用激素者可正常，以往的檢查結果可作為診斷條件；②影像學與 ABPA 一致的肺部陰影，如一過性病變包括實變、結節、「牙膏徵」或「指套徵」、遊走性陰影，早期輕度的支氣管擴張經治療後可恢復，永續性病變包括支氣管擴張、胸膜肺纖維化等；③血清煙麴黴 sIgG 抗體升高。須具備三項中的至少 2 條。

本例患者支氣管哮喘病史 50 餘年，既往在吸入中等劑量 ICS/LABA

後症狀控制穩定。近 2 年症狀反覆發作，血清煙麴黴 sIgE 升高，總 IgE 增高，外周血嗜酸粒細胞計數增高，影像學見遊走性滲出病灶，符合 ABPA 診斷標準。本例為治療半年後停藥的患者再次發作，為復發性活動性 ABPA，屬於Ⅲ期。根據指南及共識，口服激素是 ABPA 的基礎治療，能有效抑制過度免疫反應，並減輕麴黴引起的炎症損傷。Ⅰ期和Ⅱ期患者使用的潑尼松起始劑量建議為 0.5mg/kg，1 次 /d，2 週後減量至 0.25mg/kg，1 次 /d，4～6 週後酌情減量，每 2 週減 5～10mg，最低劑量時可隔日給藥。該患者在使用甲潑尼龍約 0.7mg/kg 時症狀緩解不明顯，需要達到 1.35mg/kg 維持 5 天以上才能明顯緩解呼吸困難症狀，因此，對糖皮質激素的用量存在個體差異。抗真菌藥物透過減少呼吸道真菌定植、減輕炎症反應而發揮治療作用。抗真菌藥物可以改善症狀，減少口服激素的劑量，減少反覆急性加重，對於中心性支氣管擴張患者的初始治療，口服激素依賴或激素治療後復發的患者，建議使用抗真菌藥物。伊曲康唑可減輕症狀，減少口服激素用量，同時降低血清總 IgE、減少痰嗜酸性粒細胞數目。伏立康唑與伊曲康唑療效相當。療程依據疾病嚴重程度不同而有所差異，伴有纖維空洞型的Ⅳ期患者可能需要長期口服小劑量激素維持治療。該患者既往曾使用潑尼松片聯合伏立康唑 6 個月以上的治療，用藥期間症狀緩解，但停藥後症狀反覆發作，顯示部分患者需要更長時間的藥物治療。

　　治療過程中的水鈉瀦留。糖皮質激素的使用量及時間根據患者的病情不同而異，該患者在哮喘急性發作時，需要甲潑尼龍 1.5mg/kg 持續 1 週以上才能緩解哮喘症狀，然後逐漸減量。儘管認為甲潑尼龍及其酯類為人工合成的中效糖皮質激素，藥理作用強度為皮質醇的 5 倍，優於一般潑尼松龍，且水鈉瀦留作用微弱，但該患者在用藥過程中出現嚴重水

鈉瀦留，1週內體重增加 6kg，BNP 明顯增高，需要較長時間的利尿治療後體重逐漸恢復，BNP 逐漸恢復至正常，再減量至 20mg，qd 後水鈉瀦留作用逐漸減弱。因此，對於患者激素使用的劑量及時間、藥物副作用均需要綜合考慮及權衡。

該例患者反覆培養出煙麴黴菌，是否為患者長期使用中高劑量 ICS 所致肺部浸潤性真菌病？但該患者在既往治療中，單用伏立康唑效果欠佳，需要聯合激素治療，因此，不考慮為單純浸潤性肺部真菌病。

（鄧海燕）

非結核分枝桿菌肺病

一、基本資料

患者男，68歲。

主訴：反覆咳嗽、咳痰、咳血4年餘，胸悶、氣喘1週。

現病史：患者4年餘前無明顯誘因出現咳嗽，咳少許黃白色痰，間中有咳血，無畏寒、發燒，無胸悶、胸痛，無氣喘、氣促、呼吸困難，無噁心、嘔吐，無腹脹、腹痛，無心悸，在外院住院，查胸部CT顯示右上肺團塊影，懷疑腫瘤可能，擬行肺穿刺切片，但未能成功，予抗感染止咳治療後，症狀有緩解，未再診治。此後上述症狀反覆發作，每次均予抗感染、止咳、止血等治療後，症狀能緩解。2017-02-19曾在本院複查胸部CT顯示雙肺病變，懷疑結核可能；右肺上葉支氣管改變，建議支氣管鏡檢查，未診治。1週前患者再次出現咳嗽，咳少許黃白色痰，活動後感胸悶、氣喘，無畏寒、發燒，無胸痛、無咳血、盜汗，無噁心、嘔吐，無腹脹、腹痛，無心悸，到外院查CT顯示雙肺多發慢性感染、右肺中葉支氣管擴張，服用止咳藥物後，效果欠佳，於2018-01-19到本院就診，行支氣管鏡檢查顯示右上葉後段支氣管腔內新生物，門診擬「肺部陰影，待查因」收入院診治。發病以來，患者精神疲倦，食慾、睡眠一般，二便正常，體重下降1kg。

既往史：2017年6月出現腦出血，行側腦室引流，經治療後，現顱腦無異常，反應稍遲鈍，對答切題。個人史：工作曾有3年粉塵密切接觸史。無嗜菸酒史。流行病學史、家族史無特殊。

病例篇

二、查體

體格檢查：T36.3℃，P88 次／分，R21 次／分，BP139/110mmHg，SPO_2 98%。神志清楚，精神疲倦，體形消瘦，呼吸稍促，雙肺呼吸音稍粗，未聞乾、溼性喘鳴。

輔助檢查：2018-01-16 外院胸部 CT 顯示右肺上葉後段可見團片狀影及條索影，內可見多發點狀高密度影，病灶中心可見空洞影，內可見高密度結節併點狀鈣化，懷疑麴黴菌感染，未排除結核。右肺中葉支氣管擴張呈軌道樣改變，右肺上葉及中葉可見斑點狀高密度影，左肺下葉背段可見小結節影，直徑約 4mm。縱隔內小淋巴結明顯增多。2018-01-19 本院支氣管鏡顯示，右上葉後段支氣管腔內新生腫物伴管腔堵塞，各葉段支氣管腔內少量白色黏痰。入院後查血氣分析檢查結果如下，酸鹼度 7.39mmHg，二氧化碳分壓 38.8mmHg，氧分壓 67.8mmHg，實際碳酸氫根 23.5mmol/L，標準碳酸氫根 23.3mmol/L，細胞外液鹼剩餘 -1.4mmol/L，全血鹼剩餘 -1.3mmol/L，血氧飽和度 93.8%，吸氧濃度分數 21%。D 二聚體 0.61μg/mL，血沉 37mm/h，超敏 C- 反應蛋白 9.73mg/L，血液常規、肝功能、腎功能、心功能、凝血功能、電解質、血糖、尿酸、癌胚抗原、細胞角蛋白 19 片段、神經元特異性烯醇化酶、降鈣素原、T 淋巴細胞亞群未見明顯異常。結核抗體陰性，結核感染 T 細胞檢測陰性，梅毒兩項陰性，HBV-M 陰性，HCV-Ab 陰性，HIV 抗體陰性。肺炎支原體抗體 -IgM 陰性，肺炎支原體抗體 -IgG 陽性，肺炎衣原體抗體 -IgM 陰性，肺炎衣原體抗體 -IgG 陽性。隱球菌莢膜抗原陰性，麴黴菌抗原陰性。痰 AFB、GeneXpert 陰性，痰培養未見細菌、真菌生長。支氣管鏡顯示右上葉後段支氣管腔內新生腫物，性質待查，氣管支氣管慢性炎症

非結核分枝桿菌肺病

改變。肺泡灌洗液 AFB、TB-DNA、TB-RNA 陰性，培養未見細菌、真菌生長。痰培養顯示分枝桿菌生長，鑑定為胞內分枝桿菌。增強 CT 檢查結果如下：①右肺上葉病變，懷疑結核可能，未排除肺癌，建議穿刺切片；②縱隔、右肺門淋巴結腫大；③懷疑右肺及左肺下葉纖維灶；④主動脈硬化。

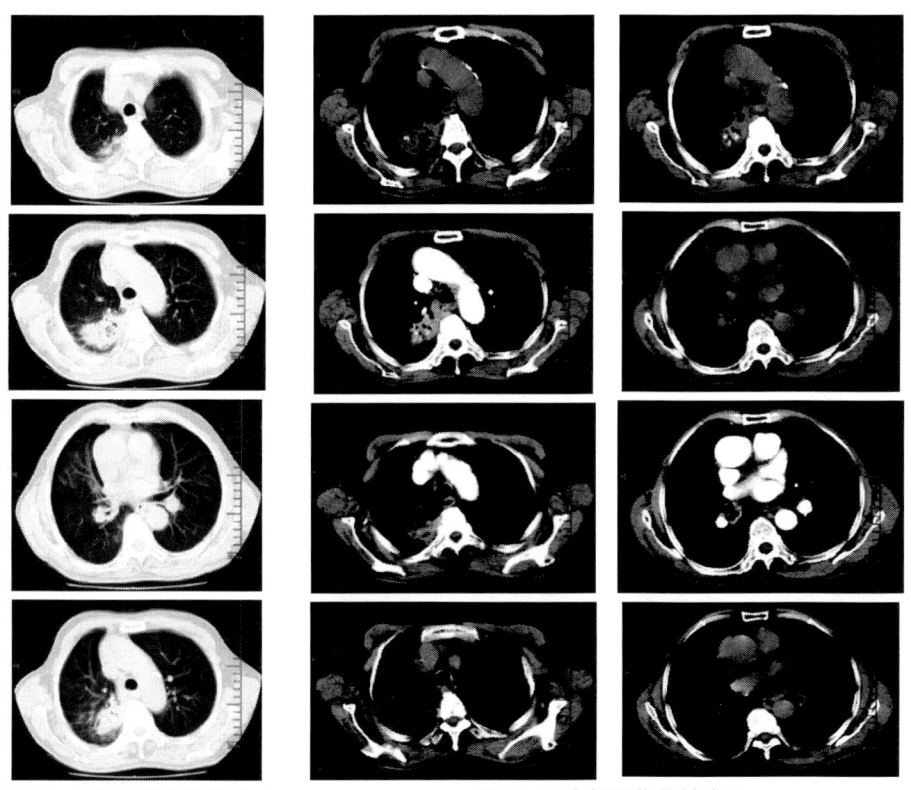

相關影像學檢查見圖 11-47～圖 11-50。

圖 11-47 胸部影像學檢查 1

圖 11-48 胸部影像學檢查 2

圖 11-49 胸部影像學檢查 3　　圖 11-50 胸部影像學檢查 4

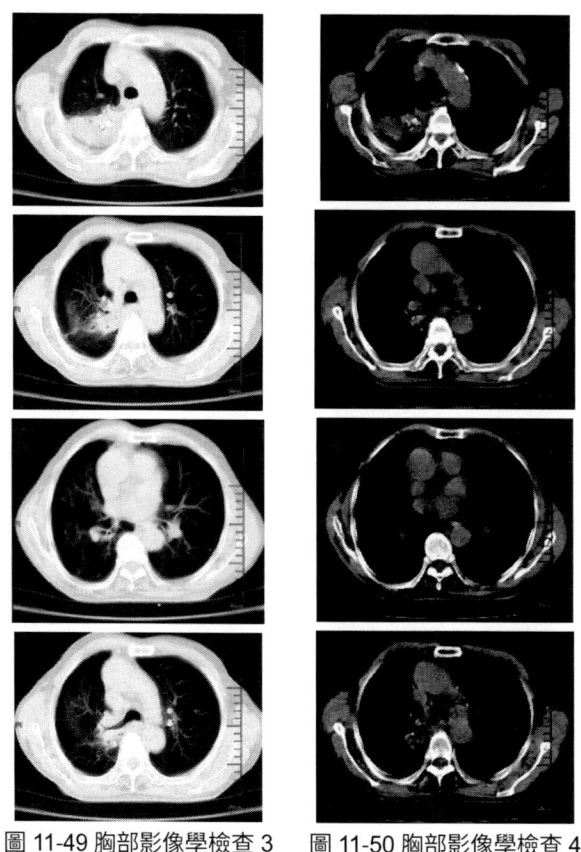

三、診斷

非結核分枝桿菌肺病（胞內分枝桿菌感染）。

四、診療經過

入院後完成相關檢查，予克拉黴素、利福布汀、莫西沙星抗感染，氨溴索注射液止咳化痰及對症支持治療。

五、治療效果

經治療後,患者咳嗽、咳痰、咳血、胸悶、氣喘等症狀緩解,複查胸部 CT 顯示肺部病灶有吸收縮小。

六、討論

非結核分枝桿菌(NTM)是指除結核分枝桿菌複合群和麻風分枝桿菌以外的一大類分枝桿菌的總稱,曾用名為非典型分枝桿菌、非典型抗酸桿菌、非分類分枝桿菌、未分類分枝桿菌、無名分枝桿菌、野種分枝桿菌、機會性分枝桿菌、副結核分枝桿菌、假性結核菌等。迄今為止,共發現 NTM 菌種 190 餘種,14 個亞種,其中大部分為寄生菌,僅少部分對人體致病,屬機會致病菌。根據 NTM 的生長速度,《伯吉氏系統細菌學手冊》將其分為快速生長型和緩慢生長型兩大類,目前國際上多採用此種分類方法。①快速生長型分枝桿菌(RGM),3～5 天有肉眼可見的菌落,多數 1 週內即生長很旺盛。本組有膿腫分枝桿菌複合群、偶發分枝桿菌、龜分枝桿菌、瑪格麗特分枝桿菌、外來分枝桿菌、恥垢分枝桿菌和母牛分枝桿菌等。②緩慢生長型 4 分枝桿菌有堪薩斯分枝桿菌、海分枝桿菌及猿分枝桿菌,瘰癧分枝桿菌、戈登分枝桿菌及蘇爾加分枝桿菌,鳥分枝桿菌複合群、嗜血分枝桿菌、潰瘍分枝桿菌、蟾分枝桿菌、瑪爾摩分枝桿菌、土分枝桿菌及胃分枝桿菌等。鳥分枝桿菌複合群(MAC)是發現新的菌種或亞種最多的分枝桿菌,包括鳥分枝桿菌、胞內分枝桿菌、奇美拉分枝桿菌、馬薩分枝桿菌、副胞內分枝桿菌、哥倫比亞分枝桿菌、奧爾胡斯分枝桿菌、傷口分枝桿菌、羅訥河口分枝桿菌和蒂莫內分枝桿菌等。NTM 在環境中廣泛存在,但不同種 NTM 的致病性不同。通常來說,臨床樣本中分離到 MAC、膿腫分枝桿菌、堪薩斯分枝

病例篇

桿菌、瑪爾摩分枝桿菌、蟾分枝桿菌、瘰癧分枝桿菌、龜分枝桿菌、偶發分枝桿菌及海分枝桿菌等，有致病的可能性，而戈登分枝桿菌、產黏液分枝桿菌、不產色分枝桿菌及土分枝桿菌等一般不致病或致病性弱，分離到該菌株可能為汙染或短暫的定植。另外，由於 NTM 在自然界的分布受到溫度和溼度等多種因素影響，其分布具有地域差異。總體來看，MAC 在全球各大洲均為主要的菌種。歐洲和北美洲以 MAC、戈登分枝桿菌、蟾分枝桿菌和偶發分枝桿菌等常見，南美洲以 MAC、堪薩斯分枝桿菌、戈登分枝桿菌和偶發分枝桿菌常見，亞洲以 MAC、膿腫分枝桿菌、偶然分枝桿菌和戈登分枝桿菌等為主，非洲為 MAC、瘰癧分枝桿菌、戈登分枝桿菌和堪薩斯分枝桿菌，而太平洋地區則為 MAC、膿腫分枝桿菌、偶然分枝桿菌和堪薩斯分枝桿菌。NTM 與結核分枝桿菌在菌體成分和抗原上多具共同性，但其毒力較結核分枝桿菌弱。NTM 病的病理改變與結核病相似，二者很難鑑別，但 NTM 病的機體組織反應較弱，其病變程度相對較輕，乾酪樣壞死較少，纖維化常見。NTM 肺病組織學分為四型：纖維空洞或類結核型、支氣管擴張型、結節型和其他類型（包括肺纖維化、肺氣腫、肺不張等）。NTM 肺病的病理組織所見一般包括以淋巴細胞、巨噬細胞浸潤和乾酪樣壞死為主的滲出性反應，以類上皮細胞、朗格漢斯細胞性肉芽腫形成為主的增生性反應，以及浸潤相關細胞消退伴有肉芽腫相關細胞萎縮和膠原纖維增生為主的硬化性反應等 3 種組織病理變化。肺組織亦可見壞死和空洞形成，空洞常為多發性或多房性，侵及雙肺，位於胸膜下，以薄壁為主，洞內壞死層較厚且較稀軟，與肺結核空洞有所不同。

　　NTM 病為全身性疾病，主要侵犯肺組織，但全身各個器官系統皆可罹患。NTM 病具有與結核病相似的臨床表現，包括全身中毒症狀和局部

非結核分枝桿菌肺病

損害。在無菌種鑑定結果的情況下，NTM 病可長期被誤診為結核病及支氣管擴張等。NTM 病因感染菌種、受累組織和器官不同，其臨床表現各異。NTM 肺病是最常見的 NTM 病，近年來引起肺部病變的 NTM 菌種發生了一定的變化，主要菌種有 MAC、膿腫分枝桿菌、堪薩斯分枝桿菌、瑪爾摩分枝桿菌和蟾分枝桿菌，其次為龜分枝桿菌、偶發分枝桿菌、嗜血分枝桿菌、瘰癧分枝桿菌、蘇爾加分枝桿菌、猿分枝桿菌、亞洲分枝桿菌、戈登分枝桿菌、恥垢分枝桿菌、隱蔽分枝桿菌及施氏分枝桿菌等，還可出現 2 種及以上的 NTM 菌種同時感染的情況。NTM 肺病是慢性病，可發生於任何年齡，女性患病率明顯高於男性，老年居多，尤其是停經期婦女較為常見。大多數患者肺部已患有基礎疾病，如慢性阻塞性肺疾病、支氣管擴張症、囊性肺纖維化、肺塵埃沉著症、肺結核病、肺氣腫以及肺泡蛋白沉著症等。NTM 肺病的影像學表現各式各樣，且缺乏特異性；影像學主要有兩種類型，纖維空洞型和結節性支氣管擴張型，但兩者的表現可相互重疊。胸部 X 光表現以片狀炎性陰影、單發或多發薄壁空洞、纖維硬結灶、軌道徵、蜂窩狀陰影等多見，球形病變、胸膜滲出、心包積液等相對少見。病變多累及雙肺上葉尖段和前段、右肺中葉及左肺舌葉。胸部 CT 尤其是高解析度 CT 可清楚顯示 NTM 肺病的肺部、支氣管、胸膜、淋巴結等病灶。NTM 肺病的 CT 多表現為結節影、斑片及小斑片樣實變影、空洞影、支氣管擴張影、樹芽徵、磨玻璃影、線狀及纖維條索影、肺氣腫、肺體積縮小等，胸膜肥厚黏連、心包受累、縱隔淋巴結腫大少見，且通常多種病變形態混雜存在。以多發、薄壁空洞多見，以上葉多見，且貼近胸膜、伴局部胸膜增厚，而單發、厚壁空洞少見。結節影以小葉中心小結節為主，也可為大結節影，結節邊緣模糊。支氣管擴張可呈柱狀及囊狀，呈多發性、多灶性，以右肺中葉、左肺舌葉多見；小葉中心結節影與支氣管擴張影混合

> 病例篇

存在是 NTM 病較為常見的典型影像學表現。樹芽徵邊緣模糊，可伴有磨玻璃影、線樣陰影，以下肺葉為主，多見於 MAC 肺病。

關於 NTM 的診斷如下，具有呼吸系統症狀或（和）全身性症狀，經胸部影像學檢查發現空洞性陰影、多灶性支氣管擴張以及多發性小結節病變等，已排除其他肺部疾病，在確保標本無外源性汙染的前提下，符合以下條件之一者可診斷為 NTM 肺病：① 2 份分開送檢的痰標本 NTM 培養陽性並鑑定為同一致病菌，或（和）NTM 分子生物學檢測均為同一致病菌；②支氣管沖洗液或支氣管肺泡灌洗液 NTM 培養或（和）分子生物學檢測 1 次陽性；③經支氣管鏡或其他途徑肺切片檢查發現分枝桿菌病組織病理學特徵性改變（肉芽腫性炎症或抗酸染色陽性），並且 NTM 培養或（和）分子生物學檢測陽性；④經支氣管鏡或其他途徑肺切片檢查發現分枝桿菌病組織病理學特徵性改變（肉芽腫性炎症或抗酸染色陽性），並且 1 次及以上的痰標本、支氣管沖洗液或支氣管肺泡灌洗液中 NTM 培養或（和）分子生物學檢測陽性。

關於常見 NTM 病的治療，鳥分枝桿菌複合群（MAC）在全球各大洲均為主要的 NTM 菌種，也是 NTM 肺病、淋巴結病及播散性 NTM 病等的主要菌種。一些抗分枝桿菌藥物對 MAC 均有較強的抗菌活性，如大環內酯類、利福黴素類、喹諾酮類及氨基糖苷類等，其中大環內酯類藥物療效確切。近年來的研究結果表明，含大環內酯類藥物的每日治療方案和間歇治療方案的療效較好，安全性良好。

（傅佳鵬）

浸潤性腺癌

一、基本資料

患者男，65歲。主訴：發現肺部陰影2個月。

現病史：患者入院前2個月在外院體檢胸部X光顯示右上中肺野斑片影，懷疑肺結核可能，無咳嗽、咳痰，無發燒、胸痛、胸悶等不適。臨床診斷肺結核，予「異福醯胺」抗結核治療。患者服用抗結核藥後出現肝功能異常（麩丙轉胺酶402U/L、天門冬胺酸胺基轉移酶196U/L、膽紅素20μmol/L），無明顯不適，於2018-01-07轉本院診治。

既往史：患者10餘年前診斷為原發性高血壓、第2型糖尿病，目前服用厄貝沙坦、二甲雙胍、瑞格列奈治療，未監測血壓及血糖。

二、查體

輔助檢查：白血球6.30×10^9/L，中性粒細胞百分比50.7%，淋巴細胞百分比30%，紅血球4.57×10^{12}/L，血紅素137g/L，血小板197×10^9/L。D-二聚體1.02μg/mL。麩丙轉胺酶382U/L，天門冬胺酸胺基轉移酶149U/L，乳酸脫氫酶274U/L，葡萄糖6.65mmol/L，糖化血紅素6.9%，癌胚抗原（化學發光法）21.18μg/L，神經元特異性烯醇化酶（電化學法）12.78μg/L，細胞角蛋白19片段（電化學法）3.02μg/L。腎功能、凝血功能、心功能、N端腦利鈉肽、甲狀腺功能、電解質、尿酸、風溼三項、血沉、(1-3)-β-D葡聚糖、革蘭陰性菌脂多糖、降鈣素原、甲胎蛋白、肝纖維化指標、T淋巴細胞亞群、自身免疫肝病譜、抗核抗體譜未見明顯異常。結核抗體陰性，結核感染T細胞斑點實驗陰性，肺炎支原體、

病例篇

衣原體 IgM 陰性。隱球菌抗原、麴黴菌抗原陰性。梅毒兩項陰性，抗 HIV 陰性，HBsAb 陽性，HCV-Ab 陰性。HAV-IgG 陽性，HAV-IgM 陰性，抗 HCV 陰性，丁型肝炎三項陰性，抗 HEV 陰性。TORCH 四項 IgM 陰性。支氣管鏡顯示氣管、支氣管慢性炎症改變，肺泡灌洗液抗酸桿菌（AFB）、TB-DNA、TB-RNA、GeneXpert 陰性，培養未見細菌及真菌生長，灌洗液未見腫瘤細胞，支氣管黏膜穿刺切片病理顯示慢性炎症。

超音波顯示肝臟實質回聲稍增粗。膽囊、脾臟及胰腺未見明顯異常。胸部 CT 檢查（2018-01-07）結果如下，①符合雙肺繼發性肺結核改變；②右側胸膜稍增厚。胸部增強 CT 檢查（2018-03-05）結果如下，①右肺上葉占位性病變，惡性病變（肺癌？）可能，建議結合穿刺切片；②符合感染可能；③右側胸膜稍增厚；④主動脈、冠狀動脈硬化。

相關影像學檢查見圖 11-51 ～圖 11-52。

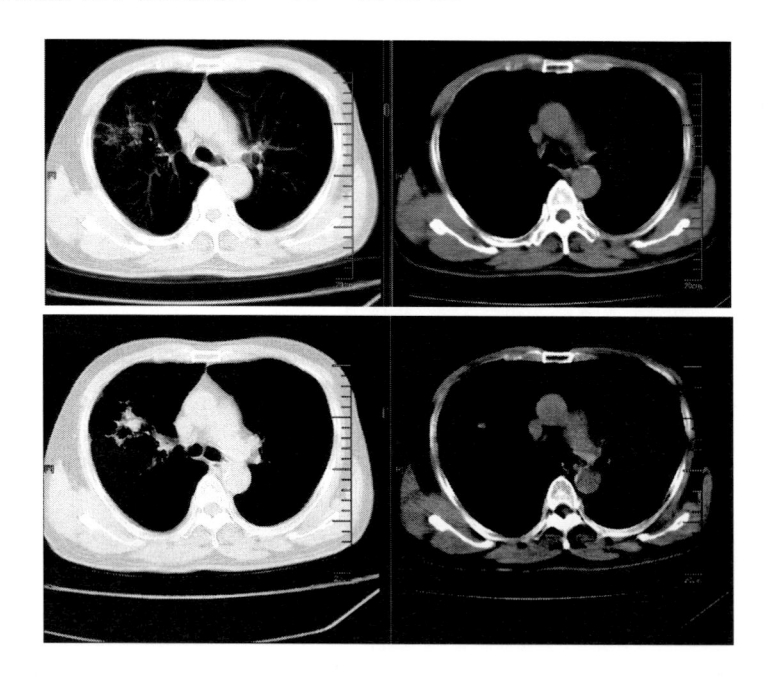

720

浸潤性腺癌

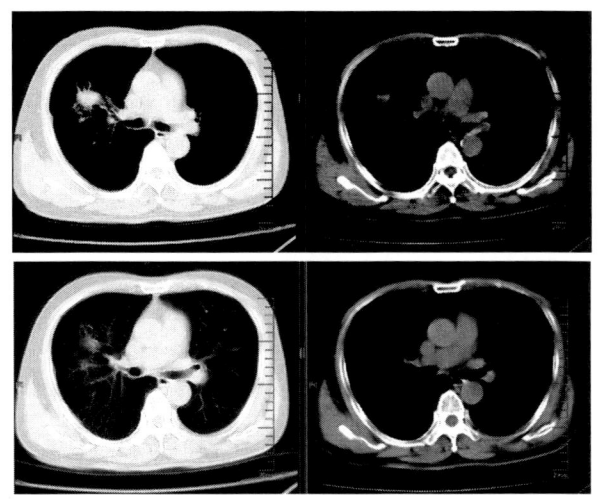

圖 11-51 胸部影像學檢查 1

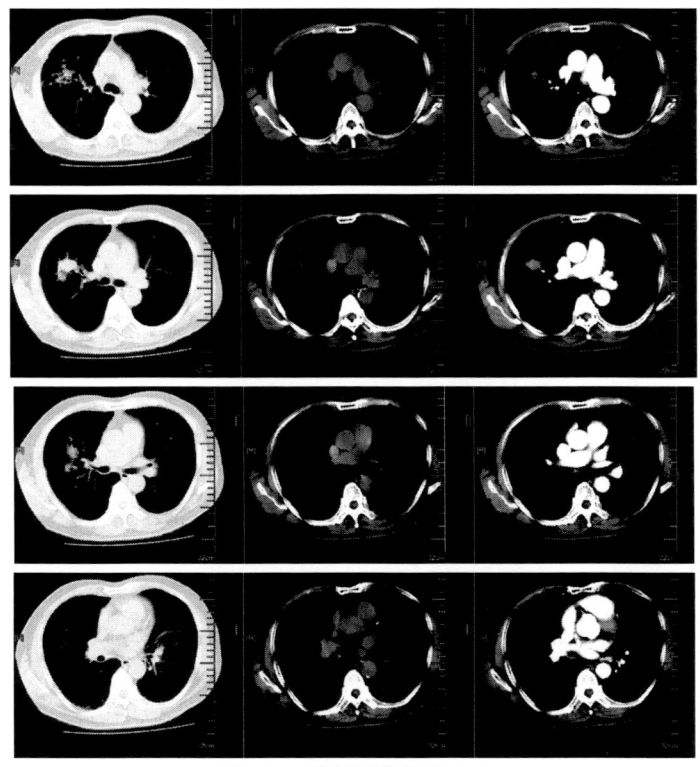

圖 11-52 胸部影像學檢查 2

三、診斷

①右上肺占位性病變，浸潤性腺癌（ⅠB期）；②藥物性肝炎；③第2型糖尿病；④原發性高血壓。

四、診療經過

入院後停用抗結核藥物，予複方甘草酸苷注射液、穀胱甘肽注射液、五酯軟膠囊護肝降酶及降糖、降壓治療。後胸腔外科在全身麻醉下行胸腔鏡右上肺癌根治術，術中快速冰凍病理顯示肺部惡性腫瘤，後予奧西替尼 80mg，qd 進行治療。

五、治療效果

患者症狀有緩解，轉腫瘤科進一步診治。

六、討論

肺癌是與吸菸、空氣環境汙染或免疫功能低下等有關的腫瘤性疾病，肺結核是肺部感染結核分枝桿菌而致病，兩者沒有明顯的臨床症狀區別，影像學特徵也有類似之處，鑑別診斷比較困難，對於兩者同時發生的診斷更具有挑戰性。

對於咳嗽、咳痰兩週以上，伴有盜汗、乏力、咳血症狀的患者，建議至醫療院所進行結核檢查，而出現持續性咳嗽、胸痛、咳血、消瘦症狀，且年齡較大、長期吸菸者，建議檢查肺癌。兩種疾病重在早期發現，早期治療，定期體檢並行胸部 CT 檢查。

對於肺癌患者，增強機體免疫力，避免造成結核菌感染。對於活動

浸潤性腺癌

性肺結核應該做到早診斷、早治療，徹底控制結核菌感染，避免結核分枝桿菌長期慢性刺激肺部病灶及鄰近部演變成原位癌甚至癌變。

對於臨床疑似肺結核併發肺癌的患者，應進行痰查抗酸菌及癌細胞檢查，痰送檢應大於三次以上，連續送檢三次標本，可提高陽性率。如果胸腔積液出現大量間皮細胞，應警覺腫瘤可能。還有就是胸腔積液癌胚抗原檢測。但是腫瘤指標的檢測特異性不強、敏感性不高，臨床上可用多量分析的方法提高診斷的準確性。檢測腫瘤指標的時候最好去同一家醫院，用同樣的檢測試劑來對比檢測結果更具有參照性。對肺不張、阻塞性肺炎、支氣管結核、瀰漫性陰影的肺結核、腫塊等病例，經纖維支氣管鏡可確診。此外肺穿刺、CT引導下肺切片、胸腔鏡都是非常好的檢查方式。

早期發現肺結核與肺癌並存的患者應注意以下幾方面。①結核病防治人員要提高對肺癌的認知，對肺結核患者的症狀、體徵或X光檢查結果有疑問者要高度懷疑肺癌的可能；②對肺結核患者除做痰抹片結核分枝桿菌檢查外，要定期做痰癌細胞檢查；③定期做纖維支氣管鏡檢查；④對肺部病灶鑑別困難時要及時做經皮穿刺肺切片，以明確病理學診斷，這項檢查痛苦小，準確性高；⑤對明確診斷為肺結核並存肺癌患者，只要無明顯外科手術禁忌證，均可考慮手術治療後同期抗結核、抗癌治療。

若肺結核患者有以下情況時，應高度警覺肺癌的可能。① 40歲以上男性患者，且有長期吸菸史；②本來已經穩定的肺結核病或者活動性肺結核患者在正規抗結核過程中，出現與病灶不相符的症狀，如刺激性咳嗽，痰中帶血，痛點固定而且頑固的胸痛，血性胸腔積液，無明確誘因的發燒（甚至高燒）以及持續性消瘦等症狀；③肺結核患者出現聲音嘶啞；

④觸碰到鎖骨上無痛性腫大淋巴結；⑤病灶雖在結核的好發部位，但抗結核治療無效果；⑥胸部X光片發現難以解釋的肺不張徵象，見腫塊呈圓形及團塊狀，直徑大於2～4cm，腫塊呈分葉狀，邊緣不規則呈毛刺樣，伴有肺門淋巴結腫大及肺不張。

（傅佳鵬）

右肺腺癌

一、基本資料

患者女，82歲。

過敏史：無。

主訴：咳嗽、痰中帶血、氣促1個月。

現病史：患者於1個月前無明顯誘因出現咳嗽，以乾咳為主，少量痰中帶血，並出現活動後氣促，休息後稍減輕，無畏寒、發燒，無心悸及胸痛，無頭痛、嘔吐，無腹痛，未就診，1個月來患者感咳嗽氣促逐漸加重，感乏力，遂來本院門診就診，門診行胸部CT檢查顯示右側胸腔大量積液，右肺不張，遂以「胸腔積液」收入院。自發病以來，患者精神欠佳，體力下降，食慾食量減退，睡眠差，體重無明顯變化，二便正常。

二、查體

體格檢查：T36.6℃，P112次／分，R20次／分，BP138/98mmHg，神志清楚，精神稍差，右肺叩診濁音，右肺呼吸音消失，左肺呼吸音粗，左肺可聞及少許溼性喘鳴。心率126次／分，律不齊，第一心音強弱不等，各瓣膜聽診區未聞及雜音，腹部檢查無異常。

輔助檢查：本院門診胸部CT檢查（2021-04-14）結果示，①右側胸腔大量積液，致右肺肺不張，縱隔及心影向左移位；②左肺上葉舌段及下葉多發小結節影，縱隔多發腫大淋巴結。血液常規檢查示，白血球計

數 9.84×10^9/L，中性粒細胞百分比 88.0%。腎功能正常，肝功能白蛋白 33.6g/L。腫瘤指標檢查示，癌胚抗原 869.1ng/mL，糖類抗原 19951.04U/mL，細胞角蛋白 19 片段 29.89ng/mL，神經元烯醇化酶 22.60ng/mL，糖類抗原 -125833.3U/mL，糖類抗原 -15324.77U/mL。心電圖顯示快速房顫。相關影像學檢查見圖 11-53。

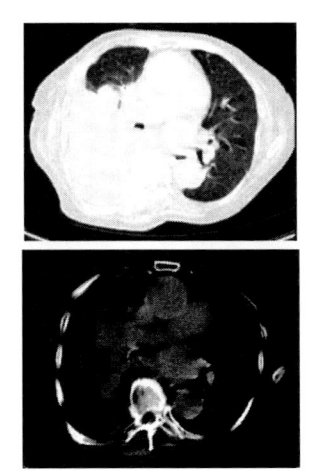

圖 11-53 胸部影像學檢查（2021-04-14）

三、診斷

初步診斷：①胸腔積液；②肺部感染；③原發性高血壓（第一期，極高危險）；④心房顫動。

鑑別診斷：結核性胸膜炎。

最終診斷：①右肺腺癌（IV期），EGFR 突變（p.L861Q 第 21 外顯子錯義突變）；②原發性高血壓（第一期，極高危險）；③心房顫動。

四、診療經過

　　2021年4月14日入院後予降血壓、抗凝（利伐沙班）、補充電解質及營養支持等治療。4月15日行胸腔積液超音波顯示右側胸腔大量積液，遂行胸腔穿刺置管術，抽取胸腔積液化驗，胸腔積液細胞學顯示可見腺癌細胞。後胸腔積液脫落細胞免疫組化結果顯示為腺癌，免疫組化結果顯示肺來源可能性大。免疫組化檢查結果如下，異形細胞CK7（＋）、CK20（-）、Villin（-）、TTF-1（＋）、CDX2（-）、PAX8（-）、GATA3個別細胞（弱＋）、P40（-）。因家屬拒絕行CT引導下經皮肺穿刺術及支氣管鏡檢查術，遂行胸腔積液脫落細胞基因檢測，基因檢測結果為EGFR突變。4月18日行腹部CT檢查結果為膽囊結石，右腎小囊腫可能，必要時CT增強掃描進一步檢查，子宮未見顯示，請結合臨床。4月20日顱腦MRI顯示雙側基底核區腔隙性腦梗塞（慢性期），腦萎縮。於2021-04-27予標靶藥物鹽酸厄洛替尼150mg，每日1次口服治療，2021年4月30日予抗血管生成藥物貝伐珠單抗300mg治療。

五、治療效果

　　患者精神好轉，咳嗽氣促減輕，無咳血，血壓100/64mmHg，神志清楚，右肺呼吸減弱，左肺聞及少量溼性喘鳴。出院後繼續降血壓、控制心室率，口服鹽酸厄洛替尼150mg，1次／日治療。門診回診複查。

六、討論

　　肺癌在組織病理學上主要分為非小細胞肺癌（NSCLC）和小細胞肺癌（SCLC）。其中，非小細胞肺癌占所有肺癌病例的80%～85%，是導致肺癌發病和死亡的主要病理類型。大部分患者就診時已為晚期，失去手

術機會。近年來，隨著腫瘤治療方式的迅速發展，非小細胞肺癌已進入精準治療時代，晚期肺癌也從傳統單一的放、化療轉變為標靶、免疫、局部治療聯合放化療的綜合治療模式。

標靶治療是在腫瘤分子分型基礎上，針對特異性驅動基因改變，選擇相應族群進行靶向驅動基因的針對性治療。表皮生長因子受體（EGFR）基因突變是非小細胞肺癌中最常見的驅動基因改變，40％～50％的亞裔族群肺腺癌患者帶有 EGFR 突變。對於 EGFR 陽性患者，使用表皮生長因子受體 - 酪氨酸激酶抑制劑（EGFR-TKI）類藥物可顯著延長存活期。第一代 EGFR-TKI 類藥物包括吉非替尼、厄洛替尼等。此外是以腫瘤血管生成為靶點的標靶治療，代表藥物有貝伐珠單抗等。此患者為老年女性，咳嗽、痰中帶血、氣促入院，右肺叩診濁音，右肺呼吸音消失，胸部 CT 顯示右側胸腔積液，多項腫瘤指標顯著升高，行胸腔穿刺術留取胸腔積液行細胞學檢查，細胞學病理報告懷疑為肺腺癌，行胸腔積液脫落細胞基因檢測，顯示 EGFR 突變，ALK、BRAF、KRAS、MET、RET、ROS1 陰性。對此類失去手術機會的老年晚期非小細胞肺癌患者，可行支氣管鏡切片、CT 引導下經皮肺穿刺或胸腔積液脫落細胞行病理檢查及基因檢測，進行標靶治療，可緩解症狀，減輕患者痛苦，提高生活品質，延長存活期。同時也需注意相關藥物的不良反應。厄洛替尼的常見不良反應有皮疹、腹瀉、皮膚乾燥、口腔黏膜炎等。貝伐珠單抗的常見不良反應有胃腸道反應、高血壓、蛋白尿、骨髓抑制和皮膚反應等，嚴重不良反應包括出血、血栓形成、心臟毒性反應和胃腸道穿孔等。輕度不良反應可暫時觀察和對症處理，密切監測，如出現嚴重不良反應，則需停藥。

（程晶娟）

肺癌咳血

一、基本資料

患者男，59 歲。

過敏史：無。

主訴：咳嗽、咳痰 2 個月，咳血 3 小時。

入院情況：患者為中年男性，急性發病。患者自訴 2 個月前，無明顯誘因出現咳嗽、咳痰，痰為白色稀痰，偶有痰中帶血，為新鮮血，不伴有發燒，無胸悶、胸痛、氣短等不適，患者未予重視，無特殊處理，入院前 3 小時，咳嗽時，突發大咳血 1 次，顏色為鮮紅色，量約 500mL，緊急呼叫救護車，送至本院急診，急診給予完整胸部 CT 結果如下，①雙肺支氣管擴張並感染，部分支氣管內黏液栓形成，請結合臨床追蹤複查；②右肺中、下葉支氣管狹窄、局部顯示不清，右肺門區團塊影併縱隔、右肺門淋巴結腫大，不排除腫瘤性病變，請結合臨床相關檢查；③雙肺上葉肺氣腫；④氣管右後方低密度影，氣管憩室待檢查。在急診反覆咳嗽，咳血量約 40mL，心電圖顯示外周血氧飽和度 89％左右（鼻導管吸氧），血氣分析檢查結果為 pH7.53，$PaCO_2$33.2mmHg，$PaO_2$59mmHg，乳酸 1.18mmol/L，給予氨甲苯酸 0.2g 靜脈注射處理，考量患者目前病情嚴重，請胸腔科會診後，急診以「肺癌合併大咳血」收入重症醫學科。患者自發病以來，無尿頻、尿急，無少尿，二便正常，精神差，睡眠差，食慾差，體重無明顯增減。

既往史：無結核病、病毒性肝炎等傳染病史，無慢性支氣管炎、高血壓、冠心病、腎病、糖尿病等慢性病史，無重大外傷及手術史、輸血史。

病例篇

二、查體

體格檢查：T36.7℃，P92 次／分，R10 次／分，BP95/61mmHg，患者雙肺呼吸音低，可聞及細小溼性喘鳴。腹部查體未見明顯異常。

輔助檢查：急診胸部 CT 檢查結果如下，①雙肺支氣管擴張並感染，部分支氣管內黏液栓形成，請結合臨床追蹤複查；②右肺中、下葉支氣管狹窄、局部顯示不清，右肺門區團塊影並縱隔、右肺門淋巴結腫大，不排除腫瘤性病變，請結合臨床相關檢查；③雙肺上葉肺氣腫；④氣管右後方低密度影，氣管憩室待檢查。急診血氣分析結果顯示，pH7.53，$PaCO_2$33.2mmHg，$PaO_2$59mmHg，鹼剩餘 5mmol/L，$FiO_2$29％，乳酸 1.18mmol/L。相關影像學檢查見圖 11-54 至圖 11-56。

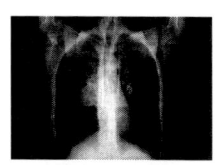

圖 11-54 胸部影像學檢查（4 月 20 日）

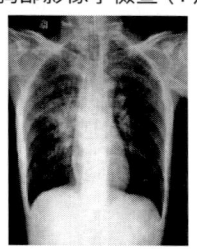

圖 11-55 胸部影像學檢查（4 月 21 日）

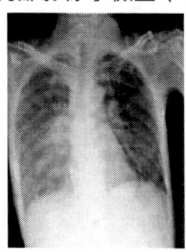

圖 11-56 胸部影像學檢查（4 月 24 日）

肺癌咳血

三、診斷

　　初步診斷：①肺部占位合併咳血；②支氣管擴張合併感染；③呼吸衰竭；④肺氣腫。鑑別診斷：①肺結核合併咳血，肺結核多有全身中毒症狀，如午後低燒、盜汗、疲乏無力、體重減輕、失眠、心悸等。胸部X光見病變多在肺尖或鎖骨上下，密度不勻，消散緩慢，且可形成空洞或肺內播散。痰中可找到結核分枝桿菌。一般抗菌治療無效。結合該患者特點，不能完全排除。②肺癌合併咳血，患者全身消瘦，伴有咳嗽、咳痰，痰中帶血，胸部影像學支持肺部占位性病變，此患者胸部CT明確顯示右側肺門團塊影，故結合患者特點，懷疑肺癌合併咳血。③肺部感染合併咳血，患者有咳嗽、咳痰、發燒等，感染指標升高，並且影像學顯示肺部滲出性病變，此患者體溫正常，無發燒，且肺部影像學不支持，暫不考慮肺部感染合併咳血。

　　最終診斷：①大咳血；②呼吸衰竭；③肺部占位性質待查；④社區型肺炎；⑤支氣管擴張症；⑥肝功能不全；⑦中度貧血；⑧低蛋白血症；⑨電解質紊亂，低鉀、低鈉血症；⑩肺氣腫。

四、診療經過

　　患者於4月20日被收入重症醫學科，入院後完成相關檢查，4月21日血液常規檢查結果顯示，白血球計數 13.16×10^9/L，中性粒細胞比例91.2%，紅血球計數 2.76×10^{12}/L，血紅素78g/L，紅血球比容24.4%，血小板計數 240×10^9/L，C-反應蛋白37mg/L，降鈣素原0.59ng/mL。鉀4.0mmol/L，鈉135mmol/L，氯105mmol/L。腎功能檢查顯示，血尿素氮5.7mmol/L，肌酐42μmol/L，血尿酸200μmol/L。蛋白測定結果如下，總蛋白50.9g/L，白蛋白26.1g/L，球蛋白24.8g/L。凝血功能檢查結果如

病例篇

下，凝血酶時間 15.7 秒，凝血酶原時間 13.3 秒，國際標準化比值 1.15，纖維連接蛋白 3.14g/L，活化凝血酶 29.4 秒，凝血酶原活動度 70%，D-二聚體 0.22mg/L。血氣分析結果示，pH7.4，$PCO_2$37mmHg，$PO_2$190mmHg，HCO_3^-23mmol/L，鹼剩餘 -1mmol/L，陰離子間隙 16mmol/L，氧合指數 370，乳酸 0.6mmol/L。尿比重 1.050，尿蛋白（Pro）（±），尿隱血（BLD）（±）。血管超音波（2021-0421）檢查結果示，雙側上肢動脈硬化合併右側鎖骨下動脈斑塊形成，雙側上肢靜脈未見栓塞及異常反流，雙側下肢動脈硬化，未見栓塞及異常反流，雙側頸動脈硬化，雙側頸靜脈未見明顯異常。心臟超音波檢查＋心功能測定檢查結果顯示各房室內徑稍小，靜息狀態下未見明顯室壁運動異常，三尖瓣輕度反流，左室舒張功能減低，收縮功能正常。胸部正位（心臟正位）檢查（2021-04-21）結果示，①雙肺多發病灶，請結合胸部 CT 檢查；②氣管插管後改變。入院後病情危急、氧療、神經垂體素＋尖吻蝮蛇血凝酶＋氨甲環酸等止血、頭孢哌酮他唑巴坦抗感染、抑酸護胃等處理，入院後出現大咳血並伴隨血氧飽和度持續性下降，予緊急氣管插管機械通氣、纖維支氣管鏡檢查並清理呼吸道，請胸腔外科、放射科會診，綜合商議後 4 月 21 日緊急送介入治療中心行胸主動脈攝影術＋右側支氣管動脈攝影術＋栓塞術，並予輸血改善貧血、改善凝血、間斷纖維支氣管鏡清理呼吸道等處理，患者於 2021 年 4 月 21 日再次出現咳血，伴隨血壓、血氧飽和度持續性下降，期間有心室率減慢，予異丙腎上腺素維持，遂於 4 月 22 日再次送介入治療中心行支氣管動脈攝影＋栓塞術，4 月 22 日繼續完整血液常規檢查示，白血球計數 11.35×10^9/L，中性粒細胞比例 90.4%，紅血球計數 3.43×10^{12}/L，血紅素 93g/L，紅血球比容 28.1%，血小板計數 150×10^9/L，C- 反應蛋白 46mg/L，降鈣素原 0.61ng/mL，N 端腦鈉肽前體 812pg/mL。鉀 3.3mmol/L，鈉 132mmol/L，氯 99mmol/L。腎功能檢查示，血

肺癌咳血

尿素氮6.4mmol/L，肌酐47μmol/L，血尿酸155μmol/L。蛋白測定結果如下，總蛋白55.7g/L，白蛋白40.4g/L，球蛋白15.3g/L，血清總膽紅素57.2μmol/L，直接膽紅素33μmol/L，間接膽紅素24.2μmol/L，麩丙轉胺酶25U/L，天門冬胺酸胺基轉移酶44U/L。凝血功能檢查示，凝血酶時間15.1秒，凝血酶原時間12.3秒，國際標準化比值1.06，FNG2.61g/L，活化凝血酶時間29.9秒，凝血酶原活動度78%，D-二聚體0.7mg/L，3P試驗為陰性。血氣分析結果示，pH7.37，$PCO_2$39mmHg，$PO_2$182mmHg，HCO_3^-22mmol/L，鹼剩餘-2mmol/L，陰離子間隙16mmol/L，氧合指數293，乳酸2.1mmol/L。胸部正位（心臟正位）檢查（2021-04-24）結果示，①右肺多發感染，右肺門增大，不排除占位，請結合胸部CT檢查；②顯示右側胸腔少量積液，右側胸膜肥厚、黏連；③氣管插管後改變。對比2021-04-21影像結果示，新發右肺多發感染、右側胸腔少量積液，餘大致同前。患者病情趨於穩定，4月24日成功拔管改AIRVO高流量氧療，4月25日完整血液常規結果示，白血球計數$14.51×10^9$/L，血紅素94g/L，紅血球比容29.8%，血小板計數$182×10^9$/L，C-反應蛋白15mg/L，降鈣素原0.17ng/mL。鉀3.5mmol/L，鈉137mmol/L，氯99mmol/L，白蛋白29.8g/L。凝血功能檢查結果如下，凝血酶時間16.6秒，凝血酶原11.2秒，國際標準化比值0.95，空腹血糖2.21g/L，活化凝血酶時間26秒，凝血酶原活動度101%。血氣分析（FiO_2：60%）結果如下，pH7.46，$PCO_2$44mmHg，$PO_2$144mmHg，HCO_3^-31mmol/L，鹼剩餘7mmol/L，氧合指數240，血乳酸1.3mmol/L。4月25日逐漸過渡至鼻導管中流量吸氧，逐漸停用異丙腎上腺素、神經垂體素。4月27日查血液常規結果如下，白血球計數$13.62×10^9$/L，中性粒細胞比例92.4%，紅血球計數$3.47×10^{12}$/L，血紅素94g/L，紅血球比容28.8%，血小板計數$200×10^9$/L，C-反應蛋白6mg/L，降鈣素原0.08ng/mL。鉀3.2mmol/L，

鈉 132mmol/L，氯 92mmol/L。腎功能檢查示，血尿素氮 6.4mmol/L，肌酐 29μmol/L，血尿酸 76μmol/L。凝血功能檢查示，凝血酶時間 18.6 秒，凝血酶原時間 12.4 秒，國際標準化比值 1.07，空腹血糖（FBG）1.13g/L，活化凝血酶時間 30.1 秒，凝血酶原活動度 77%。血氣分析（FiO_2：37%）檢查示，pH7.48，$PCO_2$46mmHg，$PO_2$112mmHg，HCO_3^-34mmol/L，鹼剩餘 10mmol/L，氧合指數 286，乳酸 1.5mmol/L。經重症醫學科會診評估病情穩定後，於 4 月 28 日轉入胸腔內科，2021-04-28 15：45 患者突然出現大咳血，為鮮紅色，量約 1000mL，立即予神經垂體素注射液、甲磺酸酚妥拉明注射液止血，高流量呼吸溼化儀輔助呼吸治療，立即進行血氣分析檢查（2021-04-28）結果示，pH7.423，$PCO_2$43.2mmHg，$PO_2$52.7mmHg ↓。血液常規檢查示，白血球計數 $17.20×10^9$/L ↑，紅血球計數 $3.49×10^{12}$/L ↑，血小板計數 $265×10^9$/L，血紅素 93g/L ↓，C-反應蛋白 4mg/L，降鈣素原 0.10ng/mL，鈣 1.76mmol/L ↓，鉀 2.9mmol/L ↓，葡萄糖 7.9mmol/L ↑。腎功能檢查結果如下，肌酐 43μmol/L ↓，血尿酸 114μmol/L ↑。心肌酶檢查結果如下，肌酸激酶 40U/L ↓。B 型鈉尿肽前體（PRO-BNP）測定化學發光法結果示，N-末端腦鈉肽前體 373pg/mL ↑。凝血四項檢查示，纖維蛋白原 1.04g/L ↓，凝血酶原活動度 70% ↓，D-二聚體定量 4.28mg/L，FEU ↑。

五、治療效果

患者間斷咳嗽，仍咳鮮紅色血，無明顯喘息、氣促、呼吸困難，無發燒、畏寒，持續予高流量吸氧，血氧飽和度 100%，清醒，不思飲食，二便如常。雙肺呼吸音粗，右肺呼吸音弱，雙肺可聞及散在溼性喘鳴，未聞及明顯乾性喘鳴及胸膜摩擦音。心率 80 次／分，律齊，未聞及病理性雜音及心包摩擦音。

六、討論

　　咳血常見的有肺結核、肺癌、支氣管擴張症等,根據咳血量可分為少量咳血、中量咳血、大咳血。當咳血量較少時,可藥物保守治療,咳血量較大時,可給予側臥位,保持呼吸道通暢,快速補液輸血,防止休克,在神經垂體素、止血藥等效果不佳時,可請介入科醫師行栓塞治療,若由於肺部嚴重的病變導致大咳血,可請外科醫師會診,切除部分肺葉。

（張衛芳）

病例篇

原發性纖毛不動症候群

一、基本資料

患者女，29歲。

過敏史：無。

主訴：反覆咳嗽氣促10餘年，加重1個多月。

現病史：10餘年前，患者因出現反覆咳嗽、氣促不適，曾外院行胸部CT檢查顯示支氣管擴張，於外院行抗感染治療，患者間斷至本院胸腔科門診回診，1個多月前，患者出現左肩部疼痛，咳嗽時加重，伴咳嗽咳痰，咳黃色痰，伴氣促不適，無胸悶、心悸，無咳血、胸痛，無頭痛頭暈不適，自服藥物處理，吸入劑治療，未見明顯緩解，5月29日前往外院就診，查胸部CT顯示雙肺瀰漫支氣管擴張伴感染、多發支氣管黏液栓形成，右肺中葉肺組織膨脹不全伴蜂窩狀改變。血液常規檢查結果如下，白血球計數18.31×10^9/L，中性粒細胞絕對值15.27×10^9/L，C-反應蛋白30mg/L，予頭孢呋辛、乙醯半胱氨酸治療，左肩部疼痛明顯緩解，氣促仍存在，遂於本院胸腔科門診就診，門診擬瀰漫性泛細支氣管炎收入，近期患者精神飲食可，睡眠佳，二便正常，體重未見明顯改變。

既往史：既往蕁麻疹及過敏性鼻炎、鼻竇炎病史。

二、查體

體格檢查：T36.9℃，P84次／分，R18次／分，BP116/85mmHg，查體合作。全身淺表淋巴結無觸及腫大。腹部檢查無異常。

專科檢查：雙肺呼吸音減弱，雙肺聞及散在雙相乾性喘鳴。

輔助檢查：5 月 29 日外院胸部 CT 顯示雙肺瀰漫支氣管擴張伴感染、多發支氣管黏液栓形成，右肺中葉肺組織膨脹不全伴蜂窩狀改變，血液常規檢查示，白血球計數 18.31×10^9/L，中性粒細胞絕對值 15.27×10^9/L，C- 反應蛋白 30mg/L。

三、診斷

初步診斷：支氣管擴張；瀰漫性泛細支氣管炎；過敏性鼻炎；鼻竇炎。

鑑別診斷：囊性纖維化，支持點為患者為女性，咳嗽、咳痰、氣短，肺功能顯示阻塞性通氣功能障礙，胸部 CT 顯示支氣管擴張，不支持點為該患者胸部影像學以瀰漫性終末細支氣管炎改變為主，電鏡結果顯示多根纖毛超微結構異常，以中央微管異常為主要表現，且 RSPH4A 基因突變。

最終診斷：原發性纖毛不動症候群。

四、診療經過

入院完成血氣分析，結果如下，鈣 1.13mmol/L，Base（Ecf）- 3.8mmol/L。白血球計數 10.24×10^9/L，血小板計數 363×10^9/L，中性粒細胞比例 75.6%，淋巴細胞比例 17.2%，中性粒細胞絕對值 12.56×10^9/L，單核細胞數 1.00×10^9/L。凝血四項檢查結果示，纖維蛋白原 4.19g/L。女性腫瘤指標五項檢查及結果示，癌胚抗原 12535.7U/mL，糖蛋白 19955.8U/mL。術前四項檢查結果示，HBsAg70.70IU/mL，尿沉渣定量檢查示，Pro（±），紅血球 - 尿沉渣 24.9/μL，EC- 尿沉渣 18.3/μL，EC- 人工鏡檢＞ 5（3 +）/LPF，草酸鈣 - 人工鏡檢顯示陽性，C- 反應蛋白 27.97mg/L。交叉配血結果示，AB 型，Rh（D）陽性。痰培養／藥敏結果顯示，銅綠假單胞菌，D- 二聚體、隱球菌抗原、肺炎支原體（MP）

> 病例篇

IgM、肝功能六項、腎功能七項、N端腦利鈉肽、心肌酶譜五項、降鈣素原、肺炎鏈球菌抗原測定、抗酸桿菌抹片、糞便潛血、呼吸道病毒七項、大便常規、血培養＋藥敏、真菌 1, 3-β-D 葡聚糖檢測（G 試驗）、麴黴菌抗原檢測（GM 試驗）、結核 DNA 定性未見明顯異常。心臟超音波檢查結果如下，三尖瓣輕微反流，餘心臟結構、活動及血流未見明顯異常，左室收縮、舒張功能正常。心電圖檢查結果示，竇性心律，正常心電圖。婦科超音波檢查結果示，子宮實性占位性病變，懷疑子宮肌瘤可能（符合 FIGO 子宮肌瘤分型：6 型）。胸部增強 CT 檢查結果示：①結合臨床，符合瀰漫性泛細支氣管炎伴兩肺廣泛支氣管擴張、感染，右肺中葉肺不張、肺毀損，雙肺下葉黏液栓，病灶整體較前增多；②縱隔及兩側肺門淋巴結腫大較前稍明顯；③食道憩室。泌尿系統及肝膽胰脾超音波檢查結果示，肝、膽、胰、脾未見明顯異常聲像，雙腎、輸尿管、膀胱未見明顯異常聲像。入院後予頭孢他啶（7 月 13 日至 7 月 25 日）抗感染治療，複方甲氧那明、氨溴索、霧化止咳化痰治療，孟魯司特抗過敏治療，患者妹妹有支氣管擴張，懷疑存在遺傳性疾病可能，為進一步明確病因，進行術前檢查，於 7 月 19 日行支氣管肺冷凍切片，術中病程順利，術後無併發症，術後病理未見惡性證據。全血全基因外顯子測序顯示 RSPH4A 基因突變為純合型，纖毛切片電鏡檢查結果示，外動力臂大部分可見，未見完全缺失的纖毛，內動力臂未見，複合纖毛偶見，纖毛輕度水腫，少數可見氣泡形成，大部分纖毛膜完整。電鏡診斷如下，多根纖毛超微結構異常，以中央微管異常為主要表現，懷疑原發性纖毛不動症候群（PCD）。

五、治療效果

患者未訴咳嗽、咳痰不適，左側肩部疼痛明顯緩解，精神、飲食可，二便正常，雙肺呼吸音增粗，可聞及喘鳴。

六、討論

　　原發性纖毛運動障礙（CD）是由纖毛結構缺陷導致的一種疾病，屬常染色體隱性遺傳病。其發病機制與纖毛結構中涉及的 1 種或多種基因突變有關。不同的基因突變導致不同的臨床表現。人體內上下呼吸道、胃腸道、耳咽管、腦、脊髓、腦室管膜、輸卵管、輸精管、精子尾部等處的纖毛如有結構或（和）功能異常，即會引起上述相應部位臨床表現。纖毛的結構缺陷和功能異常，會引起多個系統受累的症狀，常以呼吸道症狀最為嚴重。所以，PCD 的常見症狀是慢性上呼吸道和下呼吸道感染，特點是反覆發作的鼻竇炎、鼻炎、鼻黏膜充血和鼻息肉，反覆咳痰，反覆發作的肺炎，以及反覆發作的中耳炎。另外，大約 50% 的 PCD 患者有卡塔格內症候群，表現為鼻竇炎、支氣管擴張和內臟反位。X 連鎖型 PCD 已被證實與色素性視網膜炎有關，還發現在常染色體顯性和常染色體隱性多囊腎病、腎性眼病和巴爾得 - 別德爾症候群等多種疾病中觀察到的腎表型是由腎纖毛功能障礙引起的。此外，部分 PCD 患者存在下腔靜脈中斷、雙側上腔靜脈或大血管移位等心血管畸形。本例患者有慢性鼻竇炎、支氣管擴張，未出現內臟轉位。PCD 治療的目標是阻止疾病惡化，減緩肺部疾病的進展。其治療主要包括清理呼吸道、控制和預防感染以及避免接觸誘發炎性反應的介質。採用不同的技術保證呼吸道通暢，包括人工胸部理療，體位引流，自動引流，積極的呼吸運動。本例患者為改善肺通氣功能，予雙支氣管擴張劑。

（裴豔麗）

病例篇

參考文獻

[1] 魏海霞·現代呼吸疾病診治問題與對策［M］·天津：天津科學技術出版社，2018.

[2] 黃豔，劉晨，王袁，等·呼吸系統腫瘤診斷與治療［M］·北京：科學技術文獻出版社，2018.

[3] 張秀偉，鄒良能·現代呼吸系統疾病基礎與臨床［M］·長春：吉林科學技術出版社，2019.

[4] 周晰溪，嚴泉，陳東銀·呼吸系統疾病中西醫治療［M］·北京：金盾出版社，2019.

[5] 平芬，韓書芝·呼吸系統疾病基礎與臨床［M］·石家莊：河北科學技術出版社，2020.

[6] 任江·新編呼吸系統疾病診斷與治療［M］·長春：吉林科學技術出版社，2020.

[7] 李軍·呼吸系統疾病基礎與臨床［M］·北京：科學技術文獻出版社，2019.

[8] 陳韞煒，楊海燕，吉豔，等·肺部疾病的現代檢驗診斷與臨床［M］·南京：東南大學出版社，2020.

[9] 王剛，宋濤·呼吸系統疾病防與治［M］·北京：中國中醫藥出版社，2017·

[10] 王暉·呼吸系統疾病診斷學［M］·北京／西安：世界圖書出版公司，2017.

[11] 劉鳳英·呼吸系統常見病診療精要［M］．長春：吉林科學技術出版社，2017．

[12] 謝豔軍·呼吸內科疾病臨床診療學［M］．昆明：雲南科技出版社，2019．

[13] 盧健聰·慢性氣道疾病診療策略分析［M］．西安：陝西科學技術出版社，2020．

[14] 葉曉芬，金美玲·呼吸系統疾病藥物治療經典病例解析［M］．上海：復旦大學出版社，2021．

[15] 魏麗·現代呼吸科臨床疾病診療新進展［M］．汕頭：汕頭大學出版社，2019．

[16] 張文娟，張婷雲，孔繁華·現代呼吸疾病診療學［M］．天津：天津科學技術出版社，2019．

[17] 穆林·呼吸系統疾病診療［M］．北京：科學技術文獻出版社，2019．

[18] 慄安剛，張峻青，劉乃傑·腫瘤疾病綜合診療學［M］．南昌：江西科學技術出版社，2018．

[19] 梁名吉，李銳，王希明·呼吸內科急危重症［M］．北京：中國協和醫科大學出版社，2018．

[20] 周彩存·肺部腫瘤學［M］．北京：科學出版社，2016．

原發性纖毛不動症候群

臨床呼吸疾病全圖解：

症狀判讀 × 影像診斷 × 實證治療……從常見症狀到重症處理，全面掌握呼吸道疾病的診斷機制

主　　　編：	裴豔麗 等
發 行 人：	黃振庭
出 版 者：	崧燁文化事業有限公司
發 行 者：	崧燁文化事業有限公司
E-mail：	sonbookservice@gmail.com
粉 絲 頁：	https://www.facebook.com/sonbookss/
網　　　址：	https://sonbook.net/
地　　　址：	台北市中正區重慶南路一段61號8樓 8F., No.61, Sec. 1, Chongqing S. Rd., Zhongzheng Dist., Taipei City 100, Taiwan
電　　　話：	(02)2370-3310
傳　　　真：	(02)2388-1990
印　　　刷：	京峯數位服務有限公司
律師顧問：	廣華律師事務所 張珮琦律師

-版權聲明-

本書版權為內蒙古科學技術出版社所有授權崧燁文化事業有限公司獨家發行繁體字版電子書及紙本書。若有其他相關權利及授權需求請與本公司聯繫。

未經書面許可，不得複製、發行。

定　　價：980元
發行日期：2025年08月第一版
◎本書以 POD 印製

國家圖書館出版品預行編目資料

臨床呼吸疾病全圖解：症狀判讀 × 影像診斷 × 實證治療……從常見症狀到重症處理，全面掌握呼吸道疾病的診斷機制 / 裴豔麗 等主編. -- 第一版. -- 臺北市：崧燁文化事業有限公司, 2025.08
面；　公分
POD 版
ISBN 978-626-416-741-3(平裝)
1.CST: 呼吸道疾病 2.CST: 臨床醫學
415.4　　　　114011546

電子書購買

爽讀 APP　　臉書